大卫生·全医科·医教协同创新教材

人体解剖学
趣味学习与实训

主编 成家茂 杨新文 陈海燕 方 萌

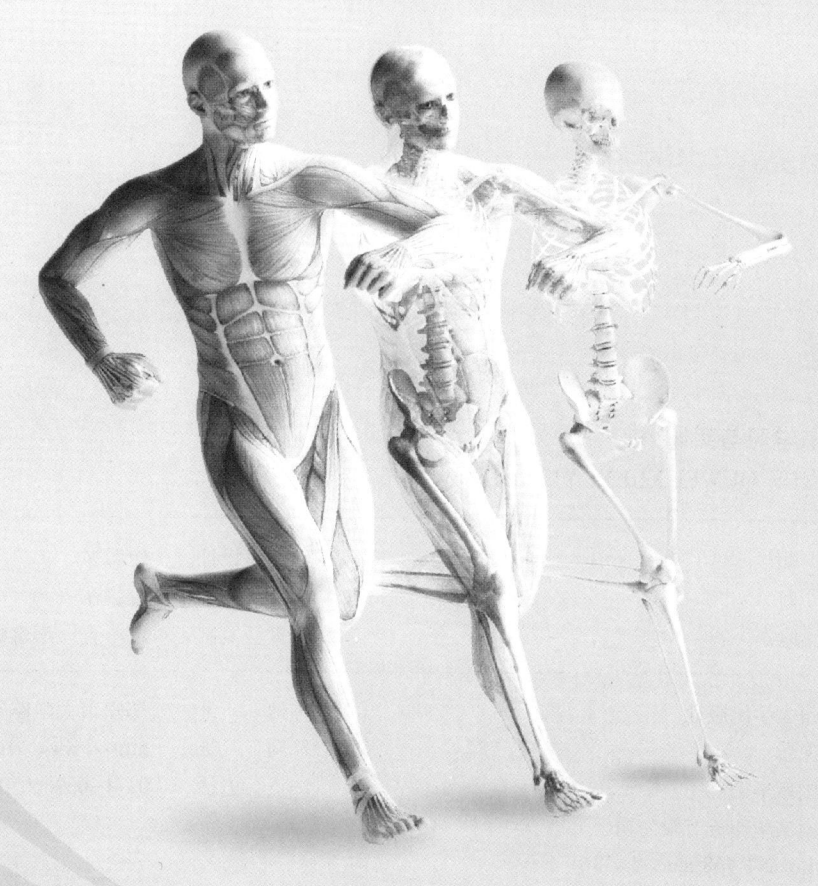

郑州大学出版社

图书在版编目(CIP)数据

人体解剖学趣味学习与实训／成家茂等主编. — 郑州：郑州大学出版社，2022.3
ISBN 978-7-5645-8558-7

Ⅰ.①人… Ⅱ.①成… Ⅲ.①人体解剖学 Ⅳ.①R322

中国版本图书馆 CIP 数据核字(2022)第 035634 号

人体解剖学趣味学习与实训
RENTI JIEPOUXUE QUWEI XUEXI YU SHIXUN

策划编辑	刘 莉	封面设计	曾耀东
责任编辑	刘 莉	版式设计	曾耀东
责任校对	薛 晗	责任监制	凌 青　李瑞卿

出版发行	郑州大学出版社	地　　址	郑州市大学路 40 号(450052)
出 版 人	孙保营	网　　址	http://www.zzup.cn
经　　销	全国新华书店	发行电话	0371-66966070
印　　刷	河南文华印务有限公司		
开　　本	850 mm×1 168 mm　1 / 16		
印　　张	23.25	字　　数	659 千字
版　　次	2022 年 3 月第 1 版	印　　次	2022 年 3 月第 1 次印刷
书　　号	ISBN 978-7-5645-8558-7	定　　价	75.00 元

本书如有印装质量问题，请与本社联系调换。

编委名单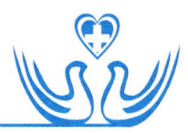

主　编　成家茂　杨新文　陈海燕　方　萌
副主编　唐洗敏　荆永光　张秀君　龚志婷
编　者（以姓氏笔画为序）
　　　　　卜文超　于亚男　王　勇　方　萌
　　　　　白　芸　成家茂　朱建华　刘礼艳
　　　　　许　颖　杜赵康　李红俊　李坤埔
　　　　　李艳娇　李莹莹　李晓霞　杨　尹
　　　　　杨　丽　杨开明　杨新文　张本斯
　　　　　张秀君　陈海燕　范　钦　罗继娜
　　　　　荆永光　洪文娟　唐洗敏　龚志婷

前 言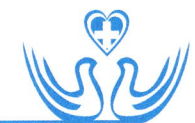

目前各院校正式出版或自编自用的人体解剖学课程实习指导和训练相关辅助教材,普遍存在的问题是对学生的学习方法给予指导的篇幅远远不足。为此,本教研室全体教师及部分其他院校教师共同努力,本着快速、高效教会学生人体解剖学相关知识的原则,集多年的教学经验编写了本书,旨在使学生掌握人体解剖学学习方法,帮助学生将知识转化为能力,培养学生发现问题、分析问题和解决问题的能力。

本书是在本教研室杨新文教授编写的《人体解剖学学习指导》的基础上进行创新提升,在总结知识点的基础上,通过"关键词""填表练习""歌诀记忆""临床联系""思考训练"等强化学习形式,突出解剖结构的辨认能力和解剖知识的应用能力,明确指出主要学习内容的学习方法和记忆方法,同时也明确提示各章节需要学什么、怎么学,记什么、怎么记。学生使用本书,既能掌握学习方法,培养动手、动脑能力和分析问题、解决问题的能力,又能将其用作学习笔记,供考试复习参考;教师使用本书,既能使实验教学更加统一规范,又能借鉴老教师长期积累的教学经验,提升教学质量。

在编排上,本书分为运动系统、内脏学、脉管系统、感觉器、神经系统和内分泌系统共6篇19章,另附有人体解剖学常用名词读音,运动四肢关节的主要肌群,全身骨骼肌的分群、位置、起止、作用和神经支配,以及全身动脉的压迫止血方法。案例类题附有参考答案和解释,能帮助学生在理解基础理论知识的基础上,掌握重点、难点的学习记忆方法。在编写过程中,编委始终秉持"严谨、适用、创新、活泼"的原则,使本书尽量体现本教研室全体教师的教学风格,力求反映本教研室的教学改革成果,充分调动学生学习的主体性、自主性和积极性。但我们自知成书仓促,加之知识水平有限,书中可能有错误和不妥之处,敬请读者批评指正,使之日臻完善。

成家茂　杨新文

2021年8月

目 录

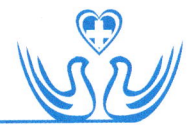

绪论 ··· 1

第一篇　运动系统

第一章　骨学 ··· 6
第一节　概述 ·· 6
第二节　中轴骨 ··· 11
第三节　四肢骨 ··· 23

第二章　关节学 ·· 33
第一节　概述 ·· 33
第二节　中轴骨连结 ··· 37
第三节　四肢骨连结 ··· 43

第三章　骨骼肌 ·· 55
第一节　概述 ·· 55
第二节　头肌 ·· 57
第三节　颈肌 ·· 59
第四节　躯干肌 ··· 61
第五节　上肢肌 ··· 67
第六节　下肢肌 ··· 70

第二篇　内脏学

第四章　消化系统 ··· 77
第一节　概述 ·· 77
第二节　口腔 ·· 78
第三节　咽 ·· 82

第四节	食管	83
第五节	胃	85
第六节	小肠	86
第七节	大肠	89
第八节	肝	93

第五章 呼吸系统

第一节	概述	98
第二节	鼻	98
第三节	喉	101
第四节	气管和支气管	103
第五节	肺	105
第六节	胸膜	107
第七节	纵隔	110

第六章 泌尿系统

第一节	概述	113
第二节	肾	114
第三节	输尿管	116
第四节	膀胱	118
第五节	尿道	119

第七章 男性生殖系统

第一节	概述	121
第二节	男性内生殖器	121
第三节	男性外生殖器	127

第八章 女性生殖系统

第一节	概述	130
第二节	女性内生殖器	130
第三节	女性外生殖器	136

第九章 腹膜、乳房和会阴

第一节	腹膜	138
第二节	乳房	143
第三节	会阴	146

第三篇　脉管系统

第十章　心血管系统 ... 151
第一节　概述 ... 151
第二节　心 ... 154
第三节　动脉 ... 166
第四节　静脉 ... 179

第十一章　淋巴系统 ... 188
第一节　淋巴系统的组成和结构特点 ... 188
第二节　人体各部的淋巴管和淋巴结 ... 192

第四篇　感觉器

第十二章　视器 ... 197
第一节　眼球 ... 197
第二节　眼副器 ... 204

第十三章　前庭蜗器 ... 209
第一节　外耳 ... 209
第二节　中耳 ... 210
第三节　内耳 ... 214

第五篇　神经系统

第十四章　中枢神经系统 ... 227
第一节　脊髓 ... 227
第二节　脑 ... 234

第十五章　周围神经系统 ... 267
第一节　脊神经 ... 267
第二节　脑神经 ... 282
第三节　内脏神经 ... 301

第十六章　神经系统的传导通路 ... 311

第十七章　脑和脊髓的被膜、血管及脑脊液循环 ················ 327
  第一节　脑和脊髓的被膜 ················ 327
  第二节　脑和脊髓的血管 ················ 332
  第三节　脑脊液和脑屏障 ················ 340

第六篇　内分泌系统

第十八章　内分泌系统的功能 ················ 344

第十九章　内分泌器官 ················ 346

附录 ················ 350
  附录一　人体解剖学常用名词读音 ················ 350
  附录二　运动四肢关节的主要肌群 ················ 352
  附录三　全身骨骼肌的分群、位置、起止、作用与神经支配 ················ 354
  附录四　全身动脉的压迫止血方法 ················ 361

参考文献 ················ 362

绪 论

✳ **学习目标**：掌握人体解剖学标准姿势；熟悉人体的八大局部和九大系统，人体的基本轴线和切面，人体的方位术语；了解人体解剖学的定义、主要任务、发展历程和分支课程，人体器官的变异、异常和畸形。

人体解剖学是研究正常人体形态、结构及其功能联系的科学，按研究方法分为大体解剖学和显微解剖学。大体解剖学主要包括系统解剖学、局部解剖学、断层解剖学等；显微解剖学则进一步分为细胞学、组织学、发生学（又称为胚胎学）等。医用人体解剖学以系统解剖学为主，其学习任务在于理解和掌握人体各器官的形态结构、位置和毗邻关系，为学习其他基础医学和临床医学课程奠定基础。

人体解剖学既是一门形态学科也是一门描述性科学，必须使用含义清晰、准确的专业术语来描述结构与结构之间及结构在整体的位置关系。只有认真学习、理解和记忆人体解剖学名词，才能在后续的医学课程学习过程中避免理解错误，同时也能发挥事半功倍的学习效果，这一点必须引起医学生的高度重视。

准确应用解剖学术语有助于知识传播、学术交流和临床观察操作。没有解剖学术语，解剖学学习者不可能准确描述器官、结构的位置、形态特征和功能；医生也不可能正确阐述和记录病变部位的解剖学信息。

一、解剖学姿势

标准的人体解剖学姿势是指身体直立，面向前方，两眼平视正前方；两足并拢，足尖向前；双上肢下垂于躯干的两侧，掌心向前。

关键词

三个"向前"

三个向前，即两眼平视向前、足尖向前、掌心向前。

由于描述人体结构的相互位置关系会随体姿的变化而变化，如直立时鼻在口之上、倒立时鼻位于口之下。如果没有预先统一的标准，必然出现描述的混乱和误解，也不便于学习和交流。所以规定解剖学姿势的目的，是能在统一的标准下正确地描述各器官、结构的位置关系。

观察学习

同学相互演示解剖学姿势。注意比较解剖学姿势与立正姿势有何不同。

解剖学姿势和立正姿势均为自然状态。但解剖学姿势下，上肢自然下垂使前臂处于提携角位，同时掌心向前，双足略分开；立正姿势下，掌心需要向内紧贴大腿，两腿并拢，膝盖紧贴，足尖略分开。

✳ 思考训练

1. 下列关于解剖学姿势的叙述，错误的是（　　）
   A. 身体直立　　　　　　　　B. 两眼平视正前方　　　　　　C. 两上肢下垂

D. 手掌贴于躯干两侧　　　　　　　　E. 两足并立，足尖向前

2. 下列关于解剖学姿势的叙述,错误的是(　　)

　　A. 身体直立　　　　　　　B. 两眼平视正前方　　　　　　C. 两上肢下垂

　　D. 两足并立,足底向前　　　E. 掌心向内

3. When standing in the anatomical position, the palms of the hands face (　　)

　　A. anteriorly　　B. laterally　　C. medially　　D. posteriorly　　E. superiorly

4. A patient who is standing in the anatomical position is (　　)

　　A. facing laterally　　　　　　　　　　　B. has the palms of the hands directed medially

　　C. has the ankles several inches apart　　D. is standing on his or her toes

　　E. has the upper limbs by the sides of the trunk

二、人体的轴和面

轴和面是叙述关节运动时常用的术语。在解剖学姿势上,规定了3个相互垂直的轴,即矢状轴、冠状轴和垂直轴;并依据上述3种轴,将人体设计成互相垂直的3个切面,即矢状面、冠状面与水平面。

关键词

矢状和冠状

"矢"在语义上理解为"箭","冠"在语义上理解为"帽子"。因此,由"矢"可联想到人生最重要的"丘比特之箭",如此"箭"自前向后射过来即可感知对方用意,方可互恋;而由上而下或由左而右射来则不被感知,可视为对方的暗恋。同理,由"冠"可联想到人生最重要的"乌纱帽",官员头戴乌纱帽源于东晋,兴于唐朝,到宋朝时帽子的左、右两侧加上了"双翅",才显得威风凛凛。

填表练习

定义	名称(中英文)	三者相互关系
从前向后与地平面平行,与身体长轴垂直的轴		
从左向右与地平面平行,与身体长轴垂直的轴		
自上而下与地平面垂直,与身体长轴平行的轴		
沿矢状轴的方向,将人体纵切成左、右两半的切面		
沿冠状轴的方向,将人体纵切成前、后两半的切面		
沿水平方向,横行切开人体,将其分为上、下两部分的切面		

注意:经过人体正中的矢状面称为正中矢状面,它将人体分成左右相等的两半。在描述器官的切面时,则以器官自身的长轴为标准,与其长轴平行的切面称为纵切面,与其长轴垂直的切面称为横切面,而不用冠状面、矢状面和水平面来描述。

思考训练

1. 把人体分为左、右两部分所得的剖面为(　　)

　　A. 正中矢状面　　B. 矢状面　　C. 水平面　　D. 冠状面　　E. 横切面

2. 把人体分为左、右对称两部分所得的剖面为(　　)

　　A. 正中矢状面　　B. 矢状面　　C. 水平面　　D. 冠状面　　E. 横切面

绪论

三、方位术语

在解剖学标准姿势下,方位术语可用来正确描述各器官、结构的相互位置关系,包括上和下、前和后、内侧和外侧、内和外、浅和深等。在某些情况下,上和下可用颅侧和尾侧替代;前和后可用腹侧和背侧替代。

此外,在描述四肢位置关系时,常用近侧和远侧来代替上和下;在描述四肢结构时,可用尺侧或胫侧代替内侧,用桡侧或腓侧代替外侧;在描述手时,常用掌侧和背侧代替前和后;在描述脑干时,常用腹侧和背侧来替代前下和后上。

关键词

方位的参照

对器官或结构的方位进行描述时,首先要清楚参照部位。除开内和外、浅和深,均以人体的整体、局部或器官的中心部位为参照。尤其值得注意的是,内侧和外侧以身体的中心线为参照,而内和外则以腔壁为参照。浅和深以体表为参照。

在描述四肢的结构时,内侧和外侧的对应关系可记为"内尺外桡,内胫外腓",其谐音为"内耻外饶,内精外肥",由此联想到为人之道,即只有内心知耻的人才能在学识、财富等方面显得富饶且只有内心精明的人才更能获得更丰厚(肥)的回报。

填表练习

方位名称	注释
上和下	近头者为_____,近足者为_____
前和后	近腹者为_____,近背者为_____
内侧和外侧	距正中面近者为_____,远者为_____
内和外	在腔里者为_____,在腔外者为_____
浅和深	近_____者为浅,远_____者为深

注意:在矢状面上可以描述器官的上下和前后毗邻关系,但是没有内侧和外侧之分;在冠状面上可以描述器官内外侧和上下的毗邻关系,但是没有前后之分;在水平面上可以描述器官的前后和内外侧的毗邻关系,但是没有上下之分。

思考训练

1. You are doing a handstand. Your head is (　　) to your neck.
   A. superior　　　B. inferior　　　C. superficial　　　D. medial　　　E. proximal
2. 在解剖学姿势下,大拇指在手的(　　)
   A. 内侧　　　B. 桡侧　　　C. 尺侧　　　D. 胫侧　　　E. 腓侧
3. 舌位于口腔(　　)
   A. 内侧　　　B. 外侧　　　C. 内　　　D. 外　　　E. 内侧或内

常用英汉名词

human anatomy 人体解剖学
systematic anatomy 系统解剖学
regional anatomy 局部解剖学
sectional anatomy 断层解剖学
anatomical position 解剖学姿势
vertical axis 垂直轴
coronal(frontal) axis 冠(额)状轴
sagittal axis 矢状轴
horizontal plane 水平面
coronal(frontal) plane 冠(额)状面
sagittal plane 矢状面
median sagittal plane 正中矢状面
transverse section 横切面
longitudinal section 纵切面
superior,upper 上
inferior,lower 下
anterior 前
posterior 后
ventral 腹侧
dorsal 背侧
medial 内侧
lateral 外侧
internal,interior,inner,inside 内
external,exterior,outer,outside 外
superficial 浅
deep,profoundal 深
proximal 近侧
distal 远侧
ulnar 尺侧
radial 桡侧
tibial 胫侧
fibular 腓侧
palmar 掌侧
plantar 足侧
normality(normal) 正常的
abnormality(abnormal) 异常的
variation 变异
deformity,malformation 畸形

第一篇　运动系统

✻ **学习目标**：掌握运动系统的组成；熟悉运动系统的功能；了解运动系统各组成部分在运动中的作用。

运动系统由骨、骨连结和骨骼肌组成。运动系统执行支持、保护和运动的功能。在运动中，骨起杠杆作用，骨连结是运动的枢纽，骨骼肌是运动的动力。

◆ 关键词

三个"三"

三个"三"，即三部分组成，三个基本功能，在运动中的三个作用。

§ 歌诀记忆

运动系统骨连骨，支持运动加保护
肌肉动力骨杠杆，关节枢纽连邻骨

骨连骨即骨、骨连结和骨骼肌。注意：骨与骨之间的连接方式为"骨连结"，不可写成"骨连接"。当患者出现运动障碍时，医生应从骨、骨连结、骨骼肌、血供、神经5个方面考虑存在病变的可能。

✻ 临床联系

在人体表面的某些部位，可观察或触摸到骨或骨骼肌形成的隆起或凹陷，称为体表标志，主要包括骨性标志和肌性标志。它们常作为确定深部器官位置、判定血管和神经走向、选取手术切口、针灸取穴及进行护理技术操作（如注射、穿刺、插管、压迫止血）等的依据。因此，对这些骨性和肌性标志，在学习时应结合活体，进行认真的观察和触摸。体表投影是指体内的脏器或结构投射到体表的相应位置，主要用于医学体格检查时判断病变部位为何脏器及其病变范围。

✻ 思考训练

1. 运动系统的枢纽部分为（　　）
   A. 骨　　　　B. 骨骼　　　　C. 骨连结　　　　D. 骨连接　　　　E. 骨骼肌
2. 人体运动的动力源自（　　）
   A. 骨　　　　B. 骨骼　　　　C. 骨连结　　　　D. 骨连接　　　　E. 骨骼肌
3. 骨与骨之间的连接方式为（　　）
   A. 关节　　　B. 骨连接　　　C. 骨连结　　　　D. 骨骼肌　　　　E. 韧带
4. 运动系统的功能不包括（　　）
   A. 支持　　　B. 保护　　　　C. 运动　　　　　D. 造血　　　　　E. 运输

第一章 骨 学

第一节 概 述

※ 学习目标：掌握骨的形态学分类和基本构造；熟悉骨的名称、位置和数量，骨的辅助结构；了解骨的化学成分、物理性质及其发生和生长。

骨学是指研究骨骼的学科。骨是以骨组织（包括骨细胞、胶原纤维、基质等）为主体构成的器官，故人体的每一块骨均可视为一个独立的器官。

一、骨的数量和分类

成人的全身骨通常有206块，主要按照骨所在部位和骨的形态进行划分。

$$
\begin{cases}
按部位划分 \begin{cases} 中轴骨（80块） \begin{cases} 颅骨（29块） \\ 躯干骨（51块） \end{cases} \\ 四肢骨（126块） \begin{cases} 上肢骨（64块） \\ 下肢骨（62块） \end{cases} \end{cases} \\
按形态划分 \begin{cases} 长骨、短骨、扁骨和不规则骨 \\ 最大的籽骨——髌骨，以及额骨、筛骨、蝶骨、上颌骨等含气骨 \end{cases}
\end{cases}
$$

§ 歌诀记忆

> 头颅躯干在中轴，重阳五一思劳苦
> 上肢六四下六二，全身二零六块骨
> 长短扁、不规则，籽髌窦额筛蝶颌

全身206块骨，可形象地记成"六"字的手势图（图1-1）。其中，由颅骨29块联想到"九九"（即二九）重阳节，以及唐代王维《九月九日忆山东兄弟》中思亲之情的"颅脑之苦"；同时，由躯干骨51块联想到"五一"劳动节，以及城乡体力劳动者在工地、田间劳作的"躯干之苦"。

长骨具有"一体两端中髓腔"的特征。长骨主要分布于四肢，典型的长骨有上肢的肱骨、桡骨、尺骨及下肢的股骨、胫骨、腓骨。长骨中间的体部称为骨干，由致密骨质围成，中央有容纳骨髓的骨髓腔；两端则较膨大，称为骺。

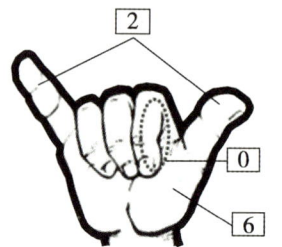

图1-1 骨的数量
（六字手势，206组合图）

值得注意的是，上肢的掌骨、指骨和下肢的跖骨、趾骨在外形上虽然短小，但它们具有一体两端且中间有骨髓腔，故均为长骨；而锁骨、肋骨、胸骨虽长，但因其中间没有骨髓腔，故不属于长骨，而是分布于胸廓的周围，被划分为扁骨。此外，肩胛骨在形态上呈较不规则的三角形，却不属于不规则骨，而是因其位于胸廓后上方，也属于扁骨。因此，骨的划分还应结合形态特征、所在的部位和功能等进行区分。

第一篇 运动系统

填表练习

分类	形态特征	主要分布	主要功能	举例
长骨	长管状,一体两端,内有骨髓腔		起杠杆作用	
短骨	近似立方形,成群分布		能承受较大的压力	
扁骨	多呈板状,面积较大,薄而坚固		围成骨腔,保护器官	
不规则骨	形状不规则,部分为含气骨		功能多样	

思考训练

1. 下列关于骨的属类描述正确的一项是(　　)
   A. 跗骨属于短骨　　　　　　　　B. 肩胛骨属于不规则骨　　　　C. 锁骨属于长骨
   D. 肋骨属于扁骨　　　　　　　　E. 骶骨属于扁骨
2. 下列关于骺软骨描述正确的一项是(　　)
   A. 位于骺表面　　　　　　　　　B. 属于透明软骨　　　　　　　C. 成人骺软骨呈线状
   D. 主要为骨松质　　　　　　　　E. 随年龄增长而渐长
3. 人体全身骨的数量一般为(　　)
   A. 232 块　　　B. 300 多块　　　C. 400 多块　　　D. 600 多块　　　E. 206 块
4. The long bone is (　　)
   A. sternum　　　B. costal bone　　　C. humerus　　　D. parietal bone　　　E. scapula

二、骨的构造

骨主要由骨膜、骨质和骨髓构成,另有分布于骨的血管、淋巴管和神经。

1. 骨膜　根据分布的部位分为骨外膜和骨内膜。骨外膜被覆于除关节面以外的骨质表面,含有丰富的血管和神经,有利于骨损伤的再生和修复。骨内膜衬于长骨的骨髓腔面和其他骨的骨小梁网表面。骨膜富含血管、神经,通过骨质的滋养孔分布于骨质和骨髓,有利于骨的发生、生长和骨折的修复、重建和愈后。

2. 骨质　根据密度分为骨密质和骨松质。骨密质构成长骨的骨干及其骨骺和其他骨的表层;骨松质存在于长骨的两端和其他骨的内部,由针状或片状的骨小梁组成。骨小梁按重力方向和肌肉牵引的张力方向排列,使骨以最经济的材料,达到最大的坚固性和轻便性。成人颅盖骨的内、外表层均为骨密质,分别称为内板和外板;两板之间为骨松质,称为板障,有板障静脉通过。

3. 骨髓　位于长骨的骨髓腔和骨松质的网眼内,由多种类型的细胞和网状结缔组织构成。根据其结构不同分为红骨髓和黄骨髓。红骨髓具有造血功能,人出生时全身骨髓腔内充满红骨髓;随着年龄的增长,一般在 5 岁以后,骨髓中的脂肪细胞增多并呈黄色,逐渐取代红骨髓而成为黄骨髓,并丧失造血功能。但当机体严重缺血时,部分黄骨髓可转变为红骨髓,重新恢复造血的能力。

歌诀记忆

骨质表现密和松,不同位置功不同
骨膜衬于骨内外,生长修复立大功
骨髓分为黄和红,骨内腔隙来填充

结合谐音法,将骨的构造简记为"紫墨水",即"紫"代表骨质,"墨"代表骨膜,"水"代表骨髓。

临床联系

1. **骨质疏松与骨质软化的鉴别** 骨质疏松和骨质软化是十分重要的两种骨骼的基本病变,前者较后者更加常见。两者主要的病理改变的区别是,骨质疏松是单位体积内骨组织的含量减少,既有有机成分的减少,也有无机成分的减少,但骨内有机成分和钙盐的比例仍然正常;而骨质软化是指单位体积内骨组织有机成分正常而钙化不足,即骨内的钙盐含量降低,因此导致骨质变软。两者 X 射线片均表现为骨质的密度降低,骨皮质变薄,骨小梁减少变细等,但骨质疏松的骨质结构较清晰,骨皮质变薄可出现分层现象,在椎体可出现双凹变形或压缩性骨折;而骨质软化因含大量未钙化的骨样组织而表现为骨皮质和骨小梁的边缘模糊,而且骨骼常发生各种变形,还可出现假骨折线,表现为宽 1~2 mm 的光滑透亮线,与骨皮质垂直,边缘较致密。

2. **骨折愈合与骨纹理** 骨折愈合是一个复杂而连续的过程,从组织学和细胞学的变化,通常将其分为血肿炎症机化期、原始骨痂形成期和骨板形成塑形期 3 个阶段,但三者之间又不可截然分开,而是互相交织逐渐演进。①在血肿炎症机化期,骨折导致骨髓腔、骨膜下和周围组织血管破裂出血,在骨折断端及其周围形成血肿,部分软组织和骨组织坏死引起炎症反应,逐渐清除血凝块、坏死软组织和死骨,而使血肿机化形成肉芽组织。②在原始骨痂形成期,骨内、外膜增生,新生血管长入,成骨细胞大量增生,合成并分泌骨基质,使骨折断端附近内、外形成的骨样组织逐渐骨化形成新骨,同时填充于骨折断端间和骨髓腔内的纤维组织逐渐转化为软骨组织并钙化形成骨,形成连接骨痂。这个时期在成人一般需要 12~24 周,此时 X 射线片上可见骨折处四周有梭形骨痂阴影,但骨折线仍隐约可见。对骨外膜的损伤均对骨折愈合不利。③在骨板形成塑形期,在原始骨痂中新生骨小梁增粗,排列逐渐规则和致密。骨折断端的坏死骨经破骨和成骨细胞的侵入,完成死骨清除和新骨形成的爬行替代过程。原始骨痂被板层骨所替代,使骨折部位形成坚强的骨性连接,这一过程需要 1~2 年。随着肢体活动和负重,上述过程继续进行,多余的骨痂被吸收而清除。骨髓腔重新沟通,骨折恢复正常骨结构。

骨松质的骨小梁呈海绵状排列,在 X 射线片上呈现为细致而整齐的骨纹理结构,具有一定规律的走向。骨纹理的走向在一定程度上可以反映骨折的修复程度和功能恢复情况。

3. **骨髓造血、骨髓移植和骨髓穿刺术** ①骨髓造血:骨髓有复杂和丰富的血管系统,营养动脉分支进入骨髓腔后,形成毛细血管床,毛细血管注入管腔膨大的静脉窦,再汇集成集合窦,最后进入中心静脉。静脉窦与集合窦统称为骨髓血窦。血窦内是成熟的血细胞,血窦之间主要是活跃的造血实质细胞。血窦的壁由一层内皮细胞组成,平时窦壁无孔,仅在血细胞穿过内皮细胞时暂时形成孔隙。这样,成熟的血细胞在骨髓内通过"髓血屏障"释放入血液循环中。②骨髓移植:为人体组织移植的一种,是将正常骨髓由静脉输入患者体内,以取代病变骨髓的治疗方法。主要通过采集骨髓(目前少用)或采集外周血干细胞,用以治疗造血功能异常、免疫功能缺陷、血液系统恶性肿瘤及其他一些恶性肿瘤。此疗法可提高疗效,改善预后,延长长生存期乃至根治。③骨髓穿刺术:采集骨髓液的一种常用诊断技术,其检查内容包括细胞学、原虫和细菌学等几个方面。适用于:各种血液病的诊断、鉴别诊断及治疗随访;不明原因的红细胞、白细胞、血小板数量增多或减少及形态学异常;不明原因发热的诊断与鉴别诊断,可做骨髓培养、骨髓涂片找寄生虫等。

思考训练

1. 颅盖骨内的骨松质称为( )
   A. 内板   B. 外板   C. 骨板   D. 板障   E. 骨缝

2. 骨伤后参与修复、重建的结构主要是( )
   A. 骨质   B. 骨髓   C. 骨膜   D. 骨骺   E. 关节软骨

3. 成年后不具有红骨髓的是( )
   A. 长骨骺内   B. 扁骨内   C. 短骨内   D. 板障内   E. 长骨干内

4. The structure which can act haemopoiesis is ( )
   A. yellow marrow   B. spongy bone   C. periosteum   D. red marrow   E. compact bone

5. 某女性患者,45 岁,贫血,需要抽取骨髓检查其造血功能。请问:在什么地方穿刺为好?并请说出理由。
   参考答案:穿刺选点应考虑 4 个方面,即能抽到红骨髓、靠近皮下便于穿刺、安全、穿刺后不影响日常生活。成人红骨髓主要分布于长骨的两端、短骨、扁骨和不规则骨的松质内,但便于穿刺的地方主要在胸骨、椎骨棘突、髂嵴。胸骨近心脏大血管有一定危险性,患者害怕;棘突和髂后上棘穿刺后影响睡眠,因此在髂前上棘后外3~4 cm处穿刺较为理想。

6. 骨膜有什么功能?骨科手术为什么要尽量保护骨膜?

参考答案:骨外膜的内层和骨内膜均含有成骨细胞和破骨细胞,分别有产生新骨质和破坏旧骨质的功能,幼年时参与骨的生长,使骨变粗、变厚、变大;成年后,这一生长功能处于静止状态,但是当发生骨损伤如骨折时,生长功能可重新恢复,参与损伤处的再生修复。故在院外骨急救和骨科手术时,应尽量去除坏死组织,保留尽量多的骨膜。

三、骨的化学成分、物理特性及骨的发生和生长

(一)骨的化学成分和物理特性

骨是一种特殊的结缔组织,由多种细胞(如骨细胞、骨原细胞、成骨细胞和破骨细胞)和细胞间的骨基质组成。骨基质由有机质和无机质构成。有机质主要是骨胶原纤维束、黏多糖蛋白等,赋予骨以弹性和韧性;无机质主要是碱性磷酸钙,赋予骨以硬度和脆性。脱钙骨是将骨去除无机质,使其仍具有原骨形状,但变得柔软而有弹性;煅烧骨是经过煅烧后去除骨的有机质,虽仍保持骨形状不变,但脆而易碎。两种成分的比例随年龄的增长而发生变化:幼儿时期骨的有机质和无机质约为1:1,故弹性较大,柔软,易变形,在外力作用下不易骨折或折而不断,称为青枝骨折;成年人骨有机质和无机质的比例约为3:7,最为合适;老年人的骨无机质所占比例最大,脆性增加,且激素水平下降影响了钙、磷的吸收和沉积,骨质呈现多孔性,骨组织的总量减少,表现为骨质疏松,此时骨的脆性较大,易发生骨折。

(二)骨的发生和生长

骨由间充质发生,自其向骨原基分化开始到骨发育完善为止,历时20年以上。骨的发生分为膜内成骨与软骨内成骨两种方式。膜内成骨是先由间充质分化成为胚性结缔组织膜,然后在此膜内成骨,多见于一些扁骨如顶骨、额骨、锁骨等;软骨内成骨是在预先形成的软骨雏形基础上,使软骨逐步被替换为骨,胎儿的大多数骨如四肢骨、躯干骨、颅底骨等,均主要以软骨内成骨的方式发生。

骨的长长主要取决于长骨,通过软骨内化骨的方式完成。骨的长粗则主要通过膜内化骨的方式完成。成人长管状骨较膨大的两端称为骨端,而儿童未完成骨化的骨端称为骨骺。骨骺软骨可分为两个部分,近关节者称为关节软骨,终生为软骨;近骨干者称为骺软骨板(骺板)。出生后的身高之所以能不断增加,完全是依靠骺软骨板持续不断地沿骨纵轴增长和加长,从而导致人体不断长高,故骨骺对骨的生长起着主要作用。

在人的生长发育时期,长骨两端及部分扁骨的边缘会有骨的生发中心,称为骨骺。骨骺与干骺端之间的软骨在幼儿的X射线片上表现为一条较宽的透光带,称为骺线。骨龄是一项人体生长发育的重要指标,医生通常拍摄左手手腕部位的X射线片,以观察左手掌指骨、腕骨及桡尺骨下端的骨化中心的发育程度来确定骨龄。骨骺随着年龄的增长而逐渐变短,在17~20岁骺板逐渐停止生长而被骨小梁取代,形成一条紧密的缝,此时骺线完全闭合。一旦出现骺线闭合,长骨就不再增长。

> **关键词**

有机质——弹性和韧性,无机质——硬度和脆性;骺板——骨龄,骺线——骨长度。
骨的化学成分和物理特性:有机质(决定骨的弹性和韧性)和无机质(决定骨的硬度和脆性)。
骨的发生和生长:骺板(使骨长长,其生发中心的发育程度可反映骨龄)和骺线(闭合后使骨停止增长)。

填表练习

	化学成分	物理性质	幼儿比例	成人比例	老年人比例
有机质	大量胶原纤维、少量糖胺多糖				
无机质	主要为羟磷灰石结晶				

临床联系

骨折是指骨或软骨的完整性和连续性中断。骨骼的成分比例和物理特性随着年龄的增长发生变化,故骨折的发生和愈合常与人的年龄密切相关。幼儿时期骨的有机质和无机质各占一半,故弹性较大,柔软,易发生变形,在外力作用下不易骨折或折而不断,称为青枝骨折;中青年人骨的有机质和无机质比例约为3:7,最为合适,因而骨具有较大的硬度和一定的弹性;老年人的骨无机质所占比例更大,脆性增加,但因激素水平下降,影响钙、磷的吸收和沉积,骨质呈现多孔性,骨组织的总量减少,表现为骨质疏松症,此时骨的脆性较大,易发生粉碎性骨折。临床上局部表现为非专有体征如软组织肿胀、淤血、疼痛、压痛、功能障碍等;专有体征如畸形、异常活动、骨擦音或骨擦感等。X射线检查对了解骨折的具体情况和治疗效果有重要价值,疑为或已明确骨折者,都应常规做X射线检查。为了明确诊断,摄片时应包括骨折处及其邻近关节的正、侧位,有时须加摄特殊位置或对侧相应部位的对比X射线片。

思考训练

1. 最早通过计量儿童手腕骨的骨化中心,可推测( )
    A. 身高　　　　B. 骨龄　　　　C. 年龄　　　　D. 性别　　　　E. 骨折程度
2. 人体停止长高的标志为( )
    A. 骨板　　　　B. 骨骺　　　　C. 骨生发中心　　D. 骺线　　　　E. 骨密度
3. 儿童发生骨折的类型多为( )
    A. 青枝骨折　　B. 粉碎性骨折　　C. 闭合性骨折　　D. 稳定性骨折　　E. 压缩性骨折

常用英汉名词

osteology 骨学
bone(bony) 骨(的)
skeleton(skeletal) 骨骼(的)
long bone 长骨
short bone 短骨
flat bone 扁骨
irregular bone 不规则骨
pneumatic bone 含气骨
sesamoid bone 籽骨
diaphysis 骨干
epiphysis 骺
metaphysis 干骺端
epiphysial line 骺线

bone(osseous) substance 骨质
compact bone 骨密质
spongy bone 骨松质
bone trabecula 骨小梁
periosteum 骨膜
endosteum 骨内膜
medullary cavity 髓腔
bone marrow 骨髓
red bone marrow 红骨髓
yellow bone marrow 黄骨髓
intramembranous ossification 膜内成骨
endochondral ossification 软骨内成骨

第二节 中轴骨

✽**学习目标**：①掌握椎骨的划分、一般形态和各部椎骨的形态特征，胸骨的形态结构、分部及胸骨角的概念和标志性意义；熟悉躯干骨的组成，椎骨的数量，肋骨的一般形态与分类；了解躯干骨的重要体表标志，第1肋骨和末二肋骨的形态特征。②掌握颅的组成、分部和功能，翼点的概念及其临床意义，鼻旁窦的名称、位置和开口部位；熟悉脑颅和面颅诸骨的名称、位置，颞骨、筛骨、蝶骨、上颌骨和下颌骨的形态结构，颅底内面观3个颅窝的境界和重要结构，中轴骨的骨性标志；了解颅骨的重要体表标志，颅顶、颅前面观和颅底外面观的主要结构，以及新生儿颅的特征和出生后的变化。

中轴骨包括躯干骨和颅骨两部分。

一、躯干骨

躯干骨共51块，由椎骨、胸骨和肋骨组成，包括24块椎骨、1块骶骨、1块尾骨、1块胸骨和12对肋骨。

（一）椎骨

幼年时椎骨为32或33块，包括颈椎7块、胸椎12块、腰椎5块、骶椎5块、尾椎3或4块。随着年龄的增加，5块骶椎融合成1块骶骨，4块尾椎融合成1块尾骨。

1. 椎骨的一般形态

§ **歌诀记忆**

一体一弓七突起，两孔两管两切迹

一体一弓七突起：椎骨由椎体和椎弓组成。椎弓前部为椎弓根，后部为椎弓板，并形成7个突起，包括1个棘突、2个横突、4个关节突（1对上关节突和1对下关节突）。

两孔两管两切迹：椎体与椎弓之间围成椎孔，上下椎孔相连形成椎管，其内主要容纳脊髓；椎管在骶骨内称为骶管，其内主要有马尾、终丝和脑脊液。椎弓根的上、下缘分别形成椎上切迹和椎下切迹，上位椎骨的椎下切迹和下位椎骨的椎上切迹围成椎间孔，其内有脊神经、根动脉和椎间静脉穿行。

观察学习

取1块游离的胸椎。首先是确定手中所持标本的解剖学方位。确定依据是大的圆柱体结构为椎体，其放置朝前，在最后方的突起为棘突，其尖朝向后下。然后边阅读教材完成填空，边在标本上指认空格所填结构。椎骨由前方的_____和后方的_____组成。椎体呈短圆柱形，与后方的椎弓共同围成_____。所有椎孔贯通，构成容纳脊髓的_____。椎弓是椎体后方的弓形骨板，与椎体相连的缩窄部分，称为_____，根的上、下缘分别有椎弓根的_____、_____切迹；相邻椎弓根的上、下切迹共同围成_____。然后，将相邻的两块椎骨呈上下位放置后从其侧面观察，或从整体脊柱标本的侧面观察椎间孔，并用镊子从椎间孔进入椎管，体会二者之间的关系。两侧椎弓根向后内扩展变宽，并在中线会合，称为_____。椎弓板上发出7个突起：椎弓后部正中向后或后下方发出1个_____；椎弓向两侧各发出的横行突起，称为_____；椎弓向上、下各发出1对突起，分别称为_____和_____，其上均有光滑的关节面。可将相邻的两块椎骨呈上下位放置或从整体脊柱标本的侧面观察上一椎骨的下关节突和下一椎骨的上关节突是如何接触的。

思考训练

1. 椎骨的一般形态结构不包括( )
   A. 椎体　　　　B. 椎弓　　　　C. 椎孔　　　　D. 横突孔　　　　E. 棘突
2. 椎间孔内穿行的结构为( )
   A. 脊髓　　　　B. 脊神经　　　C. 椎动脉　　　D. 椎体静脉　　　E. 节段性动脉
3. 下列关于椎骨数量的说法,错误的是( )
   A. 颈椎 8 块　　B. 胸椎 12 块　　C. 腰椎 5 块　　D. 骶椎 5 块　　E. 尾椎 3 或 4 块
4. 椎管内结构不包括( )
   A. 脊髓　　　　B. 椎间静脉　　　C. 椎内静脉丛　　D. 硬膜囊　　　E. 脊髓前、后动脉
5. 椎弓板上的突起不包括( )
   A. 横突　　　　B. 棘突　　　　C. 关节突　　　D. 副突　　　　E. 钩突
6. 椎骨的突起上无关节面的是( )
   A. 棘突　　　　B. 横突　　　　C. 上关节突　　D. 下关节突　　E. 齿突

2. 各部椎骨的主要特征

填表练习

名称	颈椎	胸椎	腰椎
椎体(大小、形态)			
椎孔(大小、形态)			
棘突			
横突			
关节突关节面的方向			
主要特征			

歌诀记忆

椎骨外形不规范,抓住要点去分辨
颈椎体小棘分叉,横突有孔最明显
胸椎连肋有肋凹,棘突下斜似叠瓦
腰椎棘突宽短厚,椎体承重最粗大

颈椎、胸椎和腰椎均有特殊的识别特征。颈椎均有横突孔,内有椎血管穿行,但第 7 颈椎经常因缺乏椎动脉的穿行而退化为多个小孔;胸椎因与肋骨形成关节而存在关节面,在椎体两侧的后部上、下处分别形成上、下肋凹,在横突末端的前外侧则形成横突肋凹;腰椎无孔、无凹,主要特点是椎体粗大,棘突呈板状水平向后伸,上下宽,前后短,左右厚。

思考训练

1. 颈椎不会出现的结构是( )
   A. 椎体　　　　B. 椎孔　　　　C. 肋凹　　　　D. 横突孔　　　　E. 关节突
2. 上下椎骨的棘突呈叠瓦状排列的是( )
   A. 颈椎　　　　B. 胸椎　　　　C. 腰椎　　　　D. 骶椎　　　　E. 尾椎
3. 上下椎体之间的椎间隙最宽的是( )
   A. 颈椎　　　　B. 胸椎　　　　C. 腰椎　　　　D. 骶椎　　　　E. 尾椎

第一篇　运动系统

3. 特殊椎骨的主要特征

(1) 第1颈椎——寰椎。

◆ **关键词**

三有三无

寰椎由前弓、后弓和二者相连部位的侧块组成,具有三大结构("三有"),也具有"三无"形态特征。

三有:寰椎前弓短,后面正中处有齿突凹;后弓长,上面近侧块处有椎动脉沟;两弓连接处为粗大的侧块,其上有较凹的类椭圆形关节面(与枕髁形成关节),其下面有较平的类圆形关节面(与枢椎上关节面形成关节)。

三无:寰椎位于脊柱顶端,与枕骨相连结,其外形呈环形,由前弓、后弓及两侧块构成。故寰椎的特征为前无椎体,后无棘突,上下无关节突(仅有关节面),属于"三无"器官。

(2) 第2颈椎——枢椎。

◆ **关键词**

齿　突

枢椎的椎体向上伸出指状突起,称为齿突,与寰椎的齿突凹相关节。

(3) 第7颈椎——隆椎。

◆ **关键词**

棘突细长不分叉

隆椎形似胸椎,它的特征是棘突较细长而呈水平位,末端不分叉而呈结节状,常在颈后皮下形成一个易于触摸的隆起,称为隆椎。在临床上常作为辨认椎骨序数的标志。

(4) 骶骨:骶骨呈倒三角形,可分为底(上)、尖(下)、盆(前)面、背(后)面及外侧面。底向上,尖向下,前面光滑凹陷,后面粗糙隆凸,外侧面有粗糙的关节面。

◆ **关键词**

1234,即一中二对三嵴四孔

"1":在骶骨中轴线上,形成3个结构。骶骨底面的前缘向前突形成骶岬;中部向下连通为骶管;下部第4、5骶椎的椎板未融合形成生理性缺陷,称骶管裂孔。

"2":代表对称,在骶骨的底面(外侧面和背面尖侧)形成对称的4对结构。在骶骨的底面,骶管的两侧有第1骶椎的上关节突,与第5腰椎的下关节突形成腰骶关节;在外侧面形成粗糙的耳状面和骶粗隆;在背面骶管裂孔的两侧,第5骶椎的下关节突向下突起形成骶角。

"3":在骶骨后面形成3条纵嵴。在骶骨后面的中线上,形成骶正中嵴;在骶后孔的外侧形成2条骶外侧嵴。

"4":在骶骨的前、后面分别形成4对骶前、后孔。骶骨盆面在正中线两侧有4对骶前孔,骶神经前支由此穿出;骶骨背面在骶正中嵴和骶外侧嵴之间也形成对应的4对骶后孔,骶神经后支由此穿出。每对骶前孔在盆面形成相连的横线。

❋ **临床联系**

骶岬是女性骨盆测量的重要标志之一。骶角易于触及,是骶管麻醉的进针定位标志。从成人尾骨尖沿中线向头侧方向摸至4 cm处,可触及一有弹性的凹陷,即骶管裂孔。在该孔的两旁可触到蚕豆大的骨质隆起,即骶角。此外,髂后上棘连线约平第2骶椎,是硬膜外囊的终止部位,骶管穿刺如越过此连线,即有误入蛛网膜下腔发生全脊神经根麻醉的危险。

思考训练

1. 骶管麻醉的穿刺部位正对（　　）
   A. 骶角　　　　B. 骶管裂孔　　　C. 骶前孔　　　D. 骶后孔　　　E. 骶岬
2. 骶前孔穿行的结构为（　　）
   A. 骶神经前支　　B. 骶神经后支　　C. 尾神经　　D. 骶外侧动脉　　E. 骶外侧静脉
3. 骶管内容纳的结构有（　　）
   A. 马尾　　　　B. 终丝　　　　C. 脑脊液　　　D. 硬膜外囊　　E. 以上均正确

（二）胸骨

胸骨为形似短剑的扁骨，上宽下窄，位于胸廓前壁正中的皮下。

关键词

三部一角三切迹，或记为"三个三"，即三部三点三切迹

三部：胸骨自上而下分为胸骨柄、胸骨体和剑突三部分。剑突和胸骨体交界处称为剑胸结合。

一角（三点）：胸骨角，又称为Louis角，是胸骨柄与胸骨体在结合处形成略向前突的骨嵴，两侧平对第2肋或向后平对第4胸椎体下缘，可作为胸前壁计数肋的重要标志之一。其概念包含3个要点，即形成、水平和临床意义。

三切迹：胸骨柄上缘中部微凹，称为颈静脉切迹；其两侧有锁切迹，与锁骨相关节；胸骨柄和胸骨体的两侧缘共有7对肋切迹，分别与第1~7对肋软骨相连。注意与肺表面形成的肋骨切迹区分，即肋切迹与肋骨切迹属不同概念。

临床联系

1. 骨髓穿刺术　常在髂后上棘、髂前上棘、胸骨柄、腰椎棘突、胫骨等部位穿刺，以髂前上棘为首选部位。进行胸骨柄穿刺时，以胸骨中线第2肋间水平为穿刺点，穿刺针与骨面呈30°~45°，向头侧倾斜，进针深度约1 cm。但此处骨质较薄，其后有心房及大血管，易发生针尖穿透导致危险。
2. 胸部畸形　胸骨突起的畸形称为"鸡胸"，凹陷的畸形称为"漏斗胸"。这两种畸形一般都是缺少维生素D和钙而引起的。临床上有时用穿刺术取胸骨骨髓做检查。

思考训练

1. The sternal angle articulates on either side with the（　　）
   A. first costal cartilage　　　　B. second costal cartilage　　　　C. third costal cartilage
   D. fourth costal cartilage　　　E. sixth costal cartilage
2. 第2肋切迹平对（　　）
   A. 乳头平面　　B. 剑突平面　　C. 胸骨角平面　　D. 胸锁关节水平　　E. 心房上缘平面
3. 胸骨柄的上缘结构为（　　）
   A. 颈静脉切迹　　B. 锁切迹　　C. 肋切迹　　D. 胸骨角　　E. 剑胸结合
4. 胸骨角向后平对（　　）
   A. 第2胸椎体下缘　B. 第4胸椎体下缘　C. 第6胸椎体下缘　D. 第8胸椎体下缘　E. 第10胸椎体下缘
5. 胸骨剑突和胸骨体的交界处称（　　）
   A. 颈静脉切迹　　B. 锁切迹　　C. 肋切迹　　D. 胸骨角　　E. 剑胸结合

（三）肋骨

肋由肋骨和肋软骨构成，共12对。肋骨属扁骨，肋软骨属透明软骨，且终身不骨化。

第一篇 运动系统

◆ 关键词

三部三类三结构

三部:肋骨分为肋头、肋颈和肋体。肋骨前端接肋软骨;后端为与胸椎的上下肋凹相关节的肋头,其外侧略缩窄形成肋颈,肋颈外侧稍隆起部称为肋结节;肋结节与肋骨前端之间部分为肋体。

三类:根据肋与胸骨的连接关系,可将肋分为真肋、假肋和浮肋。第1～7肋前端与胸骨相连接,称为真肋;第8～10肋前端不直接与胸骨相连接,称为假肋;第11、12肋末端游离,不与胸骨相连接,称为浮肋。第8～10肋的肋软骨依次借助上位肋软骨与胸骨间接相连接,共同形成一弓形的软骨性结构,称为肋弓,故又将第8～10肋称为弓肋。也有将弓肋和浮肋合称为假肋。

三结构:肋骨上可形成肋角、肋结节和肋沟。肋体内面近下缘处有肋沟,是肋间动脉、静脉、神经经过形成的压迹。值得注意的是,第1肋骨无肋角和肋沟,而第11、12肋骨无肋颈、肋角和肋结节。

§ 歌诀记忆

第一肋弯短宽扁,无角无沟上肌连
体宽两面和两缘,结节前后走血管

第1肋骨的形态较特殊,短小而弯曲,肋体宽而扁,无肋角和肋沟,可分为上、下两面和内、外两缘。上面近内缘处有前斜角肌结节,其前、后分别有浅沟,为锁骨下静脉和锁骨下动脉穿行形成的压迹。

❋ 临床联系

肋骨骨折在胸部损伤中最为常见,一般好发于第4～7肋骨。在儿童,肋骨富有弹性而不易折断,或仅发生青枝骨折;而在成人尤其是老年人,肋骨弹性减弱,易发生骨折。一旦两根以上相邻肋骨各自发生两处或两处以上部位的骨折(又称为"连枷胸"),吸气时,胸腔负压增加,软化部分胸壁向内凹陷;呼气时,胸腔压力增高,损伤的胸壁浮动凸出,故将这种与其他胸壁的运动相反的呼吸现象称为反常呼吸运动。反常呼吸运动可使两侧胸腔压力不平衡,纵隔随呼吸而向左右来回移动,称为"纵隔摆动",可影响血液回流,造成循环功能紊乱,是导致和加重休克的重要因素之一。

※ 思考训练

1. 属于肋骨的结构是( )
   A. 椎体肋凹 B. 横突肋凹 C. 肋切迹 D. 肋弓 E. 肋沟
2. 参与肋弓形成的肋有( )
   A. 第1～7肋 B. 第1～10肋 C. 第8～10肋 D. 第8～12肋 E. 第11、12肋
3. 下列关于第1肋的描述,错误的是( )
   A. 弯短而体宽扁 B. 无肋角和肋沟 C. 上有前斜角肌附着
   D. 易骨折 E. 斜角肌结节前、后有血管穿行
4. 第1肋前斜角肌结节前、后的浅沟内有血管穿行,前面的浅沟内的血管为( )
   A. 锁骨下动脉 B. 锁骨下静脉 C. 胸上动脉 D. 胸上静脉 E. 胸最上动脉

二、颅骨

(一)颅的概述

颅骨位于脊柱上方,由8块脑颅骨、15块面颅骨和3对听小骨组成,共计29块。

颅由颅骨(不包括3对听小骨)及其骨连结围成,颅腔内容纳有脑,具有保护作用。通常以经过眶上缘和外耳门上缘的连线为分界线,将颅分为后上部的脑颅(又称为神经颅)和前下部的面颅(又称为内脏颅)两个部分。

歌诀记忆

颅骨二九脑面听,脑八听六十五拼;颅分脑面不含听,颅和颅骨要分清
颞顶成对居侧上,额筛蝶枕颅窝成;鼻泪颧颚上下双,下颌犁舌面单行

颅骨二九脑面听,脑八听六十五拼:颅骨共有29块,包括8块脑颅骨、6块听小骨和15块面颅骨。

颅分脑面不含听,颅和颅骨要分清:颅由颅骨及其连结构成,分为脑颅和面颅,不含听小骨及其连结。

颞顶成对居侧上,额筛蝶枕颅窝成:脑颅骨分成对骨和不成对骨。前者包括颞骨和顶骨,分别居于颅外侧和颅顶;后者包括额骨、筛骨、蝶骨和枕骨,自前向后参与颅底内面颅前、中、后窝的构成。

鼻泪颧颚上下双,下颌犁舌面单行:面颅骨也分成对骨和不成对骨。以口为界,口以下有下颌骨和舌骨,加上口以上鼻中隔内的犁骨,均为不成对骨;其余的鼻骨、泪骨、颧骨、腭骨、上颌骨和下鼻甲,均为成对骨,居于口以上不同部位。

填表练习

颅骨	成对	不成对
脑颅骨		
面颅骨		
听小骨		

思考训练

1. 不属于面颅骨的是( )
   A. 鼻骨   B. 泪骨   C. 犁骨   D. 额骨   E. 腭骨
2. 成对的脑颅骨为( )
   A. 筛骨   B. 额骨   C. 颞骨   D. 枕骨   E. 蝶骨
3. 位于颅底中央的骨为( )
   A. 筛骨   B. 额骨   C. 颞骨   D. 枕骨   E. 蝶骨
4. 位于颅前窝中央的骨为( )
   A. 筛骨   B. 额骨   C. 颞骨   D. 枕骨   E. 蝶骨
5. 口以上部位不成对的面颅骨为( )
   A. 鼻骨   B. 泪骨   C. 颧骨   D. 犁骨   E. 上颌骨

(二)分离颅骨

取筛骨、蝶骨、颞骨、上颌骨、下颌骨标本,对照教材描述,观察各骨的分部和主要结构,完成以下填空。

1. 筛骨 在冠状面上呈_____字形,分_____、_____和_____三部。水平位的筛板正中有向上突起的_____,其两侧有许多_____。正中矢状位的垂直板与_____共同参与构成骨性_____。垂直板两侧的筛骨迷路内有许多含气小腔为筛小房,又称为_____。迷路内侧壁上的上、下两个弯曲的骨片,分别为上鼻甲和中鼻甲。

2. 蝶骨 位于_____,形似展翅的_____,分_____、_____、_____和_____四部。蝶骨体部位居中央,内有含气空腔,称为_____;上面构成颅中窝的中央部,呈马鞍状,称为_____,其中央凹陷称为_____;两侧有由后向前行走的浅沟,称为_____,沟后端有不规则的_____。蝶骨小翼根部有_____通过,两内口之间有相连的_____。蝶骨大翼近根部由前向后可见_____、和

_____,后者向外侧连有_____。体部在小翼和大翼之间有狭长的_____,使颅腔与眶腔相通。翼突位于蝶骨下面,由_____和_____构成;两薄骨板的后部之间有楔形深窝,称为_____;翼突根部有前后方向贯穿的_____。

3. **颞骨** 以_____为中心,分为_____、_____和_____三部。(注意:岩部即颞骨锥体又可分为岩部、乳突部、茎突,故颞骨又可由鳞部、鼓部、岩部、乳突部、茎突共五部分组成。也可将乳突、茎突视为一个部分,故颞骨也可由鳞部、鼓部、岩部、乳突部共四部分组成)。岩部上面的中央部为_____,其前外侧为薄弱的_____,前方岩尖处有_____;后面中部偏内处为_____,向外通入_____;下面中央有_____外口,其后方为_____,窝的后外侧有细长的_____,其根部后方有_____,为面神经管下口;岩部内形成腔隙,分别为_____和_____,二者以内耳道底隔开。鳞部内面有_____;外面前下方有伸向前的_____;下面有关节窝,称为_____,窝的前方为_____。颞骨鳞部的后下方形成粗钝的突起,称为_____。

4. **上颌骨** 可分一体和四突。上颌体内的含气空腔称为_____。体的前面上份有_____,孔下方凹陷,称为_____。4个突起中,_____接额骨、鼻骨和泪骨;_____接颧骨;_____向下伸出形成牙槽弓;_____由体部向内水平伸出,在中线上两侧结合,组成骨腭前部。

5. **下颌骨** 呈马蹄铁形,分一体两支。

(1) 下颌体:呈弓形凸向前,有上、下两缘和内、外两面。上缘构成_____;下缘圆钝,称为_____;外面正中凸向前,为_____,前外侧的小孔称为_____孔;内面正中有两对小棘,称为上、下_____。

(2) 下颌支:是体后上方的方形骨板,有上、下两端,前、后两缘和内、外两面。上端有两个突起,前方的称为_____,后方的称为_____,两突之间的凹陷为_____。髁突上端膨大形成关节面称为_____,向下形成较细窄处为_____。下颌支后缘与下颌底相交处,称为_____。下颌支内面中央有_____,此孔在下颌骨体内向下向前延伸至颏孔形成骨性管道,称为_____,内有下牙槽血管和神经穿行。

思考训练

1. 筛骨垂直板与犁骨形成( )
   A. 鼻前孔 B. 筛骨迷路 C. 骨性鼻中隔 D. 筛小房 E. 骨腭
2. 蝶鞍的结构不包括( )
   A. 垂体窝 B. 视神经管和交叉前沟 C. 海绵窦和脑垂体
   D. 鞍结节和鞍背 E. 前、中、后床突
3. 颞骨茎突和乳突之间的结构为( )
   A. 下颌窝 B. 关节结节 C. 颈静脉窝 D. 颞下窝 E. 茎乳孔
4. 不与鼻腔相通但有许多含气腔的颅骨为( )
   A. 筛骨 B. 额骨 C. 颞骨 D. 上颌骨 E. 蝶骨
5. 下列关于上颌骨的描述,错误的是( )
   A. 为成对含气骨 B. 位于面部正中 C. 参与鼻腔围成 D. 参与口腔围成 E. 其颧突参与构成颧弓
6. 下颌孔和颏孔之间的管道为( )
   A. 切牙管 B. 下颌管 C. 面神经管 D. 颈动脉管 E. 翼腭管

(三) 颅的整体观

取整颅和颅底标本,对照教材描述,分别观察颅各面的重要结构,重点是颅底内面观,并完成以下填空。注意:在观察颅底内面的孔、裂时,应借助探针探查其通往何处。

1. 颅的顶面观

> **关键词**
>
> 三缝二点一孔结

在颅顶可见 3 条缝(冠状缝、矢状缝、人字缝)、2 个交点(冠状缝和矢状缝的交点为冠矢点,矢状缝和人字缝的交点为人字点)、1 对孔(在矢状缝中后部两侧常有顶孔,有导静脉通过)、1 对结节(顶骨外面中部最突出处为顶结节)。

2. 颅底内面观 取颅底标本,分清颅前窝、颅中窝和颅后窝,辨识各窝的结构。注意用探针探查各孔、管的通向。

（1）颅前窝:由额骨、筛骨和部分蝶骨构成,容纳大脑额叶。窝底正中有一向上突起为鸡冠,其两侧的水平骨板为筛板,板上有许多小孔称为_____,通鼻腔。

（2）颅中窝:由蝶骨、颞骨的部分构成,容纳大脑颞叶。中央马蹄形的结构称为蝶鞍;鞍的正中有_____,容纳垂体;窝前是横行的交叉前沟,此沟向两侧通向_____;窝后的横位隆起称为鞍背,垂体窝和鞍背合称为蝶鞍;蝶鞍两侧有浅沟,称为颈动脉沟,此沟向前通眶上裂,向后通破裂孔,续于孔内的_____。在蝶骨大翼根部,由前向后外依次排列有_____、_____和棘孔。颞骨岩部外侧较平坦的薄骨板称为_____。

（3）颅后窝:由枕骨和颞骨岩部构成,容纳小脑和脑干。中央有_____,孔前上方的平坦斜面称为斜坡,孔后的十字隆起称为_____,由此凸向上的浅沟延伸为上矢状窦沟,向两侧续于横窦沟,转向前下呈"S"形的沟称乙状窦沟,再经_____出颅。在颅后窝的前外侧,颞骨岩部后面中央部有开口,称为_____。

> **歌诀记忆**
>
> 颅底内面结构多,分为前中后颅窝;注意孔裂窝和管,血管神经颅底穿
> 前窝中部有筛板,鸡冠下对鼻中隔;筛板有孔眶板薄,颅前外伤易骨折
> 中窝结构看成"川",中线前后沟窝坡;鞍侧两管连一破,眶裂三孔盖折多
> 后窝大孔最明显,孔侧三通门孔管;枕内隆凸两侧看,横窦乙窦沟续联

颅前窝:主要结构有 3 个,为筛板、筛孔、鸡冠和眶板,也可总结为"两筛一冠眶板薄"。

颅中窝:主要结构有 10 个,可看成背靠背的"川"字形排列。中线("川"字形的长竖)上自前向后为"前后沟窝坡",即交叉前沟、垂体窝和斜坡;蝶鞍两侧("川"字形中间的短竖)自前向后为"两管连一破",即视神经管、颈动脉管(内口)、破裂孔;蝶骨大、小翼之间和大翼根部("川"字形的长撇)自前向后为"眶裂三孔",即眶上裂、圆孔、卵圆孔、棘孔。"盖折多"即指鼓室盖为颅中窝骨折的常见部位。

颅后窝:主要结构有 7 个,为枕骨大孔、内耳门、颈静脉孔、舌下神经管、枕内隆凸、横窦沟和乙状窦沟。"孔侧三通门孔管"最为重要,在枕骨大孔的侧壁上有连通颅底的舌下神经管,在枕骨大孔的外侧上方有外耳门,在外耳门的下方有颈静脉孔。

> **临床联系**

当外力挤压或直接暴力打击颅底水平的头颅部位时,易引起颅底骨折,大多数为线形骨折。当骨折线经过鼻旁窦或岩骨乳突气房而与鼻腔或外耳道相通,同时伴有硬膜破裂时形成隐匿的开放性骨折。

1. 颅前窝骨折　好发于筛骨的筛板和额骨的眶板,多为纵行骨折。筛板骨折可有脑脊液鼻漏和嗅觉障碍;眶板骨折后数小时可出现"熊猫眼征"(又称为"眼镜征")和视觉障碍,并伴有额叶的脑挫裂伤。

2. 颅中窝骨折　好发于颞骨岩部的鼓室盖,多为横形骨折。鼓室盖骨折后可见脑脊液耳漏(鼓膜破裂)或鼻漏(骨膜未破),骨折范围较大时也可出现海绵窦综合征、眶上裂综合征、面听神经损伤、眩晕、平衡觉障碍等。

3. **颅后窝骨折** 较少,常累及岩骨和枕骨基底部。骨折后可出现颈静脉孔综合征。

填表练习

颅底穿行结构如下表。也可采用歌诀的方法记忆:嗅穿筛,视穿蝶;动滑展眼眶上裂;三叉三支裂圆卵,内耳面听迷路穿;舌咽迷副静脉孔,延脊枕连舌下管。

颅底部位		主要穿行结构	颅底部位		主要穿行结构
颅前窝	筛孔	嗅神经	颅中窝	卵圆孔	下颌神经(V3)、副脑膜中动脉、卵圆孔导静脉
颅中窝	视神经管	视神经、眼动脉		棘孔	脑膜中动脉、脑膜中静脉窦
	眶上裂	眼上静脉、眼神经(V1)、动眼神经、滑车神经、展神经		内耳门	内听(迷路)动脉、面神经、前庭蜗神经
	颈动脉管	颈内动脉	颅后窝	颈静脉孔	颈内静脉、舌咽神经、迷走神经、副神经、咽升动脉和枕动脉脑膜支
	破裂孔	咽升动脉脑膜支、破裂孔导静脉		枕骨大孔	延髓和脊髓在此分界,椎动脉,副神经脊髓根
	翼管	翼管神经、翼管动脉和静脉		舌下神经管	舌下神经
	圆孔	上颌神经(V2)、圆孔动脉			

3. **颅底外面观** 通过两侧关节结节的连线将其分为前、后两区。在前区辨识:牙槽弓和骨腭,骨腭后方确认鼻后孔,翼突内、外板,卵圆孔和棘孔。在后区内辨识:枕骨大孔、枕髁、舌下神经管外口、颈动脉管外口、破裂孔、颈静脉窝、茎突、乳突、茎乳孔、下颌窝、关节结节、颞下窝、翼腭窝等。

歌诀记忆

前区牙腭鼻后孔,孔外翼板窝节面
后区三列类似"川",中间一竖枕髁管
中列破连颈管窝,外列三孔两突连

前区牙腭鼻后孔:颅底外面前区中线上自前向后可见牙槽弓(和牙齿)、骨腭(其中线前部有切牙孔,两侧与牙槽弓交界后部可见腭大孔和腭小孔)和犁骨两侧的1对鼻后孔。

孔外翼板窝节面:颅底外面中间部位,在鼻后孔的两侧可见翼突内、外板及由下颌窝和关节结节组成的关节面。还可见颧弓下方的颞下窝及其深面的翼腭窝。翼腭窝是位于颞下窝前内侧、上颌骨和翼突之间的狭窄裂隙。

中间一竖枕髁管:后区结构可看成"川"字形的三列。内侧列在中央,有枕骨大孔及其两侧的枕髁,枕髁根部有舌下神经管外口。

中列破连颈管窝:"川"字形的中列自前向后有破裂孔,向后外移行的颈动脉管及其外口,该外口后方、枕髁两侧的颈静脉窝及其窝内的颈静脉孔。

外列三孔两突连:"川"字形的外侧列自前向后有连成弧形的卵圆孔、棘孔、茎突、茎乳孔和乳突。

4. **颅的侧面观**

(1)整颅标本:观察颧弓上方宽广的浅窝为颞窝,查看颞窝上部的上、下颞线及中部的翼点(额、顶、颞、蝶骨会合处),颧弓后下方的乳突和外耳门;颧弓以下较深的不规则凹陷为颞下窝,查看其向上通颞窝、向内侧通翼腭窝的交通。

(2)翼腭窝的位置和通向:观察翼腭窝标本,可见翼腭窝为位于蝶骨翼突、腭骨垂直板和上颌体之间较狭窄的骨性间隙。进一步用探针探查其向前经眶下裂通眶,向后经圆孔通颅中窝,经翼管通颅底外面,向内经蝶腭孔通鼻腔,向外经翼上颌裂通颞下窝,向下经腭大孔通口腔。

关键词

翼点的概念(位置、构成及意义)可记成"三个三"

翼点位于颅骨颞窝中央的前下部(位置),是额、顶、颞、蝶骨会合处形成的"H"形骨缝,又称为"蝶顶点"。此处为颅外侧面最为薄弱处,因其内面有脑膜中动脉的前支穿行,易发生骨折导致颅内出血(临床意义)。

翼点构成的关键词为四骨、"H"形、骨缝;翼点临床意义的关键词为薄弱、血管、骨折出血。故翼点的概念可记为"三个三",即一三位置、构成和意义,二三四骨、"H"形和骨缝,三三薄弱、血管和骨折。

歌诀记忆

蝶骨翼突上颌腭,八通血管神经过,内经蝶腭孔通鼻,外经翼颌裂通窝
前经眶下裂通眶,后经圆孔后颅中,还有翼管后破,翼腭管下与口通

翼腭窝主要通过4个管(翼管、腭鞘管、腭大管、腭小管)、2个孔(蝶腭孔、圆孔)和2条裂(眶下裂、翼上颌裂),形成八大交通:①向前经眶下裂通眶,内有眶下血管、神经和颧神经穿行;②向后经圆孔通颅中窝,有上颌神经穿行;③向后也经翼管通破裂孔,内有翼管血管、神经穿行;④向内经蝶腭孔通鼻腔,内有蝶腭血管和蝶腭神经的鼻后支(蝶腭血管、神经,又称为翼腭血管、神经)穿行;⑤向外经翼上颌裂与颞下窝相交通,内有上颌动脉和颧神经穿行;⑥向下经翼腭管下再经腭大管、⑦腭小管通口腔,内有腭降血管、腭神经穿行;⑧向后下经腭鞘管与鼻咽部相交通,内有腭鞘血管、神经穿行。

填表练习

方向	穿行部位	主要穿行结构	方向	穿行部位	主要穿行结构
向前	眶下裂	____动脉、____神经	向外	翼上颌裂	____动脉、____神经
向后	圆孔	圆孔动脉、____神经	向下	腭大管	腭大动脉、腭前神经(又称为腭大神经)
	翼管	____动脉、____神经		腭小管	腭小动脉,腭中、腭后神经(又称为腭小神经)
向内	蝶腭孔	____动脉、____神经	向后下	腭鞘管	腭鞘动脉(又称为咽动脉)、腭鞘神经(咽神经)

5. 颅的前面观 在整颅观察其范围,包括额区、眶、骨性鼻腔和骨性口腔。

(1)额区:确认额结节、眉弓和眉间。

(2)眶:首先确认参与构成眶的颅骨;然后重点观察眶底、眶尖和四壁的结构。①眶底:确认眶上孔或眶上切迹及眶下孔,注意描述其位置。②眶尖:确认视神经管,注意其交通。③眶上壁:确认泪腺窝。④眶下壁:确认眶下裂、眶下沟和眶下管。注意其与眶下孔的交通。⑤内侧壁:确认泪囊窝,注意其向下经鼻泪管通下鼻道。注意比较泪腺窝与泪囊窝。⑥外侧壁:确认眶上裂。

(3)骨性鼻腔:介于两眶和上颌骨之间,内有骨性鼻中隔将其分为左、右两部分。骨性鼻中隔多稍偏向于左侧。①在颅正中矢状切面标本上,确认骨性鼻腔外侧壁的上、中、下鼻甲及鼻道;进一步查看上鼻甲和蝶骨体之间的浅窝,即蝶筛隐窝。②在特制鼻旁窦标本上观察额窦、筛窦、蝶窦、上颌窦的位置,同时借助探针探查其开口部位。注意观察上颌窦的底与窦口的关系!③在保留了鼻中隔的颅矢状切面上观察犁骨和筛骨垂直板的位置关系。

(4)骨性口腔:重点观察其上壁的骨腭及其结构(见颅底外面观)。骨性口腔由上颌骨、腭骨和下颌骨围成。顶为骨腭,前壁及外侧壁由上、下颌骨的牙槽和牙构成。底缺如。

6. **颅的后面观** 颅的后面即为枕骨后面,枕骨中央部的隆起为枕外隆突,隆突向两侧呈弓形的骨嵴称为上项线。

思考训练

1. 下列关于翼点的描述,错误的是(　　)
   A. 位于颞窝前下部,相对于"太阳穴"位置　　B. 由顶骨、额骨、颞骨、蝶骨构成
   C. 内面紧贴有大脑中动脉　　　　　　　　　D. 颅外侧部最薄弱区,易发生骨折
   E. 多呈"H"形
2. 内耳门的穿行结构不包括(　　)
   A. 面神经　　　B. 前庭蜗神经　　C. 面动脉　　D. 内听动脉　　E. 迷路静脉
3. 颅前窝骨折出现"熊猫眼征",损伤部位最有可能在(　　)
   A. 筛板　　　　B. 眶板　　　　　C. 鼓室盖　　D. 眶上裂　　　E. 枕骨基底部
4. 颅中窝向前连通翼腭窝的结构是(　　)
   A. 圆孔　　　　B. 卵圆孔　　　　C. 棘孔　　　D. 破裂孔　　　E. 翼管
5. 位置最低且窦腔最大的鼻旁窦为(　　)
   A. 蝶窦　　　　B. 筛窦　　　　　C. 额窦　　　D. 上颌窦　　　E. 乳突窦
6. 筛窦后群开口于(　　)
   A. 上鼻道　　　B. 蝶筛隐窝　　　C. 中鼻道中部　D. 中鼻道后部　E. 下鼻道

(四)新生儿颅的特征

取新生儿颅标本,对照教材描述,观察其主要特征。重点比较:①脑颅、面颅大小的比例;②前、后囟的位置和形态;③蝶囟和乳突囟的位置。

新生儿颅骨很多尚未发育完全,骨与骨之间留有较大的间隙,有膜连接,这些区域称为囟。其中重要的有额囟、枕囟、蝶囟和乳突囟。额囟即前囟,位于两侧顶骨的前上角与额鳞之间,呈菱形;枕囟即后囟,位于两侧顶骨的后上角与枕鳞之间,呈三角形;在顶骨前下角、额鳞、蝶骨大翼之间有蝶囟;在顶骨后下角、枕鳞、颞骨乳突部之间有乳突囟。额囟在生后1.5~2岁闭合,其余各囟都在生后不久即闭合。

新生儿颅骨主要特征:①脑颅远大于面颅,其比例约为8∶1,而成人该比例约为4∶1;②颅顶略呈五角形,下颌角呈钝角;③鼻旁窦尚未完全发育;④颅顶部各骨由结缔组织膜(称为囟)填充,颅底部由软骨填充;⑤颅盖仅有单层骨板,一般于4岁开始逐渐分为内、外骨板。

常用英汉名词

truncal skeleton 躯干骨

vertebra(pl. vertebrae) 椎骨

cervical vertebrae 颈椎

thoracic vertebrae 胸椎

lumbar vertebrae 腰椎

sacral vertebra 骶椎

coccygeal vertebra 尾椎

vertebral body 椎体

vertebral arch 椎弓

pedicle of vertebral arch 椎弓根

lamina of vertebral arch 椎弓板

vertebral foramen 椎孔

spinous process 棘突

transverse process 横突

articular process 关节突

atlas 寰椎

axis 枢椎
prominent vertebra 隆椎
sacrum, sacral bone 骶骨
coccyx 尾骨
rib (costal) 肋(的)
sternum (sternal) 胸骨(的)
manubrium sterni 胸骨柄
body of sternum 胸骨体
xiphoid process 剑突
xiphisternal synchondrosis 剑胸结合
sternal angle 胸骨角
jugular notch 颈静脉切迹
clavicular notch 锁切迹
costal notch 肋切迹
rib notching 肋骨切迹
skull 颅
cerebral cranium 脑颅
cranial cavity 颅腔
calvaria 颅盖
pterion 翼点
jugular foramen 颈静脉孔
anterior cranial fossa 颅前窝
middle cranial fossa 颅中窝
posterior cranial fossa 颅后窝
facial cranium 面颅
orbit 眶
bony nasal cavity 骨性鼻腔
superior meatus of nose 上鼻道
zygomatic arch 颧弓
temporal fossa 颞窝
infratemporal fossa 颞下窝
pterygopalatine fossa 翼腭窝
cranial fontanelle 颅囟
bone of cerebral cranium 脑颅骨
occipital bone 枕骨
foramen magnum 枕骨大孔
superior nuchal line 上项线

sphenoid bone 蝶骨
hypophyseal fossa 垂体窝
optic canal 视神经管
foramen rotundum 圆孔
oval foramen 卵圆孔
foramen spinosum 棘孔
temporal bone 颞骨
mastoid process 乳突
carotid canal 颈动脉管
internal acoustic meatus 内耳道
jugular fossa 颈静脉窝
styloid process 茎突
stylomastoid foramen 茎乳孔
facial canal 面神经管
external acoustic pore 外耳门
parietal bone 顶骨
frontal bone 额骨
superciliary arch 眉弓
supraorbital notch 眶上切迹
fossa for lacrimal gland 泪腺窝
ethmoid bone 筛骨
cribriform plate 筛板
bone of facial cranium 面颅骨
inferior nasal concha 下鼻甲
lacrimal bone 泪骨
nasal bone 鼻骨
vomer 犁骨
maxilla 上颌骨
palatine bone 腭骨
zygomatic bone 颧骨
mandible 下颌骨
angle of mandible 下颌角
masseteric tuberosity 咬肌粗隆
coronoid process 冠突
condylar process 髁突
hyoid bone 舌骨

第三节 四肢骨

※ **学习目标**：掌握四肢骨的组成；熟悉上肢肩胛骨、肱骨、桡骨、尺骨和下肢髋骨、股骨、胫骨的形态结构，四肢骨的骨性标志；了解上肢锁骨、腕骨和下肢腓骨、跗骨的形态结构，腕骨和跗骨的排列关系。

四肢骨，又称为附肢骨，包括上肢骨和下肢骨，均由与躯干相连的带骨和自由活动的游离骨组成。

一、上肢骨

（一）上肢骨的组成

上肢骨由上肢带骨和自由上肢骨组成。自由上肢骨又可分为臂骨、前臂骨和手骨。

§ 歌诀记忆

> 上肢带骨肩和锁，自由部分三三组
> 一三臂与前臂手，二三手分指掌腕
> 三三指节近中远，总共六四记心间

上肢带骨肩和锁，自由部分三三组：上肢骨分为上肢带骨和自由上肢骨，前者包括肩胛骨和锁骨，后者可看成3个三部位的骨。

一三臂与前臂手，二三手分指掌腕；三三指节近中远，总共六四记心间：自由上肢骨包括臂骨、前臂骨和手骨（一三）；手骨又分为腕骨、掌骨和指骨（二三）；指骨进一步分为近节指骨、中节指骨和远节指骨（三三）。上肢骨共64块，较下肢骨小而略多。

上肢骨（64块）
- 上肢带骨（2对）：肩胛骨、锁骨
- 上肢自由骨（30对）
  - 臂骨（1对）：肱骨
  - 前臂骨（2对）：桡骨、尺骨
  - 手骨（27对）
    - 腕骨（8对）
      - 手舟骨、月骨、三角骨、豌豆骨（后列）
      - 大多角骨、小多角骨、头状骨、钩骨（前列）
    - 掌骨（5对）
    - 指骨（14对）：近节（5对）、中节（4对）、远节（5对）

（二）上肢骨的形态结构

分别取游离的锁骨、肩胛骨、肱骨、尺骨、桡骨，对照教材描述，观察各骨的主要形态结构。

1. 锁骨 位于胸廓上方，属于扁骨。于骨架上观察锁骨与胸骨柄及肩峰的连接关系。然后在游离锁骨上观察其形态特征：膨大的内侧端（胸骨端），扁平的外侧端（肩峰端）；上面光滑，下面粗糙；呈"S"形，内侧2/3凸向前，外侧1/3凸向后。

❄ 临床联系

锁骨位置表浅，易发生骨折。儿童及青壮年好发，以青枝骨折为主，一般无须手术治疗。间接暴力造成骨折多见，多为斜形或横形；直接暴力造成骨折较少，因着力点不同而呈粉碎性或横形。

锁骨为"S"形长而弯曲的骨，其中、外1/3处为转角处，外伤时此部位受力一般最大，易导致骨折。最为广泛使用的分型方法为Allman分型：Ⅰ型骨折为锁骨中段骨折，发病率最高；Ⅱ型骨折为外侧或远端1/3骨折，骨折不愈合的发病率最高；Ⅲ型骨折为内侧骨折，移位和骨折不愈合均少见。

思考训练

1. 锁骨骨折好发的部位为（ ）
   A. 中外1/3交界处　B. 中内1/3交界处　C. 胸骨端　　　　D. 肩峰端　　　　E. 胸骨端和肩峰端
2. 下列关于锁骨特征的说法，错误的是（ ）
   A. 参与胸廓围成　B. 位于胸廓上方　C. 属于扁骨　　　D. 呈"S"形　　　E. 上面光滑，下面粗糙

2. 肩胛骨　取1块肩胛骨，对照骨架确认其两面、三缘和三角。在腹侧面确认肩胛下窝。在背侧面确认肩胛冈、肩峰、冈上窝和冈下窝；在上缘确认喙突和肩胛切迹；在外侧角处确认关节盂、盂上结节和盂下结节。于整体骨架上观察关节盂与肱骨头的连接关系及上角平第2肋、下角平第7肋。

关键词

一个一、两个两、三个三

肩胛骨的主要结构包括一个关节面（关节盂）、两个两（前、后两面，盂上、下两结节）、三个三（上、下和外侧三个角，冈上、冈下、肩胛下三个窝，上、内侧和外侧三个缘）。另外，要注意肩胛骨的四个骨性标志（四个骨突）：肩峰、喙突、肩胛冈和肩胛下角。

临床联系

正常情况下，肩胛下角约平对第7肋间，即第7~8肋骨之间的间隙，可作为背部数肋和肋间隙的骨性标志。

肩胛下角也是胸腔闭式引流的定位标志。穿刺点应选在胸部叩诊实音最明显部位，胸腔积液较多时一般常取肩胛线或腋后线第7~8肋间；有时也选腋中线第6~7肋间或腋前线第5肋间为穿刺点。

思考训练

1. 肩部的骨骼最高点是（ ）
   A. 肱骨大结节　　B. 肩峰　　　　C. 喙突　　　　D. 锁骨肩峰端　　E. 三角肌
2. 肩胛下角平对（ ）
   A. 第2肋　　　　B. 第6肋　　　C. 第7肋　　　D. 第8肋　　　　　E. 第12肋
3. Superior angle of scapula marks the level of ( )
   A. the 2th rib　　　　　　　　B. the 7th rib　　　　C. the spine of the 2nd thoracic vertebra
   D. the spine of the 7th thoracic vertebra　　　　　　E. the spine of the 10th thoracic vertebra

3. 肱骨　取1块游离的肱骨（最好是右侧），边阅读教材完成填空，边在标本上指认空格所填内容对应的结构。

肱骨可分为肱骨体和上、下两端。上端膨大，有朝向上后内方呈半球形的_____，与肩胛骨的关节盂形成关节。头周围的环状浅沟，称为_____。肱骨头的外侧和前方有隆起的_____和_____，向下各延伸一嵴，称为_____和_____，两结节间有一纵沟，称为_____。上端与体交界处稍细，称为_____，较易发生骨折。

肱骨体上段呈圆柱形，下段呈三棱柱形，中部外侧面有粗糙的_____。后面中部有一自内上斜向外下的浅沟，称为_____，有桡神经及其伴行的肱深血管穿行。

下端较扁，外侧部前面有半球状的_____，与桡骨形成关节；内侧部有滑车状的_____，与尺骨形成关节。滑车前面上方有一窝，称为_____；肱骨小头前面上方有一窝，称为_____；滑车后面上方有一窝，称为_____，伸肘时容纳尺骨鹰嘴。小头外侧和滑车内侧各有一突起，分别称为_____和_____。内上髁后方有一浅沟，称为_____，尺神经由此经过。

歌诀记忆

肱骨一体两端长,上端头颈两结节,骨折好发外科颈,位于上端体交界
体后粗隆桡神沟,中段骨折中下愁;下端小头和滑车,三窝两髁一尺沟

归纳肱骨的主要结构。肱骨上端:肱骨头、解剖颈、外科颈、大结节、小结节、结节间沟。肱骨体:三角肌粗隆、桡神经沟。肱骨下端:肱骨小头、肱骨滑车、冠突窝、鹰嘴窝、桡窝、内上髁、外上髁、尺神经沟。

临床联系

肱骨骨折的好发部位及其损伤

骨折类型	骨折部位	损伤结构	典型畸形
肱骨上端骨折	肱骨外科颈	腋神经	方肩
肱骨中段骨折	桡神经沟有滋养孔处	桡神经	垂腕
肱骨下端(髁上)骨折	肱骨体和下端交界处	正中神经	猿掌(手)
肱骨内上髁骨折	肱骨内上髁尺神经沟	尺神经	爪形手

思考训练

1. 肱骨骨折的最易发部位是(　　)
   A. 解剖颈　　　B. 外科颈　　　C. 肱骨干　　　D. 肱骨下端　　　E. 尺神经沟
2. 桡神经沟位于(　　)
   A. 肱骨上端　　B. 肱骨体　　　C. 肱骨下端　　D. 尺骨体　　　E. 桡骨体
3. 肱骨内上髁的后下方有(　　)
   A. 桡神经沟　　B. 尺神经沟　　C. 结节间沟　　D. 鹰嘴窝　　　E. 肱骨小头
4. 肱骨结节间沟内穿行的结构是(　　)
   A. 桡神经　　　B. 尺神经　　　C. 腋神经　　　D. 肱二头肌长头腱　E. 肱二头肌短头腱
5. 肱骨发生骨折的常见部位不包括(　　)
   A. 肱骨外科颈　B. 肱骨解剖颈　C. 肱骨内上髁　D. 肱骨下端　　　E. 肱骨中段滋养孔
6. The structure lies on the posterior aspect of shaft of humerus is (　　)
   A. deltoid tuberosity　　　　B. capitulum　　　　　　C. bicipital groove
   D. olecranon fossa　　　　　E. groove for radial nerve
7. Which nerves are particularly prone to injury in fractures of the humerus? (　　)
   A. the axillary nerve　　　　B. radial nerve　　　　　C. ulnar nerve
   D. median nerve　　　　　　E. all of the above are correct

4. 尺骨　在游离尺骨上首先分清其左右侧;然后依次确认如下结构:鹰嘴、滑车切迹、冠突、尺骨粗隆、桡切迹、骨间缘、尺骨头和尺骨茎突。

歌诀记忆

尺骨上端鹰嘴冠,滑车切迹来相连
冠突下有尺粗隆,外有桡切关节面
体部仅有骨间缘,茎突和头在下端

尺骨位于前臂内侧,分一体两端。在屈肘后鹰嘴向后下明显突出的部位,称为尺骨鹰嘴尖。冠突下方的粗糙隆起为尺骨粗隆,其外侧面的桡切迹与桡骨头形成关节。尺骨头、鹰嘴和茎突都可在体表扪到。

临床联系

尺骨骨折通常分尺骨干骨折和尺骨鹰嘴骨折。

尺骨干骨折较少见,多见于外力突然袭击,患者举手遮挡头面部时被棍棒直接打击所致,故又名夜盗(杖)骨折,西方又称为警棍骨折。骨折线多为横形、斜形或粉碎性。

尺骨鹰嘴骨折较常见,由间接暴力所致。骨折线为横形或斜形,断端分离。由直接暴力所致者,多为粉碎性骨折,骨折块常不分离。

思考训练

1. 有冠突的骨是(　　)
   A. 桡骨和尺骨　　B. 桡骨和肱骨　　C. 尺骨和肱骨　　D. 尺骨和上颌骨　　E. 尺骨和下颌骨
2. 下列关于骨的切迹的说法,错误的是(　　)
   A. 桡骨下端有尺切迹　　　　　　B. 尺骨下端有桡切迹　　　　　　C. 肩胛骨上缘有肩胛切迹
   D. 胸骨上有颈静脉切迹、锁切迹和肋切迹　　　　　　E. 上颌骨颧突和冠突之间有上颌切迹

5. 桡骨 在游离桡骨上首先分清其左右侧,然后依次确认如下结构:桡骨头、桡骨颈、桡骨粗隆、骨间缘、茎突、尺切迹。

歌诀记忆

桡骨上端头和颈,头下粗隆周环面
体部仅有骨间缘,茎突尺切在下端

桡骨位于前臂外侧,分一体两端。上端的膨大为桡骨头,上面有关节凹,与肱骨小头形成关节;周缘为环状关节面,与尺骨桡切迹形成关节。桡骨和尺骨下端均有茎突,正常情况下尺骨茎突比桡骨茎突约高 1 cm。桡骨茎突和桡骨头在体表可扪及。

临床联系

桡骨骨折为人体最常发生的骨折之一,约占所有骨折的 10%。骨折好发于桡骨远端 2~3 cm 范围内,常伴有桡腕关节及远侧桡尺关节的损坏。多见于老年女性、儿童和青年人,其中女性骨质疏松患者更易发生,多为间接暴力所致;儿童和青年人多为直接暴力引起的粉碎性骨折,关节面可被严重破坏。桡骨远端骨折即科利斯(Colles)骨折,可出现畸形,侧面观见患部呈餐叉样外观,故称为餐叉样畸形,而正面观则呈枪刺状畸形。

填表练习

相应骨点	桡骨		尺骨	
	名称	位置	名称	位置
头				
切迹				
粗隆				
茎突				
骨间缘				

关于尺骨和桡骨的几个特点:①桡骨上端细小,下端粗大;尺骨上端粗大,下端细小。因此,肘关节以尺骨为主,而腕关节以桡骨为主。②尺切迹是桡骨上的结构,桡切迹是尺骨上的结构。③桡神经沟和尺神经沟是肱骨上的结构,而不是桡骨和尺骨上的结构。

思考训练

1. 环状关节面位于( )
   A. 肱骨下端　　　B. 桡骨上端　　　C. 桡骨下端　　　D. 尺骨上端　　　E. 尺骨下端
2. What is the deformity of distal radius fracture(Colles fracture)( )
   A. Claw-hand　　B. Monkey's hand　　C. Hanging wrist　　D. Swan-neck　　E. Dinner-fork deformity

6. 手骨　取串联的手骨标本,对照教材描述,观察手骨的组成和数目;识别8块腕骨及其排列关系;记住掌骨的命名方法(自外向内为Ⅰ~Ⅴ);学会指骨的命名方法(哪一侧、哪一指、哪一节,如左中指近节指骨、右拇指远节指骨等)。

歌诀记忆

　　　　　　腕骨两列桡向尺,依次排列记不愁
　　　　　　手舟月三角豌豆,大小多角头状沟

腕骨由8块小骨组成,排列成两排。近侧列自桡侧向尺侧为:手舟骨、月骨、三角骨及豌豆骨,除豌豆骨外,均参与桡腕关节的组成;远侧列自桡侧向尺侧为大多角骨、小多角骨、头状骨及钩骨,均参与腕掌关节的组成。

临床联系

豌豆骨为最小的腕骨,有尺侧屈腕肌腱、小指展肌、腕横韧带、豆掌韧带、豆钩韧带附着。豌豆骨骨折通常发生在摔倒时手掌撑地,暴力使腕关节急速背伸,掌侧附着的韧带牵拉豌豆骨造成撕脱骨折或脱位。由于尺神经和尺血管绕过豌豆骨的外下方后形成分支,有时会出现尺神经卡压和尺血管的断裂。

思考训练

1. 不参与腕关节构成的骨是( )
   A. 大多角骨　　　B. 小多角骨　　　C. 头状骨　　　D. 豌豆骨　　　E. 三角骨
2. 腕骨近侧列的骨为( )
   A. 手舟骨　　　B. 三角骨　　　C. 豌豆骨　　　D. 月骨　　　E. 头状骨
3. 豌豆骨骨折时,最有可能损伤的神经是( )
   A. 尺神经　　　B. 桡神经　　　C. 正中神经　　　D. 指掌侧总神经　　　E. 指掌侧固有神经

二、下肢骨

(一)下肢骨的组成

下肢骨由下肢带骨和自由下肢骨组成。自由下肢骨又可分为大腿骨、小腿骨和足骨。

歌诀记忆

　　　　　　下肢带骨是髋骨,自由部分三三组
　　　　　　一三大腿小腿足,二三足分趾跖跗
　　　　　　三三近中远趾数,总共六二牢记住

下肢带骨是髋骨,自由部分三三组:下肢骨也分为下肢带骨和自由下肢骨,前者为髋骨(由髂骨、耻骨和坐骨融合而成),后者可看成3个三部位的骨。

一三大腿小腿足,二三足分趾跖跗,三三近中远趾数,总共六二牢记住:自由下肢骨包括大腿骨、小腿骨和足骨(一三);足骨又分为跗骨、跖骨和趾骨(二三);趾骨进一步分为近节趾骨、中节趾骨和远节趾骨(三三)。下肢骨共62块,较上肢骨粗大而略少。值得注意的是,髌骨既不属于大腿骨,也不属于小腿骨,但属于下肢膝盖骨。

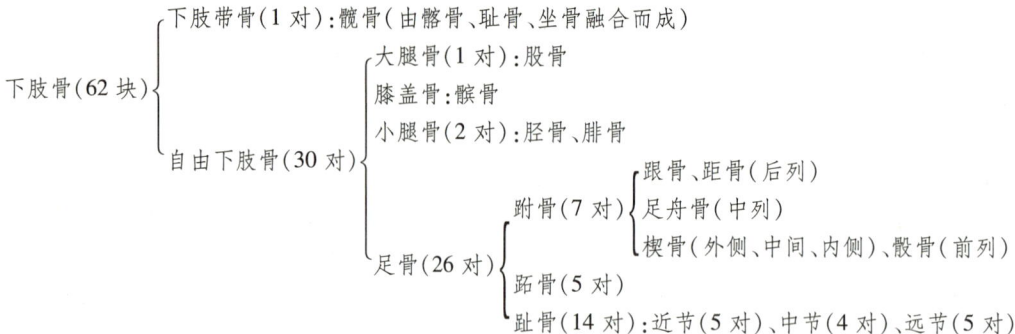

（二）下肢骨的形态结构

分别取髋骨（成人与儿童各1块）、股骨、髌骨、胫骨、腓骨，对照教材描述，观察各骨的形态结构。

1. 髋骨 取游离的髋骨标本，边阅读教材，边指认空格所填内容对应的结构。

髋骨是不规则扁骨，由_____、_____和_____组成。上部扁阔，中部窄厚，有朝向下外的深窝，称为_____；前下部有一大孔，称为_____。

（1）髂骨：分为肥厚的_____和扁阔的_____。髂骨体构成髋臼的上2/5，髂骨翼上缘肥厚，形成弓形的_____。髂嵴前、后端分别称为_____和_____。髂前上棘后方5～7 cm处，髂嵴外唇向外突起，称为_____。在髂前、后上棘的下方各有一小突起，分别称为_____和_____。髂后下棘下方有深陷的_____。髂骨翼内面的浅窝称为_____，髂窝下界有圆钝骨嵴，称为_____。髂骨翼后下方粗糙的骨面，称为_____，与_____骨的耳状面形成关节。耳状面后上方有一粗糙骨面称为_____，与骶骨借韧带相连结。髂骨翼外面称为臀面，有_____附着。

（2）坐骨：分为_____和_____。体组成髋臼的_____2/5，后缘有尖形的_____，棘下方有_____。坐骨棘与髂后下棘之间为_____。坐骨体下后部向前、上、内延伸为较细的_____，其末端与耻骨下支结合。坐骨体与坐骨支移行处的后部是粗糙的隆起，为_____，为坐骨和坐位时的底部，是重要的体表标志。

（3）耻骨：分为_____、_____和_____。体组成髋臼的_____1/5。与髂骨体结合处的骨面粗糙隆起，称为_____，由此向前内伸出耻骨上支，其末端急转向下成为耻骨下支。耻骨上支上面有1条锐嵴，称为_____，向后移行于弓状线，向前终于_____，是重要的体表标志。耻骨结节到中线的粗钝上缘为_____，也可在体表摸到。耻骨上、下支相互移行处内侧的椭圆形粗糙面，称为_____，两侧骨面借软骨相接，构成_____。耻骨下支伸向后下外，与坐骨支结合，这样耻骨与坐骨共同围成_____。

> **§ 歌诀记忆**

髋骨结构三线记：一线坐骨结节棘，棘上下有两切迹；二线髂翼有六突，结节粗隆和四嵴；三线耻面嵴结梳，弓线耳面连后继。还有髂骨翼内外，髂窝臀面莫忘记。

融合结构有三处：三骨融合是髋臼，月壁窝底下切迹；坐耻融合是闭孔，坐髂融合大切迹。

也可记成四句话：髂耻坐骨三合一；一面一孔一个嵴；二窝二线二切迹；三节三支三个棘。

髋骨由髂骨、耻骨和坐骨组成，16岁左右完全融合。主要结构的学习可用"三线""三融合""三个一二三"的方法。

三线（图1-2）：第一条线自下而上依次有坐骨结节、坐骨小切迹、坐骨棘和坐骨大切迹；第二条线围绕髂翼形成6个突起，前后分别有髂前上、下棘和髂后上、下棘，前外侧形成髂结节，后内侧形成髂粗隆；第三条线最长，从前向后依次有耻骨联合面、耻骨嵴、耻骨结节、耻骨梳，并向后延续为髂骨的结构弓状线和耳状面。此外，髂翼的内面有髂窝，外面为臀面。

三融合:髋臼由髂骨、耻骨和坐骨的体部在髋骨外下方融合而成,其壁内为半月形的关节面,称为月状面,其底部较深,称为髋臼窝,其边缘下部的缺口称为髋臼切迹。闭孔由耻骨支与坐骨支在髋骨前下方融合而成,被闭孔膜封闭,但上部留有一细管,称为闭膜管,管内有闭孔神经和血管通过。坐骨大切迹由髂骨体和坐骨体在后方融合而成,并参与坐骨大孔的围成。

三个一二三:一面(耳状面)、一孔(闭孔)、一个嵴(髂嵴);二窝(髂窝、髋臼窝)、二线(弓状线、耻骨梳)、二切迹(坐骨大切迹、坐骨小切迹);三节(髂结节、耻骨结节、坐骨结节)、三支(坐骨支、耻骨上支、耻骨下支)、三个棘(髂前上、下棘,髂后上、下棘,坐骨棘)。

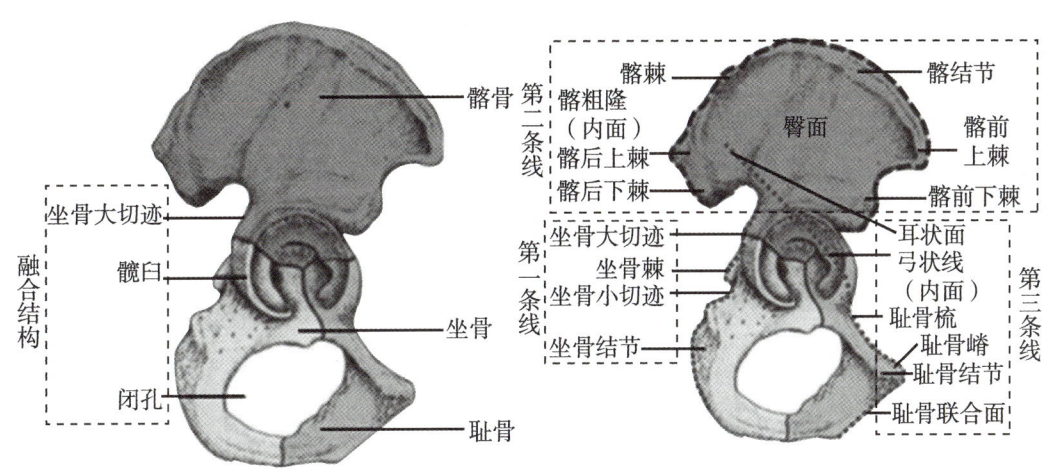

图 1-2 髋骨的结构

思考训练

1. 髋骨和骶骨均有的结构是(　　)
   A. 粗线　　　B. 弓状线　　　C. 耳状面　　　D. 月状面　　　E. 闭孔
2. 髂后下棘和坐骨棘之间较大的弧形凹陷为(　　)
   A. 坐骨大切迹　　B. 坐骨小切迹　　C. 弓状线　　D. 耻骨梳　　E. 界线
3. 由髂骨、坐骨和耻骨三者融合而成的髋骨结构为(　　)
   A. 坐骨大切迹　　B. 坐骨小切迹　　C. 耻骨梳　　D. 髋臼　　E. 闭孔

2. 股骨　先分清其上、下端,前、后面及属于左、右侧的哪一侧,再指认骨上面的结构。同时在阅读教材的基础上,填写下列空格。

股骨是人体中最大的_____,可分为体和上、下两端。

上端朝向内上方,其末端膨大呈球形,称为_____,与髋臼形成关节;头的中央稍下方有一小凹,称为_____;头的外下方较细的部分,称为_____。颈、体交界处的外侧有一向上的隆起,称为_____;其内下方较小的隆起,称为_____;大转子的内侧面有一凹陷,称为转子窝;大、小转子间,前有_____,后有_____相连。

体部粗壮,为圆柱形,微向前凸。前面光滑,后面有一纵行的骨嵴,称为_____。粗线可分为_____、_____唇,两唇在体的中部靠近,并向上、下两端逐渐分离。外侧唇向上外移行为_____,内侧唇向上前经_____止于小转子。两唇向下分别连于股骨下端的内、外上髁,并在股骨体下端后面围成的三角形骨面,称为_____。

下端为两个膨大的隆起,凸向后方,分别称为_____和_____,其下面和后面都有关节面,与胫骨上端形成关节。前面的光滑关节面接髌骨,称为_____;在后方,两髁之间有一深凹陷,称为_____。内侧髁的内侧面和外侧髁的外侧面各有一粗糙隆起,分别称为_____和_____。内上髁的上方有一三角形突起,称为_____,为内收肌腱附着处。

§ 歌诀记忆

股骨上端头和颈,头凹颈细断难轻;大小转子内侧窝,前线后嵴记分明
体凸前滑后粗线,内外唇分向两端;上连臀隆和耻线,下围三角是腘面
下端五突一窝面:内外侧和内外上,收肌结节内上方,髌面下方髁窝藏

股骨头中央稍下方的股骨头凹连有股骨头韧带。股骨颈细长,表面密布有细小的滋养孔,易发生骨折和较多的血管断裂。大、小转子间的转子间线和转子间嵴可记为"前线后急(嵴)",并由此联想到前"线"战斗激烈时,后方需要紧"急"运送伤员和弹药。

❋ 临床联系

股骨骨折多由强大暴力所造成,少部分由间接暴力所致。骨折好发于股骨上端,主要包括股骨颈骨折、股骨转子间骨折和股骨头骨折,以股骨颈骨折最为常见。股骨干骨折和下端骨折比较少见。

股骨颈骨折常发生于中老年人,尤其是老年女性,这与绝经后易发生骨质疏松有关。与其他骨折相比,股骨颈骨折具有患者年龄大、受伤时剪切力大、血供损伤多,易发生骨折不愈合、股骨头缺血坏死和塌陷,甚至引起骨髓炎和脂肪栓塞的严重后果等特点,是一种治疗比较困难的损伤。老年女性易发生股骨颈骨折的解剖基础及死亡率很高的主要原因包括:股骨颈细长、股骨颈上区滋养孔丰富、绝经后出现骨质疏松;损伤时剪切力大且血管断裂多,导致骨折迁延不愈、股骨头坏死、化脓性骨髓炎、多器官脂肪栓塞等严重后遗症。

❋ 思考训练

1. 股骨上端骨折最容易好发于( )
   A. 股骨头　　　B. 股骨颈　　　C. 股骨大转子　　D. 股骨小转子　　E. 股骨转子间
2. 粗线外侧唇向外上方延续为( )
   A. 股骨大转子　B. 股骨小转子　C. 耻骨肌线　　　D. 臀肌粗隆　　　E. 股骨颈
3. 股骨髁间窝位于( )
   A. 内、外侧髁之间　B. 内、外上髁之间　C. 大、小转子之间　D. 上端和体之间　E. 下端和体之间
4. 股骨下端的收肌结节位于( )
   A. 外侧髁的上方　B. 内侧髁的上方　C. 外上髁的上方　D. 内上髁的上方　E. 内上髁的下方
5. 股骨上端前面的结构为( )
   A. 股骨头凹　　B. 股骨小转子　C. 臀肌粗隆　　　D. 转子间线　　　E. 转子间嵴

3. 髌骨　是全身最大的籽骨,位于股四头肌腱内,既不属于大腿骨,也不属于小腿骨。在标本上观察髌骨的形态特征:底向上,尖朝下;前面粗糙,后面光滑且有关节面;关节面内窄外宽。

4. 胫骨　在骨骼标本上先分清其上、下两端和前、后两面,再确认内侧髁、外侧髁、髁间隆起、腓关节面、胫骨粗隆、骨间缘、比目鱼肌线、内踝、腓切迹等结构,填写下列空格。

胫骨位于小腿的内侧,为粗大的长骨,分为体和上、下两端。上端膨大,向两侧突出形成_____和_____。二髁上面各有上关节面,与股骨内、外侧髁形成关节;两关节面之间的粗糙小隆起称为_____。外侧髁后下方有_____,与腓骨头形成关节。上端前面的隆起称为_____,附着有髌韧带。胫骨体呈三棱柱形,分内、外侧面和后面,并形成前缘和内、外侧缘。其中,_____较锐利,_____较平滑,二者均位于皮下;外侧缘有小腿骨间膜附着,称为_____;后面上份有斜向下内的骨线,称为_____。胫骨下端稍膨大,其内下方有一突起,称为_____;下端的下面和内踝的外侧面分别有下关节面和内踝关节面,与_____形成关节;下端的外侧面有_____,与腓骨相连接。

第一篇　运动系统

> **§ 歌诀记忆**
>
> 上端内外侧髁面,矢状隆起在髁间;胫骨粗隆突向前,外侧有腓关节面
> 体有前缘骨间缘,内外侧面后肌线;下端突起为内踝,向下形成关节面

胫骨上端结构可看成两列:上列为内、外侧髁,其上对应两个上关节面,两关节面之间为髁间隆起;下列为前突的胫骨粗隆及其外侧的腓关节面。体部为三缘三面一肌线,分别为:前缘、内侧缘和外侧缘(骨间缘);内、外侧面和后面;后面有比目鱼肌线。下端有3个结构,向内突出为内踝,踝下形成内踝关节面,并与下方的下关节面形成踝关节面。

5. 腓骨　位于小腿的外侧,细长形,分为体和上、下两端,通常无承重功能。在骨骼标本上辨识腓骨头、腓骨颈、骨间缘和外踝。

6. 足骨　取串联的足骨标本,对照教材描述,观察足骨的组成及各部骨的数目;记住跗骨名称及排列。学会跖骨的命名(自内向外为Ⅰ~Ⅴ)和趾骨的命名(哪一侧、哪一趾、哪一节)。

> **§ 歌诀记忆**
>
> *跗骨的名称及其排列关系:跟距舟前楔外骰*

跗骨有7块,属短骨,可分为3列。后列包括上方的距骨和下方的跟骨;中列为位于距骨前方的足舟骨;前列包括内侧楔骨、中间楔骨、外侧楔骨和位于跟骨前方的骰骨。

跟距舟前楔外骰:"跟距"即跟骨、距骨(足跟着地,自然跟骨在下,距骨在上)为后列;"舟前"即距骨的前方为足舟骨,"前"还指跟骨的前方为骰骨;"楔外骰"即前列有3块楔骨及外侧楔骨外侧的骰骨。

※ 思考训练

1. 内踝位于(　　)
   A. 胫骨上端　　B. 胫骨下端　　C. 腓骨上端　　D. 腓骨下端　　E. 胫、腓骨的下端
2. 股骨髁间窝下面正对(　　)
   A. 胫骨粗隆　　B. 胫骨上关节面　　C. 腓骨头　　D. 胫骨髁间隆起　　E. 内踝

常用英汉名词

shoulder girdle 上肢带骨
clavicle 锁骨
scapula 肩胛骨
acromion 肩峰
coracoid process 喙突
glenoid cavity 关节盂
bone of free upper limb 自由上肢骨
humerus 肱骨
groove for radial nerve 桡神经沟
deltoid tuberosity 三角肌粗隆
trochlea of humerus 肱骨滑车
medial epicondyle 内上髁
sulcus for ulnar nerve 尺神经沟
radius 桡骨
styloid process 茎突

ulnar notch 尺切迹
ulna 尺骨
olecranon 鹰嘴
coronoid process 冠突
trochlear notch 滑车切迹
radial notch 桡切迹
carpal bone 腕骨
metacarpal bone 掌骨
phalanx, digital bone 指骨
pelvic girdle, lower limb girdle 下肢带骨
hip bone 髋骨
acetabulum 髋臼
acetabular fossa 髋臼窝
acetabular notch 髋臼切迹
obturator foramen 闭孔

ilium 髂骨
ala of ilium 髂骨翼
arcuate line 弓状线
iliac crest 髂嵴
anterior superior iliac spine 髂前上棘
anterior inferior iliac spine 髂前下棘
iliac fossa 髂窝
auricular surface 耳状面
iliac tuberosity 髂粗隆
ischium 坐骨
greater sciatic notch 坐骨大切迹
pubis 耻骨
symphysial surface 耻骨联合面
iliopubic eminence 髂耻隆起
pecten of pubis 耻骨梳
bone of free lower limb 自由下肢骨
femur 股骨
fovea of femoral head 股骨头凹
greater trochanter 大转子

lesser trochanter 小转子
intertrochanteric line 转子间线
intertrochanteric crest 转子间嵴
linea aspera 粗线
gluteal tuberosity 臀肌粗隆
popliteal surface 腘面
medial condyle 内侧髁
adductor tubercle 收肌结节
intercondylar fossa 髁间窝
medial epicondyle 内上髁
patella 髌骨
tibia 胫骨
soleal line 比目鱼肌线
medial malleolus 内髁
lateral malleolus 外髁
fibula 腓骨
tarsal bone 跗骨
metatarsal bone 跖骨
phalange of toe 趾骨

第二章　关节学

第一节　概　述

※ **学习目标**：掌握关节的定义和基本构造；熟悉并理解关节的运动方式、全身骨连结的分布情况；了解骨连结的定义和分类、关节的辅助结构和分类。

全身206块骨并非单独存在，而是借一定的装置连结起来，这种连结装置就是骨连结。骨与骨之间借助_____、_____或_____相连形成的装置，称为骨连结。按连结的方式不同，骨连结可分_____和_____两种。

一、直接连结

直接连结的结构特点为骨与骨之间不形成间隙（无缝），其功能特点是在无外力作用下不发生运动或仅有少许活动（不动或微动）。根据连结的组织不同，直接连结分为纤维连结、软骨连结和骨性结合。

1. **纤维连结**　取椎骨间连结部分矢状切标本，观察棘间韧带和黄韧带（韧带连结）。取成人整颅标本，观察矢状缝、冠状缝和人字缝。在幼儿整颅上找到相应的部位，观察其与成人有何区别。

2. **软骨连结**　又称为软骨结合。取幼儿的蝶枕结合、幼儿髋骨（透明软骨结合）、椎间盘及耻骨间盘（纤维软骨结合），以观察理解软骨连结。

3. **骨性结合**　取胎儿髋骨和成人髋骨对比观察，比较二者有何区别。并理解骨性结合与暂时性软骨连结的关系。

填表练习

分类	连结组织	主要特点	举例
纤维连结			
软骨连结			
骨性结合			

二、间接连结

1. **关节的概念及其特征**　滑膜关节，简称关节，是一种分化程度最高的间接连结方式。关节是指骨与骨之间相对的骨面形成间隙，并借助周围的纤维结缔组织相连，是人体最常见的骨连结方式。

关节的特征比较多,在结构上为有隙连结,且关节面通常十分平滑,关节囊比较松弛,密闭的关节腔内呈负压并有少量滑液;在功能上具有很大的活动性,且运动幅度较大,可完成多种运动。

2. 关节的基本构造　　关节由关节面、关节囊和关节腔构成。在肩关节冠状切标本上,辨认构成关节的骨关节面(关节头、关节窝)及其表面的关节软骨,包绕相邻骨关节面的关节囊及其内面(滑膜层)较外面(纤维层)光滑的特征,附着于关节软骨周缘的关节囊与关节软骨共同围成密闭的关节腔。关节的结构通常是稳定性和灵活性的统一,注意它们在关节运动中所发挥的作用。

填表练习

基本构造	主要特点及其作用
关节面	(1)关节面表面覆盖有_____,使其变得光滑有弹性,可增加灵活性,同时具有保护作用 (2)无_____、_____和_____,主要靠滑液和关节囊滑膜层的血管供应营养
关节囊	(1)外层为_____,具有防止关节分离和限制运动的作用 (2)内层为_____,能分泌少量滑液,具有营养关节和减少运动摩擦的作用
关节腔	(1)关节腔_____,内呈_____压,主要通过滑液的产生和吸收来形成,可增加关节的稳定性 (2)腔内有少量_____,具有增加运动灵活性的作用

关键词

关节的定义:高分化(或最常见);有隙连结;灵活

关节是分化最高的骨连结方式,骨与骨之间(关节面)借助纤维结缔组织(关节囊)相连,且骨面之间形成腔隙(关节腔),具有很大的灵活性。因此,从关节定义也可看出关节的基本构造包含三部分。

临床联系

关节脱位是指组成关节的骨骼发生脱离、错位。从程度上分有完全脱位和半脱位两种;从原因上分有外伤性、病理性和先天性3种。关节发育缺陷病变而造成的关节脱位称为先天性关节脱位。

关节脱位的特殊表现:①畸形。关节脱位后肢体出现旋转、内收或外展、外观变长或缩短等畸形,与健侧不对称。关节的正常骨性标志发生改变。②弹性固定。关节脱位后,未撕裂的肌肉和韧带可将脱位的肢体保持在特殊的位置,被动活动时有一种抵抗和弹性的感觉。③关节盂空虚。最初的关节盂空虚较易被触知,但肿胀严重时则难以触知。

关节脱位的诊断依据:①有明显外伤史;②临床表现为关节疼痛、肿胀功能障碍与特有体征——畸形、弹性固定及关节盂空虚;③X射线检查可明确脱位的部位、程度、方向,以及有无骨折、移位。

思考训练

1. 关节软骨为(　　)
　　A. 纤维软骨　　B. 透明软骨　　C. 弹性软骨　　D. 凸面软骨　　E. 凹面软骨
2. 关节腔的特征不包括(　　)
　　A. 为密闭腔隙　　B. 腔内呈负压　　C. 内含少量滑液　　D. 腔内可填充脂肪　　E. 通常形成多个腔隙
3. 下列关于关节面的说法,错误的是(　　)
　　A. 突起时称关节头　B. 凹陷时称关节窝　C. 表面有关节软骨　D. 表面均十分平滑　E. 周缘有关节囊附着
4. Which of the following structures is unique to a synovial joint? (　　)
　　A. Articular cavity　　B. Bursae　　C. Fibrocartilage　　D. Collateral ligaments　　E. Accessory ligaments

5. Synovial fluid originates from ( )
   A. articular cartilage B. synovial membrane C. synovialis stratum D. articular ligament E. articular disc

3. 关节的辅助结构 关节的辅助结构有＿＿＿＿；＿＿＿＿和＿＿＿＿；＿＿＿＿和＿＿＿＿。在完整的膝关节标本上观察连于股骨外上髁与腓骨头间的腓侧副韧带及连于股骨内上髁与胫骨内侧髁的胫侧副韧带；在切开的膝关节标本上观察位于关节囊内的前、后交叉韧带及内、外侧半月板；在矢状切的膝关节标本上观察髌上囊、翼状襞；在切开的肩(或髋)关节囊标本上观察关节唇。

歌诀记忆

关节辅助共有三：囊内囊外韧带连，关节唇附面周缘，关节盘在腔内填
滑膜向内成襞延，向外囊垫腱骨间；韧襞唇盘增稳定，灵活还靠襞囊盘

关节的韧带可分为囊内韧带和囊外韧带，有加强关节的稳固或限制其过度运动的作用。关节腔内的关节唇附着于关节面周缘，有加深关节窝、增大关节面从而起到增加关节稳固性的作用；部分关节腔内附着有关节盘(在膝关节又称为半月板)，可将其分为两个或多个腔隙，起缓冲震荡或冲击、增加关节稳固性及运动的形式和范围等作用。关节囊滑膜层突向关节腔内，可形成滑膜皱襞，称为滑膜襞，如皱襞上附有较厚的脂肪，称为滑膜脂垫，二者均有填充关节腔以增加关节稳定性的作用，同时也可增加分泌滑液的表面，多填充于较大、较灵活的关节腔内；滑膜层从纤维层的缺如或薄弱处膨出，填充于肌腱与骨面之间，则形成滑膜囊，可减少肌肉活动时与骨面之间的摩擦。

思考训练

1. 关节辅助结构中，不具有增加稳定性作用的是( )
   A. 韧带 B. 关节唇 C. 关节盘 D. 滑膜襞 E. 滑膜囊
2. 既可增加关节稳定性，又可增加关节灵活性的辅助结构不包括( )
   A. 滑膜囊 B. 滑膜襞 C. 关节盘 D. 脂肪垫 E. 婴幼儿的韧带
3. 关节腔内不会有的辅助结构是( )
   A. 韧带 B. 关节盘(唇) C. 腱鞘 D. 滑膜襞 E. 滑膜囊

4. 关节的分类 关节按构成关节囊内的关节数分为单关节和复关节(如肘关节)；按运动形式分为单动关节和联动关节(如颞下颌关节)；按关节可围绕的运动轴数分为单轴关节、双轴关节和多轴关节，人体以多轴关节为主。单轴关节又分为屈戌关节(又称滑车关节)和车轴关节(又称圆柱关节)；双轴关节又分为椭圆关节(如桡腕关节)和鞍状关节；多轴关节又分为球窝关节(如髋关节、肩关节，髋关节窝很深，又称杵臼关节)和平面关节(如胸锁关节、肩锁关节、骶髂关节等)。

取肱尺关节观察屈戌关节；取桡尺近侧关节观察车轴关节；取桡腕关节观察椭圆关节；取拇指腕掌关节观察鞍状关节；取肩关节观察球窝关节；取髋关节观察杵臼关节；取腕骨间关节观察平面关节。

填表练习

分类	运动轴	运动方式	举例
单轴关节			
双轴关节			
多轴关节			

思考训练

1. 同一个关节囊内包含多个关节,称为( )
   A. 复关节　　　B. 多关节　　　C. 联动关节　　　D. 多轴关节　　　E. 协同关节
2. 必须两个或两个以上同时活动的关节,称为( )
   A. 复关节　　　B. 多关节　　　C. 联动关节　　　D. 多轴关节　　　E. 协同关节
3. 球窝关节又称为( )
   A. 屈戌关节　　B. 杵臼关节　　C. 滑车关节　　　D. 车轴关节　　　E. 椭圆关节
4. 肘关节属于( )
   A. 复关节　　　B. 多关节　　　C. 联动关节　　　D. 多轴关节　　　E. 协同关节
5. 桡腕关节属于( )
   A. 车轴关节　　B. 球窝关节　　C. 屈戌关节　　　D. 滑车关节　　　E. 椭圆关节
6. 髋关节属于( )
   A. 屈戌关节　　B. 杵臼关节　　C. 滑车关节　　　D. 车轴关节　　　E. 椭圆关节

5. 关节的运动　关节的运动方式主要包括屈伸、收展、旋转和环转4种。在活体上进行肩关节运动的观察,可找一同学甲,以解剖学方位站立,另一同学乙,以一手固定甲的肩胛骨,另一手握住甲的上肢,注意使上肢保持伸直,并做下列运动。①屈:使臂向前。②伸:使臂向后。③内收:使臂靠近正中矢状面。④外展:使臂远离正中矢状面。⑤旋内/旋前:使臂的前面转向内侧。⑥旋外/旋后:使臂的前面转向外侧。⑦环转:是屈、展、伸、收运动的组合。然后,让甲同学顺时针做头颈部的环转运动。

填表练习

运动形式		运动轴	运动面	特点
屈、伸				运动时两骨之间的角度发生变化,角度变小称为屈,角度变大称为伸
内收、外展				运动时骨向正中矢状面靠拢,称为内收。反之称为外展
旋转	旋内			运动时骨向前内侧旋转,称为旋内。反之称为旋外。在四肢关节,旋内又称为旋前,旋外又称为旋后
	旋外			
环转	中轴关节的环转			为多种运动方式的组合连续。中轴脊柱的环转为侧屈、前屈、侧屈、后伸运动的连续;四肢关节的环转为屈、展、伸、收的连续运动
	四肢关节的环转			

在分析关节的运动方式时,要注意在肩关节和髋关节,抬臂或抬腿为屈,反之为伸,继续向后为后伸。环转运动同时发生在冠状面和矢状面上。此外,还有平移(如耸、降肩关节)、左右侧屈(如脊柱)、前后左右倾(如骨盆)等方式。结合这些运动方式,思考它们分别在什么面上沿什么轴做运动。

思考训练

1. 两骨或两环节在矢状面上围绕冠状轴做运动,二者的夹角变小时称为( )
   A. 屈　　　　　B. 伸　　　　　C. 内收　　　　　D. 外展　　　　　E. 侧屈
2. 同时发生在冠状面和矢状面的关节运动为( )
   A. 旋内　　　　B. 旋外　　　　C. 内收　　　　　D. 外展　　　　　E. 环转
3. 不是围绕冠状轴所做的运动为( )
   A. 屈和伸　　　B. 左、右侧屈　C. 前屈和后伸　　D. 点头和抬头　　E. 前倾和后倾

4. 肩关节运动时,臂上抬,称肩关节的( )
   A. 屈　　　　B. 伸　　　　C. 收　　　　D. 展　　　　E. 旋转

常用英汉名词

arthrology 关节学
articulation 连结,关节
joint 关节,连结
dislocation 关节脱位
synovial joint 滑膜关节
fibrous joint 纤维连结
syndesmosis 韧带连结
suture 缝
cartilaginous joint 软骨连结
synchondrosis (透明)软骨结合
symphysis 纤维软骨结合
synostosis 骨性结合
articular surface 关节面
articular capsule 关节囊
articular cavity 关节腔
articular disc 关节盘
articular labrum 关节唇

meniscus 半月板
fibrous membrane 纤维膜
synovial membrane 滑膜
synovial fold 滑膜襞
synovial fluid 滑液
ligament(lig.) 韧带
extracapsular ligament 囊外韧带
intracapsular ligament 囊内韧带
flexion 屈
extension 伸
adduction 收
abduction 展
medial rotation 旋内
lateral rotation 旋外
pronation 旋前
supination 旋后
circumduction 环转运动

第二节　中轴骨连结

※ **学习目标**:掌握脊柱的组成和椎骨间连结,椎间盘的位置、构造、结构特点及其功能,胸廓的围成和连结,颞下颌关节的组成;熟悉脊柱的整体观、运动和功能,胸廓的运动及其与呼吸的关系,颞下颌关节的结构特征和运动;了解脊柱、胸廓和颞下颌关节的损伤。

中轴骨连结包括躯干骨的连结和颅骨的连结。中轴骨及其连结主要参与构成脊柱、胸廓、骨盆(在下肢的骨连结讲述)和颅(在颅骨讲述)。

一、躯干骨的连结

(一)椎骨间的连结

椎骨间的连结主要包括椎体间连结、椎弓间连结及寰枕、寰枢关节等。

1. 椎体间连结　取一段脊柱的湿标本观察,可见脊柱有节段性的膨大,此即连接在上、下椎体之间的椎间盘。从通过椎间盘的横断标本观察,可见椎间盘的外周部分为纤维环,这些纤维层以同心圆分层排列,其中央部分可见白色质较软而弹性大的结构为髓核。其次观察前纵韧带,此韧带在椎体和椎间盘的前面是一条纵贯脊柱全长的扁平纤维带。在除去椎弓的标本上观察发现,在椎体的后面也有一条纵贯脊柱全长的后纵韧带,此韧带牢固地附着于椎体及椎间盘后面。

2. 椎弓间连结 在脊柱矢状切标本上，辨识下列结构：相邻椎弓板间附着于椎管侧壁和后壁内面的黄韧带；相邻棘突间的结缔组织膜为棘间韧带；各棘突末端的纵行韧带为棘上韧带，尤其是其在颈部增厚形成的侧面呈三角形的项韧带，并注意查看棘上韧带在脊柱各段形态的异同点，并结合腰椎穿刺层次查看棘上韧带、棘间韧带和黄韧带的位置关系；相邻横突间的结缔组织膜为横突间韧带。在关节突关节标本上观察相邻椎骨间的关节突关节。

3. 其他关节 ①在颈部，还有寰枢关节、钩椎关节。寰枢关节由3个独立的关节构成，其中2个由寰椎侧块的下关节面和枢椎的上关节面构成，另一个是由枢椎齿突的前关节面和寰椎前弓后面的齿突凹构成。钩椎关节，又称为 Luschka 关节，在第3~7颈椎体之间，由椎体上面两侧缘的椎体钩与上位椎体下面两侧缘的凹陷构成。②在腰部，有腰骶关节。腰骶关节是第5腰椎下关节突和第1骶椎上关节突形成的关节，实为关节突关节。③在盆部，可有骶尾关节。骶尾关节由第5骶椎体与第1尾椎体借纤维性椎间盘构成，其前面和后面分别有前纵韧带和后纵韧带加强。除此以外，椎骨还与周围的骨形成关节，如寰枕关节、肋椎关节、骶髂关节。

§ 歌诀记忆

脊柱连结体弓连，关节韧带椎间盘；体间一盘两韧带，弓间关节四韧带
椎盘易向后外突，压迫神经痛或瘫；腰穿麻醉三五间，棘上棘间黄韧穿

体间一盘两韧带：椎体间连结主要有椎间盘、前纵韧带和后纵韧带。椎间盘可突向后外压迫脊神经，引起疼痛甚至瘫痪。

弓间关节四韧带：椎弓间连结主要有关节突关节、黄韧带、横突间韧带、棘上韧带和棘间韧带。腰椎穿刺术的穿刺点一般选在两侧髂后上极连线上，$L_3 \sim L_4$ 或 $L_4 \sim L_5$ 之间的椎间隙进针，依次要穿经棘上韧带、棘间韧带和黄韧带后进入椎管。

椎间盘：位于相邻两个或上下椎骨的椎体之间，由外围的纤维环和中心的髓核组成。成年人共有23个椎间盘（第1~2颈椎之间无椎间盘），其中胸部的椎间盘最薄，约2 mm；腰部的椎间盘最厚，约10 mm，全部椎间盘的总厚度约占骶椎以上脊柱全长的1/4。在脊柱运动时，椎间盘产生楔形形变。若脊柱前屈时，椎间盘前半部分被压扁变薄，而后半部分增厚，髓核向后移动；脊柱后伸时则相反。若脊柱向右侧屈时，椎间盘右半部变薄而左半部增厚，髓核向左移动；脊柱向左侧屈时则产生相反的变化。因此，椎间盘具有增大脊柱运动幅度、承受压力、缓冲震动、保护大脑和脊髓的作用；同时也是身高早晚变化的主要原因。

⊙ 填表练习

椎骨的连结		位置	主要作用
椎体间连结	椎间盘		增加脊柱运动幅度，承受压力，缓冲震动以保护大脑和脊髓
	前纵韧带		
	后纵韧带		
椎弓间连结	黄韧带		
	横突间韧带		
	棘间韧带		
	棘上韧带		
	关节突关节		在脊柱稳定性和维持其正常的生理活动中起着至关重要的作用

临床联系

1. **椎间盘突出症** 椎间盘位于上下椎体之间的椎间隙内,主要由中央部胶冻状的髓核和周围部多层同心环状的纤维环构成,是全身最大的无血供组织。纤维软骨环比较坚韧,可保护髓核并限制髓核膨出。由于纤维软骨环的后外侧比较薄弱,在长期负重挤压尤其是合并病理改变的情况下,当脊柱在负重情况下猛烈屈转体位时,髓核易向后外侧脱出并突向椎管或椎间孔,压迫脊髓或神经引起牵涉痛。由于腰部椎间盘最厚,活动度大,故腰椎间盘脱出较多见。

2. **颈椎病** 又称为颈椎综合征,是颈椎骨关节炎、增生性颈椎炎、颈神经根综合征、颈椎间盘脱出症的总称,以退行性病理改变为基础。主要是颈椎长期劳损、骨质增生、椎间盘脱出、韧带增厚等因素,致使颈椎脊髓、神经根或椎血管受压而出现的一系列功能障碍。钩椎关节的钩突过度增生、韧带增厚等均可造成椎间孔狭窄,为颈椎病的常见病因之一。

3. **项韧带钙化** 中老年人多见,一般由颈部外伤、过度劳损(如长期低头工作)及颈椎退行性变引起。这些因素可引起颈椎椎间盘髓核的水分减少,髓核突出,椎体骨质增生,颈椎生理曲度变直,继而项韧带出现钙化甚至骨化。主要表现为颈部的疼痛、四肢的麻木或者步态不稳、胸腹部束带感,甚至有些患者会出现胸闷、四肢不全瘫痪等。

思考训练

1. 椎间盘脱出症时,髓核脱出的常见方位是(   )
   A. 向前   B. 向后   C. 向前外侧   D. 向后外侧   E. 向两侧
2. 椎间盘的组成不包括(   )
   A. 髓核   B. 纤维软骨环   C. Sharpey 纤维   D. 透明软骨板   E. 椎体钩突
3. 椎间盘的作用不包括(   )
   A. 增加脊柱运动幅度   B. 吸收震荡,保护脑和脊髓   C. 负重
   D. 维持脊柱的生理性弯曲   E. 限制脊柱过度运动
4. 黄韧带连于两个相邻的(   )
   A. 椎弓根之间   B. 椎体之间   C. 棘突之间   D. 椎弓板之间   E. 横突之间
5. 能限制脊柱过度后伸的韧带为(   )
   A. 前纵韧带   B. 后纵韧带   C. 黄韧带   D. 横突间韧带   E. 棘间和棘上韧带
6. 能防止椎间盘突出的结构不包括(   )
   A. 前纵韧带   B. 后纵韧带   C. 纤维软骨环   D. Sharpey 纤维   E. 脊神经、血管
7. The ligaments, which connect the laminae of adjacent vertebrae, are the (   )
   A. anterior longitudinal ligament   B. posterior longitudinal ligament   C. ligamenta flava
   D. supraspinal ligament   E. interspinal ligament

(二)肋的连结

1. **肋与胸椎的连结** 为肋椎关节,包括肋头关节和肋横突关节。在肋椎关节标本上,观察由肋头关节面与相应的椎体肋凹构成的肋头关节,以及由肋结节关节面与相应的横突肋凹构成的肋横突关节。

2. **肋与胸骨的连结** 包括胸肋结合、胸肋关节和肋弓。在游离的胸廓前壁一侧冠状切标本上,第2~7肋软骨与胸骨相应肋切迹构成的胸肋关节显示较好,可摇晃肋软骨来观察关节腔;第1肋与胸骨柄之间形成软骨结合,称为胸肋结合,是一种特殊的不动关节;第8~10肋软骨前端与上位肋软骨借软骨间连结形成肋弓。在骨架上观察两侧肋弓下的胸骨下角和剑肋角,注意与胸骨角进行区分。

歌诀记忆

一肋连柄称结合,二七肋连是关节
八至十肋连成弓,弓下两角记分别

胸骨下角,又称为腹上角,为两侧肋弓与剑胸结合共同形成的向下开放的角,其内有剑突;肋弓与剑突之间的交角称为剑肋角,左侧剑肋角是心包穿刺的常用进针部位。

思考训练

1. 下列关于肋的连结的说法,错误的是(　　)
   A. 肋头与上下肋凹形成关节　　B. 肋结节与横突肋凹形成关节　　C. 第1肋与胸骨柄相结合
   D. 第8~10肋的肋软骨连成肋弓　　E. 胸骨肋切迹和肋骨形成关节
2. 胸廓的骨连结中,属于不动关节的是(　　)
   A. 肋头关节　　B. 肋横突关节　　C. 胸肋关节　　D. 肋椎关节　　E. 胸肋结合

(三) 脊柱

1. 脊柱的组成及功能　脊柱由24块椎骨、1块骶骨和1块尾骨及其骨连结组成。具有支持躯体,维持站立姿势;缓冲震荡,保护脊髓、脑和内脏;以及灵活运动的作用。

歌诀记忆

脊柱构成椎骶尾,韧带关节椎间盘
屈伸侧屈旋环转,支持保护运动全

2. 脊柱的整体观　脊柱从不同的角度进行观察,具有相应的形态特征。在脊柱标本或模型上观察其形态。从前方观察椎体大小的变化,思考其大小变化的原因。从后方观察棘突的形态、排列方向及棘突之间间隙宽窄的差别,思考其临床意义。从侧面观察脊柱4个生理性弯曲的部位和方向,胸曲和骶曲凸向后,先天形成;颈曲和腰曲凸向前,婴幼儿抬头、走路时形成。思考其功能意义。

歌诀记忆

先从脊柱前面观,上细下粗尾部尖;粗粗细细有道理,承受压力密相关
翻过脊柱后面观,棘突连成一条线;颈短胸斜腰平粗,隆椎棘突有特点
前后观过侧面观,4个弯曲很明显;胸骶弯曲凸向后,颈腰二曲凸向前

前面观:主要特征先窄后宽和轻度侧屈。椎体自上而下逐渐增大,到第2骶椎处最宽。惯用右手的人,脊柱上部略凸向右侧,下部则代偿性地略凸向左侧。

后面观:主要特征包括纵嵴、脊柱沟和棘突形态变化。棘突纵列成一条直线,称为纵嵴;纵嵴两侧有较深的脊柱沟,内有竖脊肌。棘突变化表现为颈椎棘突短,水平向后,末端分叉;胸椎棘突长,斜向后下方,上下呈叠瓦状排列;腰椎棘突呈板状,水平向后伸。隆椎棘突兼有颈椎和胸椎的特点。

侧面观:主要形成4个生理性弯曲。颈曲和腰曲凸向前,是生后发育过程中,随着婴幼儿抬头和坐立而形成;胸曲和骶曲凸向后,在胚胎时期业已形成。这些生理性弯曲共同具有减轻震荡以保护人体器官结构、使重心后移以维持直立姿势两大作用。此外,颈曲还能支持头的抬起;胸曲和骶曲则可扩大胸腔、盆腔的容积。

3. 脊柱的运动　脊柱可做前屈后伸、左右侧屈、左右旋转和环转等运动。

思考训练

1. 下列关于脊柱组成的描述,错误的是(　　)
   A. 由32块椎骨组成　　B. 有支持、保护和运动功能
   C. 侧面观形成颈曲、胸曲、腰曲、骶曲　　D. 后面观胸椎棘突呈叠瓦状排列

E. 可做前屈后伸、左右侧屈、左右旋转和环转等运动

2. 脊柱主要保护的器官为(　　)

 A. 脊髓   B. 脑   C. 胸腔器官   D. 腹腔器官   E. 以上均正确

(四)胸廓

胸廓由12块胸椎、12对肋、1块胸骨及其骨连结构成。具有支持、保护胸腹腔脏器,并参与呼吸运动的功能。在人体骨架或胸廓标本上查看胸廓的外形、胸廓上口的组成、胸廓下口的组成。思考呼吸时胸廓的变化,上推胸骨加以演示验证。

歌诀记忆

胸廓上窄下宽阔,十二椎肋胸骨组
保护器官心肺肝,外扩吸气内缩呼

骨性胸廓由12块胸椎、12对肋、1块胸骨组成。胸廓上口是胸腔与颈部的通道,由胸骨柄上缘、第1对肋和第1胸椎体围成;胸口下口由第12胸椎、第12肋、第11肋前端、肋弓和剑突围成。注意:锁骨虽位于胸廓上口周围,参与构成胸部的上界,但不参与胸廓上口的围成,亦不参与胸廓的组成。肺的舒缩完全靠胸廓的运动,随着胸廓的扩张和回缩,空气经呼吸道进出肺即为呼吸运动。当胸廓扩张时,将肺向外方牵引,空气进入肺内,称为吸气运动;反之,当胸廓回缩时,产生呼吸运动。

临床联系

气胸是指气体进入胸膜腔内造成积气状态,从而影响呼吸功能。多因肺部疾病或外力因素致使脏层胸膜或肺组织破裂,空气从胸廓外或肺泡内逸入胸膜腔内。因胸壁或肺部创伤引起者,称为创伤性气胸;因疾病致肺组织自行破裂引起者,称为自发性气胸;因治疗或诊断所需人为将空气注入胸膜腔内,称为人工气胸。气胸又可分为闭合性气胸、开放性气胸及张力性气胸3类。开放性气胸患者常在伤后迅速出现严重呼吸困难、发绀和休克,检查时可见胸壁有明显创口通入胸腔,一经发现须立刻急救,尽早送医院进行剖胸探查处理。对于胸部穿通伤患者,不宜拔除插入物,以免造成开放性气胸。

思考训练

1. 骨性胸廓的组成为(　　)

 A. 由胸椎和肋骨连结而成   B. 由胸椎和胸骨连结而成   C. 由胸骨和肋骨连结而成

 D. 由胸椎、胸骨和肋骨连结而成   E. 由胸骨、锁骨和肋骨连结而成

2. 不参与胸廓上口围成的一项是(　　)

 A. 锁骨   B. 第1肋骨   C. 第1肋软骨   D. 胸骨柄上缘   E. 第1胸椎

3. 围成胸廓下口的结构中属于骨连结的是(　　)

 A. 剑突   B. 肋弓   C. 第12肋骨   D. 第12胸椎   E. 第11肋骨前端

4. 胸廓的肋骨向外向上运动时,形成(　　)

 A. 吸气运动   B. 呼气运动   C. 憋气运动   D. 库斯莫尔呼吸   E. Valsalva 呼吸

二、颅骨的连结

颅骨除下颌骨和舌骨外,各骨之间都借缝或软骨相连,属不活动的连结。颅骨连结可分为纤维连结、软骨连结和滑膜关节3种。

1. 颅骨的纤维连结和软骨连结 颅骨的纤维连结即缝,如冠状缝、矢状缝、人字缝等,是颅骨间的主要连结形式。颅骨的软骨结合较少,如蝶骨和枕骨之间的软骨结合,会随年龄增长发生骨化,成为骨性结合。从顶面观察矢状缝、冠状缝、人字缝等。在婴儿标本观察颅囟。

临床联系

新生儿颅骨尚未发育完全，骨与骨之间的较大间隙有结缔组织膜封闭，称为颅囟。主要有前（额）囟和后（枕）囟。前囟最大，呈菱形，位于矢状缝与冠状缝相接处；后囟（枕囟）呈三角形，位于矢状缝与人字缝会合处。另外，还有顶骨前下角的蝶囟和顶骨后下角的乳突囟。前囟在生后1~2岁时闭合，其余各囟都在生后不久闭合。

颅囟闭合的时间可作为了解婴儿发育状况的标志，前囟超两岁仍不闭合者，应考虑发育异常，可能与营养不良有关。患佝偻病或脑积水时，前、后囟均出现延迟闭合。前囟正常时平坦，扪之柔软，可随脉搏而跳动，如颅内压增高时则膨隆（如急性脑膜炎、脑积水等），颅内压低时下陷（如严重脱水等），因此在新生儿观察和触摸前囟的状态已成为判断颅内压高低的重要指标，是窥测疾病的重要"窗口"。

2. 颞下颌关节 颞下颌关节，简称下颌关节，由下颌骨的下颌头与颞骨的下颌窝及其前方的关节结节构成。在下颌骨借弹簧固定的整颅标本上，观察颞下颌关节的构造；在颞下颌关节实体标本上，查看关节囊上方附于下颌窝和关节结节周缘，下方附于下颌颈。自体演示颞下颌的运动，并思考其常见脱位方向及复位要点。

歌诀记忆

下颌头、下颌窝，结节参与要记住；关节腔内关节盘，外侧韧带来加固
关节囊壁前薄弱，过大张口易前脱；咀嚼语言做表情，必须联动功能多

颞下颌关节的结构特点：①关节面覆盖有纤维软骨，有利于咀嚼时的挤压和研磨；②关节囊的前壁薄而松弛，囊外有外侧韧带（颞下颌韧带）加强，因此颞下颌关节易向前脱位；③囊内有S形关节盘，前凹后凸，与上关节面一致，可将关节腔分为上、下两个腔，颞下颌关节主要在下关节腔内运动。下颌骨可做上提、下降、前进、后退及侧方运动。其中，上提和下降运动发生于下关节腔，前进和后退发生于上关节腔，侧方运动则是一侧下颌头对关节盘做旋转运动，而对侧下颌头和关节盘一起对关节窝做前进、后退的运动。以上运动结果实现张口、闭口、前伸、后退、咀嚼等功能。

常用英汉名词

vertebral(spinal) column 脊柱
vertebral canal 椎管
intervertebral foramen 椎间孔
cervical flexure 颈曲
ligamenta flava 黄韧带
interspinal ligament 棘间韧带
intertransverse ligament 横突间韧带
supraspinous ligament 棘上韧带
intervertebral disc 椎间盘
annulus fibrosus 纤维环
nucleus pulposus 髓核
anterior longitudinal ligament 前纵韧带
posterior longitudinal ligament 后纵韧带

thoracic cage 胸廓
costal arch 肋弓
intercostal space 肋间隙
infrasternal angle 胸骨下角
sternocostal joint 胸肋关节
cranial suture 颅缝
coronal suture 冠状缝
sagittal suture 矢状缝
lambdoid suture 人字缝
synchondroses of cranium 颅结合
temporomandibular joint 颞下颌关节
atlanto-axial joint 寰枢关节
pneumothorax 气胸

第三节 四肢骨连结

✴ **学习目标**:①掌握上肢肩关节、肘关节的组成、结构特点和运动;熟悉喙肩弓的构成及其作用,前臂的骨连结,腕关节的组成、结构特点和运动;了解胸锁关节、肩锁关节的组成,腕关节以外的手关节。②掌握下肢骨盆的围成及分部,髋关节、膝关节的组成、结构特征和运动;熟悉骨盆的运动,小腿骨连结,踝关节的组成、结构特点及其运动,以及足弓的组成和功能;了解骨盆的性别差异,踝关节以外的足关节。

一、上肢骨的连结

上肢骨的连结包括上肢带骨的连结和自由上肢骨的连结。

(一)上肢带骨的连结

1. 胸锁关节 为连结上肢骨与躯干骨的多轴关节。在胸锁关节冠状切标本上观察胸锁关节的构成,即由锁骨的胸骨端与胸骨的锁切迹和第1肋软骨上面组成。主要特征为囊内有纤维软骨构成的关节盘,将关节腔分为外上、内下两个部分。

2. 肩锁关节 在肩锁关节标本上观察关节的构成,即由锁骨的肩峰端与肩胛骨的肩峰组成。其周围有肩锁韧带加固,下方有喙锁韧带加强。由肩胛骨肩峰关节面与锁骨肩峰端关节面构成。关节囊较松弛,附着于关节面的周缘,另有连接于肩胛骨喙突与锁骨下面的喙锁韧带(斜方韧带、锥状韧带)加固。肩锁关节属于平面关节,可做各方向的微动运动。

> **临床联系**
>
> 喙锁韧带起于喙突,止于锁骨外端下缘,分为斜方韧带及锥状韧带,对维持肩胛骨与锁骨的恒定关系、保证肩锁关节正常功能及维持肩关节的垂直稳定性均具有十分重要的意义。肩锁关节分离是锁骨与肩胛骨的分离,喙锁韧带的撕裂可使整个肩关节受累,加重了肩锁关节分离这一损伤。

3. 喙肩韧带 取喙肩弓带肩关节的标本观察:连于喙突与肩峰之间的韧带称为喙肩韧带。喙肩弓是由喙肩韧带及其附着部位喙突和肩峰共同构成的保护性结构,架于肩关节上方,有防止肱骨头向上过度移位的作用。在带肩关节的标本上将肱骨向上推加以验证。

> **思考训练**
>
> 1. It was determined that a football player tore his coracoclavicular ligament. This is an example of a (　　)
>   A. pulled elbow　　B. rotator cuff tear　　C. Colles fracture　　D. dislocated shoulder　　E. separated shoulder
> 2. 胸锁关节的主要特征为(　　)
>   A. 连结上肢与躯干的唯一关节　　B. 关节面形似鞍状,为鞍状关节
>   C. 关节腔内有关节盘　　D. 有肋锁、锁间韧带等加强
>   E. 是人体最稳定关节之一,但仍可围绕多轴做各方向的微动运动
> 3. 围成胸廓下口的结构中属于骨连结的是(　　)
>   A. 剑突　　B. 肋弓　　C. 第12肋骨　　D. 第12胸椎　　E. 第11肋骨前端

(二)自由上肢骨的连结

包括肩关节、肘关节、前臂骨的连结和手关节。

1. 肩关节 由肩胛骨的_____和肱骨的_____组成,为人体最灵活关节之一。

(1)先取未打开关节囊的标本观察。关节囊向上附着于肩胛骨关节盂的周缘,向下止于肱骨的解剖颈。关节囊上部厚而紧,并有连结喙突至肱骨大结节的喙肱韧带增强;下部薄而松弛,是关节囊的薄弱点。在肱骨结节间沟内寻找肱二头肌长头腱。

(2)再取打开关节囊的标本(结合骨架)观察。注意肱骨头的凸面超过关节盂的凹面,二者均非常光滑。在关节盂的周围还可见到一圈颜色较深由纤维软骨构成的盂唇。再观察关节囊光滑的内表面(滑膜层)和粗糙的外表面(纤维层)。

(3)自体演示肩关节的各种运动。找一同学甲,以解剖学方位站立;另一同学乙,以一手固定甲的肩胛骨,另一手握住甲的上肢,注意使上肢保持伸直,并做下列运动。屈:使臂向前。伸:使臂向后。外展:使臂远离正中矢状面。内收:使臂走向正中矢状面。旋内:使臂的前面转向内侧。旋外:使臂的前面转向外侧。环转:是上述屈、伸,收、展运动的综合。

歌诀记忆

头大盂浅唇加深,囊薄长头腱来穿;喙肩喙肱囊周固,前下脱位最常见
肩上喙肩弓来护,肩周肩袖来强健;屈伸收展旋转环,最活关节运动全

肱骨头的关节面较大,关节盂的面积仅为关节头的1/3或1/4,使肱骨头的运动幅度较大。关节盂周缘有盂唇附着,加深了关节窝。关节囊薄而松弛,下壁最为薄弱,故肩关节向下脱位常见。肱二头肌长头腱先在肱骨结节间沟与横韧带形成的骨纤维管道中通过,再穿经关节囊内的肱二头肌长头腱腱鞘,附着于肩胛骨盂上结节。肩关节周围的韧带少且弱,在肩关节的上方,有喙肱韧带连结喙突与肱骨头大结节之间;有盂肱韧带自关节盂周缘连结于肱骨小结节及解剖颈的下份。肩关节上方的喙肩弓进行保护,肩袖(又称为肌腱袖)则分别从关节的上、前、后3个方向进行加强。

临床联系

肩关节周围炎,简称肩周炎,俗称凝肩、五十肩,为肩关节囊及其周围韧带、肌腱和滑囊的慢性特异性炎症,以肩关节疼痛(夜间为甚)和活动不便为主要表现。肩关节周围炎是常见病症,好发年龄在40岁以上,女性发病率略高于男性,多见于体力劳动者。肱二头肌长头腱病变或继发损伤被认为是引起肩部疼痛最主要的原因。

肩关节脱位是最常见的关节脱位,约占关节脱位的一半,多为前脱位,少见后脱位。常因间接暴力导致前脱位,多发生在青壮年,男性较多。主要表现为疼痛、肿胀、活动受限等。肩关节突然脱位的体征非常有特点,患者患肢通常弹性固定于轻度外展位,需要手扶患肢;三角肌塌陷,可呈方肩畸形;在腋窝、喙突或锁骨下可触及移位的肱骨头,而肩峰下的关节盂空虚;搭肩试验(杜加斯征)阳性等。

思考训练

1. 加强肩关节的结构不包括(　　)
   A. 喙肩弓　　　B. 肌腱袖　　　C. 滑膜囊　　　D. 喙肱、盂肱韧带　　E. 肱二头肌长头腱
2. 肩关节脱位多发生于(　　)
   A. 关节上方　　B. 关节外侧　　C. 关节内侧　　D. 关节下方　　E. 关节前方
3. 肱二头肌长头腱对肩关节的作用不包括(　　)
   A. 保证了肩关节前方、上方和下方的稳定性　　　B. 极度外展、外旋肩关节时增加对抗外旋的张力
   C. 显著减少肱骨头的前移距离　　　D. 具有下压肱骨头的作用
   E. 增加肩关节外展的幅度
4. The fibrocartilaginous structure which deepens the shoulder socket is the (　　)
   A. articular capsule　　　B. articular cartilage　　　C. glenoid labrum
   D. lateral meniscus　　　E. superior glenohumeral ligament

5. Which direction does the shoulder dislocate most often？（   ）
   A. Anterior　　　　B. Inferior　　　　C. Posterior　　　　D. Superolateral　　　　E. Superomedial
6. The shoulder joint is capable of（   ）
   A. flexion & extension　　　　　　B. adduction & abduction　　　　　　C. rotation
   D. circumduction　　　　　　　　　E. all of the above

2. 肘关节 是由3个关节共同包裹在1个关节囊内组成的复关节。

（1）先取已打开关节囊的标本（结合骨架）观察。肘关节包括3个关节：肱尺关节（由肱骨滑车与尺骨滑车切迹构成的滑车关节）；肱桡关节（由肱骨小头与桡骨头关节凹构成的球窝关节）；桡尺近侧关节（由桡骨的环状关节面与尺骨的桡骨切迹构成的车轴关节）。

（2）再取未打开关节囊的标本观察。可见关节囊前、后壁薄而松弛，后壁尤为薄弱。关节囊的两侧壁厚而紧张，分别形成桡侧副韧带和尺侧副韧带。前者起自肱骨外上髁，向下止于桡骨环状韧带；后者起自肱骨内上髁，向下呈扇形止于尺骨滑车切迹内侧缘。此外，关节囊环绕在桡骨头周围的部分也增厚，两端附着于尺骨桡切迹的前后缘，形成桡骨环状韧带。

（3）自体演示肘关节的运动。先做屈、伸运动，然后向内、向外旋动前臂，触摸近侧桡尺关节在前臂旋转运动中的位移。注意观察因肱桡关节的运动受尺骨的限制，使整个肘关节不能做内收、外展运动。

（4）活体观察屈肘和伸肘时肱骨内、外上髁与尺骨鹰嘴三者之间的位置关系。肘关节伸直时，肱骨内、外上髁与尺骨鹰嘴三点可连成一条直线；屈至90°时，三者的连线组成一等腰三角形，称为肘后三角。思考其临床意义。

歌诀记忆

肱桡肱尺桡尺近，桡环韧带包桡头
运动屈伸协环转，骨折脱位看肘后

肘关节脱位或肱骨内、外上髁骨折时，肘后三角的等腰关系发生改变。但肱骨其他部位的骨折，不会影响它们的三角形和直线关系。临床上常常用肘后三角来鉴别肘关节后脱位与肱骨髁上骨折。

临床联系

环状韧带与桡切迹共同围成一上口大、下口小的漏斗状骨纤维环，容纳有桡骨（小）头。桡骨头的关节面和桡骨纵轴有一定的倾斜度，其大小与前臂旋转活动有关。桡骨头脱位好发于5岁以下儿童，通常为半脱位，也称为"保姆肘""牵拉肘""肘错环""肘脱环""环状韧带移位"等。主要因为：①小儿环状韧带尚未发育完全，较为松弛，其前下方尤其薄弱，桡骨头在外力的作用下，容易从漏斗状的桡骨环状韧带内拉出；②倾斜度的变化会影响环状韧带的上下活动，在前臂处于过度旋前旋后位时，倾斜度的变化使环状韧带容易向桡骨头前外侧近端滑移，其薄弱点容易被横行撕破，造成桡骨头前方即在环状韧带前下方脱位。随年龄增长，环状韧带薄弱的附着点逐渐增厚和加强，则不易脱出。

思考训练

1. 肘关节不能做内收、外展运动的原因是（   ）
   A. 肱尺关节的运动受尺骨限制　　　　　　B. 肱桡关节的运动受尺骨限制
   C. 桡尺近侧关节的运动受尺骨限制　　　　D. 环状韧带的滑动受尺切迹限制
   E. 桡骨头关节面和桡骨纵轴之间的倾斜度变化影响桡骨头移动

2. 幼儿手部受外力突然牵拉易造成桡骨头脱位的原因是（   ）
   A. 环状韧带较松弛　　　　　　　　　　　B. 桡骨头的韧带环呈漏斗状
   C. 桡骨头的关节面和桡骨纵轴有一定的倾斜度　　D. 环状韧带前下方最为薄弱
   E. 以上均正确

3. 前臂骨的连结 包括桡尺近侧关节、前臂骨间膜和桡尺远侧关节。前臂可在水平面绕垂直轴做旋内、旋外的运动。

(1)桡尺近侧关节:在肘关节中已观察。

(2)前臂骨间膜:取前臂骨连结标本观察,可见前臂骨间膜为一坚韧的纤维膜,附于尺、桡两骨的骨间缘(嵴),其纤维方向主要由桡骨斜向下内至尺骨。

(3)桡尺远侧关节:取已打开关节囊的腕关节标本观察,可见此关节由桡骨下端的尺切迹与尺骨头环状关节面连同尺骨头下面的关节盘构成。关节盘为三角形的纤维软骨板,其尖端附于尺骨茎突根部、底附于桡骨的尺切迹下缘。

(4)自体演示前臂的旋转运动。同时结合前臂骨连结标本观察前臂处于旋前或旋后位时桡、尺骨的位置关系,以及前臂骨间膜的松、紧度。

临床联系

绝大多数前臂骨折时,两根骨头都会同时断(前臂双骨折),多为外部打击、摔倒、高空跌落或车祸等直接原因。根据骨折位置可分为远端骨折、中段骨折和近端骨折,也可根据骨折情况(OA分型)将中段骨干骨折分为简单骨折、楔形骨折和复杂骨折,而将骨端骨折又分为关节外骨折、部分关节内骨折和完全关节内骨折。

前臂骨折时常伴有骨间膜的挛缩。骨间膜在前臂运动中具有重要的作用。前臂纵向稳定的维持依赖于前臂骨间膜等解剖结构的相互作用;前臂旋转运动时维持尺桡骨的稳定,并将应力由桡骨传导至尺骨,避免桡骨受力过大以致骨折;桡骨头切除后前臂的纵向稳定主要由前臂骨间膜维持。那么,前臂骨间膜在前臂处于什么运动状态时最为紧张?当前臂两骨处于旋前或旋后位时,骨间膜松弛;而处于中间位时,骨间膜变紧张。因此,当前臂骨折时,应将前臂骨固定于中间位,以防止骨间膜挛缩,确保愈合后前臂骨的旋转功能。

思考训练

1. 前臂骨间膜在运动过程中的主要作用为( )
 A. 维持前臂骨的纵向稳定性　　　　　　　B. 防止桡、尺骨过度分离
 C. 将前臂所受应力由桡骨传导至尺骨　　　D. 降低前臂运动过程中的桡骨过度受力
 E. 以上答案均正确
2. 前臂骨间膜在前臂处于什么运动状态时最为紧张?( )
 A. 旋内　　　B. 旋外　　　C. 中间位　　　D. 旋内和旋外　　　E. 旋前和旋后
3. 肘关节运动与前臂旋转运动过程中均参与的连结为( )
 A. 桡尺近侧关节　B. 桡尺远侧关节　C. 骨间膜　D. 肱尺关节　E. 桡尺关节

4. 手关节 包括前臂骨与腕骨及腕骨之间的连结(桡腕关节和腕骨间关节)、腕骨与掌骨及掌骨间的连结(腕掌关节和掌骨间关节)、掌骨与指骨及指骨间的连结(掌指关节和指关节)。

桡腕关节,简称腕关节,属于椭圆关节,为手部最灵活的关节。广义的腕关节包括桡腕关节、腕骨间关节和腕掌关节。

(1)取打开桡腕关节囊的标本和手关节冠状切标本观察。可见手舟骨、月骨和三角骨的近侧关节面共同组成椭圆形的关节头,桡骨下端的腕关节面和尺骨头下方的三角形关节盘构成关节窝。注意:两个腕关节不参与,即尺骨不参与(只由尺骨下方的关节盘参与);豌豆骨亦不参与。

(2)再取未打开关节囊的标本观察。可见关节囊松弛,周围有韧带加强,但这些韧带紧贴关节囊,界限不清。腕关节的韧带主要有腕掌侧、背侧韧带;腕桡侧、尺侧副韧带;腕横韧带和腕骨间韧带。

(3)自体演示桡腕关节的运动。将一手固定于对侧前臂,并使其位于解剖学方位,使被固定的手做下列运动:屈,手向前方运动;伸,手向后方运动;收,手向尺侧倾斜;展,手向桡侧倾斜;环转,上述运动的连续动作。

歌诀记忆

舟月三角椭圆头,桡面尺盘特殊构
屈伸收展和环转,运动并无旋前后

桡腕关节为典型的椭圆关节,因其头呈椭圆形,无豌豆骨的参与;而关节窝的构成比较特殊,无尺骨参与,仅借其间的关节盘相连。注意腕关节并无旋转运动。

实际上,腕关节是一由多关节组成的复杂关节,包括桡腕关节、腕骨间关节和腕掌关节,3个关节都相互关联(除拇指的腕掌关节外),统称为腕关节。通常情况下,腕关节是指桡骨下端与第1排腕骨间的连结(豌豆骨除外),即桡腕关节。

思考训练

1. 不参加桡腕关节组成的是( )
   A. 手舟骨和月骨　　　　　　B. 手舟骨和三角骨　　　　　　C. 三角骨和豌豆骨
   D. 尺骨下端和豌豆骨　　　　E. 以上均不正确
2. 桡腕关节不能完成( )
   A. 前屈运动　　B. 外展运动　　C. 内收运动　　D. 环转运动　　E. 旋转运动
3. 桡骨下端腕关节面和尺骨下方的关节盘组成桡腕关节的( )
   A. 关节面　　B. 关节头　　C. 关节窝　　D. 关节结节　　E. 以上均不正确
4. 下列哪块骨不参与构成桡腕关节的关节头?( )
   A. 手舟骨　　B. 月骨　　C. 三角骨　　D. 豌豆骨　　E. 舟、月和三角骨
5. A "pulled elbow" in a young child results when the radial head is dislodged from the ( )
   A. annular ligament　　　　　　B. insertion of biceps brachii　　　　　　C. olecranon process
   D. radial collateral ligament　　E. ulnar collateral ligament

填表练习

课后归纳上肢关节(肩、肘、腕关节)的组成、结构特点和运动方式。组成只需说出关节面的名称;结构特点从面、囊、腔、特殊辅助结构等方面进行归纳;运动方式即该关节能做哪些运动。考试时丢分多因结构特点没有答全。因此,同学在学习和复习时必须高度重视,设法将其弄懂并记牢。填写下列表格。

名称	组成	结构特点	运动方式
肩关节	由肱骨的_____与肩胛骨的_____组成	(1)肱骨头大,关节盂浅小,关节盂周缘有盂唇加深 (2)关节囊薄而松弛,下部最为薄弱 (3)囊内有肌和肌腱如_____通过	绕冠状轴做_____、_____运动;绕矢状轴做_____、_____运动;绕垂直轴做_____和_____运动。此外,还能做_____运动
肘关节	由肱骨下端、尺骨上端和桡骨上端构成	(1)为关节囊内包含3个关节的复关节 (2)关节囊前、后壁薄弱,两侧有桡侧和尺侧副韧带进行加强 (3)腔内有环状韧带与桡切迹围成骨纤维环包绕桡骨头	主要绕冠状轴做_____、_____运动;另外,_____关节可协助前臂参与旋前和旋后运动
腕关节	由桡骨的_____和尺骨下端的_____构成关节窝;由手舟、月、三角骨共同形成关节头	(1)尺骨下端和豌豆骨不参与构成关节面 (2)关节囊松弛,关节腔宽广 (3)关节的前、后、左、右都有韧带加强,但是界限不清	绕冠状轴做_____、_____运动;绕矢状轴做_____、_____运动;还可做_____运动

二、下肢骨的连结

下肢骨的连结包括下肢带骨的连结和自由下肢骨的连结。

（一）下肢带骨的连结

包括髋骨与骶骨的连结（骶髂关节和韧带）、髋骨间的连结（耻骨联合）及髂骨和腰椎的连结（髂腰韧带）。取湿性骨盆标本（或模型）观察，可见骨盆由左右髋骨、骶骨、尾骨及所属骨连结构成。

1. **骶髂关节** 在骨架上和湿性骨盆经骶髂关节横切面标本上观察，骶髂关节由骶、髂两骨的耳状关节面构成，属微动关节。关节面粗糙，彼此对合非常紧密；关节囊坚韧而紧张，其周围有骶髂前、后韧带加强；关节腔狭小，呈裂隙状，部分老年人的关节面发生融合。因而，骶髂关节活动性很小，有利于支持体重和传递重力。

2. **耻骨联合** 由左右耻骨的相对面和其间的纤维软骨共同构成，周围有韧带加强。在经耻骨联合冠状切的标本上观察耻骨间盘及其上方的耻骨上韧带和下方的耻骨弓状韧带。两侧耻骨降支在耻骨联合下方形成一接近直角结构，称为耻骨弓。

3. **骨盆的韧带** 包括髂腰韧带、骶结节韧带、骶棘韧带、闭孔膜及耻骨联合周围的韧带。在湿性骨盆标本上观察：连于下两腰椎与髂骨之间最为强大的髂腰韧带；从骶、尾骨的外侧缘至坐骨结节的骶结节韧带；在骶结节韧带的前方，从骶、尾骨的外侧缘连至坐骨棘的骶棘韧带。骶棘韧带与坐骨大切迹围成坐骨大孔（从外面观可认为骶结节韧带也参与）；骶棘韧带、骶结节韧带和坐骨小切迹围成坐骨小孔。闭孔膜封闭闭孔，为膜状韧带。再次观察髋骨回顾坐骨大、小切迹的位置。

> **思考训练**

1. 下列关于骶髂关节特点的说法，错误的是（　　）
   A. 属于微动关节　　B. 属于平面关节　　C. 关节面粗糙不平　　D. 关节囊坚韧紧张　　E. 腔内有纤维软骨
2. 骨盆最为强大的韧带为（　　）
   A. 髂腰韧带　　B. 骶结节韧带　　C. 骶棘韧带　　D. 耻骨上韧带　　E. 耻骨弓状韧带
3. 明显区分坐骨大、小孔的韧带为（　　）
   A. 髂腰韧带　　B. 骶结节韧带　　C. 骶棘韧带　　D. 耻骨上韧带　　E. 耻骨弓状韧带
4. 下列韧带中，不参与围成骨盆的孔或口的一项是（　　）
   A. 髂腰韧带　　B. 骶结节韧带　　C. 骶棘韧带　　D. 耻骨上韧带　　E. 闭孔膜

（二）自由下肢骨的连结

包括髋关节、膝关节、小腿骨连结和足关节。

1. **髋关节** 髋关节由髋臼与股骨头构成，为典型的杵臼关节。

（1）取未打开关节囊的标本观察。关节囊厚而坚韧，向上附于髋臼周缘，前面向下附于转子间线，后面向下附着于股骨颈内侧2/3，故股骨颈的前面全部包在囊内，后面外侧1/3露在囊外。髂股韧带最为强厚，它起自髂前下棘，呈"人"字形跨过关节囊的前方，向下止于转子间线，加强了关节囊前部，并可限制髋关节过伸。关节囊的后下部相对薄弱，并缺乏韧带和肌腱的保护，故髋关节易发生后下脱位。

（2）再取已打开关节囊的髋关节标本观察。髋臼较深，髋臼切迹有髋臼横韧带封闭。髋臼周缘附有纤维软骨环即髋臼唇。股骨头关节面约为圆球2/3，几乎全部纳入髋臼内。关节囊内有连接股骨头凹和髋臼横韧带之间的股骨头韧带。

（3）自体演示髋关节的运动。同时与肩关节进行比照。

第一篇 运动系统

§ 歌诀记忆

球窝关节髋典型,三轴运动比肩稳;头大臼深唇和横,囊厚被颈六七分
髂耻坐股轮匝带,股骨头连囊内韧;后下薄弱易脱位,坐位切莫抬腿分

❋ 临床联系

髋关节脱位多因遭受强大暴力的冲击而致伤,多为青壮年。股骨头脱出位于Nelaton线(坐骨结节至髂前上棘的连线)之后者为后脱位;位于其前者为前脱位。髋关节后脱位主要表现为患肢缩短,呈屈曲、内收、内旋畸形,膝关节靠在对侧大腿上,又称为"粘膝征"阳性。髋关节前脱位主要表现为腹股沟隆起,臀部扁平,其患肢缩短,髋关节呈屈曲、外展、外旋畸形,又称为"粘膝征"阴性。髋关节脱位常伴有股骨颈骨折。股骨颈转子间骨折属于囊外骨折,出血可流至腹股沟区和大腿,大腿出现肿胀;股骨颈囊内骨折出血限于关节囊内,大腿不会出现肿胀。

※ 思考训练

1. 髋关节的囊内韧带为( )
   A. 髂股、髂坐韧带　　　　　　B. 髂股、髂耻韧带　　　　　　C. 髂耻、髂坐韧带
   D. 股骨头韧带和髋臼横韧带　　E. 以上均错
2. 髋关节环转运动不包括哪种运动的连续?( )
   A. 屈髋关节　　B. 伸髋关节　　C. 内收髋关节　　D. 外展髋关节　　E. 内旋、外旋髋关节
3. 髋关节和肩关节均属于( )
   A. 球窝关节　　B. 平面关节　　C. 鞍状关节　　D. 椭圆关节　　E. 屈戍关节
4. 髋关节的特征不包括( )
   A. 股骨头大,髋臼窝深　　　　　　　　　　B. 囊内有股骨头韧带和轮匝带保护
   C. 囊外有髂股、耻股、坐股韧带加强　　　　D. 髋臼切迹有髋臼横韧带封闭
   E. 股骨头关节面约占股骨头的2/3,几乎全部纳入髋臼内

2. 膝关节 由股骨下端、胫骨上端和髌骨构成,是人体最大最复杂的关节,属滑车关节。

(1)取未打开关节囊的标本观察。可见关节囊宽阔而松弛,各部厚薄不一。囊的前壁有髌韧带。囊的外侧有腓侧副韧带,内侧有胫侧副韧带。囊的后壁有腘斜韧带(由半膜肌腱上续而来的纤维)。

(2)取已打开关节囊的标本观察。髌骨与股骨的髌面形成关节,股骨的内、外侧髁分别与胫骨的内、外侧髁相对,但两者之间垫有两块半月形关节盘,称为内、外侧半月板。内侧半月板较大,呈"C"形,查看其与关节囊及胫侧副韧带紧密相连;外侧半月板较小,近似"O"形(简记:内大"C"外小"O",或钴元素的镜面缩写即"OƆ|CO")。关节囊内有覆以滑膜的前交叉韧带和后交叉韧带。在此标本上被动屈伸膝关节,观察前、后交叉韧带分别在膝关节处于什么状况下最紧张。取切断前、后交叉韧带的膝关节标本与未切断韧带的标本前拉和后推小腿对照,体会前交叉韧带防止胫骨过度前移;后交叉韧带防止胫骨过度后移。此为骨科"抽屉实验",简记为:前交伸紧防前移;后交屈紧防后移。

(3)自体演示膝关节的运动。屈:小腿向后方的运动;伸:小腿向前方的运动。

§ 歌诀记忆

膝关节,大复杂,切记腓骨不参加;前后囊松韧带固,髌与腘斜侧副叉
辅助结构五复杂,两板七韧翼脂滑;损伤撕裂外侧板,髌骨骨折韧带伤

膝关节,大复杂,切记腓骨不参加:即关节是人体最大、最复杂(大复杂)的关节,实际由两个独立的关节构成,即胫股关节(股骨的内、外侧髁分别与胫骨的内、外侧髁相对形成)和髌股关节(髌骨与股骨的髌面相对形成)。腓

骨上端仅与胫骨形成关节。

前后囊松韧带固,髌与腘斜侧副叉:膝关节前后关节囊相对松弛,有利于作屈伸运动,但不易发生前后脱位。膝关节的韧带包括囊外韧带(前方的髌韧带、后方的腘斜韧带及两侧的胫侧副韧带和腓侧副韧带)、囊内韧带(前、后交叉韧带和膝横韧带)共7条。

辅助结构五复杂,两板七韧翼脂滑:膝关节最为复杂,分5个方面,包括:内、外侧半月板,囊内、外韧带,翼状襞,脂肪垫和滑膜囊(最大的滑膜囊为膝关节的髌上囊、髌下浅囊和深囊)。其中,髌上囊位于髌骨底上方和股四头肌肌腱深面;髌下浅囊(又称为髌前皮下囊)位于髌骨下半和髌韧带上半与皮肤之间;髌下深囊位于髌韧带深面与胫骨之间。

损伤撕裂外侧板,髌骨骨折韧带伤:膝关节的损伤主要为半月板撕裂,以内侧撕裂较多;另外韧带拉伤和髌骨骨折也较多见,以髌韧带、前后交叉韧带损伤为主,严重时髌骨出现粉碎性骨折。

临床联系

膝关节半月板撕裂主要是由膝半屈或全屈位下的扭转力所致,通常为足球损伤。

内侧半月板撕裂较外侧半月板撕裂更常见,这与半月板的解剖特点有关:①内侧半月板与内侧副韧带相连,半月板的活动因此受到限制,当膝关节增大活动度时易致损伤;②由于内侧半月板较外侧者薄,膝关节外翻位受伤较为多见,受伤时若伴有旋转应力,易造成内侧半月板破裂,引起关节活动障碍;③股骨内侧髁及其关节面积比外侧者大,且有一定旋转度。故内侧半月板较多时间处于摩擦,受压和移动状态。

膝关节半月板损伤的几种特殊试验:过伸试验、过屈试验、半月板旋转试验(McMurray-Fouche试验)、研磨试验(Apley试验)和下蹲试验(有3种:小腿中立、内旋、外旋并下蹲)等。3种下蹲试验对半月板损伤的诊断准确率较高,与麦氏征和核磁共振的诊断符合率高,虽然准确率低于关节镜检查,但是简便、无创、经济和无并发症。

思考训练

1. 某足球运动员踢球时,因用力过猛引起膝关节疼痛,随之运动受限。应考虑:①膝关节的囊内韧带有哪些?各韧带有什么作用?②膝关节半月板有哪些形态特点和作用?③为什么踢球时易造成半月板尤其是内侧半月板的损伤?

2. 下述哪一项不参与膝关节的组成?(　　)
    A. 股骨内侧髁　　B. 股骨外侧髁　　C. 胫骨上端　　D. 腓骨上端　　E. 髌骨

3. 膝关节囊内的复杂结构不包括(　　)
    A. 内、外侧半月板　B. 翼状襞　　C. 前、后交叉韧带　　D. 髌上、下滑膜囊　　E. 脂肪垫

4. 膝关节外伤中比较少见的一项是(　　)
    A. 韧带拉伤或撕裂　B. 半月板撕裂　　C. 髌骨骨折　　D. 膝关节滑囊炎　　E. 膝关节脱位

5. In injuries of the knee, the medial meniscus is frequently torn, because it is firmly attached to (　　)
    A. anterior cruciate ligament　　　　B. fibular collateral ligament　　　　C. tibial collateral ligament
    D. patellar ligament　　　　　　　　E. patellar retinaculum

6. To test the integrity of the knee joint, a physician pulls anteriorly on the flexed leg of his patient. This "drawer" test is positive if the leg moves excessively anteriorward. This would indicate a weakness in or rupture of the (　　)
    A. medial meniscus　　　　　　　　B. posterior cruciate ligament　　　　C. fibular collateral ligament
    D. medial collateral ligament　　　　E. anterior cruciate ligament

3. 胫、腓骨连结　在下肢关节标本上观察。上端有由胫骨外侧髁的腓关节面与腓骨头构成的胫腓关节(tibiofibular joint);中间有连于胫、腓骨骨干间的小腿骨间膜;下端有连接两骨的胫腓前、后韧带。由于胫、腓骨下端没有形成关节,两骨连结很紧密,故小腿在站立位时几乎不能运动。但在膝关节半屈时,小腿可做一定幅度的旋前和旋后运动。

4. 足关节　包括小腿骨与跗骨及跗骨之间的连结(距小腿关节和跗骨间关节)、跗骨与跖骨及跖骨间的连结(跗跖关节和跖骨间关节)、跖骨与趾骨及趾骨间的连结(跖趾关节和趾关节)。

距小腿关节,又称为踝关节,为滑车关节,可做屈(跖屈)和伸(背屈)运动、内收(内翻)和外展

(外翻)运动及环转运动。

(1) 在下肢骨架上观察:踝关节由胫骨和腓骨下端组成的上关节面和由距骨滑车构成的下关节面构成。胫骨的下关节面及内、外踝关节面共同形成"冂"形的关节窝,容纳距骨滑车即关节头。

(2) 再取踝关节湿标本观察:可见关节囊的前、后壁薄而松弛,两侧有韧带加强。内侧韧带(胫侧副韧带)为坚韧的三角形纤维束,又称为三角韧带,自内踝尖向下,扇形止于足舟骨、距骨和跟骨。外侧韧带(腓侧副韧带)由3条独立的韧带(距腓前、后韧带和跟腓韧带)构成,均起自外踝,分别为向前、向后内止于距骨和向下止于跟骨。内侧三角韧带比外侧韧带更为坚韧。

(3) 自体演示踝关节的运动:踝关节站立位时呈直角,故伸踝又称为背屈,足向上翘使足与小腿前面形成锐角;屈踝又称为跖屈,使足向下压,足与小腿前面形成钝角。

临床联系

踝关节扭伤是临床常见的疾病,在关节及韧带损伤中是发病率最高的疾病。急性踝关节扭伤为通常所说的"崴脚",一般发生在高度跖屈、急剧足内翻的情况下。当足跖屈内翻位时易发生扭伤,与踝关节的解剖结构特点相关:①距骨滑车前宽后窄,伸时较宽的前部嵌入关节窝内,关节较稳定,而跖屈时较窄的后部进入关节窝,此时足能做轻微侧方运动,关节不够稳定易扭伤;②内踝高于外踝,且腓骨在外侧限制了距骨的活动,故内翻比外翻容易,相应的运动幅度也更大;③关节外侧韧带比内侧韧带薄弱;④足内侧翻肌群肌力大于足外侧翻。因此,外侧韧带更容易发生扭伤。

思考训练

1. 下列关于踝关节特征的描述,错误的是（　　）
   A. 关节囊前后较薄,两侧较厚　　B. 距骨滑车前宽后窄,跖屈内翻位时关节稳定性降低
   C. 内踝高于外踝,内翻比外翻容易　　D. 外侧韧带比内侧韧带薄弱　　E. 踝关节的下关节面范围太小
2. 踝关节扭伤好发于（　　）
   A. 胫腓前韧带　　B. 胫腓后韧带　　C. 三角韧带　　D. 外侧韧带　　E. 距舟韧带

(三) 骨盆

1. 骨盆的组成和功能　骨盆由骶骨、尾骨及左、右髋骨借关节和韧带连结而成,具有承重、传导重力和保护腹盆腔脏器的作用。在人体骨架上观察骨盆的骨性构造,注意骨盆和界线的概念。

2. 骨盆的分部　在骨盆标本上确认界线,是由骶岬向两侧经骶髂关节、弓状线、髂耻隆起、耻骨梳、耻骨结节、耻骨嵴至耻骨联合上缘构成的环形线。骨盆以界线为界分为上部的大(假)骨盆和下部的小(真)骨盆。小骨盆有上、下两口,上口为界线,下口由尾骨尖、骶结节韧带、坐骨结节和耻骨弓围成,上、下口之间的腔称为骨盆腔。

3. 骨盆的性别差异　借助男、女骨盆模型比较观察,填写下列表格。

项目		男性	女性
整体观	骨盆外形		
大骨盆	骶骨岬		
	髂骨翼		
小骨盆	骨盆上口		
	骨盆腔		
	耻骨下角(弓)		
	骨盆下口		

4. 骨盆的运动 骨盆中的骶髂关节和耻骨联合的运动幅度都极小,使得骨盆的运动往往是整体运动。具体来说,骨盆可以以两侧髋关节为轴心,能够做前倾、后倾、左右侧倾和左右旋转等动作。

※ 思考训练

1. 组成骨盆的器官结构不包括( )
   A. 髋骨　　　　B. 骶骨和尾骨　　C. 骶髂关节　　D. 耻骨联合　　E. 界线
2. 参与界线围成的结构主要有( )
   A. 骶岬　　　　B. 弓状线　　　　C. 耻骨梳　　　D. 耻骨联合上缘　E. 以上均正确
3. 女性骨盆的特征是( )
   A. 呈漏斗状　　B. 骶岬突出明显　C. 上口呈三角形　D. 耻骨弓角度较小　E. 骨盆腔呈圆桶形
4. 大骨盆内主要容纳( )
   A. 盆腔脏器　　B. 腹膜后脏器　　C. 腹部脏器　　D. 腹部成对脏器　E. 腹部不成对脏器
5. 贯穿女性骨盆腔各平面中心点的假想轴线是( )
   A. 骨盆轴　　　B. 界线　　　　　C. 坐骨结节间径　D. 髂棘间径　　E. 前后径线
6. 骨盆腔最狭窄的平面是( )
   A. 入口平面　　B. 中骨盆平面　　C. 出口平面　　D. 真假骨盆分界面　E. 耻骨弓平面

(四)足弓

足弓是由跗骨、跖骨借足底韧带、肌腱等组织共同构成的一个凸向上方的弓形保护性结构,可分为内侧纵弓、外侧纵弓及横弓。

1. 足弓的构成及特征 在串联的足骨标本上观察。内侧纵弓由跟骨、距骨、足舟骨、3块楔骨及内侧3块跖骨连结构成,弓的最高点为距骨头,前端的承重点在第1跖骨头,后端的承重点在跟结节;外侧纵弓由跟骨、骰骨和外侧2块跖骨构成,弓的最高点在骰骨,其前端的承重点在第5跖骨头。横弓由骰骨、3块楔骨和跖骨构成,最高点在中间楔骨。

2. 足弓的功能 主要有三大功能。①承重和传递力的作用:足弓不仅可以承受身体的重量,还使重力或冲击力从踝关节经距骨向前分散到跖骨小头,向后传向跟骨,减少足弓的破坏。②增加人体站立时的足底弹性和稳定性:3个足弓形成一定稳定的三角形支架,前部内侧的支点为第1或第2跖骨头,前部外侧的支点为第5跖骨头,后部的支点为跟结节。站立时重力向3个支点传递,从而增加足底支撑的稳固性。③保护足底血管、神经和体腔内器官:当身体跳跃或从高处落地时,足弓弹性起着重要的缓冲震荡的作用。在行走尤其是长途跋涉时,足弓对身体重力下传和地面反弹力间的节奏起缓冲作用,同时还能保持足底的血管和神经免受压迫。

🎵 歌诀记忆

足弓组成内外横,3个支点站立稳
跟骨结节跖骨头,弹跳震荡减伤损

❋ 临床联系

人的足型可分为正常足、扁平足和高弓足3种。①扁平足,又称为平足症,是一种以足纵弓降低为主要特征的足畸形。主要表现为足弓塌陷,患足外翻,站立、行走时易引起足部疼痛。扁平足可以是先天的,也可以是后天获得的,一般无须治疗。②高弓足,又称为爪形足,是一种以足纵弓较高为主要特征的足畸形。主要表现为足弓较高,患足内收内翻,站立、行走时出现身体不稳定。3种足型可通过足印进行判断。

第一篇 运动系统

填表练习

名称	组成	结构特点	运动方式
髋关节	由股骨_____与髋骨的_____组成	(1)股骨头较大,髋臼窝深,股骨头大部位于髋臼内,髋臼周缘有髋臼唇加深,髋臼切迹有髋臼横韧带封闭 (2)关节囊紧张而坚厚,囊外有髂股、耻股、坐股韧带加强 (3)关节囊内有连于股骨头凹和髋臼窝的_____	绕冠状轴做_____、_____运动;绕矢状轴做_____、_____运动;绕垂直轴做_____和_____运动。此外,还能做_____运动
膝关节	由_____内、外侧髁,_____内、外侧髁及_____构成	(1)关节囊薄而松弛,但很坚韧。关节囊滑膜层宽阔,在髌骨上形成髌上囊,髌骨下向腔内突成翼状襞 (2)关节囊周围有髌韧带、侧副韧带和腘斜韧带加强 (3)关节腔大,腔内有前、后交叉韧带,内、外侧半月板和脂肪垫	主要绕冠状轴做_____、_____运动;在屈膝时由于侧副韧带松弛,膝关节可稍做_____运动
踝关节	由胫、腓骨下端_____和_____构成	(1)关节面前宽后窄,背屈时稳固,跖屈内翻时,较不稳定 (2)关节囊前后薄弱,两侧有内、外侧副韧带加强	主要做背屈(伸)和跖屈,也可做内翻和外翻及环转运动

思考训练

1. 跟结节为哪个足弓的最低点?(　　)
   A. 内侧纵弓　　　B. 外侧纵弓　　　C. 内、外侧纵弓　　　D. 横弓　　　E. 以上均不对
2. 足弓的作用是(　　)
   A. 承受身体重量　　　　　　B. 增加立位稳定性　　　　　　C. 吸收足弓以上的震荡
   D. 保护足底血管、神经　　　E. 以上均对

常用英汉名词

coracoacromial ligament 喙肩韧带
coracoacromial arch 喙肩弓
acromioclavicular joint 肩锁关节
sternoclavicular joint 胸锁关节
shoulder joint 肩关节
elbow joint 肘关节
humeroulnar joint 肱尺关节
humeroradial joint 肱桡关节
radiocarpal joint 桡腕关节
wrist joint 腕关节
pubic symphysis 耻骨联合
interpubic disc 耻骨间盘

transverse acetabular ligament 髋臼横韧带
sacroiliac joint 骶髂关节
iliolumbar ligament 髂腰韧带
sacrotuberous ligament 骶结节韧带
sacrospinous ligament 骶棘韧带
obturator membrane 闭孔膜
greater sciatic foramen 坐骨大孔
lesser sciatic foramen 坐骨小孔
pelvis 骨盆
terminal line 界线
greater pelvis 大骨盆
lesser pelvis 小骨盆

superior pelvic aperture 骨盆上口
pelvic cavity 骨盆腔
pubic arch 耻骨弓
subpubic angle 耻骨下角
hip joint 髋关节
knee joint 膝关节
medial meniscus 内侧半月板
lateral meniscus 外侧半月板
anterior cruciate ligament 前交叉韧带
posterior cruciate ligament 后交叉韧带
fibular collateral ligament 腓侧副韧带
tibial collateral ligament 胫侧副韧带
talocrural joint 距小腿关节
ankle joint 踝关节
arch of foot 足弓
medial longitudinal arch 内侧纵弓
lateral longitudinal arch 外侧纵弓
transverse arch 横弓
dislocation of the radial head 桡骨头脱位
coracoclavicular ligament 喙锁韧带

第三章 骨骼肌

第一节 概 述

❋ **学习目标**：掌握骨骼肌的基本构造和形态学分类；熟悉骨骼肌的辅助结构和作用方式；了解骨骼肌的起止和配布，骨骼肌瘫痪的典型表现。

一、骨骼肌的构造和分类

（一）骨骼肌的构造

骨骼肌是运动系统的效应器官，全身有 600 多块，约占体重的 40%。骨骼肌由中间的_____和两端的_____两部分组成。其中，将_____的肌腱称为腱膜。在肱二头肌标本上观察肌腹和肌腱；在腹外斜肌标本上观察腱膜。注意区分肌腱、腱膜和腱鞘。

（二）骨骼肌的分类

1. 按形态分类 在骨骼肌分类标本上指出长肌、短肌、阔肌和轮匝肌。

> 填表练习

形态分类	主要分布	主要功能
长肌		
短肌		
扁肌		
轮匝肌		

2. 按分布分类 可分为头肌、颈肌、躯干肌和四肢肌。

此外，骨骼肌还可按肌纤维排列方式分为直肌（如股直肌、腹直肌）、斜肌（如腹外斜肌、背阔肌、臀大肌）和横肌（如腹横肌）；按肌纤维走向分为梭形肌（如股直肌、肱二头肌）、单羽肌（如腰大肌、半腱肌）、半羽肌（如股二头肌短头、大收肌上头）、双羽肌（如肩胛下肌）和多羽肌（如三角肌、肩胛下肌）；按肌腹数量分为单腹肌（如臀大肌、胸小肌）、二腹肌（如颈二腹肌、肩胛舌骨肌）和多腹肌（如腹直肌）；按肌头数量分为单头肌（如胫骨前肌、胸大肌）、二头肌（如肱二头肌、股二头肌）、三头肌（如肱三头肌、小腿三头肌）和四头肌（如股四头肌）；按肌肉跨过关节的数量分为单关节肌（如肱肌、肘肌）、双关节肌（如股直肌）和多关节肌（如指伸肌、指屈肌）；按肌肉的功能分为屈肌（如肱二头肌）、伸肌（如肱三头肌）、展肌（如臀中肌）、收肌（如长收肌）、旋肌（如旋前圆肌、旋后肌）、括约肌

(如肛门括约肌、瞳孔括约肌)、开大肌(如瞳孔开大肌)、提肌(如肩胛提肌)、轮匝肌(如口轮匝肌、眼轮匝肌)、对掌肌等。

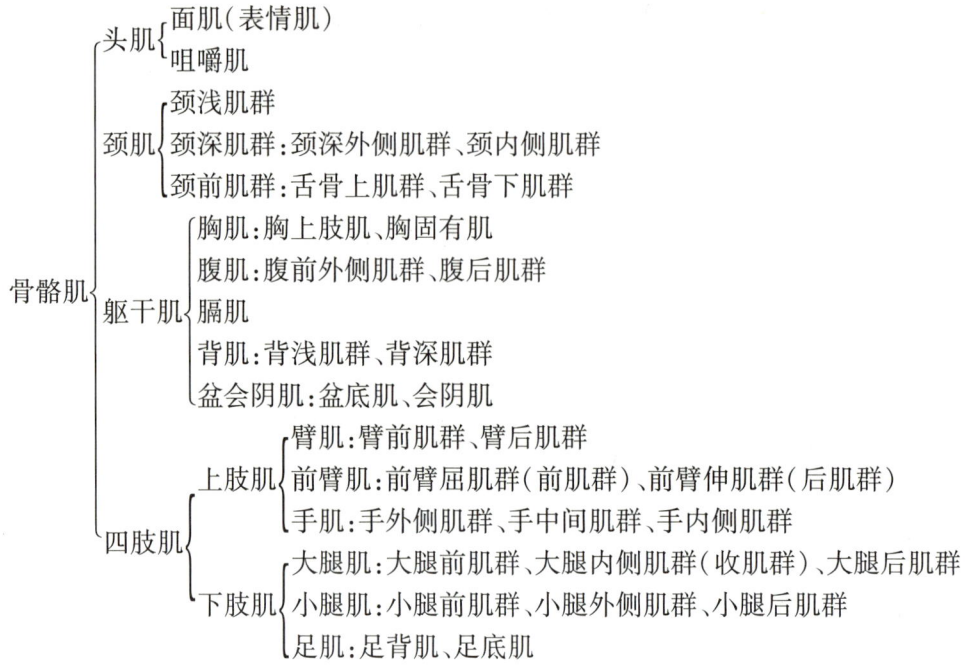

二、肌的起止、配布和作用

1. **肌的起止** 在长肌的标本上找出肌两端在骨上的附着点。回答什么叫起点、什么叫止点。阅读以下描述寻找答案：肌一般都以两端附着于骨，中间跨过一个或几个关节。当肌收缩时，牵动骨骼，产生运动。肌收缩时，通常一骨的位置相对固定，另一骨的位置相对移动。肌在固定骨的附着点，称为定点或起点；在移动骨的附着点，称为动点或止点。思考：记住肌的起止点有何意义？

2. **肌的配布** 骨骼肌大多配布在关节的周围，其规律是在一个运动轴的相对侧有两个作用相反的肌或肌群。进一步理解原动肌、协同肌、拮抗肌、固定肌的含义。

3. **肌的作用** 骨骼肌收缩通过牵引骨而产生关节的运动，其作用犹如杠杆装置，根据支点、力点和阻力点的位置关系形成3种基本形式：①平衡杠杆运动，_____在力点和阻力点之间；②省力杠杆运动，其_____位于支点和力点之间；③速度杠杆运动，其_____位于支点和阻力点之间，是人体最常见的杠杆运动。

❋ 临床联系

重症肌无力是神经肌肉接头处传导阻滞的自身免疫病，也就是说支配肌肉收缩的神经在各种因素的影响下，不能将"指令"正常传递到肌肉，使肌肉丧失了收缩功能，所以临床上表现为运动时骨骼肌极易疲劳甚至肌无力，休息或用胆碱酯酶抑制剂治疗后症状减轻。

三、肌的辅助装置

在特制标本上观察肌的辅助装置筋膜、滑膜囊和腱鞘。注意区别比较筋膜与腱膜，腱膜和腱鞘。

1. **筋膜** 人体的筋膜分浅筋膜和深筋膜。浅筋膜位于真皮之下，故又称为皮下筋膜；深筋膜位于浅筋膜的深面，主要形成肌鞘、血管神经鞘、腺鞘等，故又称为固有筋膜。

2. **滑膜囊** 多位于腱与骨面相接触处，起减少摩擦的作用。

3. 腱鞘 为肌腱外面的鞘管,位于活动性较大的部位,如腕、踝、手指、足趾等处。腱鞘由纤维层、滑膜层和腱系膜组成。纤维层(腱纤维鞘)为骨性纤维管道,对肌腱起滑车和约束作用;滑膜层(腱滑膜鞘)由滑膜构成的双层(脏层和壁层)圆筒形鞘,分泌的滑液起润滑作用;腱系膜是腱滑膜鞘从骨面移行到肌腱的部分,内有供应肌腱的血管。手指不恰当地做长期、过度且快速的活动易导致腱鞘炎。

§ 歌诀记忆

长短扁、轮匝肌,肌腹肌腱连一体
筋膜腱鞘滑膜囊,三辅结构要牢记

※ 思考训练

1. 骨骼肌的辅助结构不包括( )
   A. 腱膜　　　　B. 腱鞘　　　　C. 浅筋膜　　　　D. 深筋膜　　　　E. 滑膜囊
2. 关节和骨骼肌共有的辅助结构为( )
   A. 韧带　　　　B. 筋膜　　　　C. 关节盘(唇)　　D. 腱鞘　　　　E. 滑膜囊
3. 肌腱的血管和神经穿行于( )
   A. 腱膜　　　　B. 腱纤维鞘　　C. 腱滑膜鞘　　　D. 腱系膜　　　E. 血管神经鞘
4. 腱鞘炎好发于( )
   A. 四肢近端　　B. 四肢远端　　C. 脊柱　　　　D. 骨盆　　　　E. 胸廓

常用英汉名词

myology 肌学
muscle 肌肉
cardiac muscle 心肌
smooth muscle 平滑肌
skeletal muscle 骨骼肌
orbicular muscle 轮匝肌
muscle belly 肌腹
muscle tendon 肌腱
aponeurosis 腱膜

origin 起点
insertion 止点
accessory structure 辅助结构
tendinous sheath 腱鞘
synovial sheath of tendon 腱滑膜鞘
fascia 筋膜
superficial fascia 浅筋膜
synovial bursa 滑膜囊
subcutaneous tissue 皮下组织

第二节　头　肌

※ **学习目标**:掌握咀嚼肌的名称、位置及功能;熟悉表情肌(枕额肌、眼轮匝肌、口轮匝肌)的位置及功能;了解其他表情肌的分布情况。

头肌分为面肌(又称为表情肌)和咀嚼肌两部分。

一、面肌

在头面部骨骼肌塑化标本上辨识,先辨识眼轮匝肌、口轮匝肌、颊肌,然后观察颅顶肌的额腹、枕腹和帽状腱膜,明确帽状腱膜的特征及作用。

> **歌诀记忆**

> 口眼周围轮匝肌,帽状腱膜颅顶紧
> 运动口眼耳和颊,大多表浅颊肌深

> **临床联系**

面瘫为面神经瘫痪的简称,俗称"歪嘴巴""吊线风",是因面神经麻痹引起面肌运动功能障碍,以面部表情僵硬为主要特征的一种疾病。根据病变部位分为中枢性、周围性和肌源性面瘫。①中枢性面瘫:病变位于面神经核以上至大脑皮质中枢之间,表现为病灶对侧下组面肌瘫痪——口角下垂、鼻唇沟变浅、口角歪向健侧、鼓腮及吹口哨不能等。②周围性面瘫:又称为 Bell 麻痹,多为面神经炎所致。临床表现除下组面肌瘫痪的症状外,还出现上组面肌瘫痪(如抬额、皱眉不能,额纹消失,眼睑闭合不全等)的表现。③肌源性面瘫:面肌自身发生病变,引起双侧面肌肌肉活动障碍,表现为双眼闭合及示齿不能、表情呆滞、饮水自口角外流。多见于重症肌无力、肌营养不良等。

面瘫通常采取药物、针灸、理疗等方法促进恢复。在保守治疗 3 个月后面神经麻痹仍未恢复,测定面神经传导速度及面肌肌电图检查均无反应即无电位活动者,可采用外科手术治疗。

二、咀嚼肌

在头面部骨骼肌塑化标本上辨识颞肌、咬肌、翼外肌和翼内肌。咀嚼肌强而有力,分布于下颌关节周围,收缩时牵引下颌骨,进行咀嚼运动。

> **歌诀记忆**

> 颞咬翼内和外肌,运动下颌助咀嚼
> 下颌支外咬内翼,翼外横行翼内斜

咬肌呈长方形,起自颧弓下缘和内侧面,分三束止于下颌支的冠突、内外侧面和下颌角,收缩时可上提下颌骨。颞肌呈扇形,起自颞窝的颞骨和颞筋膜深面,肌束下行经颧弓深面,止于下颌支的冠突,收缩时可上提和后拉下颌骨,并参与侧向运动。翼内肌有两个头,分别起自翼突外侧板内面及腭骨锥突,以及上颌结节,肌束行向下后外,止于下颌支内侧面的翼肌粗隆,收缩时可上提下颌骨,使下颌骨向前移动;翼外肌也有二头,分别起自蝶骨大翼的颞下面和蝶骨翼突外侧板外面的颞下嵴,肌束行向后外,止于下颌颈前面的翼肌窝及颞下颌关节的关节囊和关节盘,收缩时可牵拉下颌头、关节囊及关节盘向前。双侧翼外肌同时收缩,表现为张口和下颌前伸;同侧翼内、外肌同时收缩,使下颌转向对侧;双侧翼内、外肌交替收缩时,完成咀嚼运动。咬肌、颞肌和翼内肌收缩能上提下颌骨,故咬肌、颞肌和翼内肌属于闭口肌;两侧翼外肌同时收缩,使下颌骨向前,并参与张口,故翼外肌是张口肌。闭口肌力大于张口肌力,故下颌关节静止时处于闭口状态。

> **思考训练**

1. 下列面部肌不属于咀嚼肌的一项是( )
   A. 咬肌　　　　B. 颞肌　　　　C. 翼内肌　　　　D. 翼外肌　　　　E. 颊肌
2. 下列关于帽状腱膜的描述,错误的是( )
   A. 盖于颅顶　　　　　　　　B. 连于额、枕肌之间　　　　　　C. 为宽阔的腱膜
   D. 与颅顶皮肤紧密结合　　　E. 与颅骨骨膜疏松结合
3. 牵拉下颌关节向前运动的肌是( )
   A. 颞肌　　　　B. 咬肌　　　　C. 颊肌　　　　D. 翼外肌　　　　E. 翼内肌
4. 与笑肌作用相反的面肌为( )
   A. 颈阔肌　　　B. 颊肌　　　　C. 提口角肌　　　D. 口轮匝肌　　　E. 颧大肌
5. 咀嚼肌不包括( )
   A. 颞肌　　　　B. 咬肌　　　　C. 颊肌　　　　D. 翼外肌　　　　E. 翼内肌

常用英汉名词

muscle of head 头肌
facial muscle 面肌
masticatory muscle 咀嚼肌
occipitofrontalis 枕额肌
galea aponeurotica 帽状腱膜
orbicularis oculi 眼轮匝肌

orbicularis oris 口轮匝肌
buccinator 颊肌
temporalis 颞肌
masseter 咬肌
lateral pterygoid 翼外肌
medial pterygoid 翼内肌

第三节 颈 肌

※ **学习目标**:掌握胸锁乳突肌的位置、起止和作用,斜角肌的位置及斜角肌间隙的围成、穿行结构和临床意义;熟悉颈肌的分群,颈阔肌的位置和作用;了解舌骨上、下肌群的组成和功能,以及椎前肌和项肌的组成。

颈肌可分为颈浅肌群、颈深肌群和舌骨肌群3组。

一、颈浅肌群

在颈肌标本上观察颈阔肌与胸锁乳突肌。颈阔肌位于浅筋膜内,为最大的皮肌,收缩时下拉口角。胸锁乳突肌起自_____前面和_____端,止于_____。单侧肌收缩使头向_____倾斜,面转向_____侧;两侧收缩时,使头_____。

歌诀记忆

下连胸锁头有两,上止乳突斜又长
单动同屈面对转,双侧收缩头后仰

由胸锁乳突肌的作用,联想到一个小女孩的两个发辫,牵拉一侧和牵拉两侧有何不同。也可联系到胸锁乳突肌和斜方肌共同受副神经的支配,故二者的运动几乎完全相同。另外还要注意,当胸锁乳突肌的上端固定,收缩时可上提胸廓,参与深吸气运动。胸锁乳突肌一侧瘫痪时,头向对侧转动困难,两侧瘫痪时,头直立困难,患者仰卧时不能抬头。

二、颈深肌群

颈深肌群又分外侧群和内侧群。外侧群为斜角肌群,位于脊髓颈段两侧,包括前、中、后斜角肌。在标本上观察位于颈根部胸锁乳突肌深面的斜角肌间隙。内侧群为椎前肌群。此外还有枕下肌群(又称为项肌)。

歌诀记忆

颈深肌群内外项,外侧前中后斜角;前中连肋三角隙,锁下臂丛麻醉好
内侧两直头前侧,还有两长头颈晓;项肌头后大小直,头上头下斜肌找

斜角肌间隙由前、中斜角肌和第1肋上面围成,内有臂丛神经和锁骨下动脉穿行,为临床臂丛神经麻醉阻滞的进针部位。椎前肌群包括颈长肌和头长肌,以及头前直肌和头侧直肌。项肌主要有头后大、小直肌和头上、头下斜肌4块。

三、舌骨肌群

舌骨肌群又分上、下两群。舌骨上肌群包括二腹肌、茎突舌骨肌、下颌舌骨肌和颏舌骨肌。舌骨下肌群包括胸骨舌骨肌、肩胛舌骨肌、胸骨甲状肌及甲状舌骨肌,可降舌骨和喉,吞咽时甲状舌骨肌还可提喉使之靠近舌骨。

§ 歌诀记忆

舌骨肌群分上下,八块运动口舌喉;茎颌颏舌和二腹,主要提舌助开口

胸骨肩胛甲状舌,降舌降喉两不愁;颈胸背腹助呼吸,上吸下呼胸廓周

茎颌颏舌和二腹,主要提舌助开口:前句可分解为"茎突舌骨、下颌舌骨、颏舌骨和二腹(肌)"。舌骨上肌群中,下颌舌骨肌构成口底的肌,二腹肌及茎突舌骨肌位于其下方,颏舌骨肌位于其上方,它们发生于腹直肌原肌块的上延部分,主要参与张口运动和上提舌骨。

胸骨肩胛甲状舌,降舌降喉两不愁:前句可分解为"胸骨甲状、胸骨舌骨、肩胛舌骨和甲状舌骨(肌)"。舌骨下肌群也和腹直肌同源,均属于腹侧浅肌层。原始的舌骨下原肌块分为浅、深两层。浅层分为内、外侧两部,即胸骨舌骨肌与肩胛舌骨肌上腹;深层断为上、下两段,附着于甲状软骨斜线,斜线以上为甲状舌骨肌,以下是胸骨甲状肌。

颈胸背腹助呼吸,上吸下呼胸廓周:颈部肌如胸锁乳突肌、颈阔肌和斜角肌,胸部的胸大肌、胸小肌和前锯肌,腹部的腹前外侧肌群,背部的斜方肌、肩胛提肌等均可参与深呼吸运动,可记为"膈以上肌(通常连于胸廓上方)可提肋,主要参与深吸气;膈以下肌(必然连于胸廓下方)可降肋,主要参与深呼气",简记为"腹肌助呼气,颈胸背肌助吸气"。

※ 思考训练

1. 当胸锁乳突肌上端固定,双侧同时用力收缩时,产生的运动为(　　)
   A. 头前低　　　B. 头后仰　　　C. 深吸气　　　D. 深吸气　　　E. 头后仰或深吸气
2. 下列关于颈阔肌的说法,不正确的是(　　)
   A. 位于浅筋膜内　B. 为最大的皮肌　C. 收缩时下拉口角　D. 属于面肌　E. 为皮下骨骼肌
3. 参与表情形成且受面神经支配的颈肌为(　　)
   A. 胸锁乳突肌　B. 椎前肌　　　C. 斜角肌　　　D. 颈阔肌　　　E. 舌骨肌群
4. 斜角肌间隙内穿行的结构为(　　)
   A. 颈丛和锁骨下动脉　　　　　B. 颈丛和锁骨下静脉　　　　　C. 臂丛和锁骨下动脉
   D. 臂丛和锁骨下静脉　　　　　E. 臂丛和锁骨下动、静脉
5. 颈项部参与深呼吸的肌不包括(　　)
   A. 胸锁乳突肌　B. 颈阔肌　　　C. 斜角肌　　　D. 椎前肌　　　E. 斜方肌
6. 不属于舌骨下肌群的是(　　)
   A. 胸骨甲状肌　B. 二腹肌　　　C. 胸骨舌骨肌　D. 甲状舌骨肌　E. 肩胛舌骨肌

常用英汉名词

muscle of neck 颈肌
platysma 颈阔肌
sternocleidomastoid 胸锁乳突肌
scalenus anterior 前斜角肌
scalene fissure 斜角肌间隙
prevertebral muscle 椎前肌
digastric 二腹肌

mylohyoid 下颌舌骨肌
stylohyoid 茎突舌骨肌
geniohyoid 颏舌骨肌
sternohyoid 胸骨舌骨肌
omohyoid 肩胛舌骨肌
thyrohyoid 甲状舌骨肌
sternothyroid 胸骨甲状肌

第四节 躯干肌

※ 学习目标：掌握斜方肌、背阔肌、竖脊肌、胸大肌、前锯肌、肋间内肌、肋间外肌、腹前外侧肌群的位置、起止、作用及其形成的主要结构，以及膈的形态、位置、作用和三大裂孔；熟悉躯干肌的划分，其他躯干肌如肩胛提肌、菱形肌、胸小肌、锁骨下肌、冈上肌、冈下肌、肩胛下肌、大圆肌、小圆肌、腰方肌、肛提肌等的名称和位置；了解躯干肌的损伤及其他肌的位置，躯干肌的肌性标志。

躯干肌按所在部位又可分为背肌、胸肌、膈肌、腹肌和盆会阴肌。

§ 联想记忆

记住躯干肌分类的方法：可将胸、腹、盆腔视为一个背面呈板状、前外侧呈弧形的桶。桶背面为背肌；桶前外侧为胸肌和腹肌；桶内隔层为膈肌；桶上方由颈肌和上肢带肌覆盖，故无专门的躯干肌；桶底为盆会阴肌。

一、背肌

背肌分为浅、深两群，浅层多为阔肌，深部竖脊肌为强大的长肌。在背肌标本上主要观察浅群的斜方肌、背阔肌、菱形肌和肩胛提肌，以及深群的竖脊肌。

（一）背浅肌群

背浅肌群主要有斜方肌、背阔肌、肩胛提肌和菱形肌。

1. **斜方肌** 位于项部和背上部的浅层，一侧呈三角形，两侧合并为斜方形。起自枕外隆凸、项韧带和全部胸椎棘突，肌束向外集中止于锁骨、肩峰和肩胛冈。单侧收缩时可使肩胛骨向脊柱靠拢，上部肌束收缩提肩胛骨（耸肩），下部肌束收缩降肩胛骨；如肩胛骨固定，一侧肌收缩使颈向同侧屈、面转向对侧，两侧同时收缩可使头后仰（注意与胸锁乳突肌的作用比较）。斜方肌瘫痪可出现塌肩畸形。

2. **背阔肌** 位于背下部、腰部和胸侧壁，为全身最大的阔肌。起自第6胸椎以下的全部椎骨棘突和髂嵴的后部，肌束向外上方集中，止于肱骨小结节嵴。单侧收缩时使臂内收、内旋和后伸；使肱骨内收、旋内和后伸。当上肢上举固定时，双侧收缩时可参与引体向上，并协助吸气。

3. **肩胛提肌** 位于斜方肌的深面，收缩时上提和内牵肩胛骨。

4. **菱形肌** 位于斜方肌中部深面，呈菱形，收缩时牵拉肩胛骨移向内上方。

（二）背深肌群

背深肌群主要为竖脊肌，又称为骶棘肌，位于背部深层的脊柱沟内。起自骶骨背面和髂嵴后份，向上分出多条肌束分别止于椎骨、肋骨和枕骨。竖脊肌是维持人体直立的重要肌肉，双侧收缩使脊柱后伸和仰头，一侧收缩使脊柱侧屈。

胸腰筋膜为包绕竖脊肌和腰方肌的深筋膜，分前（深）、中、后（浅）3层，后层在腰部显著增厚。由于腰部活动度大，在剧烈运动中，胸腰筋膜常易扭伤，是腰腿痛的病因之一。

§ 歌诀记忆

背肌浅群斜方阔，肩提菱形斜下卧；斜方肌损塌肩多，背阔肌损引体弱
背肌深群来竖脊，菱斜深面头夹过；竖脊腰方筋膜厚，胸腰筋膜劳损多

思考训练

1. 双侧斜方肌瘫痪可出现( )
   A. 塌肩畸形　　　B. 头后仰困难　　　C. 扩胸困难　　　D. 耸肩困难　　　E. 以上均正确
2. 参与引体向上的背部肌主要为( )
   A. 斜方肌　　　B. 背阔肌　　　C. 竖脊肌　　　D. 肩胛提肌　　　E. 菱形肌
3. 胸腰筋膜包绕的背部肌为( )
   A. 斜方肌　　　B. 背阔肌　　　C. 竖脊肌　　　D. 肩胛提肌　　　E. 菱形肌

二、胸肌

胸肌分为两群,起自胸廓,止于上肢骨的肌群称为胸上肢肌;起、止点均在胸廓的肌群称为胸固有肌。在胸肌标本上观察胸上肢肌群的胸大肌、胸小肌、前锯肌、锁骨下肌和胸固有肌群的肋间内、外肌。

(一)胸上肢肌

1. **胸大肌**　位于胸壁浅层,起自锁骨、胸骨和上6个肋软骨,肌束向外上集中,止于肱骨大结节下方。收缩时可使肩关节内收、旋内和前屈。当上肢固定时,可上提躯干,并协助吸气。
2. **胸小肌**　位于胸大肌的深面,收缩时拉肩胛骨向前下方。
3. **前锯肌**　位于胸廓侧壁,起于第1~8肋,肌束行向后上方,止于肩胛骨内侧缘和下角。收缩时拉肩胛骨向前下;当肩胛骨固定时,可上提肋以协助吸气。前锯肌瘫痪可出现肩胛下角翘起,形成"翼状肩"畸形。

(二)胸固有肌

位于肋间隙内,主要有肋间外肌和肋间内肌。肋间内肌的深面还有肋间最内肌和胸横肌,与肋间内肌的作用类同。

肋间肌是重要的呼吸肌。其中肋间外肌收缩,提肋以助吸气;肋间内肌收缩,降肋以助呼气。

填表练习

名称	位置	起点	止点	纤维方向	作用
肋间外肌					
肋间内肌					

思考训练

1. 胸大肌的作用不包括( )
   A. 使肩关节内收　　B. 使肩关节旋内　　C. 使肩关节前屈　　D. 参与引体向上　　E. 协助呼吸
2. 前锯肌瘫痪引起( )
   A. 翼状肩畸形　　B. 塌肩畸形　　C. 方肩畸形　　D. 溜肩畸形　　E. 高低肩畸形
3. 下列关于肋间肌的描述,错误的是( )
   A. 位于肋间隙内　　　　　　　　B. 由浅入深为肋间外肌、肋间内肌和肋间最内肌
   C. 肋间外肌向前接肋间外膜　　　D. 肋间内肌向后接肋间内膜
   E. 肋间最内肌肌纤维的方向与肋间外肌相同

4. 在人类已退化的胸上肢肌为( )
   A. 胸大肌　　　B. 胸小肌　　　C. 前锯肌　　　D. 锁骨下肌　　　E. 胸横肌
5. 下列关于胸大肌的描述,错误的是( )
   A. 大部起自胸壁　B. 止于肩胛骨　C. 可提肋助吸气　D. 属胸上肢肌　E. 可引体向上
6. 牵拉肩胛骨向前的是( )
   A. 胸大肌　B. 胸小肌　　　C. 前锯肌　　　D. 肩胛下肌　　　E. 背阔肌
7. 不属于胸上肢肌的一项是( )
   A. 胸大肌　B. 胸小肌　　　C. 前锯肌　　　D. 锁骨下肌　　　E. 背阔肌
8. 胸前外侧壁的骨骼肌不包括( )
   A. 胸大、小肌　B. 肋间肌　　　C. 前锯肌　　　D. 腹外斜肌　　　E. 背阔肌

三、膈肌

注意: 不可将膈肌的"膈"写成"隔"。隔有"遮断、隔开;间隔;距离"等含义,虽然膈肌有分隔胸、腹腔的作用,但膈肌为肌肉,"月"字旁自隶书出现后,在写法上与"肉"极其相似,故后来很多带"肉"偏旁的字在书写时大部分被"月"偏旁取代。因此,膈肌的写法为"膈",而不是"隔"。纵隔(左、右胸腔之间的隔部)的写法则为"隔",而不是"膈"。

1. **膈的位置、形态结构和分部**　膈位于胸、腹腔之间,为向上膨隆呈穹隆形的阔肌。膈的周围部为肌腹;中央部为腱膜,称为_____。根据其起点分为_____、_____和_____三部,各部起点之间可留有三角形小空隙,为膈的薄弱区,称为_____和_____。腹部脏器有可能经此突入胸腔内,形成膈疝。

2. **膈的裂孔及其穿行结构**　膈有3个裂孔。在膈肌标本上观察膈的位置、形态特征和3个裂孔,并比较其位置关系。

填表练习

名称	水平位置	穿行结构
主动脉裂孔		
食管裂孔		
腔静脉孔		

3. **膈的运动**　膈是主要的呼吸肌。收缩时,膈肌穹隆下降,胸腔容积扩大,参与吸气;膈与腹肌同时收缩,则能增加腹压,以协助排便、呕吐、分娩等活动。膈和腹肌的共同运动形成以膈上下移动为特征的腹式呼吸,故膈肌瘫痪时主要影响腹式呼吸,而胸式呼吸代偿性增强。

歌诀记忆

膈肌穹隆隔腹胸,三部两薄三裂孔;胸骨肋与腰三部,胸肋腰肋三角通

下后左、上前右,食管裂孔位居中;导管动脉相伴行,迷走支配食管从

穹顶膈下吸运动,腹部增压腹肌共;腹脏上突角和孔,膈疝出现很严重

膈的3个裂孔水平位置:可抓住3个关键点。一是主动脉裂孔最低,为胸腹腔的分界部位,故其约平第12胸椎;其次是3个裂孔相隔的水平距离均为2个椎体高度;三是食管裂孔居中,而腔静脉孔位置最高,故前者约平第10胸椎,后者约平第8胸椎。

膈3个裂孔的主要穿行结构:通过名称即可知,但伴行结构容易混淆,此时可寻找它们的联系,即主动脉裂孔内

为主动脉(注意不能说是胸主动脉或腹主动脉,但可以说成降主动脉)、胸导管,二者都是很重要的运送体液(血液和淋巴液)的管道主干;食管裂孔内为食管、迷走神经,因为迷走神经主要含副交感纤维(支配内脏运动)成分,且相当于副交感神经的主干,沿途与内脏器官即食管伴行并分支支配,故二者为密切的主从支配关系。

此外,穿经主动脉裂孔还有半奇静脉;穿经腔静脉孔的还有右膈神经的腹腔支;穿经食管裂孔的还有胃左动、静脉的食管支;穿经膈脚的有奇静脉、半奇静脉、内脏大神经、内脏小神经、交感干;穿经胸肋三角的是腹壁上血管。

临床联系

膈疝是一种内疝,指腹上部器官结构经膈的薄弱区(包括膈的主动脉裂孔、食管裂孔、腔静脉孔,以及腰肋三角和胸肋三角)异位进入胸腔内的疾病状态。可分为创伤性膈疝与非创伤性膈疝,后者又可分为先天性与后天性两类。非创伤性膈疝中最常见者为食管裂孔疝、胸腹裂孔疝、胸骨旁疝、膈缺如等,以食管裂孔疝最为常见。食管裂孔疝多发生于40岁以上,女性(尤其是肥胖的经产妇)多于男性,少数发病因先天性发育障碍,但近年来多认为后天性因素是主要的,与肥胖及慢性腹内压力升高有关。

思考训练

1. 食管裂孔约平对(　　)
   A. 第8胸椎　　B. 第9胸椎　　C. 第10胸椎　　D. 第11胸椎　　E. 第12胸椎
2. 穿经主动脉裂孔的结构为(　　)
   A. 奇静脉　　B. 胸导管　　C. 交感干　　D. 迷走神经干　　E. 内脏大神经
3. 穿经主动脉裂孔的动脉段为(　　)
   A. 胸主动脉　　B. 腹主动脉　　C. 降主动脉　　D. 腹腔干　　E. 膈肌动脉
4. 膈肌瘫痪主要影响(　　)
   A. 胸式呼吸　　B. 腹式呼吸　　C. 深呼吸　　D. 库斯莫尔呼吸　　E. Valsalva 呼吸
5. 膈肌收缩不会出现(　　)
   A. 膈穹抬高　　B. 胸腔变大　　C. 腹压增高　　D. 腹式呼吸　　E. 呼入气体
6. 膈疝最易膨出的部位是(　　)
   A. 主动脉裂孔　　B. 食管裂孔　　C. 腔静脉孔　　D. 腰肋三角　　E. 胸肋三角

四、腹肌

腹肌参与构成腹腔的前壁、侧壁和后壁,分为前外侧群和后群。在腹肌标本上先观察前外侧群的腹直肌,以及由浅入深的3层扁肌,依次为腹外斜肌、腹内斜肌和腹横肌,并注意肌纤维的方向;再观察后群的腰大肌、腰方肌及胸腰筋膜的前层(深层);同时观察以下由腹肌参与形成的腹部结构:腹直肌鞘、腹白线、半月线、弓状线、腹股沟韧带、腹股沟镰、腹股沟管、腹股沟三角等。

(一)腹前外侧肌群

腹前外侧肌群具有保护、固定腹腔脏器的作用;收缩时腹腔缩小,腹压增加,以协助排便、呕吐和分娩;腹压增加还使膈肌穹隆上升,协助呼气。腹肌又是背部伸肌的拮抗肌,收缩时可使脊柱前屈、侧屈和旋转。

1. **腹直肌**　为一对长带状肌,位于腹中线的两侧,表面被_____包裹。起自耻骨嵴,向上止于剑突和第5~7肋软骨。腹直肌纤维被3~4条横行的_____(又称为腹横线)分隔。

2. **腹外斜肌**　位于腹前外侧壁的浅层。起自下位8个肋骨的外面,肌束斜向前下,包绕腹直肌后,止于白线。

3. **腹内斜肌**　位于腹外斜肌的深面。起自胸腰筋膜、髂嵴、腹股沟韧带的外侧半,肌束呈扇形展开,包绕腹直肌后,止于白线。

4. 腹横肌 位于腹内斜肌的深面，起自下位6个肋骨、胸腰筋膜、髂嵴和腹股沟韧带的外侧部，肌束横行向前，经腹直肌后面，止于白线。

◆ 关键词

腹肌参与形成的结构记为12345，即一鞘二口三缺四线五韧带

一鞘：即腹直肌鞘。该鞘包裹腹直肌，分前、后两层。前层由腹外斜肌腱膜与腹内斜肌腱膜前层构成；后层由腹内斜肌腱膜和腹横肌腱膜构成（腹内斜肌腱膜分2层后变成4层，故鞘的前后层各占一半即2层）。但在弓状线水平以下，腹直肌鞘的后层缺如，故3块扁肌的腱膜共同参与前层的构成。

二口：即腹股沟管的内口和外口。内口为深环（腹环，内环），位于腹股沟韧带中点上方约一横指处，为腹横筋膜向外突出而成；外口为浅环（皮下环，外环），位于腹股沟韧带内侧端上方，为腹外斜肌腱膜分裂形成的三角形裂口。

三缺：即脐环、腹股沟镰和腹股沟三角。脐环位于白线中部，为腹前壁最为薄弱的部位。腹股沟镰，又称为联合腱，为腹前壁外侧的薄弱区，为腹内斜肌和腹横肌的下部肌束呈弓状越过精索或子宫圆韧带的上方，行向内侧后延续为腱膜而形成，并止于耻骨梳，有封闭腹股沟管的作用。腹股沟三角，又称为海氏三角，由腹直肌外侧缘、腹股沟韧带与腹壁下动脉围成的三角区，是腹前壁内侧的薄弱区。脐环、腹股沟镰（及腹股沟管）和腹股沟三角，分别是脐疝、腹股沟斜疝和腹股沟直疝发生的解剖结构基础。

四线：即腹横线、腹白线、半月线和弓状线。腹横线，又称为腹直肌腱划；腹白线由腹前外侧壁3层阔肌的腱膜在腹前正中线上交织而成；半月线，又称为腹直肌线或Spiegel线，为沿腹直肌外侧缘的弧形线；弓状线，又称为半环线，为腹直肌鞘后层的腹内斜肌腱膜和腹横筋膜（腹内斜肌腱膜）向下中断而形成的一凸向上方的弧形分界线，约平脐与耻骨联合上缘连线中点处（脐以下4~5 cm或三横指）。除腹横线外的3条线可记为"白弯（弓）月"，即腹白线、弓状线、半月线。

五韧带：即腹股沟韧带、反转韧带、陷窝韧带、凹间韧带和耻骨梳韧带。腹股沟韧带由腹外斜肌腱膜下缘增厚反卷，张于髂前上棘和耻骨结节之间而形成；其外侧脚向内上发出部分纤维经精索或子宫圆韧带之后，移行于腹直肌鞘前层，称为反转韧带；外侧脚内端弯向后外的纤维形成腔隙韧带（又称为陷窝韧带）。腔隙韧带向外侧延续附着于耻骨梳上的部分，称为耻骨梳韧带（又称为Cooper韧带）。腹横筋膜在腹股沟管内环内侧增厚致密，形成近乎矢状位的韧带，称为凹间韧带（又称为Hesselbach韧带）。

此外，腹内斜肌和腹横肌下缘的部分肌纤维，沿精索向下移行，包绕精索和睾丸，称为提睾肌，收缩时可上提睾丸。此肌虽属骨骼肌，但不受意志支配。

❀ 临床联系

腹腔脏器离开原来的位置，通过人体薄弱点或缺损、间隙进入另一部位。腹部疝可凸向腹外，称为腹外疝；也可表现为肠管等器官组织凸入腹腔内的某一间隙，称为腹内疝。腹外疝又可分为5种，即膈疝、脐疝、腹股沟斜疝、腹股沟直疝和股疝。

腹股沟斜疝：其解剖基础为腹股沟镰和腹股沟管。疝囊经腹壁下动脉外侧，经腹股沟镰附近的深环进入腹股沟管内，出浅环后进入阴囊内。腹股沟管位于腹股沟韧带内侧半上方，长4~5 cm（三横指），内有男性精索、女性子宫圆韧带通过。腹股沟管有两口和四壁。两口即浅环和深环。四壁：前壁为腹外斜肌腱膜，后壁为腹横筋膜和腹股沟镰，上壁是腹内斜肌和腹横肌的弓状下缘，下壁为腹股沟韧带。斜疝是最多见的腹外疝，发病率约占全部腹外疝的90%以上，或占腹股沟疝的95%以上。男性占绝大多数，右侧比左侧多见。

腹股沟直疝：其解剖基础为腹股沟三角。疝囊经腹壁下动脉内侧，直接由腹股沟三角向前凸出而形成。腹股沟直疝约占腹股沟疝的5%，好发于年老体弱者，与直疝三角区的肌肉和筋膜发育不全、肌肉萎缩退化、腹内压力升高等很多因素有关。巨大斜疝使腹股沟管后壁强度明显减弱或缺如也可并发直疝。

股疝：其解剖基础为股环、股管和隐静脉裂孔。疝囊通股环、股管向卵圆窝的隐静脉裂孔凸出而形成。股疝占腹外疝的3%~5%，多见于40岁以上女性。女性骨盆较宽广，联合腱和腔隙韧带较薄弱，以致股管上口宽大松弛，故易发病。

歌诀记忆

一鞘二环三缺陷,四线五韧五种疝

五种疝是指腹股沟斜疝、腹股沟直疝、脐疝、股疝和膈疝。腹股沟斜疝的解剖基础包括腹股沟镰、腹股沟管及其两环;腹股沟直疝的解剖基础为腹股沟三角;脐疝的解剖基础为脐孔;股疝的解剖基础为股管及其上方的股凹和下方的卵圆窝;膈疝的解剖基础包括膈的3个裂孔(主动脉裂孔、食管裂孔和腔静脉孔)和2个三角(腰肋三角和胸肋三角)。

(二)腹后肌群

腹后肌群主要为腰方肌和腰大肌,有时还有腰小肌。

1. **腰大肌** 位于腰椎两侧的长肌,起自第12胸椎及全部腰椎两旁,与髂肌共同止于股骨小转子上,合称为髂腰肌。腰小肌位于腰大肌的前面,起自第12胸椎及第1腰椎侧面,止于髂耻隆起,此肌收缩可与腰大肌共同作用使脊椎腰段向同侧屈,并紧张髂筋膜。

2. **腰方肌** 位于腹后壁两侧,起自髂嵴,止于第12肋,收缩时使脊柱侧屈。

思考训练

1. 腹前外侧肌群不包括( )
   A. 腹直肌　　B. 腹外斜肌　　C. 腹内斜肌　　D. 腹横肌　　E. 腰大肌
2. 腹股沟管穿行的结构为( )
   A. 股动、静脉　B. 髂外动、静脉　C. 生殖股神经　D. 股神经　E. 精索或子宫圆韧带
3. 腹外斜肌腱膜形成的韧带不包括( )
   A. 腹股沟韧带　B. 反转韧带　C. 陷窝韧带　D. 凹间韧带　E. 耻骨梳韧带
4. 腹外斜肌腱膜形成的裂口为( )
   A. 深环　　B. 腹环　　C. 内环　　D. 浅环　　E. 内口
5. 腹直肌鞘后层平脐下4~5 cm处断裂形成( )
   A. 腹白线　B. 半月线　C. 弓状线　D. 腹横线　E. 腹中线
6. 连于髂前上棘和耻骨结节之间的韧带为( )
   A. 腹股沟韧带　B. 反转韧带　C. 陷窝韧带　D. 凹间韧带　E. 耻骨梳韧带
7. 疝囊经腹股沟管凸出形成( )
   A. 脐疝　　B. 腹股沟斜疝　　C. 腹股沟直疝　　D. 膈疝　　E. 股疝
8. 参与胸腰筋膜构成的筋膜源自( )
   A. 腰大肌和腰小肌　B. 腰大肌和腰方肌　C. 腰大肌和竖脊肌　D. 腰方肌和竖脊肌　E. 胸大肌和腰大肌

五、盆会阴肌

盆会阴肌是指封闭小骨盆下口的诸肌,亦称盆底肌或会阴肌。主要有肛提肌、会阴浅横肌、会阴深横肌、尿道括约肌等。

常用英汉名词

dorsal muscle 背肌
trapezius 斜方肌
latissimus dorsi 背阔肌
levator scapulae 肩胛提肌
rhomboideus 菱形肌
thoracolumbar fascia 胸腰筋膜
erector spinae 竖脊肌
pectoralis major 胸大肌

pectoralis minor 胸小肌
serratus anterior 前锯肌
intercostales externi 肋间外肌
intercostales interni 肋间内肌
diaphragm 膈
aortic hiatus 主动脉裂孔
esophageal hiatus 食管裂孔
vena caval foramen 腔静裂孔
rectus abdominis 腹直肌
sheath of rectus abdominis 腹直肌鞘
obliquus externus abdominis 腹外斜肌
obliquus internus abdominis 腹内斜肌
transversus abdominis 腹横肌
inguinal ligament 腹股沟韧带
inguinal canal 腹股沟管
superficial inguinal ring 腹股沟浅环
deep inguinal ring 腹股沟深环
psoas major 腰大肌
quadratus lumborum 腰方肌
levator ani 肛提肌

第五节 上肢肌

学习目标：掌握三角肌、肱二头肌、肱三头肌、肱桡肌的位置、起止和作用；熟悉上肢肌的分群，肩带肌的配布，臂肌、前臂肌的层次、排列关系及其主要作用，上肢局部记载结构（三边孔、四边孔、腋窝、肘窝、腕骨）的境界和内容；了解手肌的分群、层次关系及各肌的位置和功能，上肢的肌性标志。

上肢肌按部位分为上肢带肌（又称肩带肌）、臂肌、前臂肌和手肌。

一、上肢带肌（肩带肌）

肩带肌配布在肩关节周围，均起自上肢带骨，止于肱骨，能运动和保护肩关节。在上肢肌标本上观察覆盖肩关节的三角肌，冈上窝内的冈上肌，冈下窝内的冈下肌、小圆肌、大圆肌，肩胛下窝内的肩胛下肌。

1. **三角肌** 呈三角形，起自锁骨外侧份、肩峰和肩胛冈，肌束从前、后和外侧三面包围肩关节，止于肱骨的三角肌粗隆，是肌内注射的常用部位。
2. **冈上肌** 位于斜方肌深面，起自肩胛骨的冈上窝，止于肱骨大结节。
3. **冈下肌** 位于冈下窝内，起自肩胛骨的冈下窝，止于肱骨大结节中部。
4. **小圆肌** 位于冈下肌的下方，起自肩胛骨外侧缘，止于肱骨大结节。
5. **大圆肌** 位于小圆肌的下方，起自肩胛骨下角，止于肱骨的小结节嵴。
6. **肩胛下肌** 位于肩胛下窝内，起自肩胛下窝，止于肱骨小结节。

歌诀记忆

上肢肩带三角肌，外展屈伸内外旋
窝内肩胛下冈圆，除开大圆袖护肩

上肢肩带三角肌，外展屈伸内外旋：三角肌收缩时，主要使肩关节外展。前部肌束收缩可使肩关节屈和旋内，后部肌束可使肩关节伸和旋外。

窝内肩胛下冈圆，除开大圆袖护肩：肌腱袖，又称为肩袖，由冈上肌、冈下肌、小圆肌、肩胛下肌的肌腱彼此相连，分别从肩关节囊的上方、后面和前面对肩关节进行包裹，并与肩关节囊愈着组成腱板，对肩关节起保护和稳定的作用。

思考训练

1. 三角肌的肌束收缩时,不会使肩关节产生的运动为( )
   A. 外展　　　　B. 内收　　　　C. 屈伸　　　　D. 旋内　　　　E. 旋外
2. 参与肩袖围成的肩带肌不包括( )
   A. 肩胛下肌　　B. 冈上肌　　　C. 冈下肌　　　D. 大圆肌　　　E. 小圆肌
3. 从肩关节上面包绕肩关节的肌腱为( )
   A. 冈上肌肌腱　B. 冈下肌肌腱　C. 大圆肌肌腱　D. 小圆肌肌腱　E. 肩胛下肌肌腱
4. 附着于肱骨体部的肩带肌为( )
   A. 三角肌　　　B. 冈上肌　　　C. 冈下肌　　　D. 大圆肌　　　E. 肩胛下肌
5. Which muscle contributes to the "rotator cuff"? ( )
   A. Deltoid　　　B. Latissimus dorsi　C. Pectoralis major　D. Supraspinatus　E. Teres major
6. What gives roundness to the shoulder? ( )
   A. Deltoid　　　B. Latissimus dorsi　C. Pectoralis major　D. Supraspinatus　E. Teres major

二、臂肌

臂肌覆盖肱骨,分臂前肌群(屈肌群)和臂后肌群(伸肌群)。在臂肌标本上观察臂前肌群的肱二头肌、喙肱肌、肱肌,臂后肌群的肱三头肌。注意观察肱三头肌长头穿小圆肌、大圆肌,将二者的间隙分为外侧的四边孔和内侧的三边孔。总结两孔的边界。思考穿过两孔的结构。

1. 臂前肌群 臂前肌群包括肱二头肌、肱肌和喙肱肌。肱二头肌位于臂前面浅层,呈梭形,起端有长、短两头,长头起自肩胛骨盂上结节,通过肩关节囊,经结节间沟下降;短头起自肩胛骨喙突,两头合成肌腹,止于桡骨粗隆。收缩时可屈肘关节、肩关节。喙肱肌在肱二头肌的内侧,其作用为屈肩关节。肱肌位于肱二头肌下半部的深面,其作用为屈肘关节。

2. 臂后肌群 为肱三头肌。该肌有3个头,长头起自肩胛骨盂下结节;外侧头和内侧头均起自肱骨背面,三头合成肌腹,止于尺骨鹰嘴。主要作用是伸肘关节,长头使肩关节后伸和内收。

歌诀记忆

　　臂前肱二喙肱肱,双屈屈肩和屈肘;臂后肱三能双伸,长头还可使肩收
　　大小圆肌中穿腱,内侧三外四边;三边孔穿旋肩胛,四边腋神肱后旋

臂肌及其运动对应关系:肱二头肌—双屈(屈肘屈肩),喙肱肌—屈肩,肱肌—屈肘,肱三头肌—双伸(伸肘伸肩),肱三头肌长头—有收肩作用。

三边孔和四边孔的围成和穿行结构:在上方的小圆肌(也为深面的肩胛下肌)和下方的大圆肌之间,有肱二头肌长头腱向上穿过,将大、小圆肌与外侧的肱骨外科颈之间形成的三角形间隙分成2个部分,即内侧三角形的三边孔和外侧四边形的四边孔。故三边孔的围成为小圆肌(或肩胛下肌)、大圆肌和肱二头肌长头腱;四边孔的围成为小圆肌(或肩胛下肌)、大圆肌、肱二头肌长头腱和肱骨外科颈。三边孔在内侧,故穿行的神经血管为向内旋到肩胛骨后面的"旋肩胛动、静脉";四边孔在外侧,故穿行的神经、血管为向外旋到肱骨外科颈后面的"腋神经"和"旋肱后动、静脉"。

思考训练

1. 不属于臂部的肌是( )
   A. 肱二头肌　　B. 肱三头肌　　C. 喙肱肌　　　D. 肱肌　　　　E. 三角肌
2. 与肘关节运动无关的上肢肌为( )
   A. 肱二头肌　　B. 肱三头肌　　C. 喙肱肌　　　D. 肱肌　　　　E. 肱桡肌

3. 不能运动肩关节的上肢肌为( )
   A. 三角肌　　　　B. 肱二头肌　　　C. 肱三头肌　　　D. 肱肌　　　　E. 胸大肌
4. 三边孔穿行的结构为( )
   A. 腋神经　　　　B. 桡神经　　　　C. 腋动、静脉　　D. 旋肩胛动、静脉　　E. 旋肱后动、静脉
5. 腋神经穿经( )
   A. 三边孔　　　　B. 四边孔　　　　C. 喙肱肌　　　　D. 肱骨结节间沟　　E. 三角肌
6. 参与三边孔、四边孔围成的结构不包括( )
   A. 大圆肌　　　　B. 小圆肌　　　　C. 三角肌　　　　D. 肱骨外科颈　　E. 肱二头肌长头腱

三、前臂肌

前臂肌包绕尺骨和桡骨，分前、后两群。前群肌共9块，可分为4层；后群肌共10块，可分为2层。

歌诀记忆

前臂前群桡向尺，九块四层两块旋；一层肱桡旋前圆，掌长两侧桡尺腕
二层指浅屈肌单，三层拇长指深伴；四层前方深面，七块屈肌两旋前
前臂后群桡向尺，十块两层各一半；浅层桡侧腕长短，指和小指尺伸腕
深层旋后拇长展，拇短拇长示伸全；九块伸肌一块旋，全肌伸腕臂后旋

前臂前肌群的层次：共分4层。分别有5、1、2、1共计9块。第1层由桡侧向尺侧依次为：肱桡肌、旋前圆肌、桡侧腕屈肌、掌长肌、尺侧腕屈肌；第2层仅为指浅屈肌；第三层的外侧为拇长屈肌，内侧为指深屈肌；第4层仅为旋前方肌。肱桡肌仅屈肘，旋前圆肌可辅助屈肘。

前臂后肌群的层次：分浅、深2层，分别为5块。浅层5块肌由桡侧向尺侧依次为桡侧腕长伸肌、桡侧腕短伸肌、指伸肌、小指伸肌、尺侧腕伸肌；深层5块肌由桡侧向尺侧依次为旋后肌、拇长展肌、拇短伸肌、拇长伸肌、示指伸肌。

前臂肌中，前臂前肌群主要作用为屈腕肌，又称为前臂屈肌群；前臂后肌群相反，主要为伸腕肌，又称为前臂伸肌群。前臂肌还有旋前臂肌，旋前肌包括前群的旋前圆肌和旋前方肌，旋后肌仅为后群的旋后肌。同时，当前臂处于旋前位时，肱二头肌能使其旋后，为旋前的对抗肌。另外，旋前圆肌和肱桡肌分别构成肘窝的内、外侧界。

思考训练

1. 前臂屈肌群中，仅能屈肘的肌为( )
   A. 肱桡肌　　　　B. 旋前圆肌　　　C. 桡侧腕屈肌　　D. 尺侧腕屈肌　　E. 掌长肌
2. 前臂肌群中，既能旋前臂又可辅助屈肘的肌为( )
   A. 肱桡肌　　　　B. 旋前圆肌　　　C. 旋前方肌　　　D. 旋后肌　　　　E. 肱二头肌
3. 除旋后肌外，还可对抗前臂旋前作用的肌为( )
   A. 肱桡肌　　　　B. 旋前圆肌　　　C. 旋前方肌　　　D. 掌长肌　　　　E. 肱二头肌
4. 前臂屈肌群中，具有"四屈"即屈肘、屈腕、屈掌指关节和屈近侧指间关节作用的肌是( )
   A. 肱桡肌　　　　B. 掌长肌　　　　C. 指浅屈肌　　　D. 指深屈肌　　　E. 桡、尺侧腕屈肌
5. 与腕关节运动无关的肌是( )
   A. 肱桡肌　　　　B. 桡侧腕屈肌　　C. 尺侧腕屈肌　　D. 掌长肌　　　　E. 指浅、深屈肌
6. 网球肘受损的前臂屈肌主要为( )
   A. 肱二头肌　　　B. 肱桡肌　　　　C. 旋前圆肌　　　D. 旋前方肌　　　E. 掌长肌
7. Which muscle is involved in the development of "tennis elbow" (lateral epicondylitis)? ( )
   A. Abductor pollicis longus　　　B. Anconeus　　　　　　　　C. Brachioradialis
   D. Extensor carpi radialis brevis　　E. Triceps brachii

四、手肌

手肌全部位于手的掌侧面，分外侧群、内侧群和中间群，主要起运动手指的作用。

在手肌标本和模型上，对照教材辨识：外侧群（又称为鱼际肌）包括拇短展肌、拇短屈肌、拇对掌肌、拇收肌；内侧群（又称为小鱼际肌）包括小指展肌、小指短屈肌、小指对掌肌；中间群包括4块蚓状肌和7块骨间肌，分别为第1~4蚓状肌、第1~3骨间掌侧肌和第1~4骨间背侧肌。

§ 歌诀记忆

屈伸展拇分长短，拇收对掌各为单；短展短屈对掌收，大鱼际肌四块全
小指短屈展对掌，小鱼际肌共有三；四块蚓状七骨间，骨间三掌四背完

运动拇指的肌共有8块（屈伸展拇分长短，拇收对掌各为单），包括前臂肌4块和手外侧肌群4块。前者包括拇长屈肌（前臂前群）、拇长展肌、拇长伸肌、拇短伸肌（前臂后群）；后者为手外侧群的大鱼际肌，包括2块短肌为拇短展肌、拇短屈肌，1块拇对掌肌和1块拇收肌（短展短屈对掌收）。

常用英汉名词

deltoid 三角肌
biceps brachii 肱二头肌
brachialis 肱肌
coracobrachialis 喙肱肌
tricepsbrachii 肱三头肌
brachioradialis 肱桡肌
pronator teres 旋前圆肌
flexor carpi radialis 桡侧腕屈肌
flexor carpi ulnaris 尺侧腕屈肌
palmaris longus 掌长肌
flexor digitorum superficialis 指浅屈肌
flexor digitorum profundus 指深屈肌
flexor pollicis longus 拇长屈肌
pronator quadratus 旋前方肌

extensor carpi radialis longus 桡侧腕长伸肌
extensor carpi radialis brevis 桡侧腕短伸肌
extensor digitorum 指伸肌
extensor digiti minimi 小指伸肌
extensor carpi ulnaris 尺侧腕伸肌
supinator 旋后肌
abductor pollicis longus 拇长展肌
extensor pollicis longus 拇长伸肌
extensor pollicis brevis 拇短伸肌
extensor indicis 示指伸肌
abductor pollicis brevis 拇短展肌
flexor pollicis brevis 拇短屈肌
opponens pollicis 拇对掌肌
lumbrical 蚓状肌

第六节 下肢肌

学习目标：掌握髂腰肌、臀大肌、股四头肌、股二头肌、小腿三头肌的位置、起止和作用；熟悉下肢肌的分群，髋肌、大腿肌的分群、分层及其主要功能，下肢局部记载结构（梨状肌上孔、梨状肌下孔、股三角、收肌管、收肌腱裂孔、腘窝）的境界和内容；了解小腿肌、足底肌的分群和层次关系，髂胫束、隐静脉裂孔的形成和位置，下肢的肌性标志。

下肢肌按部位分为下肢带肌（髋肌）、大腿肌、小腿肌和足肌。

一、髋肌

分布于髋关节周围,主要运动髋关节。分前、后两群。前群主要有髂腰肌和阔筋膜张肌。后群包括臀大肌、臀中肌、臀小肌、梨状肌等。在下肢肌的标本上观察前群的髂腰肌、阔筋膜张肌;后群浅层的臀大肌,中层的臀中肌、梨状肌、闭孔内肌、股方肌,深层的臀小肌、闭孔外肌。

1. **髂腰肌** 由腰大肌和髂肌结合而成。髂肌呈扇形起于髂窝,与腰大肌会合后,向下经腹股沟韧带深面进入股部,止于股骨小转子。髂腰肌的作用是屈髋关节并可外旋大腿,当下肢固定时,可前屈骨盆(使骨盆前倾)和躯干。

2. **阔筋膜张肌** 位于大腿上部前外侧,起自髂前上棘,向下移行为髂胫束。髂胫束为全身最厚的阔筋膜,其起自髂嵴,其上1/3分成两层,夹有阔筋膜张肌,向下增厚呈带状,止于胫骨外侧髁。主要作用为紧张阔筋膜,并屈大腿。

3. **臀大肌** 起自髂骨翼外面和骶骨后面,斜向下外,止于髂胫束和股骨的臀肌粗隆。其主要作用为伸髋关节,并可防止身体前倾,维持身体平衡。臀大肌宽厚,和皮下组织形成臀部隆起,在臀部外上1/4处为临床常用肌内注射部位。

4. **臀中肌和臀小肌** 臀中肌位于臀大肌的深面,臀小肌位于臀中肌的深面,二者均起于髂骨翼外面,止于股骨大转子。两肌共同使髋关节外展。

5. **梨状肌** 起自第2、3、4骶椎的前面,向外经坐骨大孔出骨盆入臀部,止于股骨大转子的顶部。可使髋关节外展和外旋。梨状肌经坐骨大孔时将其分成梨状肌上孔和梨状肌下孔。

注意:闭孔内、外肌分别起于闭孔膜内、外面及其周围骨面,均属于髋肌后群。

填表练习

名称		围成	穿行结构及其排列关系
坐骨大孔	梨状肌上孔	坐骨大孔上缘和梨状肌上缘之间	
	梨状肌下孔	坐骨大孔下缘和梨状肌下缘之间	
坐骨小孔		骶结节韧带、骶棘韧带和坐骨小切迹之间	

思考训练

1. 下列关于髂腰肌的说法,错误的是( )
   A. 由腰大肌和髂肌会合而成　　　　　　B. 位于脊柱腰段两侧和髂窝内
   C. 可屈髋关节并可外旋大腿　　　　　　D. 可使骨盆和躯干前倾
   E. 其筋膜参与胸腰筋膜的形成

2. 髂胫束包绕的肌为( )
   A. 股四头肌　　B. 股二头肌　　C. 缝匠肌上端　　D. 阔筋膜张肌　　E. 髂腰肌

3. 作用相反的一对肌为( )
   A. 胸锁乳突肌和斜方肌　　　　B. 胸大肌和背阔肌　　　　C. 髂腰肌和臀大肌
   D. 三角肌和冈上肌　　　　　　E. 肱肌和肱桡肌

4. 穿过梨状肌下孔的结构不包括( )
   A. 坐骨神经　　　　　　　　　B. 臀上神经、血管　　　　C. 臀下神经、血管
   D. 股后皮神经　　　　　　　　E. 阴部内血管和阴部神经

二、大腿肌

位于股骨周围,分为前群、内侧群和后群。前群有缝匠肌和股四头肌。内侧群(内收肌群)共有5块肌,包括耻骨肌、大收肌、长收肌、短收肌和股薄肌。后群包括股二头肌、半腱肌和半膜肌。在下肢肌标本上辨识缝匠肌、股四头肌及其4个头、内收肌群和腘绳肌群的位置,观察收肌腱裂孔的位置。

1. **缝匠肌** 呈扁带状,是人体最长的肌,起自髂前上棘,斜向内下方,经膝关节内侧,止于胫骨上端内侧面。其作用为屈髋关节和屈膝关节。

2. **股四头肌** 是全身中体积最大的肌。该肌有4个头,分别称为股直肌、股内侧肌、股外侧肌和股中间肌。除股直肌起于髂前下棘外,其余均起自股骨,4头合并向下移行为肌腱,包绕髌骨的前面和两侧,再下延为髌韧带,止于胫骨粗隆。其作用为伸膝关节,股直肌还可屈髋关节。

3. **内收肌群** 该肌群浅层自外向内有耻骨肌、长收肌和股薄肌。在耻骨肌和长收肌的深面有短收肌。在上述肌的深面有一块呈三角形宽而厚的大收肌。内收肌群均起自闭孔周围的耻骨支、坐骨支、坐骨结节等骨面。除股薄肌止于胫骨上端内侧外,其余各肌均止于股骨粗线。大收肌尚有一腱止于内上髁的收肌结节,此腱与股骨之间有一裂孔,称为收肌腱裂孔,是股血管和腘血管的分界,内有股动脉和股静脉通过此孔延续为腘动脉和腘静脉。内侧肌群的作用主要是内收大腿。

4. **股二头肌** 位于股后部的外侧,有长、短两头。长头起自坐骨结节,短头起自股骨粗线,两头合并以长腱止于腓骨头。

5. **半腱肌** 位于股后部的内侧,肌腱细长,几乎占肌的一半。它与股二头肌长头一同起自坐骨结节,止于胫骨上端的内侧。

6. **半膜肌** 在半腱肌的深面,以膜状肌腱起自坐骨结节,止于胫骨内侧髁。其膜状肌腱几乎占肌全长的一半。

大腿后肌群均跨越髋关节和膝关节,常合称为腘绳肌,可屈膝关节和伸髋关节。当半屈膝位时,股二头肌可使小腿旋外,半腱肌和半膜肌可使小腿旋内。

§ 歌诀记忆

大腿肌分前后内,最大股四最长缝;前群缝匠屈髋膝,股四屈髋伸膝记
内侧三收一耻薄,损伤检查辨腿易;后群三块腘绳肌,外股内半腱膜系

内收肌群共有5块,可分浅、深两层。浅层由内向外依次是股薄肌、长收肌和耻骨肌,深层由上向下依次是短收肌和大收肌。主要作用是内收和外旋大腿。耻骨肌和长、短收肌还协助屈大腿;股薄肌协助屈小腿并使小腿内旋。

※ 思考训练

1. 既可屈髋又可屈膝的肌是( )
   A. 缝匠肌　　　B. 股四头肌　　　C. 股二头肌　　　D. 髂腰肌　　　E. 半腱肌
2. 既可屈髋又伸膝的肌是( )
   A. 股四头肌　　B. 股二头肌　　　C. 缝匠肌　　　　D. 阔筋膜张肌　　E. 髂腰肌
3. 既跨越髋关节又跨越膝关节的肌为( )
   A. 股外侧肌　　B. 股内侧肌　　　C. 股直肌　　　　D. 股中间肌　　　E. 以上均正确
4. 股直肌的作用是( )
   A. 屈髋屈膝　　B. 屈髋伸膝　　　C. 伸髋伸膝　　　D. 伸髋屈膝　　　E. 伸膝关节
5. Which movement would fail in case of paralysis of the quadriceps femoris muscle? ( )
   A. Adduction at the hip　　　　B. Extension at the hip　　　C. Extension at the knee
   D. Flexion at the knee　　　　　E. Medial rotation at the knee

6. Which muscle can flex the hip and knee joint? (　　)
   A. Quadriceps femoris　B. Sartorius　　C. Adductor longus　　D. Pectineus　　E. Adductor magnus
7. Which muscle can flex the hip joint and extend the knee joint? (　　)
   A. Sartorius　　B. Adductor longus　　C. Biceps femoris　　D. Quadriceps femoris　E. Gracilis

三、小腿肌

位于胫、腓骨周围,分为前群、后群和外侧群。前群从内侧向外侧依次为胫骨前肌、趾长伸肌和姆长伸肌;外侧群包括腓骨长肌和腓骨短肌。后群分为浅层和深层,浅层有小腿三头肌,深层自胫侧向腓侧依次为趾长屈肌、胫骨后肌和姆长屈肌。

1. 胫骨前肌　胫骨前肌起自胫骨外侧面,止于内侧楔骨和第1跖骨底。可伸(背屈)踝关节和使足内翻。

2. 腓骨长肌和腓骨短肌　腓骨长肌和腓骨短肌均可使足外翻,并使踝关节跖屈。

3. 腓肠肌和比目鱼肌　腓肠肌和比目鱼肌合称为小腿三头肌。腓肠肌以内、外侧头分别起自股骨内、外上髁;深面的比目鱼肌起自胫、腓骨上端的后面,二肌约在小腿中部移行为粗大的跟腱,止于跟骨结节。小腿三头肌可跖屈踝关节,屈小腿和上提足跟。

4. 胫骨后肌　胫骨后肌起自胫骨、腓骨和小腿骨间膜的后面,向下移行于长的肌腱,经内踝后方至足底内侧,止于舟骨粗隆和内侧、中间及外侧楔骨。可屈(跖屈)踝关节和使足内翻。

歌诀记忆

前群三块胫骨前,姆长趾长皆可伸;后群三头胫骨后,姆趾长屈反着分
跖屈伸足为踝屈,背屈钩足实为伸;外翻腓骨长和短,内翻胫骨前后成

前群和后群深层的肌名称相反:即前群有胫骨前肌、姆长伸肌和趾长伸肌;后群深层有胫骨后肌、姆长屈肌和趾长屈肌。但排列关系不同。

踝关节内翻和外翻的肌名称相反:腓骨长、短肌可使踝关节外翻,而胫骨前后肌则可使踝关节内翻。

踝关节的屈伸与日常的理解相反:伸时,足向跖底运动,故为跖屈,但一般人会认为是伸踝,实为屈踝,应反过来理解,即为"跖屈伸足为踝屈"。反之,钩足时为背屈,易误认为屈踝,实为伸踝,应理解为"背屈钩足为踝伸"。

思考训练

1. 既能跖屈踝关节,又能使足内翻是(　　)
   A. 胫骨前肌　　B. 胫骨后肌　　C. 趾长伸肌　　D. 姆长伸肌　　E. 腓骨长肌
2. 既能背屈踝关节,又能使足内翻是(　　)
   A. 胫骨前肌　　B. 胫骨后肌　　C. 趾长伸肌　　D. 姆长伸肌　　E. 腓骨长肌
3. 参与跟腱形成的肌为(　　)
   A. 腓肠肌　　B. 比目鱼肌　　C. 小腿三头肌　　D. 小腿后肌群　　E. 足底肌
4. 运动踝关节完全一致的一组是(　　)
   A. 胫骨前、后肌　B. 腓骨长、短肌　C. 趾长屈、伸肌　D. 姆长屈、伸肌　E. 趾、姆长屈肌

四、足肌

足肌分为足背肌和足底肌。足底肌也可分为内侧群、外侧群和中间群,但缺乏对掌肌。

常用英汉名词

iliopsoas 髂腰肌
gluteus maximus 臀大肌
gluteus medius 臀中肌
gluteus minimus 臀小肌
tensor fasciae latae 阔筋膜张肌
iliotibial tract 髂胫束
piriformis 梨状肌
quadratus femoris 股方肌
obturator internus 闭孔内肌
obturator externus 闭孔外肌
suprapiriform foramen 梨状肌上孔
suprapiriform foramen 梨状肌下孔
sartorius 缝匠肌
quadriceps femoris 股四头肌
vastus medialis 股内侧肌
vastus lateralis 股外侧肌
vastus intermedius 股中间肌
rectus femoris 股直肌

biceps femoris 股二头肌
semitendinosus 半腱肌
semimembranosus 半膜肌
hamstring muscle 腘绳肌
pectineus 耻骨肌
gracilis 股薄肌
adductor magnus 大收肌
adductor longus 长收肌
adductor brevis 短收肌
femoral triangle 股三角
tibialis anterior 胫骨前肌
tibialis posterior 胫骨后肌
triceps surae 小腿三头肌
tendo calcaneus 跟腱
extensor digitorum longus 趾长伸肌
extensor hallucis longus 踇长伸肌
flexor hallucis longus 踇长屈肌
flexor digitorum longus 趾长屈肌

第二篇 内脏学

✱ **学习目标**：掌握内脏学包含的内容；熟悉胸部的标志线和腹部分区；了解内脏器官的一般结构。

内脏学是研究内脏形态结构的科学，研究对象包括内脏的消化、呼吸、泌尿和生殖4个系统，以及与内脏密切相关的胸膜、纵隔、腹膜、乳房、会阴5个部分。其中的消化、呼吸、泌尿系统和皮肤均具有排泄功能。

首先要明确解剖学的"内脏"是人为规定，是消化、呼吸、泌尿和生殖4个系统全部器官的总称。因此，判断一个器官是不是内脏，就是看其属不属于上述4个系统的器官，如牙和鼻是内脏器官，而心和脾不是内脏器官。因为内脏各系统必须由外界摄入物质或将某些代谢产物排出体外。所以内脏各系统都有孔裂直接或间接与外界相通，这是内脏与脉管系统（封闭的管道系统）在结构上的主要区别。

一、内脏器官的结构

内脏各器官虽形态各异，但按其基本构造可分为_____和_____两大类。

1. 中空性器官 特点是"有壁也有腔"，通常进行分层描述。例如，应按层次对胃、肠等进行观察。

2. 实质性器官 特点是"有被膜和门"，通常进行切面描述。每个实质性器官均有神经、导管、血管、淋巴管等结构出入，该处称为"门"。例如，应在切面上对肝、肾等进行观察，尤其要注意出入"门"的结构有哪些。

二、胸部标志线和腹部分区

1. 胸部的标志线 理解胸部9条标志线的名称、作法，思考常用线（锁骨中线、肩胛线）的用途并举例说明（如描述心尖和胆囊底体表投影点的位置）。注意比较胸骨线与胸骨旁线，肩胛线和脊柱旁线。

2. 腹部的分区 记住四区和九区划分法、各区名称，思考其意义并举例说明（如描述胃和肝的位置）。

> **思考训练**
>
> 1. 不属于内脏的系统是（　　）
>   A. 泌尿系统　　B. 心血管系统　　C. 生殖系统　　D. 呼吸系统　　E. 消化系统
> 2. 内脏四大系统中，不具有排泄功能的是（　　）
>   A. 消化系统　　B. 呼吸系统　　C. 泌尿系统　　D. 生殖系统　　E. 以上均不具备

3. 不属于内脏器官的是(　　)
   A. 牙和舌　　　　B. 鼻和喉　　　　C. 阴茎和阴道　　　　D. 心、脾、乳房　　　　E. 肾和尿道
4. 带有门的实质性器官不包括(　　)
   A. 脑门　　　　B. 肺门　　　　C. 肝门　　　　D. 肾门　　　　E. 卵巢门
5. 腹部分区九分法中,耻区相当于(　　)
   A. 腹上区　　　　B. 腹下区　　　　C. 腹股沟区　　　　D. 腹外侧区　　　　E. 季肋区

常用英汉名词

splanchnology 内脏学
viscera(visceral) 内脏(的)
alimentary system 消化系统
respiratory system 呼吸系统
urinary system 泌尿系统
reproductive system 生殖系统
hollow organ 中空性器官
parenchymatous organ 实质性器官
hilum(porta) 门
anterior median line 前正中线
sternal line 胸骨线
midclavicular line 锁骨中线
parasternal line 胸骨旁线
anterior axillary line 腋前线
posterior axillary line 腋后线

midaxillary line 腋中线
scapular line 肩胛线
posterior median line 后正中线
paravertebral line 脊柱旁线
left/right upper quadrant 左/右上腹
left/right lower quadrant 左/右下腹
epigastric region 腹上区
hypogastric region 腹下区
hypochondriac region 季肋区
umbilical region 脐区
lateral region of abdomen 腹外侧区
inguinal region 腹股沟区
lumbar region 腰区
pubic region 耻区
iliac region 髂区

第四章 消化系统

第一节 概述

✳ **学习目标**：掌握消化系统的组成，上、下消化道的划分，熟悉消化系统的功能。

消化系统由_____和_____两部分组成。消化管包括口、咽、食管、胃、小肠（十二指肠、空肠、回肠）和大肠（盲肠、阑尾、结肠、直肠、肛管）。消化腺有大、小之分。大消化腺包括大唾液腺（腮腺、下颌下腺和舌下腺）、肝和胰；小消化腺散在分布于消化管壁内（如唇腺、颊腺、胃腺、肠腺等）。

临床上通常把从口腔到十二指肠的一段称为_____，从空肠到肛管的一段称为_____。思考：若你吞下一枚硬币，它经过肛门排出，需要依次通过哪些管道？

临床联系

消化是机体通过消化管的运动和消化腺分泌液的酶解作用，使大块的、分子结构复杂的食物，变为小块的、分子结构简单且易被吸收的小分子化学物质的过程。通过咀嚼、搅拌等机械作用，将食物由大块变成小块的过程，称为物理消化；通过蛋白酶、脂肪酶、淀粉酶等消化酶的作用，将大分子变成小分子物质的过程，称为化学消化。

消化不良通常由胃动力功能障碍引起，主要分为功能性消化不良和器质性消化不良。功能性消化不良是指一组源自上腹部、持续存在或反复发生的症候群，主要包括上腹部疼痛或烧灼感、上腹胀闷或早饱感或餐后饱胀、食欲不振、嗳气、恶心或呕吐等症状，但上消化道内镜、肝胆胰影像学和生化检查均未见明显异常。前述检查有明显异常者则称为器质性消化不良。引起消化不良的原因很多，而且错综复杂，既可由胃肠疾病本身引起，也可由全身性慢性病、心理因素等引起。

思考训练

1. 上消化道不包括（　　）
   A. 口和咽　　B. 十二指肠　　C. 空肠　　D. 胃　　E. 食管
2. 属于小肠的器官是（　　）
   A. 盲肠　　B. 阑尾　　C. 结肠　　D. 回肠　　E. 肛管
3. 属于大唾液腺的一项是（　　）
   A. 唇腺　　B. 颊腺　　C. 胃腺　　D. 肠腺　　E. 腮腺
4. 不属于人体排泄系统或器官的一项是（　　）
   A. 消化系统　　B. 呼吸系统　　C. 泌尿系统　　D. 生殖系统　　E. 皮肤
5. Which of the following is not considered part of the digestive system? （　　）
   A. Pancreas　　B. Spleen　　C. Tongue　　D. Cecum　　E. Vermiform appendix

第二节 口　腔

❋ **学习目标**：掌握牙的形态、划分和构造，舌的分部和舌乳头，咽峡的构成，三大唾液腺的位置及其开口部位；熟悉口腔的分部及其界限，颊舌肌的起止、位置和作用；了解唇、颊、腭的构成和功能，乳牙和恒牙的牙式，舌肌的一般配布和功能。

口腔向前经口唇围成的_____通向外界，向后经_____与咽相通。口腔以上、下_____（包括牙槽突、牙龈和牙列）为界分成前、后两部，前部称为_____（oral vestibule），后部称为_____（proper oral cavity）。在上、下牙列咬合时，两部可通过两侧第_____磨牙后方的间隙相通，在牙关紧闭时可经此间隙插管或注入营养物质。口腔内有牙齿和舌，并有3对唾液腺开口于口腔黏膜表面。

一、口腔壁

取头部正中矢状切面标本并结合用小圆镜子对照活体进行观察。口腔的前壁为口唇，两侧壁为颊，上壁为腭，下壁为口底。在活体上互相观察口裂、唇红、口角、人中、鼻唇沟，然后将上唇向上翻起，观察上唇系带、下唇系带，并辨识口腔内的结构如硬腭、软腭、腭垂、腭舌弓、腭咽弓、腭扁桃体、扁桃体上窝、扁桃体小窝、咽峡、舌根、舌扁桃体、舌乳头、舌系带、舌下阜和舌下襞，腮腺导管乳头等。

1. 口唇　上唇外面正中线上有一纵行的浅沟，叫人中。从鼻翼两旁至口角两侧各有一浅沟，称为鼻唇沟，为上唇和颊的分界。

❋ **临床联系**

人中是临床急救穴位，针刺或掐人中部位可用于临时抢救浅昏迷患者。注意：深昏迷患者必须紧急送医院抢救，以免延误抢救时机。鼻唇沟变浅或消失，通常见于面神经麻痹患者。上、下两唇的游离缘含有丰富的毛细血管，呈红色，当机体缺氧时，可变为暗红色至紫色，临床称为发绀。

2. 颊　用手指牵开面颊并观察其与上颌第2磨牙牙冠相对的颊黏膜上有腮腺（导管）乳头。

3. 腭　取头颈部正中矢状切标本进一步观察。腭包括硬腭（前2/3）和软腭（后1/3）两部分。软腭后部向后下方下垂的部分称为腭帆，软腭后缘中央有一乳头样突起称为腭垂，又称为悬雍垂。腭垂两侧各有两条弓状皱襞，前方连于舌根侧缘称为腭舌弓；后方延至咽的侧壁称为腭咽弓。两弓之间的凹窝称为扁桃体窝，容纳腭扁桃体，为人体最大的扁桃体，临床简称为扁桃体。悬雍垂（腭垂）、两侧腭舌弓和舌根共同围成的空间叫咽峡。

在活体上互相观察，被观察者张大口，舌放松，轻轻发出"啊———"的声音，观察者先看腭垂，在腭垂两侧，每侧可见两条弓形的腭舌弓和腭咽弓。腭舌弓在前、偏外侧，腭咽弓在后、偏内侧。两弓之间的表面凹凸不平的组织就是腭扁桃体。医生看咽峡炎时，嘱患者喊"啊"，目的是什么？要注意什么细节？

❋ **思考训练**

1. 口腔与咽的分界标志是（　　）
　　A. 腭咽弓　　　B. 腭舌弓　　　C. 腭垂　　　D. 扁桃体窝　　　E. 咽峡

2. 不参与咽峡构成的是( )
   A. 腭咽弓　　B. 腭垂　　C. 软腭后缘　　D. 腭舌弓　　E. 咽峡
3. 扁桃体窝内容纳的是( )
   A. 腭扁桃体　　B. 舌扁桃体　　C. 咽扁桃体　　D. 咽鼓管扁桃体　　E. 以上均不对
4. 如果您碰到中暑昏迷患者,除立即采取通风、松解衣物予以散热、降温等措施外,还应采取什么措施?( )
   A. 检查瞳孔　　B. 检查呼吸、脉搏　　C. 打急救电话　　D. 掐人中　　E. 以上均正确
5. 双侧面神经麻痹患者,口部可出现( )
   A. 发绀　　B. 唇外翻　　C. 鼻唇沟变浅　　D. 人中发红　　E. 口角歪斜

二、牙

1. 牙的位置、形态和功能　牙嵌在上、下颌骨的牙槽内,分别排列成上牙弓和下牙弓。

取牙标本和模型观察。牙在外形上,由牙冠、牙颈和牙根三部分组成。注意:每一颗牙均为一个器官。

根据牙的形态和功能,将牙分为切牙、尖牙、前磨牙和磨牙。切牙的功能是切割食物,尖牙的功能是穿刺、撕裂食物,磨牙的功能是捣碎、磨细食物,而前磨牙主要是协助尖牙和磨牙行使功能。牙除了有咀嚼功能外,还可辅助发音和言语功能,并可影响和保持面部形态的协调美观。

2. 牙的分类和排列　根据牙在口腔内存在时间的久暂可分为乳牙(0.5～3岁出齐,共20个)和恒牙(6～14岁换齐,共32个)。乳牙在上、下颌的左半与右半各_____个,总数为_____个。恒牙在上、下颌的左半与右半各_____个,总数为_____个。牙在牙弓上的排列位置,称为牙列。

临床上,为了记录牙的位置,常以被检查者的解剖方位为准,以"十"记号划分上、下颌及左、右两半,共4区,并以罗马数字Ⅰ～Ⅴ表示_____牙,用阿拉伯数字1～8表示_____牙。简单地说:临床上记录牙的方式就叫牙式。请尝试写出左上颌尖牙的牙式_____;写出右下颌乳尖牙的牙式_____。并举一反三,填写下列空格。

$\overline{5\vert}$表示_____牙;$\vert\overline{\text{Ⅲ}}$表示_____牙。

> **临床联系**

第三磨牙是人类口腔中萌出最晚的一颗牙,通常在18～26岁才萌出,因其萌出的时间与人心理发育成熟的重要阶段重合,故称为智齿。很多人认为长智齿代表较高的智慧,实际并没有科学依据。由于智齿生长的位置特殊,清洁和治疗比较困难,常引起龋齿、牙周炎、牙髓炎等病变而导致牙痛。

3. 牙组织和牙周组织　牙由牙本质、釉质、牙骨质和牙髓组成。牙周组织包括牙周膜、牙槽骨和牙龈三部分。阅读教材回答各自的含义。注意:牙釉质是人体最坚硬的组织,而牙则是人体最坚硬的器官。

> **思考训练**

1. 根据牙的形态,露于口腔内的可见部分为( )
   A. 牙冠　　B. 牙颈　　C. 牙根　　D. 牙髓　　E. 牙龈
2. 乳牙的数量为( )
   A. 5个　　B. 8个　　C. 10个　　D. 20个　　E. 28～32个
3. 主要实现撕裂食物的牙为( )
   A. 切牙　　B. 尖牙　　C. 前磨牙　　D. 磨牙　　E. 智齿
4. 人体最坚硬的组织为( )
   A. 牙骨质　　B. 牙本质　　C. 牙釉质　　D. 牙冠　　E. 牙根

5. 智齿为( )
   A. 第一磨牙　　　B. 第二磨牙　　　C. 第三磨牙　　　D. 第一前磨牙　　　E. 第二前磨牙

三、舌

1. 舌的形态　取游离舌标本观察舌背面的界沟,分辨舌盲孔、舌根、舌体、舌尖。思考:舌盲孔是何物的遗迹?对着镜子张口并将舌尖上翘顶向上腭,自我观察舌下面的舌系带及其两侧的舌下阜和舌下襞。

2. 舌黏膜　对着镜子张口自我观察或者相互观察舌上面由黏膜形成的丝状乳头和菌状乳头。这些舌乳头浅层不断角化,脱落的上皮细胞与唾液、食物残渣、细菌等混杂在一起,在黏膜表面形成淡薄的白色舌苔。传统中医学常根据舌苔的厚薄、色泽等诊疗疾病。取舌的标本观察,在舌根背部黏膜内有"V"字形的界沟及其前方平行排列的轮廓乳头;界沟后有许多由淋巴组织组成的小结节,称为舌扁桃体;舌缘两侧可见皱褶状的叶状乳头,因其在人类已基本退化而模糊不清。

歌诀记忆

　　　　　　　　舌有乳头分4种,丝菌叶状和轮廓
　　　　　　　　丝状乳头管触觉,其余司味分清楚
　　　　　　　　尖甜侧咸中间酸,苦在舌根喉口咽
　　　　　　　　中医望舌将病断,搅拌识味塑语言

舌的功能除了搅拌食物和辅助发音外,可作为感觉器官,还有感受触觉和特殊感觉味觉的作用。其中,菌状乳头、轮廓乳头和叶状乳头内均含有味觉感受器,称为味蕾,可感受酸、甜、苦、咸等味觉功能。而丝状乳头一般感受触觉。除舌乳头有味觉功能外,舌根、咽壁和喉口周围的黏膜也有味觉功能。

临床联系

望舌,是中医十分重要的检查方法,主要观察舌质和舌苔。正常人的舌象,是"淡红舌、薄白苔",也就是舌体柔软,活动自如,颜色淡红,舌面铺有薄薄的、颗粒均匀、干湿适中的白苔。根据中医理论,舌通过经络直接或间接地与心、肝、脾、肺、肾等许多脏腑相联系,所以脏腑病变可从舌象变化中反映出来。

思考训练

1. 不含味蕾的部位为( )
   A. 舌乳头　　　B. 口腔黏膜　　　C. 腭扁桃体　　　D. 咽壁黏膜　　　E. 喉口周围黏膜
2. 没有味觉的舌乳头为( )
   A. 菌状乳头　　　B. 轮廓乳头　　　C. 丝状乳头　　　D. 叶状乳头　　　E. 舌乳头均有味觉
3. 舌尖主要感受的味觉是( )
   A. 甜和咸　　　B. 甜和酸　　　C. 咸和酸　　　D. 苦和酸　　　E. 苦和甜

3. 舌肌　舌肌为具有横纹特征的_____肌,可分为_____和_____两种。取头部正中矢状切的标本和模型观察颏舌肌的起、止(记住其作用)。思考:若一侧颏舌肌瘫痪,伸舌时舌尖偏向哪一侧?

临床联系

舌外肌起自舌外,止于舌内,共有4对,其中以颏舌肌在临床上较为重要。该肌起自下颌体后面的颏棘,肌纤维呈扇形向后上方分散,止于舌中线两侧。两侧颏舌肌同时收缩,拉舌向前下方,即伸舌;单侧收缩使舌伸向对侧。如一侧颏舌肌瘫痪,当患者伸舌时,舌尖偏向瘫痪(患)侧。

思考训练

1. 舌肌属于(　　)
   A. 平滑肌　　B. 非横纹肌　　C. 非随意肌　　D. 皮肌　　E. 横纹肌
2. 一侧舌肌瘫痪,伸舌时舌尖(　　)
   A. 偏向健侧　　B. 偏向患侧　　C. 偏向用力一侧　　D. 向外伸长　　E. 向内缩短

四、唾液腺

口腔腺,又称为唾液腺,通常分为_____和_____两类,可分泌_____。取腮腺、下颌下腺和舌下腺标本观察它们的位置、形态和导管开口部位。

填表练习

名称	位置	形状	导管开口
腮腺			
下颌下腺			
舌下腺			

临床联系

腮腺是人体最大的唾液腺,但腺体最大不一定分泌量也最大,唾液分泌量最多的腺体是下颌下腺。腮腺炎是由流行性腮腺炎病毒侵犯腮腺引起的急性呼吸传染病,是儿童和青少年中常见的呼吸道传染病,成人中也有发病。腮腺的非化脓性肿胀、疼痛为突出的特征,病毒可侵犯各种腺组织或神经系统及肝、肾、心、关节等几乎所有的器官。因此,常可引起脑膜脑炎、睾丸炎、胰腺炎、乳腺炎、卵巢炎等疾病。

思考训练

1. 下列唾液腺中,分泌最大的是(　　)
   A. 腮腺　　B. 下颌下腺　　C. 舌下腺　　D. 唇腺　　E. 磨牙后腺
2. 人体最大的唾液腺为(　　)
   A. 腮腺　　B. 下颌下腺　　C. 丝状乳头　　D. 叶状乳头　　E. 舌乳头
3. 下颌下腺和舌下腺有导管共同开口于(　　)
   A. 舌下阜　　B. 舌下襞　　C. 腮腺乳头　　D. 口腔底　　E. 舌盲孔
4. 下列关于颏舌肌的作用和损伤的说法,正确的是(　　)
   A. 左侧收缩舌尖伸向右侧
   B. 左侧收缩舌尖伸向左侧
   C. 两侧同时收缩拉舌向后
   D. 左侧颏舌肌瘫痪,伸舌时舌尖偏向右侧
   E. 双侧颏舌肌瘫痪,舌完全不能运动
5. The parotid duct opens into (　　)
   A. cheek mucosa
   B. cheek mucosa near second molar of upper jaw
   C. root of tongue
   D. nasopharynx
   E. isthmus of fauces

第三节 咽

✻ **学习目标**：掌握咽的位置、形态和分部；熟悉咽各部的结构及其临床意义，咽各部的连通关系及其临床意义；了解咽肌的类型和功能。

取头颈部正中矢状切和咽后壁纵行切开的标本观察。

一、咽的形态和位置

咽是前壁不完整的漏斗形肌性管道。位于第1～6颈椎（C_1～C_6）的前方，鼻腔、口腔和喉腔的后方，向上附于颅底，向下于第6颈椎下缘续为食管。咽是呼吸和消化共用的管道，注意其下续为食管而不是气管。咽前壁不完整，自上而下分别借_____、_____和_____与鼻腔、口腔和喉腔相通。注意：鼻咽的侧壁还可借_____经_____与中耳鼓室相通。

二、咽的分部及各部重要结构

咽腔分别以腭帆和会厌上缘为界，分为鼻咽部、口咽部和喉咽部。请结合头颈部正中矢状切面标本和模型的观察，认真思考：气体是如何通过鼻腔和咽进入肺的？食物和水又是如何通过口腔和咽到达胃的？

1. **鼻咽部** 鼻咽侧壁上的圆拱形隆起为咽鼓管圆枕，圆枕前下方的开口称为咽鼓管咽口，圆枕后上方与咽后壁之间的凹陷称为咽隐窝。咽淋巴环由腭扁桃体、舌扁桃体、咽扁桃体、咽鼓管扁桃体共同围成，是呼吸道和消化道的第一道防线。

2. **口咽部** 观察舌根与会厌之间的皱襞为舌会厌正中襞，其两侧有凹陷为会厌谷。

3. **喉咽部** 在喉口两侧与咽腔壁之间各有一个梨状隐窝。

口咽部的扁桃体窝、扁桃体小窝、会厌谷和喉咽部的梨状隐窝均为异物和食物容易滞留之处。

填表练习

分部	位置	主要结构	好发疾病
鼻咽			异物滞留，咽炎，鼻咽癌，鼻源性中耳炎
口咽			异物滞留，咽炎
喉咽			异物滞留，咽炎，喉癌

歌诀记忆

咽平一六颈椎前，上达颅底续食管；鼻口喉咽三部通：通鼻经鼻后孔连
通口咽峡腭舌间；通喉喉口盖会厌；通耳要经咽鼓管，感冒当心中耳炎
隐窝好发鼻咽癌，两广湖南最多见；异物滞留会厌谷，扁桃梨状隐窝间

注意：教材中通常讲鼻咽的通连关系，主要指前壁与鼻腔、口腔和喉腔的交通。实际上，鼻咽侧壁上还有咽鼓管咽口，可借咽鼓管通中耳鼓室。小儿咽鼓管比较宽、短、直且趋于水平，故上呼吸道感染易引起中耳炎。

临床联系

1. **咽喉异物滞留** 咽喉异物为耳鼻喉科门急诊常见疾病之一。异物滞留的部位多见于口咽部扁桃体窝内(扁桃体上窝和扁桃体表面的扁桃体小窝)和会厌谷,喉咽部的梨状隐窝,鼻咽部的咽隐窝,以及喉中间腔的喉室等部位内,易诱发咽炎和喉炎。此外,鼻咽经咽鼓管与中耳鼓室相通,咽部感染时,炎症可蔓延到中耳鼓室,引起中耳炎。

2. **鼻咽癌** 咽隐窝是鼻咽癌的好发部位。鼻咽癌是指发生于鼻咽腔顶部和侧壁的恶性肿瘤。发病率为耳鼻咽喉恶性肿瘤之首,男性中壮年发病率高,特别在我国南方(广东、广西、湖南)最为多见。常见临床症状为鼻塞、涕中带血、耳闷堵塞感、听力下降、复视、头痛等。鼻咽癌因位置隐蔽,早期症状不明显,所以容易漏诊。

思考训练

1. 咽的各部中,存在两个连通关系的是(　　)
   A. 鼻咽部　　B. 口咽部　　C. 喉咽部　　D. 鼻咽和口咽　　E. 口咽和喉咽
2. 鼻咽癌的好发部位是(　　)
   A. 咽鼓管圆枕　　B. 咽隐窝　　C. 会厌谷　　D. 梨状隐窝　　E. 腭扁桃体窝
3. 咽和食管的分界标志为(　　)
   A. 第3颈椎体下缘　　B. 第4颈椎体下缘　　C. 第5颈椎体下缘　　D. 第6颈椎体下缘　　E. 第7颈椎体下缘
4. 咽淋巴环的组成为(　　)
   A. 腭扁桃体　　B. 舌扁桃体　　C. 咽扁桃体　　D. 咽鼓管扁桃体　　E. 以上均正确
5. Pharyngeal opening of auditory tube lies in (　　)
   A. nasopharynx　　B. oropharynx　　C. laryngopharynx　　D. epiglottic vallecula　　E. inferior meatus
6. The piriform recess lies in (　　)
   A. nasopharynx　　B. oropharynx　　C. laryngopharynx　　D. isthmus of fauces　　E. vestibule of larynx

第四节 食 管

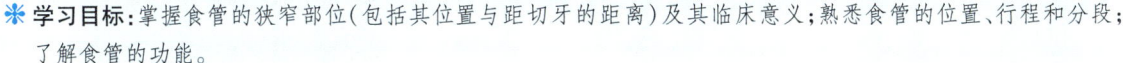

✻ **学习目标**:掌握食管的狭窄部位(包括其位置与距切牙的距离)及其临床意义;熟悉食管的位置、行程和分段;了解食管的功能。

一、食管的形态和位置

食管是一个位于咽和胃之间的前后压扁的肌性管道。全程行于脊柱前方。

二、食管的行程和分部

在完整尸体上观察食管各部,注意各部的位置及毗邻关系。食管上端在第6颈椎(或环状软骨)下缘平面与咽相续,沿脊柱前方向下行进入胸腔,再经膈的食管裂孔进入腹腔,下端约平第11胸椎体高度续于胃的贲门,全长约25 cm。依据行程可分为颈部、胸部和腹部3段。

三、食管的狭窄和功能

食管全程有三处较狭窄,除穿膈肌处较明显外,其余都不明显。这些狭窄处异物容易滞留,也是肿瘤的好发部位。食管本身并没有明显的消化作用,其主要功能是帮助运输食物进入胃部。

填表练习

阅读教材,填写下列表格。牢记食管3个生理性狭窄的位置及其距中切牙的距离。

狭窄及其名称	水平位置	距中切牙的距离	临床意义
第1狭窄部( )			好发异物滞留、食管炎
第2狭窄部( )			好发异物滞留、食管癌
第3狭窄部( )			好发异物滞留、食管炎、食管癌

歌诀记忆

食管全长三处狭,异物肿瘤易好发;一在食管起始处,二与左支相交叉
三过食管裂孔处,测算距离到切牙;公式十五二十五,三狭四十才到达

食管3个狭窄的部位分别为食管起始处、跨左支气管处和穿膈食管裂孔处,分别平对第6颈椎(C_6)下缘、第4胸椎(T_4)下缘和第10胸椎(T_{10})下缘,可记为加法公式"$C_6+T_4=T_{10}$";各个狭窄部位距离中切牙的距离也可记为加法公式"15 cm+25 cm=40 cm"。

临床联系

吞咽动作是指食团由舌背经咽和食管进入胃的过程。舌背上的食团由于舌肌收缩贴靠硬腭,将食团经咽峡推向咽腔,此时软腭抬起,咽后壁向前,阻断口咽部和鼻咽部的交通,防止食团进入鼻咽部,舌骨被肌肉收缩而上提并带动喉向前上方移动,舌根被推向后上方,会厌下落,遮盖喉口,因而,当食团经过咽腔的一瞬间呼吸停止。食团进入咽和食管,由于肌肉由上向下依次收缩推动食团下行,最后通过贲门入胃。整个吞咽过程包括两个阶段:第1阶段是舌、腭肌肉有意识地收缩压挤食团经咽峡入咽腔;第2阶段是食团由咽经食管入胃,完全是反射性活动。食管的两端,即第1和第3狭窄部经常处于闭合状态,前者阻止在吸气时空气从咽进入食管,后者可防止胃内容物逆流入食管。第2狭窄部由邻近的主动脉弓和左主支气管挤压所致,此狭窄部并不影响食物的通过,也无生理功能上的意义,但第2狭窄部常是异物嵌顿滞留及食管癌的好发部位。最有临床意义的是:气管与食管上方,均与咽部有接属关系,呼吸时,通向气管的气道开放,摄食咽下时,食物通道开放,气道关闭,不致发生误差。临床上,在鼻饲插胃管或行胃镜检查时,常需要患者配合做咽下动作,以防误入气管,轻者引起一阵呛咳后可以缓解,重者出现窒息甚至危及生命。日常生活中,饮食时忌说笑,也是为了防止饮食误入气管而造成窒息。

临床鉴于食管的毗邻关系,可将食管自上而下看成3个比较狭窄的部位:①第1狭窄是食管起始部,平环状软骨下缘,因环咽肌强有力的收缩将环状软骨拉向颈椎而致,使其成为食管最狭窄处。在环咽肌与咽下缩肌之间,食管入口的后壁有肌缺损区,此处管壁软弱,为食管异物最易停留之处,又是食管镜最难通过的部位,如操作不当易致食管壁损伤穿破。②第2狭窄为主动脉弓横过之处,约平第4胸椎下缘。③第3狭窄约平第10胸椎下缘,是穿过膈的食管裂孔处。此外,在第5胸椎平面,左支气管横过食管之处也可形成狭窄。比较狭窄的部位是食管最易受伤和异物最易停留的部位,尤以第1狭窄更为突出。

思考训练

1. 食管癌好发于( )
   A. 第1狭窄　　B. 第2狭窄　　C. 第3狭窄　　D. 上中段　　E. 中下段
2. 反流性食管炎好发于( )
   A. 第1狭窄　　B. 第2狭窄　　C. 第3狭窄　　D. 起始部　　E. 与支气管交叉部

第五节 胃

❋ **学习目标**:掌握胃的形态、位置和分部;熟悉胃的结构和体表投影;了解胃的功能及各部的临床意义。

一、胃的位置

在人体腹腔标本上观察。胃中等充盈时,大部分位于左季肋区,小部分位于腹上区。贲门位于第11胸椎左侧;幽门位于第1腰椎体右侧。胃的位置常因体型、体位、胃内容物的多少、呼吸等变化而改变,有时胃大弯可达脐下甚至进入盆腔。

二、胃的形态和分部

利用离体胃标本观察。胃有两壁、两口和两弯,两弯上形成两切迹,并将胃分成三型和四部。

关键词

两门两弯两切迹,三型四部窦损易

两门:贲门为入口,用手捏因无明显括约肌而较柔软;幽门为出口,有较厚的环形括约肌,捏之较硬。将胃幽门口内由胃黏膜覆盖幽门括约肌而形成的环形皱襞,称为幽门瓣,突向十二指肠腔内,有延缓胃内容物排空和防止肠内容物逆流至胃的作用。

两弯:胃小弯为其右侧缘或上缘,凹向右上方;胃大弯为其左侧缘或下缘,凸向左下方。

两切迹:胃小弯的最低点弯度大,形成明显的折转,称为角切迹,可作为胃体部与幽门部的分界标志。在贲门左侧,胃大弯的起始部,食管末端左缘与胃底所形成的锐角,称为贲门切迹,自贲门切迹作水平线,可作为胃底部和胃体部的分界标志。

三型:胃从外形上可分成三型。鱼钩型,多见于中等体型者,胃呈"丁"字形,胃角呈鱼钩形;牛角型,多见于矮胖体型者,胃呈牛角形,近横位,多位于腹上部;无力型,多见于女性体弱者,全胃几乎均在中线左侧。

四部:包括贲门部、胃底、胃体和幽门部。近贲门处为胃的贲门部,其内的黏膜与食管黏膜皱襞相延续,与胃道的方向不一致,可视为贲门部的分界标志;自贲门切迹水平向左上方膨出的部分为胃底(部);胃幽门部和胃底向右下延续为胃体(部);角切迹与幽门之间的部分为幽门部,在胃大弯处可将胃大弯最低点视为胃体(部)和幽门部的分界标志。幽门部的大弯侧有一不甚明显的浅沟称为中间沟,将幽门部分为右侧呈管状的幽门管和左侧较为扩大的幽门窦。

临床联系

胃病是许多与胃相关疾病的统称。它们有相似的症状,如上腹胃脘部不适、疼痛、饭后饱胀、嗳气、反酸,甚至恶心、呕吐等。临床上常见的胃病有急性胃炎、慢性胃炎、胃溃疡、十二指肠溃疡、胃息肉、胃结石、良恶性胃肿瘤等。胃病尤其是胃溃疡和胃癌多发生于胃的幽门窦近胃小弯处,而慢性胃炎通常在胃体比较明显。临床上所称的"胃窦"即幽门窦,或是包括幽门窦在内的幽门部。

为什么在胃窦部容易发生胃癌和胃溃疡呢?这可能与胃窦部的解剖特点有关系。胃窦部的位置相对较低,食物在此滞留甚至潴留的时间长,不仅容易造成物理性和化学性刺激和损伤,且幽门螺杆菌经常定植在胃窦部,因为幽门螺杆菌感染可以降低生长抑素的分泌,生长抑素又具有保护细胞的作用,所以胃窦黏膜更容易发生腺体萎缩、肠化生和不典型增生,进而发生胃溃疡和胃癌。而且多项研究显示,幽门螺杆菌感染是胃炎、胃溃疡、胃癌的致病始动因子。因此，人们在平时的生活中，应定时、定量吃饭，不要暴食暴饮，狼吞虎咽，这样就不容易被细菌所感染。

※ 思考训练

1. 胃的角切迹位于(　　)
   A. 胃大弯　　　　B. 胃小弯　　　　C. 胃幽门窦　　　　D. 胃底部　　　　E. 胃体部
2. 胃溃疡和胃癌好发于(　　)
   A. 幽门管　　　　B. 幽门窦　　　　C. 胃底　　　　　　D. 胃体　　　　　E. 胃贲门部
3. 控制胃排空的结构为(　　)
   A. 幽门管　　　　B. 幽门窦　　　　C. 幽门瓣　　　　　D. 幽门部　　　　E. 贲门括约肌
4. 胃的分部不包括(　　)
   A. 贲门部　　　　B. 幽门部　　　　C. 胃底　　　　　　D. 胃体　　　　　E. 胃窦
5. 女性的胃型多为(　　)
   A. 鱼钩型　　　　B. 牛角型　　　　C. 瀑布型　　　　　D. 无力型　　　　E. 下垂型
6. 进入胃的食物一般潴留在(　　)
   A. 胃底　　　　　B. 胃体　　　　　C. 胃窦　　　　　　D. 贲门部　　　　E. 幽门管

第六节　小　肠

※ **学习目标**：掌握小肠的分部及十二指肠的形态结构、位置和分部；熟悉空肠、回肠的位置；了解空、回肠的区分及十二指肠与肝、胰的联系。

小肠是消化管中最长的一段，分为十二指肠、空肠和回肠，成人全长 3～7 m，是食物消化、吸收的主要部位。小肠还有内分泌功能，因肠壁含有大量神经元，可分泌多种胃肠激素，发挥神经递质或调质的作用，故很多人又将肠道称为"第二大脑"。此外，小肠管壁具有丰富的肠淋巴组织，有重要的免疫功能。

一、十二指肠

十二指肠位于上腹部，介于胃与空肠之间，全长约 25 cm，因其相当于 12 个横指并列的长度而得名。十二指肠是小肠中长度最短、管径最大、位置最深且最为固定的部分。在脾胰十二指肠标本（或模型）上观察十二指肠的形态特征、分部及其与胰头的位置关系。十二指肠呈"C"形环绕胰头，以胰头为标志分为_____、_____、_____和_____。

1. 上部　近侧段位置表浅，腔大壁薄，称为十二指肠球部，是十二指肠溃疡的好发部位，但十二指肠溃疡在临床不会转变为癌症。思考：为什么十二指肠溃疡好发于球部？十二指肠球部在胆囊颈的后下方急转成为降部，转折处为十二指肠上曲。

2. 降部　由十二指肠上曲沿右肾内侧缘下降，至第 3 腰椎水平弯向左侧，转折处为十二指肠下曲。在切开的十二指肠标本上观察，降部左侧紧贴胰头，此部的黏膜有许多环状襞，因胆总管沿其外面下行，使其呈略凸向肠腔的纵行隆起，称为十二指肠纵襞。在降部后内侧壁中、下 1/3 处，即纵襞的下端形成圆形隆起，称为十二指肠大乳头，是胆总管和胰管的共同开口（肝胰壶腹），有胆汁和胰液经此排入小肠内。十二指肠大乳头稍上方，有时可见十二指肠小乳头，为副胰管的开口之处。

3. 水平部 又称为下部,有肠系膜上血管紧贴其前面下行。肠系膜上动脉瘤可压迫此部引起肠梗阻。

4. 升部 自第3腰椎左侧向上到达第2腰椎左侧后,急转向前下方,形成十二指肠空肠曲,并移行为空肠。十二指肠空肠曲后上方有十二指肠悬肌连于膈右脚,此肌上部连于膈脚的部分为横纹肌,下部附着于十二指肠空肠曲的部分为平滑肌,并有结缔组织介入。十二指肠悬肌和包绕其下段的腹膜皱襞共同构成十二指肠悬韧带,又称为屈氏韧带(ligament of Treitz),具有固定作用。

> **歌诀记忆**
>
> 一襞两头三弯曲,四部上溃下梗阻
>
> 十二指肠形成上部、降部、水平部和升部(四部)。在降部的后内侧壁上可见十二指肠纵襞(一襞);其末端有大的突起为十二指肠大乳头,有时其上方约一横指左右的部位可见一小的突起为十二指肠小乳头(二头)。十二指肠的4个部在移行转折处形成上曲、下曲和空肠曲(三弯曲)。十二指肠球部(起始部)是溃疡的好发部位,而水平部(下部)可因肠系膜上血管膨大(血管瘤)而造成肠梗阻(即上溃下梗阻)。

> **关键词**
>
> 十二指肠悬韧带的概念:起止、构成、意义和作用
>
> 十二指肠悬韧带位于第2腰椎左侧,起自右膈脚,止于十二指肠空肠曲上部后面(起止),由十二指肠悬肌和包绕其下段表面的腹膜皱襞共同构成(构成),是区分上消化道和下消化道的标志,也是手术时作为判断空肠起始的标志(意义),可固定十二指肠(作用)。

> **临床联系**
>
> 消化性溃疡主要指发生于胃和十二指肠的慢性溃疡,幽门螺杆菌和酸性胃液对黏膜的消化作用是溃疡形成的基本因素,因此得名。绝大多数的溃疡发生于十二指肠和胃,故又称为胃、十二指肠溃疡。胃溃疡多发生于胃小弯,尤其是角切迹处,也可见于胃窦或高位胃体,胃大弯和胃底甚少见。十二指肠溃疡主要见于球部,约5%见于球部以下部位,称为球后溃疡。在球部的前后壁或胃的大、小弯侧同时见有溃疡,称为对吻溃疡。胃和十二指肠均有溃疡者,称为复合性胃和十二指肠溃疡。约5%的胃溃疡可癌变。严重的溃疡可致胃十二指肠穿孔。

二、空肠与回肠

空肠和回肠位于腹腔的中、下部,有很多发达的肠袢,被小肠系膜系于腹后壁,故合称为系膜小肠。空肠主要位于左上腹,约占空、回肠全长的近侧2/5;回肠主要位于右下腹,约占余下的远侧3/5。

在打开腹膜腔的标本上根据位置鉴别空肠和回肠。首先,提起肠系膜探查系膜根部,并用透光的方法观察肠系膜内血管弓的多少,1~2级弓的肠管是空肠,3~4级弓的是回肠。然后,在游离肠管标本上,用手触摸肠壁厚度,较厚者为空肠,较薄者为回肠;接着,将肠管纵行剖开,可见空肠端的黏膜皱襞较回肠端更加高而密;同时,进行对光观察,有许多散在且呈芝麻大小、不透光的结节即孤立淋巴滤泡者为空肠,低而疏且有成片的椭圆形不透光区即集合淋巴滤泡者是回肠。肠壁的颜色只在活体时才有区别,梅克尔憩室不一定能见到。

> **歌诀记忆**
>
> 空回肠有大肠围,空肠占二回肠三;空肠左上回右下,空肠壁厚更粗管。
> 空肠皱襞高而密,动脉弓少滤泡散;空肠吸收营养多,回肠主要防感染。

填表练习

项目	空肠	回肠
位置	常位于左腰区和脐区(左上腹)	多位于脐区、右腹股沟区和盆腔内(右下腹)
长度	约占空、回肠全长的近侧2/5	约占空、回肠全长的近侧3/5
管壁	较厚	较薄
管径	较粗	较细
黏膜	环状皱襞多,表面绒毛较高而密集	环状皱襞稀少,表面绒较低而稀疏
血管弓	动脉弓级数较少(有1~2级),直血管较长	动脉弓级数较多(达4~5级),直血管较短
颜色	血管较多,颜色较红,呈粉红色	血管较少,颜色较浅,呈粉灰色
淋巴滤泡	淋巴滤泡散在,集合滤泡极少	淋巴滤泡散在,有集合滤泡
梅克尔憩室	无	可有

临床联系

梅克尔憩室(Meckel diverticulum):在距离回肠末端0.3~1.0 m范围的回肠壁上,有长2~5 cm的囊状突起,自肠壁向外突出,称为梅克尔憩室,为胚胎期卵黄囊未完全退化形成的遗迹(关键词:回肠末端;向外囊状突出;卵黄囊未退)。在胚胎早期,中肠与卵黄囊之间原有卵黄肠管相连接,于胚胎第5~6周,近脐端卵黄管先闭合,形成纤维条索后逐渐消失,中肠与脐完全分离。若卵黄管未完全闭合,与回肠相通,则形成回肠远端憩室,即梅克尔憩室。

梅克尔憩室是最常见的先天异常之一,仅见于2%~4%的成人,男性多于女性,大多数人无任何症状,但有8%~22%病例可发生各种并发症,如炎症、梗阻、套叠、出血甚至穿孔等,多发生于婴幼儿时期。因无特殊临床表现,与其他急腹症尤其是阑尾炎很难鉴别。有近一半的梅克尔憩室内黏膜存在胃黏膜的异位,异位胃黏膜能分泌胃酸和胃蛋白酶,产生憩室消化性溃疡与出血,均是儿童病例常见的并发症。大部分梅克尔憩室合并出血的患者,憩室内几乎都有异位胃黏膜的存在。由于异位胃黏膜对锝-99m(^{99m}Tc)有特异性摄取和浓聚作用,故^{99m}Tc 同位素扫描诊断梅克尔憩室的准确率高达70%~80%。因此,憩室壁层含有胃黏膜伴有出血的病例,腹部扫描可显示有放射性浓集区。若在检查前服用甲氰咪胍(西咪替丁)或五肽胃泌素,可提高阳性率。

思考训练

1. 十二指肠大乳头位于(　　)
   A. 上部　　　　　B. 降部　　　　　C. 水平部　　　　　D. 升部　　　　　E. 球部
2. 十二指肠溃疡好发于(　　)
   A. 上部　　　　　B. 降部　　　　　C. 水平部　　　　　D. 升部　　　　　E. 球部
3. 胆总管和胰管的共同开口为(　　)
   A. 十二指肠球部　　B. 十二指肠大乳头　C. 十二指肠小乳头　D. 十二指肠上部　E. 十二指肠水平部
4. 十二指肠梗阻好发于(　　)
   A. 上部　　　　　B. 降部　　　　　C. 水平部　　　　　D. 升部　　　　　E. 球部
5. 下列关于十二指肠悬韧带的说法,错误的是(　　)
   A. 起自右膈脚　　　　　　　　　　　　　　　B. 止于十二指肠空肠曲的上后方
   C. 由十二指肠旋肌及其下部被覆的腹膜构成　　D. 具有固定作用
   E. 在手术过程中,可作为切断十二指肠的重要标志

6. 空肠和回肠合称为（　　）
   A. 小肠　　　　　B. 系膜小肠　　　　C. 第二大脑　　　　D. 粉肠　　　　E. 大肠
7. 占小肠约 1/3 长度的肠管为（　　）
   A. 十二指肠　　　B. 空肠　　　　　　C. 回肠　　　　　　D. 结肠　　　　E. 盲肠
8. 食物吸收的主要肠管段为（　　）
   A. 十二指肠　　　B. 空肠　　　　　　C. 回肠　　　　　　D. 结肠　　　　E. 盲肠
9. The major duodenal papilla lies in（　　）
   A. superior part of duodenum　　　　　　　　　B. descending part of duodenum
   C. horizontal part of duodenum　　　　　　　　D. ascending part of duodenum
   E. duodenojejunal flexure
10. The terminal(end) portion of the small intestine is the（　　）
    A. ileum　　　　B. cecum　　　　　C. duodenum　　　　D. jejunum　　　E. ascending colon
11. The beginning of jejunum is（　　）
    A. pylorus　　　　　　　　　　　　B. angular notch　　　　C. transverse part of duodenum
    D. duodenojejunal flexure　　　　　E. left colic flexure

第七节　大　肠

* **学习目标**：掌握大肠、结肠的分部，盲肠、结肠的形态特征，盲肠和阑尾的位置、形态结构，以及阑尾根部的体表投影；熟悉大肠各部的位置，直肠和肛管的形态结构；了解齿状线的分界性标志意义。

在整体标本上观察大肠的位置，以及 5 个组成部分：盲肠、阑尾、结肠、直肠和肛管。大肠的功能包括吸收水分、维生素、无机盐等，以及形成粪便后将其排出体外。

沿结肠带向盲肠方向追踪 3 条结肠带汇聚的部位，明确它们与阑尾根部的关系及其临床意义。在升结肠外面辨识盲肠和结肠的表面三大特征性结构：结肠带、结肠袋和肠脂垂（简记为"带、袋、垂"），以此作为区别大肠和小肠的重要依据。

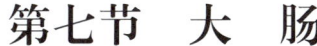
填表练习

结构名称	主要特点
	共有 3 条，沿肠管的纵轴平行排列，由大肠纵行肌增厚而成
	由于结肠带短于肠管，致使肠管形成许多由横沟隔开的囊状突起
	由脂肪组织在浆膜下沿结肠带两侧形成的许多小突起

一、盲肠和阑尾

盲肠是大肠的开始部，位于右髂窝内，左接回肠，上通升结肠。在打开腹膜腔的完整人体标本上进行观察，并在右髂窝内找到呈盲囊状的盲肠段。在游离的回盲部标本上，切开盲肠壁观察回盲口、回盲瓣、阑尾口。思考回盲瓣的功能，主要为阻止小肠内容物过快流入大肠，以便食物在小肠内充分消化吸收，同时也能防止盲肠内容物逆流回小肠。

阑尾位于右髂窝内,形似蚯蚓,又称为蚓突,长 6～8 cm。在打开腹膜腔的右髂窝内观察,并沿 3 条结肠带向下追踪阑尾的根部所在位置。然后用镊子提起阑尾末端,分别放到回肠及盲肠的前、后方,模仿阑尾的其他位置类型。在完整尸体和自体腹壁上确定阑尾根部的体表投影点(麦氏点),称为阑尾点。急性阑尾炎时,此处常有明显压痛或触痛。

歌诀记忆

盲肠阑尾右髂窝,盲端起始附蚓突;两口一瓣防快流,也防逆流内容物
阑尾末端回盲后,回前盲下也较多;根部固定麦氏点,三带集中能寻着

阑尾位于右髂窝,尖端游离,位置变化较大,据国内体质调查资料,阑尾以回肠后位和盲肠后位为多,盆位次之,再次为盲肠下位和回肠前位。此外,还可有肝下位、左下腹位等。阑尾根部连于盲肠后内侧壁,位置比较固定,在体表形成投影点,即在腹壁脐与右侧髂前上棘连线的中、外 1/3 交点处,即麦氏点(McBurney 点),又称为阑尾点。盲肠的 3 条结肠带在阑尾根部集中,故手术寻查阑尾困难时,可沿结肠带向下追踪到阑尾根部。

思考训练

1. 手术时找阑尾最简捷的方法是( )
   A. 找到回肠末端　B. 沿结肠带向下追寻　C. 找到回盲瓣　D. 找到肠脂垂　E. 向上翻开小肠
2. 右髂窝内的器官不包括( )
   A. 阑尾　　　　　B. 盲肠　　　　　　　C. 回肠末端　　　D. 卵巢　　　　　E. 乙状结肠
3. 将小肠内容物和大肠内容物分开的结构是( )
   A. 梅克尔憩室　　B. 回盲瓣　　　　　　C. 回肠系膜　　　D. 阑尾系膜　　　E. 阑尾口
4. 阑尾最常见的部位为( )
   A. 回、盲肠后位　B. 回、盲肠前位　　　C. 盲肠下位　　　D. 盆位　　　　　E. 回肠下位

二、结肠

在打开腹膜腔的标本上观察结肠的分部(升结肠、横结肠、降结肠和乙状结肠)、结肠右曲和结肠左曲的位置及毗邻关系。升结肠在肝右叶左前方移行于横结肠,称结肠右曲,又称肝曲;横结肠在脾的下方以锐角与降结肠相连,称结肠左曲,又称脾曲。

填表练习

分部	位置	主要特点
升结肠	右髂窝至肝右叶下方	形成_____,无系膜,活动性小
横结肠	肝右叶下方至脾内面下方	形成_____,有系膜,活动性大
降结肠	脾下方至左髂嵴水平	无系膜,活动性较小
乙状结肠	左髂嵴至第 3 骶椎平面	呈乙状弯曲,有系膜,活动性较大

临床联系

肠扭转是一段肠袢及系膜沿其系膜长轴扭转 180°以上,前后两端肠管内容物均不能通过而造成的闭襻型肠梗阻。扭转肠袢极易因血液循环中断而坏死,是机械性肠梗阻中最危险的一种类型。造成肠扭转的原因主要有 3 个方面,解剖因素是先决条件。①解剖因素:肠袢及其系膜过长是肠扭转发生的重要解剖基础,故小肠和乙状结肠为其好发部位。因肠袢及系膜过长,肠扭转后肠腔受压而变窄,引起的梗阻、扭转与压迫进一步影响肠管的血液供

应,因此,肠扭转所引起的肠梗阻多为绞窄性。小肠扭转好发于20~40岁的青壮年,盲肠扭转好发于40岁以下的成年,而乙状结肠扭转则好发于40~70岁的中老年。男性的发病率高于女性。②重力因素:如肠袢及其内容物重量增加,由于重力关系容易促使肠扭转发生,扭转后也不易自行复位,因此临床上的肠扭转大多发生于饱餐后,尤其是患有长期便秘、肠壁肿块、肠内蛔虫团滞留等人群。③外力因素:强烈的肠蠕动和体位的突然改变,甚至身体突然旋转用力弯腰,也能促使肠扭转的发生。由此可见,饱餐后体力劳动或剧烈运动常是肠扭转的诱发因素。避免在饱餐后立即进行重体力劳动,尤其是需要身体前俯和旋转的劳动,对预防肠扭转有一定意义。

思考训练

1. 结肠分段中活动性最大的是（　　）
 A. 升结肠　　　B. 横结肠　　　C. 降结肠　　　D. 乙状结肠　　　E. 盲肠
2. 结肠分段中活动性最小的是（　　）
 A. 升结肠　　　B. 横结肠　　　C. 降结肠　　　D. 乙状结肠　　　E. 盲肠
3. 肠扭转很少发生在（　　）
 A. 空肠和回肠　　B. 盲肠和阑尾　　C. 横结肠　　D. 乙状结肠　　E. 升结肠和降结肠

三、直肠

直肠位于骨盆腔内,在第3骶椎水平接乙状结肠,向下沿骶椎和尾骨前面下行,穿过盆膈移行为肛管,全长10~14 cm。在盆腔正中矢状切的标本上观察直肠下行过程中形成的2个弯曲(骶曲凸向后、会阴曲凸向前)、1个膨大(直肠壶腹)及直肠腔内的3个横襞。

关键词

一壶两弯三横襞,五七十一距离记

一壶:即直肠壶腹。直肠在外形上已失去大肠的外形特征,其下部由于储存粪便而显著膨大。

两弯:包括直肠骶曲和直肠会阴曲。直肠在矢状面上形成两个弯曲,直肠骶曲凸向后,距肛门7~9 cm,与骶、尾骨前面弯曲一致;直肠会阴曲凸向前,距肛门3~5 cm,是直肠绕过尾骨尖形成的弯曲。临床上进行直肠、乙状结肠镜检时,应注意这些弯曲,以免损伤肠壁。

三横襞:直肠内面有3条直肠横襞,上、下两条位于直肠左壁,中间一条大而明显,位置恒定,位于直肠右壁。3条横襞自上而下与肛门的距离分别为11 cm、7 cm、5 cm。直肠横襞有承托粪便的作用。

临床联系

结直肠癌是胃肠道中常见的恶性肿瘤,可以发生在结肠或直肠的任何部位,但以直肠、乙状结肠最为多见。本病多见于中年以上的男性,和其他恶性肿瘤一样,发病原因仍不清楚。早期症状不明显,随着癌肿的增大而表现排便习惯改变、便血、腹泻、腹泻与便秘交替、局部腹痛等症状;晚期则表现贫血、体重减轻等全身症状。其发病率和病死率在消化系统恶性肿瘤中仅次于胃癌、食管癌和原发性肝癌。

思考训练

1. 直肠的特征性结构不包括（　　）
 A. 直肠壶腹　　B. 直肠骶曲　　C. 直肠会阴曲　　D. 直肠横襞　　E. 直肠系膜
2. 中年男性出现不明原因的排便习惯改变、腹泻便秘反复交替和消瘦,应高度怀疑（　　）
 A. 直肠癌　　B. 结肠癌　　C. 慢性结肠炎　　D. 结肠息肉　　E. 以上均正确
3. 以便血、排便习惯不规律、排便困难为主的大肠癌最多见于（　　）
 A. 直肠　　B. 升结肠　　C. 横结肠　　D. 降结肠　　E. 乙状结肠

四、肛管

肛管在盆膈平面与直肠相接,终止于会阴部的肛门,长4～5 cm,为肛门括约肌所包绕。在盆腔矢状切标本或模型上观察。肛管位于盆膈与肛门之间。在纵行剖开的肛管标本上结合模型观察肛管内结构:肛柱、肛瓣和肛窦的位置;肛直肠线、齿状线和肛白线及其分界意义;肛梳和肛直肠环的位置及构成。

填表练习

阅读教材,学习下表中齿状线的分界意义。

区分	齿状线以上部位	齿状线以下部位
被覆上皮	内表面为黏膜,被覆单层柱状上皮	内表面为皮肤,被覆复层扁平上皮
胚层来源	上皮来自内胚层,癌变时为腺癌	上皮来自外胚层,癌变时为鳞状细胞癌
动脉来源	直肠上、下动脉	肛门动脉
静脉回流	经直肠上静脉、肠系膜下静脉、脾静脉回流至肝门静脉	经肛门静脉、阴部内静脉、髂内静脉、髂总静脉回流至下腔静脉
淋巴引流	向上汇入髂内淋巴结(盆腔淋巴结)	向下汇入腹股沟浅淋巴结(腹腔淋巴结)
神经支配	内脏神经	躯体神经
临床意义	其静脉曲张形成的内痔,因无躯体神经分布而没有疼痛,以痔核脱出和大便时出血为主要表现	其静脉曲张形成的外痔,因有躯体神经分布而疼痛明显,故以痔核脱出、疼痛和感染为主要表现

歌诀记忆

肛管结构柱窦瓣,三线一疏一肌环;肛柱下端肛瓣缘,连成分界齿状线
黏膜皮肤内外痔,血管神经淋巴管;内痔不痛外痔痛,内脏躯体神经管
肛直肠线肛上界,内外括约间白线;齿线白线间肛梳,手术切莫断肌环

肛管结构柱窦瓣,三线一疏一肌环:肛管黏膜形成的纵行黏膜皱襞,称为肛柱,由直肠下部因括约肌收缩而形成;相邻肛柱下端之间的半月形黏膜皱襞缘,称为肛瓣;肛瓣与肛柱下端共同围成的小隐窝称为肛窦。肛柱下方常有三角形乳头状隆起,称为肛乳头;肛窦口向上,肛门腺开口于此,故窦内往往积存粪屑而造成感染,引起肛窦炎和肛乳头炎。另外还有3条分界标志线包括肛直肠线、齿状线和肛白线,一个略突起的环形带为肛梳,以及控制肛门排便的肌环即肛直肠环。

肛柱下端肛瓣缘,连成分界齿状线,黏膜皮肤内外痔,血管神经淋巴管;内痔不痛外痔痛,内脏躯体神经管:肛柱下端与肛瓣边缘共同围成锯齿状环行线,称为齿状线。齿状线是重要的分界线,线上为黏膜,线下为皮肤;线上由内脏神经支配,线下由躯体神经支配,故内痔不痛外痔痛;此外,齿状线也是动脉供应、静脉和淋巴回流的分界线。

肛直肠线肛上界,内外括约间白线;齿线白线间肛梳,手术切莫断肌环:在齿状线上方约1.5 cm处,肛柱的上缘连线,称为肛直肠线。在齿状线下方,由于肛门内括约肌紧缩,而形成一宽约1.0 cm略微突起的环形带,称为肛梳。此处的复层扁平上皮角化层少,无汗腺,因其深面有痔内静脉丛下部,故又称为痔环。肛梳(痔环)是判断肛门内括约肌部位的解剖标志。肛梳下缘有一不甚明显的环形线,肛门指检可在此处触及一浅沟,为括约肌间沟,称为白线,又称为Hilton线。白线以下部位有肛门外括约肌的皮下部和浅部,以上部位有肛门内括约肌及其深面的肛门外括约肌深部,因此白线是区分内、外括约肌的分界性标志。内痔环切除手术切口一般应以白线为标志,切口过高或过低都容易引起肛管狭窄。肛门直肠环是由肛门内括约肌、直肠壁的纵行肌、肛门外括约肌的浅部和深部、肛提肌的

耻骨直肠肌等共同围绕肛管与直肠交界处形成的强大肌环,平时呈环状收缩封闭肛门,对肛管起括约作用。如手术时不慎完全切断,可引起大便失禁。

解剖学肛管和外科学肛管:解剖学肛管是指齿状线和肛缘之间的部分,外科学肛管是指肛缘和肛直肠环之间的部分。外科学肛管包括解剖学肛管和直肠下段,侧重于外科手术所涉及的肛管功能上的描述,即外科学肛管指的是具有括约功能的这部分肛管。外科学肛管有4个界线:①肛门缘,平常也叫肛门口,是消化道最低的界线。②白线,即括约肌间沟,在肛门缘与齿状线之间,距肛缘约1.0 cm。③齿状线,距肛缘约2.5 cm。④肛梳,为齿线和白线之间表面光滑发亮的部分。

※ 思考训练

1. 肛梳下缘处,肛门指诊时可触及一环形浅沟,此位置相当于(　　)
   A. 齿状线　　　B. 白线　　　C. 肛梳　　　D. 肛瓣　　　E. 肛直肠线
2. 临床上区分内、外痔的标志是(　　)
   A. 肛白线　　　B. 肛齿状线　　　C. 肛梳　　　D. 肛直肠线　　　E. 肛缘
3. 肛齿状线与肛缘之间的部位称为(　　)
   A. 解剖学肛管　　　B. 外科学肛管　　　C. 肛梳　　　D. 肛门直肠环　　　E. 痔环
4. 痔环又称为(　　)
   A. 齿状线　　　B. 白线　　　C. 肛梳　　　D. 肛瓣　　　E. 肛门直肠环
5. 肛门直肠环的组成不包括(　　)
   A. 肛门内括约肌　　　　　　　　B. 直肠壁纵行肌　　　　　　　　C. 耻骨直肠肌
   D. 肛门外括约肌浅部　　　　　　E. 肛门外括约肌皮下部

第八节　肝

> ※ **学习目标**:掌握肝的位置、形态结构和分叶,胆囊的形态、位置及胆囊底的体表投影;熟悉肝的体表投影,肝外胆道的组成、开口部位和胆汁的排出途径,胰的形态、位置和分部;了解肝、胰的功能。

一、肝

肝是人体最大的腺体。肝能分泌胆汁,胆汁由约75%肝细胞生成,25%由胆管细胞生成,能乳化脂肪,对脂肪的消化和吸收具有重要作用。肝接收从肠道吸收来的营养物质,参与蛋白质、脂类、糖类、维生素等物质的合成、转化与分解。肝还具有生物转化、解毒、防御等功能,胚胎时期有造血功能。

1. **肝的位置和毗邻**　在人体完整标本的腹腔内观察肝的位置。肝大部分位于_____和_____,小部分位于_____。肝的质地软而脆,富含血液,当腹上部和右季肋部严重外伤或肋骨骨折时,可能引起肝破裂和腹腔积血。肝上面与膈和腹前壁相贴,肝下面与邻近的腹腔器官如胃、十二指肠、右肾上腺、右肾等相毗邻。

2. **肝的形态结构**　用离体的肝标本配合肝模型观察。肝大致呈楔形,可分为前、后两缘和上、下两面。肝前缘锐利,是肝上、下面的界线(视为肝前界或肝下界),在胆囊窝处有_____(notch of gallbladder),而在肝圆韧带通过的地方,还有一个明显的脐切迹,即_____(notch for ligamentum teres hepatis)。肝后缘圆钝,对向脊柱。

肝的上面膨隆，与膈相对，称为膈面。肝的膈面前部有矢状位的_____，后部没有腹膜的部分称为_____（bare area of liver）。

肝的下面凹陷，朝向下后方，邻接腹腔器官称为肝脏面。脏面有一呈"H"形的沟，包括中间的横沟和左、右侧的纵沟。横沟是左右肝管、肝固有动脉左右支、肝门静脉左右支、肝的神经及淋巴管等出入肝的部位，故称为（第一）_____（porta hepatis）。出入肝门的这些结构被结缔组织所包裹，称为_____（hepatic pedicle）。左纵沟的前部，称为肝圆韧带裂，内有_____（脐静脉的遗迹）；左纵沟的后部，称为静脉韧带裂，容纳_____（静脉导管的遗迹）；右纵沟前部称为胆囊窝，容纳_____；后部称为腔静脉沟，有_____通过。

在腔静脉沟的上端，有肝左、中和右静脉出肝并注入下腔静脉，此处称为_____。此外，在腔静脉沟的中下部，可见有右半肝或尾状叶的一些小静脉（统称为副肝静脉）注入下腔静脉，此处称为第三肝门，主要汇集肝右后静脉（又称为肝右后下静脉）和尾状叶静脉的血流。

3. **肝的分叶和分段** 膈面的借_____将肝分成肝右叶和肝左叶；肝的脏面借"H"形沟将其分为4叶：左纵沟的左侧为肝左叶；右纵沟的右侧为肝右叶；横沟的前方为_____（quadrate lobe）；横沟的后方为_____（caudate lobe）。

肝内有4套管道，形成两个系统，即_____和_____。肝门静脉、肝固有动脉和肝管的各级分支在肝内的走行、分支和配布基本一致，并有Glisson鞘包绕，共同组成Glisson系统。按照Glisson系统各分支的分布区，将肝分为两半肝（左、右半肝），进一步再分成5个叶（右前叶、右后叶、左内叶、左外叶与尾状叶）、8个段（左外叶上、下段，右前叶上、下段，右后叶上、下段，尾状叶左、右段）。

二、肝外管道

1. **肝外胆道的组成** 在胆道标本上观察肝外胆道的组成。左、右肝管出肝门后，汇合成肝总管。肝总管与胆囊的胆囊管汇合成胆总管。胆总管经十二指肠上部后方下行，向下行走在十二指肠和胰头之间，至十二指肠降部间与胰管汇合成略膨大的肝胰壶腹，又称为法特壶腹（ampulla of Vater），斜穿十二指肠降部后内侧壁，开口于_____。因此，肝外胆道系统一般由左_____、右_____、_____、_____、_____和_____组成。注意组成中为胆囊，而不是胆囊管。根据行程，可将胆总管分为十二指肠上段、十二指肠后段、胰腺段及十二指肠壁内段共四段。

胆囊三角是由肝总管、胆囊管和肝脏面之间围成的三角区。三角内常有_____通过，可作为胆囊手术时寻找胆囊动脉的标志。

2. **胆囊** 在腹腔内或离体肝带胆囊的标本上观察胆囊的位置、形态和分部。在完整尸体和自体的腹壁上确定胆囊底的体表投影点。

胆囊位于肝脏面的胆囊窝内，有贮存和浓缩胆汁的作用。胆囊呈梨形，分为底、体、颈、管四部分：前端圆钝，称为胆囊底；与胆囊底相连的膨大部分为胆囊体；后部稍细为胆囊颈；由颈弯向左下的部分称为胆囊管。

胆囊底常露出于肝的前缘，与腹前壁相贴，其体表投影在右锁骨中线与右肋弓交点处的稍下方，称为胆囊点，又称为墨菲氏点（Murphy's point）。胆囊炎时，此处常有明显的压痛。

> **§ 歌诀记忆**
>
> 胆囊位于胆囊窝，右锁中线肋弓点；梨形分底体颈管，储存胆汁蛔虫犯
> 女性好发胆囊炎，婚后多般有好转；检查深吸墨菲征，诱发剧痛防石嵌

临床联系

墨菲征(Murphy's sign),又称为胆囊触痛征,系胆囊触痛检查法,适用于急性胆囊炎及胆囊结石合并炎症的诊断。检查时,检查者站在患者的右侧,将左手掌平放于患者右胸下部,以左手拇指压迫右侧腹直肌外缘与右肋弓的交界处腹壁,嘱患者做深呼吸(Valsalva 呼吸),在吸气过程中产生炎症的胆囊随膈和肝下降,胆囊触及用力按压的拇指,急性炎症的胆囊受挤压刺激即可引起疼痛。如因剧烈疼痛而吸气中止,即为墨菲征阳性。

3. 胆汁排出途径 在肝胰壶腹周围有增厚的环形平滑肌包绕,构成肝胰壶腹括约肌,又称为奥迪括约肌(Oddi sphincter),可控制胆汁和胰液进入十二指肠。

在正常情况下,奥迪括约肌保持收缩状态,胆囊扩张,使肝细胞分泌的胆汁由左、右肝管、肝总管、胆囊管进入胆囊贮存并浓缩;进食(尤其是进食高脂肪食物)后,胆囊收缩,奥迪括约肌舒张,胆囊内的胆汁经胆囊管、胆总管、肝胰壶腹、十二指肠大乳头,排入十二指肠腔内。

思考训练

1. 人出生以后正常情况下,肝不再具备的功能为(　　)
   A. 分泌胆汁　　B. 营养物质代谢　　C. 生物转化和解毒　　D. 吞噬防御　　E. 造血
2. 肝的脏面分叶错误的是(　　)
   A. 肝左叶　　B. 肝右叶　　C. 肝方叶　　D. 肝尾状叶　　E. 肝前叶
3. 第二肝门内的血管为(　　)
   A. 肝总动脉　　B. 肝固有动脉　　C. 肝门静脉　　D. 肝静脉　　E. 副肝静脉
4. 胆囊三角内的管道为(　　)
   A. 胆囊动脉　　B. 肝固有动脉　　C. 胆囊管　　D. 肝总管　　E. 胆总管
5. 下列关于肝外胆道组成的描述,不准确的是(　　)
   A. 左、右肝管　　B. 肝总管　　C. 胆总管　　D. 胆囊管　　E. 肝胰壶腹
6. 分泌胆汁的细胞包括(　　)
   A. 肝细胞　　B. 胆管细胞　　C. 肝窦间隙内皮细胞　　D. 库普弗细胞　　E. 肝细胞和胆管细胞
7. The cystic duct joins which of the following duct to form the common bile duct? (　　)
   A. Pancreatic duct　　　　　　B. Hepatic duct　　　　　　C. Common hepatic duct
   D. Hepatopancreatic ampulla　　E. Accessory pancreatic duct

二、胰

1. 胰的位置和形态结构 在脾、胰、十二指肠离体标本或模型及腹膜后隙的标本上观察,并注意查看胰头与十二指肠、胆总管及肝门静脉的关系,胰尾与脾的关系。胰横位于胃的后方,卧于腹后壁第1～2腰椎水平,紧贴于腹后壁。胰质软,色灰红,大致可分为头、颈、体、尾四部,自胰头向胰尾位置逐渐变高。胰的右端膨大,被十二指肠环抱,称为胰头,胰头后下部向左后下方呈钩状的突起,称为钩突,位于十二指肠水平部上方,肠系膜上动、静脉与下腔静脉之间;中部呈棱柱状,为胰体,前邻胃后壁,后邻下腔静脉、腹主动脉、左肾和左肾上腺;胰头和胰尾之间的狭窄部分,称为胰颈,肠系膜上静脉和脾静脉在其后方汇合成肝门静脉;左端较细,伸向脾门,称为胰尾。通常情况下,胰颈以其后方下部的肠系膜上静脉和后方上部的肝门静脉左、右侧壁为界,而胰体和胰尾分界不清,手术时可整体切除。

在胰的实质内,有一自胰尾开始沿胰长轴右行的管道,称胰管,与胆总管汇合后,开口于十二指肠大乳头。在胰头上部,常存在副胰管,开口于十二指肠小乳头。主胰管又称 Wirsung 管,副胰管又称 Santorini 管。副胰管由胰头前上部分来的小导管汇集而成,近60%在主胰管转折之前与其相连,约40%与主胰管不相连或相连而不通。

临床联系

胰头癌是胰腺癌的一部分,胰头癌指发生在胰腺头颈部的肿瘤,而胰腺癌除了胰头癌以外,还可能有胰体癌、胰尾癌。胰头癌是恶性程度极高的消化系统肿瘤,具有恶性程度高、病情发展迅速、不易早期发现、切除率低、预后差等特点,患者通常表现有黄疸、肠梗阻、腹腔积液(又称腹水)、消瘦、脾大等症状。胰头癌时,癌肿压迫胆总管,致使胆汁排出受阻,而反流入血形成黄疸;由于十二指肠与胰头的毗邻关系,有时可压迫十二指肠造成肠梗阻,压迫门静脉造成腹水、脾大等。

2. 胰的功能 取离体胰显示胰管的标本,观察胰管的位置并且思考其开口部位,以便理解胰的外分泌功能。人体第二大消化腺由内、外分泌部组成。外分泌部可分泌胰液,其内含多种消化酶(如蛋白酶、脂肪酶、淀粉酶等),可消化蛋白质、脂肪、糖类等;内分泌部即胰岛,又称为朗格汉斯岛(Langerhans' island),散在于胰实质内,胰尾部较多,能分泌胰岛素和胰高血糖素,调节血糖水平。

歌诀记忆

胰腺横卧腰一二,分部头颈和体尾;胰颈胰钩夹血管,胰头包绕尾脾对
人体消化第二腺,分泌激素消化酶。胰头好发胰腺癌,黄疸梗阻多腹水

胰腺分为外分泌腺和内分泌腺两部分。①外分泌腺由腺泡(腺细胞)和腺管组成。腺泡分泌胰液,腺管是胰液排出的通道。胰液中含有碳酸氢钠、胰蛋白酶、脂肪酶、淀粉酶等,有消化蛋白质、脂肪和糖类的作用。胰液经各级导管,流入胰腺管;胰腺管与胆总管共同开口于十二指肠。②内分泌腺是由散在于外分泌腺之间大小不同的细胞团——胰岛所组成。胰岛细胞主要有A、B、D 3种细胞。其中A细胞分泌胰高血糖素,它能促进肝细胞、肌纤维等内的糖原分解成葡萄糖,并抑制糖原合成,使血糖升高;B细胞分泌的激素叫胰岛素,直接进入血液和淋巴,主要参与调节糖代谢,胰岛素分泌不足,可引起糖尿病;D细胞分泌生长抑素,能抑制A细胞、B细胞的分泌,以维持胰岛素的分泌同血糖浓度相适应。胰腺分泌的胰蛋白酶是人体最强的消化酶,在急性胰腺炎患者可引起死亡;而胰岛是人体唯一可分泌胰岛素的部位,所分泌的胰岛素也是人体唯一的降血糖激素,故胰岛严重损失的1型糖尿病和少数2型糖尿病患者,需要长期注射人工合成的胰岛素。

思考训练

1. 胰腺钩突的正确位置在(　　)
　　A. 十二指肠包绕　　B. 胆总管末端　　C. 肝门静脉起始部　　D. 肠系膜上血管前方　　E. 下腔静脉前方
2. 胰腺分部分界不清的是(　　)
　　A. 胰头和胰颈　　B. 胰颈和胰体　　C. 胰体和胰尾　　D. 胰头和胰钩　　E. 胰腺各部
3. 能分泌胰岛素的部位和细胞是(　　)
　　A. 胰岛A细胞　　B. 胰岛B细胞　　C. 胰岛D细胞　　D. 胰腺S细胞　　E. 胰腺P细胞

常用英汉名词

digestive(alimentary) system 消化系统
digestive tract 消化管
upper digestive tract 上消化道
lower digestive tract 下消化道
oral cavity 口腔
palate 腭
deciduous teeth 乳牙
permanent teeth 恒牙
dentin/dentine 牙本质
cementum 牙骨质
dental pulp 牙髓
enamel 牙釉质
periodontal membrane 牙周膜
alveolar bone 牙槽骨
alvcolar arch 牙槽弓
dental crown 牙冠
neck of tooth 牙颈

tooth root 牙根
root canal 牙根管
gum 牙龈
incisor teeth 切牙
canine teeth 尖牙
premolar tooth 前磨牙
molars 磨牙
tongue, lingua 舌
frenulum of tongue 舌系带
sublingual fold 舌下襞
sublingual caruncle 舌下阜
lingual papilla 舌乳头
vallate papilla 轮廓乳头
filiform papilla 丝状乳头
fungiform papilla 菌状乳头
foliate papilla 叶状乳头
genioglossus 颏舌肌
pharynx 咽
isthmus of fauces 咽峡
velum palatinum 腭帆
uvula 腭垂
palatoglossal arch 腭舌弓
palatopharyngeal arch 腭咽弓
tonsillar fossa 扁桃体窝
tonsillar fossulae 扁桃体小窝
palatine tonsil 腭扁桃体
salivary gland 唾液腺
parotid gland 腮腺
sublingual gland 舌下腺
submandibular gland 下颌下腺
nasopharynx 鼻咽
pharyngeal recess 咽隐窝
pharyngotympanic tube 咽鼓管
tubal torus 咽鼓管圆枕
pharyngeal tonsil 咽扁桃体
oropharynx 口咽
epiglottic vallecula 会厌谷
laryngopharynx 喉咽
piriform recess 梨状隐窝
esophagus 食管
stomach 胃
cardia 贲门
pylorus 幽门
pyloric canal 幽门管

pyloric antrum 幽门窦
pyloric valve 幽门瓣
small intestine 小肠
duodenum 十二指肠
jejunum 空肠
ileum 回肠
large intestine 大肠
cecum 盲肠
ileocecal orifice 回盲口
ileocecal valve 回盲瓣
appendix, vermiform appendix 阑尾
McBurney point 麦氏点
colon 结肠
haustrum of colon 结肠袋
colic band 结肠带
epiploic appendice 肠脂垂
ascending colon 升结肠
transverse colon 横结肠
descending colon 降结肠
sigmoid colon 乙状结肠
rectum 直肠
ampulla of rectum 直肠壶腹
transverse fold of rectum 直肠横襞
anal canal 肛管
anal column 肛柱
anal valve 肛瓣
anal sinus 肛窦
dentate line 齿状线
digestive gland 消化腺
liver (hepatic) 肝（的）
porta hepatis 肝门
hepatic pedicle 肝蒂
bile duct 胆管
extrahepatic biliary passage 肝外胆道
fossa for gallbladder 胆囊窝
gallbladder notch 胆囊切迹
gall bladder 胆囊
cystic duct 胆囊管
Calot's triangle 胆囊三角
common hepatic duct 肝总管
common bile duct 胆总管
hepatopancreatic ampulla 肝胰壶腹
pancreas 胰
pancreatic duct 胰管

第五章 呼吸系统

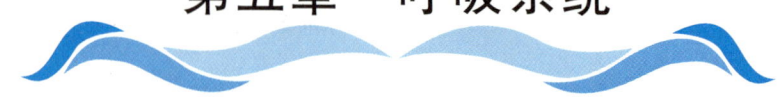

第一节 概　述

✱ **学习目标**：掌握呼吸系统的组成及上、下呼吸道的划分；熟悉呼吸系统的功能。

呼吸系统由呼吸道和肺组成。呼吸道包括鼻、咽、喉、气管和各级支气管。临床上将_____、_____、_____合称为上呼吸道；将_____和各级_____（包括在肺部的分支）合称为下呼吸道。其中，_____是消化系统与呼吸系统的共用通道。肺由肺实质（支气管树和肺泡）及肺间质（结缔组织、血管、淋巴管、淋巴结、神经等）组成。呼吸系统的主要功能是进行气体交换（吸入氧气，呼出二氧化碳）。

思考训练

1. 消化系统和呼吸系统的共同通道为（　　）
   A. 鼻　　　　B. 鼻旁窦　　　C. 咽　　　　D. 喉　　　　E. 气管
2. 正常情况下，呼吸系统排出体内的（　　）
   A. 氧气　　　B. 氮气　　　　C. 氨气　　　D. 二氧化碳　　E. 以上均可排出
3. The upper respiratory tract consists of （　　）
   A. nose　　　　　　B. nose and pharynx　　　　　C. nose, pharynx and larynx
   D. nose, pharynx, larynx and trachea　　E. nose, pharynx, larynx, trachea and principal bronchi

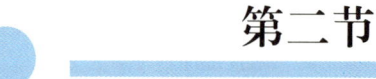

第二节 鼻

✱ **学习目标**：掌握鼻腔的分部和各壁的形态结构，熟悉鼻旁窦的开口部位及其功能，了解外鼻的结构。

鼻为呼吸器官，也是嗅觉器官。由外鼻、鼻腔和鼻旁窦组成。

一、外鼻

观察别人或对照小镜子观察自己的外鼻，准确指认鼻根、鼻背、鼻尖、鼻翼。鼻翼在平静呼吸时，无明显活动，在呼吸困难时，患者尤其是小儿可出现明显鼻翼扇动。从鼻翼向外下方到口角的浅沟称为鼻唇沟，面肌瘫痪时，患侧鼻唇沟可变浅或消失。

二、鼻腔

(一)鼻腔壁的结构和鼻旁窦开口

在头颈近正中矢状切标本(保留鼻中隔)上观察鼻腔。鼻腔为一顶窄底宽的狭长腔隙,由骨、软骨及其表面被覆的黏膜和皮肤构成,位于颅底与口腔(上腭)之间。周围与鼻旁窦相连,中间被鼻中隔分成左、右两腔,每侧鼻腔以鼻阈为界分为鼻前庭和固有鼻腔(联想口腔分为口腔前庭与固有口腔),其前部的鼻前庭向前经鼻(前)孔与外界相通,后部固有鼻腔经鼻后孔与鼻咽部相通。

1. 鼻前庭 起于鼻孔,止于鼻阈。在头颈正中矢状切标本(无鼻中隔侧)上,辨认隆起的鼻阈。鼻前庭内面衬以皮肤,长有粗硬的鼻毛,具有过滤灰尘和净化吸入空气的作用。鼻前庭皮肤富有皮脂腺和汗腺,是疖肿好发的部位之一。鼻阈是皮肤与鼻黏膜的分界标志。

2. 固有鼻腔 每侧鼻腔有顶、底、内侧壁和外侧壁4个壁,形成2个功能区。

鼻腔顶壁为颅前窝,当颅前窝骨折时,脑脊液可由鼻腔流出。底壁为上腭。

内侧壁为鼻中隔,由筛骨垂直板、梨骨及鼻中隔软骨被覆黏膜而成。其前下份有一易出血区(利特尔区或Kiesselbach区),此区血管丰富而位置表浅,受外伤或干燥空气刺激,血管易破而出血。

外侧壁自上而下有3个鼻甲突向鼻腔,分别称为上、中和下鼻甲。其下方各有一裂隙,分别称为上、中和下鼻道,少数人有最上鼻甲和鼻道。在上鼻甲的后上方有一凹陷称为蝶筛隐窝。在上鼻甲后上方与蝶骨体间探查蝶筛隐窝,并在切除中鼻甲的标本上观察中鼻道中部,可见一个凹向上的弧形裂隙,称半月裂孔;裂孔上方的圆枕形隆起,称筛泡。上、中鼻道及蝶筛隐窝分别有鼻旁窦的开口,下鼻道的前部有鼻泪管的开口。

(二)鼻腔的分部和功能

鼻腔的黏膜按其生理功能分为嗅区和呼吸区。嗅区位于上鼻甲内侧面及与其相对的鼻中隔黏膜,活体呈苍白色或浅黄色,由嗅上皮和固有层组成。呼吸区为嗅区以外的大部分鼻黏膜,活体呈淡红色,内有丰富的静脉丛,对吸入的空气起加温、湿润和吸附净化作用。

三、鼻旁窦

鼻旁窦,又称为副鼻窦,由骨性鼻旁窦衬以黏膜而成,共4对,包括上颌窦、额窦、蝶窦和筛窦,筛窦又分前、中、后3群小房。上颌窦、额窦和筛窦的前、中群小房开口于中鼻道;筛窦的后群小房开口于上鼻道;蝶窦开口于蝶筛隐窝。鼻旁窦的黏膜具有丰富的血管,因此,鼻旁窦在协助调节吸入空气的温度、湿度上起重要作用,对发音起共鸣作用。

在头部冠状切标本上,观察眉弓深方的额窦、上颌体内的上颌窦和筛骨迷路内的筛窦,用细铁丝探查其开口部位。在头颈正中矢状切标本上,观察蝶骨体内的蝶窦,探察其开口部位;切除中鼻甲,观察中鼻道内的半月裂孔及其前上方的筛漏斗和上方圆形的筛泡,用铁丝探查各与何结构相通;从眼内眦处将铁丝伸入鼻泪管,探查鼻泪管的开口部位。

> **歌诀记忆**
>
> 额蝶筛和上颌窦,筛窦又分前中后
> 双蝶上后筛余中,含气通鼻有开口

额蝶筛和上颌窦,筛窦又分前中后:额窦位于额骨骨弓深部,位置最高;蝶窦位于蝶骨体内;筛窦位于筛骨迷路内,又分前、中、后群;上颌窦位于上颌骨体内,位置最低。

双蝶上后筛余中,含气通鼻有开口:蝶窦开口于蝶筛隐窝(即双蝶);筛窦后群开口于上鼻道(即上后筛);其余鼻旁窦均开口于中鼻道(即余中)。鼻旁窦内衬有黏膜,与鼻腔黏膜相延续,均为纤毛柱状呼吸上皮,内含杯状细胞和腺体。鼻窦黏膜纤毛的运动方向朝向自然窦口,有利于窦内分泌物排出。

临床联系

鼻出血,又称为鼻衄(nù),是临床常见的症状之一,可由鼻部疾病引起,也可由全身疾病所致。90%左右的鼻出血发生于利特尔区。鼻出血多为单侧,少数情况下可出现双侧鼻出血;出血量多少不一,轻者仅为涕中带血,重者可引起失血性休克,反复鼻出血可导致贫血。

鼻炎是鼻腔的炎症,通常由病毒、细菌、变应原、各种理化因子等引起。主要表现为鼻塞、流涕、嗅觉障碍及全身性症状如发热、头痛头昏、肌肉痛、食欲不振、易疲倦、记忆力减退、失眠等。鼻炎时,静脉丛异常充血,黏膜肿胀,分泌物增多,鼻道变窄,影响通气。鼻腔的黏膜与鼻旁窦黏膜相延续,故鼻腔发炎时,可蔓延至鼻旁窦引起鼻窦炎。

鼻窦炎可分为急性、慢性鼻窦炎,低龄、年老体弱者更多见。急性鼻窦炎多由上呼吸道感染引起,细菌与病毒感染可同时并发。慢性鼻窦炎较急性者多见,常为多个鼻窦同时受累。上颌窦是鼻旁窦中最大的一对,因开口位于上颌窦内侧壁最高处,窦口高于窦底,所以上颌窦炎症引流不畅,易发生慢性炎症。同时因上颌窦底邻近上颌磨牙牙根,此处骨质菲薄,故牙根感染常波及上颌窦,引起牙源性上颌窦炎。临床上鼻旁窦的炎症中以上颌窦炎最为多见。

填表练习

名称		位置	开口部位
蝶窦			
筛窦	后群		
	前、中群		
额窦			
上颌窦			

思考训练

1. 鼻出血好发部位是(　　)
   A. 鼻中隔上部　　B. 鼻中隔前下部　　C. 鼻中隔后部　　D. 鼻腔顶壁　　E. 鼻腔外侧壁下部
2. 鼻旁窦积液最不易引流的是(　　)
   A. 额窦　　B. 上颌窦　　C. 蝶窦　　D. 筛窦前中群　　E. 筛窦后群
3. 嗅区的位置为(　　)
   A. 上鼻道　　B. 中鼻道　　C. 下鼻道　　D. 鼻中隔　　E. 上鼻道及对应鼻中隔
4. 鼻腔外侧壁的结构不包括(　　)
   A. 蝶筛隐窝　　B. 半月裂孔　　C. 筛泡和切牙孔　　D. 上、中、下鼻甲　　E. 上、中、下鼻道
5. 膈疝最易膨出的部位是(　　)
   A. 主动脉裂孔　　B. 食管裂孔　　C. 腔静脉孔　　D. 腰肋三角　　E. 胸肋三角
6. Which of the following structures does not drain into the region inferior to the middle nasal concha? (　　)
   A. Maxillary sinus　　B. Anterior ethmoidal air cells　　C. Middle ethmoidal air cells
   D. Frontal sinus　　E. Sphenoid sinus
7. Which sinus opens into the superior nasal meatus? (　　)
   A. Frontal sinus　　B. Maxillary sinus　　C. Sphenoidal sinus
   D. Anterior ethmoidal sinuses　　E. Posterior ethmoidal sinus

第三节 喉

> **学习目标**：掌握喉的位置、形体结构和分部；熟悉喉口的围成，喉的软骨、骨连结及声带的组成及功能；了解喉肌及其功能，声门变化与喉肌的关系，小儿喉腔的特点及其临床意义。

喉既是呼吸器官，又是发音器官。喉以软骨为基础，借关节、韧带和肌肉连接而成。

一、喉的位置和软骨

喉位于颈前部中份，喉咽的前方，相当于第3～6颈椎高度，女性和小儿喉的位置较高。喉的活动性较大，当吞咽和发音时，可上下移动。

喉由数块软骨借关节构成支架，附有喉肌，内衬黏膜而成。喉软骨构成喉的支架，包括不成对的甲状软骨、环状软骨、会厌软骨和成对的杓状软骨。取喉软骨模型和标本，对照教材描述，观察各软骨的位置和形态。此外还有成对的小角软骨、楔状软骨，以及包裹于甲状舌骨外侧韧带内数目不定的籽状软骨及麦粒软骨。

1. **甲状软骨** 甲状软骨是最大的喉软骨，由左右两块近似方形的软骨板在前方合成。两板前缘相连形成前角，前角的上端向前突出，称为喉结，是成年男性的显著性征之一。

2. **环状软骨** 环状软骨形似指环，前部窄低，称为环状软骨弓；后部高而宽阔，称为环状软骨板。环状软骨弓下缘约平对第6颈椎，是颈部咽和食管、喉和气管的分界及其他结构的重要定位标志。

3. **杓状软骨** 杓状软骨略呈三棱锥体形，尖向上、底向前方的突起，称为声带突，有声韧带附着；向外侧较钝的突起，称为肌突，是喉肌的附着处。

4. **会厌软骨** 会厌软骨位于喉口前方，形似树叶，与被覆的黏膜形成会厌。当吞咽时，喉上提，会厌遮盖喉口，以防止食物误入喉腔。

> **思考训练**
>
> 1. 成人男性喉的位置平（　　）
>   A. C_1～C_3高度　　B. C_3～C_6高度　　C. C_1～C_6高度　　D. C_3～C_7高度　　E. C_4～C_5高度
> 2. 喉的主要软骨中，成对的是（　　）
>   A. 甲状软骨　　B. 环状软骨　　C. 会厌软骨　　D. 杓状软骨　　E. 籽状软骨
> 3. 会厌（软骨）位于喉的（　　）
>   A. 前方　　B. 后方　　C. 外侧　　D. 上方　　E. 腔内
> 4. 声带附着的喉软骨为（　　）
>   A. 甲状软骨　　B. 环状软骨　　C. 会厌软骨　　D. 杓状软骨　　E. 籽状软骨

二、喉的连结及喉肌

取喉连结标本或模型，对照教材描述，观察喉的关节和韧带（主要有方形膜、弹性圆锥和环甲膜）。

（一）喉的关节

取模型观察环杓关节和环甲关节。

1. **环杓关节** 由杓状软骨底与环状软骨板上缘的关节面组成。用手转动杓状软骨，观察环杓关节的运动,体会声门裂大小的变化(能开大或缩小声门裂)。

2. 环甲关节 由甲状软骨下角与环状软骨板侧部的关节面构成。牵拉甲状软骨做前倾和复位运动,注意观察声韧带长度的变化(前倾使声带紧张;复位使声带松弛)。

(二)喉的韧带

围绕方形膜、弹性圆锥、环甲膜和甲状舌骨膜4个膜状韧带形成8条韧带。

1. 方形膜及其上下的韧带和皱襞 方形膜为构成喉前庭壁的韧带,是防止喉癌扩散的重要屏障。取喉标本,在喉前庭的黏膜下查看方形膜,其上缘增厚构成杓会厌韧带,表面覆盖的黏膜称为杓会厌襞;其下缘游离增厚形成前庭韧带,被覆的黏膜称为前庭襞。

2. 弹性圆锥及其上下的韧带和皱襞 弹性圆锥为构成声门下腔壁的韧带。取喉标本(切除一侧甲状软骨板),在声门下腔黏膜下查看弹性圆锥,其上缘游离增厚形成声韧带,表面覆盖的黏膜即声襞;下缘增厚形成张于环状软骨下缘和第一气管软骨间的环气管韧带。

3. 环甲膜及其形成的韧带 环甲膜由弹性圆锥前份增厚形成,张于甲状软骨下缘和环状软骨弓上缘之间。其中部增厚,称为环甲正中韧带;两侧增厚形成环甲侧韧带。环甲正中韧带位置表浅,在体表易于触及,是急性喉阻塞时切开或穿刺的部位。

4. 甲状舌骨膜及其形成的韧带 甲状舌骨膜张于甲状软骨上缘与舌骨体下缘之间,其中部增厚形成甲状舌骨正中韧带,两侧增厚形成甲状舌骨侧韧带。

(三)喉肌

喉肌均为骨骼肌,附着于喉软骨的内面(内群肌)和外面(外群肌),其运动可控制发音的强弱和调节音调的高低。外群肌只有1块环甲肌,其作用是紧张声带。内群肌较多,包括甲杓肌、杓肌、环杓后肌和环杓侧肌。甲杓肌能松弛声带,其下部肌束形成声带肌;环杓后肌可开大声门裂;环杓侧肌可闭合声门裂;杓肌包括杓横肌、杓斜肌和杓会厌肌,可关闭喉口。

声带由声襞、声韧带和声带肌组成,是发音最重要的结构。因声带是喉的重要功能组成部分,故喉是最重要的发音器官。

> **思考训练**
>
> 1. 成人男性喉的位置平(　　)
>   A. $C_1 \sim C_3$高度　　B. $C_3 \sim C_6$高度　　C. $C_1 \sim C_6$高度　　D. $C_3 \sim C_7$高度　　E. $C_4 \sim C_5$高度
> 2. 弹性圆锥的游离上缘增厚形成(　　)
>   A. 环甲正中韧带　　B. 环甲侧韧带　　C. 声韧带　　D. 前庭韧带　　E. 环气管韧带
> 3. 方形膜的游离下缘增厚形成(　　)
>   A. 环甲正中韧带　　B. 环甲侧韧带　　C. 声韧带　　D. 前庭韧带　　E. 环气管韧带
> 4. 参与声带运动的结构包括(　　)
>   A. 环甲关节　　B. 环杓关节　　C. 声带　　D. 喉肌　　E. 以上均正确
> 5. 急性喉梗阻需要建立临时通道是应穿刺或切开(　　)
>   A. 甲状舌骨膜　　B. 环甲膜　　C. 方形膜　　D. 弹性圆锥　　E. 环气管韧带
> 6. 喉肌中,唯一的外群肌为(　　)
>   A. 环甲肌　　B. 甲杓肌　　C. 杓肌　　D. 环杓后肌　　E. 环杓侧肌

三、喉腔及其分部

喉腔向上借喉口通喉咽部,向下与气管相通。取喉标本观察喉口。在经喉正中矢状切标本上,辨认喉腔内的黏膜皱襞,即上方的前庭襞和下方的声襞,理解前庭襞间的前庭裂和声襞间的声门裂。用镊子探查喉中间腔向外突出形成的喉室。

喉前庭的入口称为喉口,朝向后上方,由前方的_____、两侧的_____和后方的_____围成,是喉癌的好发部位。喉腔中部上方的左右前庭襞之间形成裂隙,称为前庭裂(rima vestibuli);下方的左右声襞及杓状软骨基底部之间形成的裂隙,称为声门裂,是喉腔最狭窄的部位。

喉腔以前庭裂和声门裂平面为界将喉腔分为_____、_____和_____。喉前庭的前壁中央部有会厌结节,喉镜检查时进入喉前庭的识别标志。喉中间腔容积最狭小,其向两侧突出的梭形隐窝,称为喉室,其前部略呈囊状膨大,称为喉小囊,因其壁较薄,感染时易发生穿透导致向喉旁间隙(又称为声门旁间隙)扩散。声门下腔的黏膜下组织比较疏松,故炎症时易引起喉水肿;婴幼儿因喉腔较窄小,水肿时易引起喉阻塞,造成呼吸困难。

四、小儿喉的特征

①小儿喉的位置较成人为高。以环状软骨弓为标志,3月龄的婴儿,其高度约相当于第4颈椎下缘水平;6岁时降至第5颈椎以下,至青春期达第6颈椎水平。②小儿喉软骨尚未钙化,故较成人为软。③小儿喉黏膜下组织较疏松,淋巴也较丰富,容易发生炎性肿胀,随着年龄增长,淋巴逐渐减少。④小儿喉腔、声门都较狭小,轻度炎症或水肿时,就可能引起呼吸困难。⑤小儿的会厌呈卷叶状,间接喉镜检查难以窥见声门等喉内结构。⑥小儿声带长度较成人短,为6~8 mm,成年男性为20~25 mm,成年女性为15~20 mm,故童音的音调较高。

> **思考训练**

1. 喉腔最狭窄的部位在(　　)
   A. 前庭裂　　　　B. 声门裂　　　　C. 喉室　　　　D. 喉口　　　　E. 喉中间腔
2. 喉炎易发生水肿的部位是(　　)
   A. 喉前庭　　　　B. 喉中间腔　　　C. 喉室　　　　D. 声门下腔　　E. 喉口
3. 喉癌的好发部位为(　　)
   A. 喉前庭　　　　B. 喉中间腔　　　C. 喉室　　　　D. 声门下腔　　E. 喉口
4. 喉腔内异物滞留的好发部位为(　　)
   A. 喉前庭　　　　B. 喉中间腔　　　C. 喉室　　　　D. 声门下腔　　E. 喉口
5. 喉癌最主要的屏障为(　　)
   A. 甲状舌骨膜　　B. 环甲膜　　　　C. 方形膜　　　D. 弹性圆锥　　E. 环气管膜韧带
6. Which part of laryngeal cavity is the narrowest part?(　　)
   A. Aperture of larynx B. Rima vestibule C. Fissure of glottis D. Laryngeal vestibule E. Infraglottic cavity

第四节　气管和支气管

> ※**学习目标**:掌握气管和支气管的位置和构造特征,气管杈、气管隆嵴和嵴下角的概念;熟悉左、右主支气管的形态特征及其临床意义;了解支气管树的级数及支气管的各级分支。

气管和支气管是连接喉与肺之间的管道,管壁均由气管软骨、平滑肌和结缔组织所构成。气管软骨以"C"形的透明软骨为支架,缺口朝向后方。上下软骨之间以结缔组织相连,后方被平滑肌和结缔组织构成的膜壁(称为气管膜或气管韧带)所封闭。

一、气管

1. 气管的形态结构 在显露呼吸系统全貌标本上观察。气管位于食管前方,上端平第6颈椎体下缘与喉的环状软骨相连,向下进入胸腔,在胸骨角平面分为左、右主支气管,其分权处称为气管权。

取离体切开的气管标本观察其后壁为膜壁。靠近气管权处切开膜壁,观察气管权内面形成上凸并略偏向左侧的半月状嵴,称为气管隆嵴,是支气管镜检查的定位标志。

2. 气管的行程和分部 在正常情况下,气管在颈前位置居中。根据行程和位置,气管可分为颈、胸两部。气管颈部较粗,位置表浅;胸部较长,位于上纵隔内。

§ 歌诀记忆

气管C形软骨环,颈六下缘与喉连;平胸骨角分左右,全程分成颈胸段
颈段前有甲状腺,切开要选五至三;气管隆嵴来定位,刺激迷走极危险

气管隆嵴处的黏膜下有丰富的迷走神经末梢,极为敏感,在受到吸痰管或支气管导管的刺激下,易导致剧咳、支气管痉挛,或迷走心脏反射引起血压下降、心动过缓甚至心搏骤停。

※ 临床联系

气管前面除舌骨下肌群外,在第2~4气管软骨的前方有甲状腺峡,两侧邻近颈部大血管和甲状腺侧叶,后方与食管相邻。故行气管切开术时,切开部位常选取第3~5气管软骨处。某些胸部疾病发展到一定阶段时,气管位置可以偏移。一般说来,造成气管移位的原因有两种可能:一种是气管被牵引而偏向患侧,例如一侧上叶不张、肺纤维性变、肺切除、广泛的胸膜增厚等;另一种是患侧胸腔内压力增加而使气管推向对侧,例如大量胸膜腔积液、气胸等。因此,检查气管位置对这些疾病的诊断常有参考价值。

二、支气管

取气管、主支气管标本观察,比较左、右主支气管的形态差异。气管中线与主支气管下缘间夹角,称为嵴下角。左主支气管细而长,嵴下角大,走行趋于水平,约平第6胸椎体高度入左肺;右主支气管短而粗,嵴下角小,走行较陡直,约平第5胸椎体高度处入右肺。因此,经气管坠入的异物多进入右主支气管,形成吸入性肺炎或阻塞性肺脓肿。

◆ 关键词

右主支气管特征:粗、短、直。左主支气管特征:细、长、平

由于心脏占据左胸腔内的空间大,左肺被向外推移,且变得较狭长,因此从中间的气管权出发的左主支气管出现位置上移而趋于水平,行程较长,管径因压迫变得较细窄。而右主支气管不受肺的明显影响,行程较短,管径较粗,几乎垂直下行,为气管的直接延续。故异物因重力作用和右主支气管的解剖特征,更易坠入右侧肺。

※ 思考训练

1. 呼吸道中唯一完整的软骨环是( )
   A. 甲状软骨   B. 环状软骨   C. 会厌软骨   D. 杓状软骨   E. 气管软骨
2. 气管和支气管的软骨属于( )
   A. 透明软骨   B. 纤维软骨   C. 弹性软骨   D. 关节软骨   E. 环状软骨
3. 下列关于气管和支气管共同的结构特点的描述,错误的是( )
   A. 以"C"形气管软骨作支架,保持管腔呈开放状态   B. 其缺口向后并由平滑肌和结缔组织封闭

C. 相邻软骨之间以环状韧带彼此相连 D. 细支气管直径小于 1 mm,软骨和腺体消失
E. 以上均正确

4. 气管杈的位置约平(　　)
   A. 颈静脉切迹　　B. 胸锁关节　　C. 第一肋　　D. 第二肋　　E. 乳头

5. 气管异物易坠入(　　)
   A. 气管杈　　B. 气管隆嵴　　C. 左主支气管　　D. 左肺门　　E. 右肺门

6. 支气管镜检查的定位标志是(　　)
   A. 气管杈　　B. 气管隆嵴　　C. 左肺门　　D. 右肺门　　E. 终末支气管

第五节　肺

✱ 学习目标：掌握肺的位置、形态和分叶；熟悉肺内支气管和肺段的概念；了解肺下界的体表投影(见胸膜章节)。

一、肺的位置、形态和分叶

(一)肺的位置

在翻开胸前壁的标本上观察，左、右肺分居纵隔的两侧，并查看肺尖是否突入颈根，思考其临床意义。肺是呼吸系统中最重要的器官。位于胸腔内，纵隔两侧，膈的上方。

(二)肺的形态

取离体肺观察其形态特征，注意肺门的位置、出入肺门的主要结构及其排列关系。肺大致呈圆锥形，右肺因受肝的影响而变得宽短；左肺因受心的影响而变得狭长。肺可分为一尖、一底、两面和三缘。

1. 肺尖　呈钝圆形，向上经胸廓上口突至颈根部，高出锁骨内侧 1/3 段上方 2～3 cm。

2. 肺底　位于膈上面，又称为膈面，与膈肌穹隆相一致。

3. 肋面和纵隔面　外侧面邻接肋和肋间隙，又称为肋面。内侧面邻贴纵隔，亦称为纵隔面。纵隔面向肺内凹陷，前部与纵隔相接触，毗邻心脏，形成较深的心压迹；在心压迹的后方，纵隔面的中部有一凹陷，称为(第一)肺门，是主支气管、肺动脉、肺静脉、淋巴管、神经等出入肺的部位。这些出入肺门的结构，被结缔组织包绕在一起，构成肺根。肺门附近有肺门淋巴结。

4. 肺缘　肺的前缘薄锐，后缘圆钝。但右肺前缘近于垂直，左肺前缘下部有心切迹，又称第二心切迹；心切迹下方的舌状突出部分，称为左肺小舌。肺的下缘也较薄锐，其位置可随呼吸上、下移动。此外，在左肺心切迹上方往往有一小豁口，称为第一心切迹，为左肺舌叶的上界。

◉ 填表练习

肺分部	外形	前缘	肺裂	分叶
左肺				
右肺				

关键词

肺根结构的排列关系：左、右肺自前而后均为"秦同志"；左肺自上而下为"同志秦"；右肺自上而下为"志同秦"。

采用谐音法(静、动、支,谐音为秦、同、志)记忆肺根结构的排列关系：自前向后依次为肺静脉、肺动脉和支气管(谐音为"秦同志")；自上而下，左肺根内依次为肺动脉、支气管及肺静脉(谐音为"同志秦")，右肺根内依次为支气管、肺动脉及肺静脉(谐音为"志同秦")。左、右肺门结构上下排列的差异，可以采用联想法(左激进,右软弱)进行记忆：历史上王明曾代表共产国际，是左派代表，激进而热衷学习国外经验，用在名字上，英文中可直接将姓和名颠倒为"同志秦"；而历史上陈独秀曾为右派代表，在国共摩擦问题上采取妥协政策，最后导致失败，例如很多人失败后会发誓"如不能报仇将倒写名字"，故在中文名字上可直接写成"志同秦"。因此，左侧的谐音为"同志秦"，右侧的谐音为"志同秦"。

但出入肺门的结构排列关系有所不同，在上述谐音的基础上，注意三点不同：①肺静脉的变化。出入每侧肺门的静脉有上肺静脉和下肺静脉，排列关系由三列变成四列(左肺)或五列(右肺)。此时，谐音法中的"秦"仅代表"上肺静脉"。②下肺静脉的位置始终不变。下肺静脉始终位于肺门的最后和最下部，即在排列关系中的最后均应加上"下肺静脉"列。③右主支气管的变化。在进入右肺门之前，右主支气管就已分支为上叶支气管和中间支气管，故右肺的"支"代表两支，在前后排列关系中两支同在一列上，但在上下排列关系中却形成五列，即右肺动脉位于右肺上叶支气管和右肺中间支气管之间。

(三)肺的分叶

左肺被自后上方斜向前下方的斜裂分为上、下 2 个肺叶。右肺除有斜裂外，还有 1 条近于水平方向的水平裂，将右肺分为上、中、下 3 个肺叶。

二、肺内支气管和肺段

取支气管树标本或模型观察叶、段支气管。注意区分肺段支气管与支气管肺段两概念。肺段支气管是肺叶支气管在各肺叶内的分支。每一肺段支气管及其分支和它所属的肺组织共同构成 1 个支气管肺段，简称肺段。肺段呈圆锥形，其尖朝向肺门，底朝向肺表面。

临床联系

在肺门处，左、右主支气管分出次级支气管，进入肺叶，称为肺叶支气管；肺叶支气管进入肺叶后，再继续分支进入肺段，称为肺段支气管；肺段支气管又可分成小支气管和细支气管。故将主支气管称为第 1 级支气管，肺叶支气管称为第 2 级支气管，肺段支气管称为第 3 级支气管，肺内小支气管称为第 4 级支气管，细支气管称为第 5 级支气管。全部各级支气管如此繁复分支形成树状，最后形成细支气管连于肺泡，称为支气管树。最后的细支气管分成终末细支气管，往下继续分成呼吸性细支气管、肺泡管、肺泡囊、肺泡。当感染发生于气管与支气管时称为支气管炎，当感染发生在终末支气管或者肺泡时称为肺炎。

按照肺段支气管的分支分布，左、右肺各分为 10 个肺段。左肺上叶的尖段和后段支气管、下叶的内侧底段和前底段支气管均常发自 1 个支气管干，因此左肺可分为 8 个肺段。在肺段内，肺动脉的分支、肺静脉的段内支与肺段支气管相伴行，但肺静脉的段间支则分布于肺段之间。故肺段支气管是划分肺段的依据，而肺叶静脉的段间支则是识别肺段的重要标志。

思考训练

1. 左肺纵隔面形成心的压痕为(　　)
   A. 心压迹　　　B. 心切迹　　　C. 第一心切迹　　　D. 左肺小舌　　　E. 左肺门
2. 肺尖突入颈根部的位置为(　　)
   A. 锁骨外侧 1/3 段上方 2~3 cm　　　　　　B. 锁骨内侧 1/3 段上方 2~3 cm
   C. 锁骨外侧 1/3 段上方 1~4 cm　　　　　　D. 锁骨内侧 1/3 段上方 1~4 cm

E. 锁骨中 1/3 段上方 2～3 cm
3. 出入右肺门的结构不包括(　　)
   A. 右肺动脉　　B. 右上、下肺静脉　　C. 中间支气管　　D. 右主支气管　　E. 肺门淋巴结
4. 出入肺门最下部的结构为(　　)
   A. 主支气管　　B. 肺动脉　　C. 上肺静脉　　D. 下肺静脉　　E. 肺门淋巴结
5. 肺根内前列的结构为(　　)
   A. 肺静脉　　B. 肺动脉　　C. 主支气管　　D. 中间支气管　　E. 上叶支气管
6. 左肺肋面及前缘的结构不包括(　　)
   A. 斜裂　　B. 水平裂　　C. 肋压迹　　D. 心压迹　　E. 左肺小舌
7. 肺段支气管为(　　)
   A. 第 1 级支气管　　B. 第 2 级支气管　　C. 第 3 级支气管　　D. 第 4 级支气管　　E. 第 5 级支气管
8. Which feature is found only in the left lung? (　　)
   A. Cardiac notch　　B. Horizontal fissure　　C. Oblique fissure　　D. Three lobes　　E. Superior lobar bronchus

第六节　胸　膜

✱ **学习目标**：掌握胸膜、胸腔、胸膜腔、胸膜隐窝的概念。熟悉壁胸膜的分部,肋膈隐窝和胸膜顶的位置,以及胸膜下界的体表投影。了解肋纵隔隐窝、膈纵隔隐窝的位置。

一、胸膜与胸膜腔

阅读教材弄清胸膜、胸腔、胸膜腔的含义。

1. **胸膜**　胸膜是一层薄而光滑的浆膜,可分为脏胸膜和壁胸膜两部分。脏胸膜紧贴于_____的表面,并折入肺裂内;壁胸膜衬贴于_____内面、_____上面和_____两侧面。脏胸膜层与肺组织紧密相贴,不易撕开,故又称为肺胸膜。

2. **胸腔**　胸腔由胸廓与膈围成,分为三部,左、右两侧为胸膜腔和_____,中间为_____。

3. **胸膜腔**　胸膜腔是脏、壁两层胸膜在肺根部互相移行而形成的_____腔隙,左右各一,互不相通。正常胸膜腔内为_____,脏、壁两层胸膜相互贴附在一起,可保证肺始终处于膨胀状态,且与胸廓运动保持一致。腔内仅有少量_____而没有气体,可减少呼吸时脏、壁两层胸膜间的摩擦。

二、壁胸膜的分部及胸膜隐窝

在胸膜保留较为完整的特制标本上,用镊子仔细分离中线两侧的壁胸膜反折缘,两侧反折缘上方为胸腺区,内有胸腺等;下方为心包区,内有心和出入心的大血管根部。

1. **壁胸膜的分部**　壁胸膜可分四部分,即_____、_____、_____和_____。用镊子提起胸前壁内面的壁胸膜即肋胸膜,观察其衬贴于肋骨与肋间肌内面;然后在肋胸膜上做一切口,将手伸入到肋胸膜内面的腔隙即胸膜腔内进行探查,贴于膈上面的是膈胸膜;贴于纵隔外侧面的为纵隔胸膜;肺尖上方的肋胸膜与纵隔胸膜移行处是胸膜顶,可超过锁骨中、内 1/3 上方 1～4 cm 达颈根部,故又称为颈胸膜。由于胸膜顶最凸点高出锁骨的距离最大可达 4 cm,故经此做臂丛麻醉或针刺治疗时,进针点应高于锁骨上方 4 cm,以防刺破肺尖。将肺的前缘轻轻推向外侧,则可以看到脏胸膜与纵隔胸膜在肺根处直接连续。在肺根的下方,两层胸膜重叠,形成三角形的皱襞,称为肺韧带。

2. 胸膜隐窝　壁胸膜各部互相转折处，胸膜腔留有一定间隙，在深吸气时肺缘也不能伸入此空间，这些间隙称为胸膜隐窝，主要有_____、_____和_____。用手探查肋胸膜与纵隔胸膜、膈胸膜移行处形成的肋纵隔隐窝和肋膈隐窝，重点观察肋膈隐窝的位置及形态。肋膈隐窝是最大、最重要的胸膜隐窝，为肋胸膜与膈胸膜相互转折处，此处为胸膜腔的最低位置，胸膜腔积液首先积聚于此，同时也易发生粘连，是临床胸膜腔穿刺或引流的最佳部位。膈纵隔隐窝位于膈胸膜与纵隔胸膜之间，因心尖向左侧突出而形成，故仅存于左侧胸膜腔内，或左侧膈纵隔隐窝较大而明显。

§ 歌诀记忆

胸膜脏壁分两层，肺根周围构膜腔；密闭负压和浆液，有利呼吸肺扩张
壁分膈肋纵隔顶，肋膈隐窝积液常；胸廓与膈围胸腔，内有纵隔和肺两
肺有一尖和一底，两面三缘五叶忙；肺尖上有胸膜顶，二三厘米锁内上
肺底邻膈肺下界，肺间纵隔左肺长；纵隔面左心压迹，前缘切迹下舌藏

❋ 临床联系

气胸是指气体进入胸膜腔内，造成积气状态。本病多因肺部疾病或外力影响使肺组织和脏层胸膜破裂，或靠近肺表面的细微气肿泡破裂，肺和支气管内空气逸入胸膜腔。胸膜腔内的少量气体可经自行吸收而消失，不至于影响肺的功能。如有大量气体积聚在胸膜腔内，可引起胸膜腔压力增高而压迫肺，导致肺不张，出现严重的呼吸困难。

根据发病因素可分为原发性气胸和继发性气胸。原发性气胸，又称为特发性气胸，是指肺部常规X射线检查未能发现明显病变的健康者所发生的气胸，好发于青年人，特别是男性瘦长者。吸烟为原发性气胸的最主要致病因素，气胸发生率与吸烟量呈明显的剂量反应关系。继发性气胸是在其他肺部疾病的基础上，形成肺大疱或直接损伤胸膜所致。常为慢性阻塞性肺气肿或炎症后纤维化病灶（如硅肺、慢性肺结核、弥漫性肺间质纤维化、囊性肺纤维化等）的基础上，细支气管炎症狭窄、扭曲，产生活瓣机制而形成肺大疱。此外，因胸壁或肺部创伤引起者称为创伤性气胸；因疾病致肺组织自行破裂引起者称为自发性气胸；如因治疗或诊断所需人为地将空气注入胸膜腔称为人工气胸。自发性气胸多见于男性青壮年或患有慢支、肺气肿、肺结核者。少数女性可有月经性气胸，即与月经周期有关的反复发作的气胸。

根据胸腔内压力的变化，气胸又可分为闭合性、开放性及张力性气胸3种。闭合性气胸，又称为单纯性气胸，常为自发性气胸，在呼气肺回缩时，脏胸膜破口自行封闭，不再有空气漏入胸膜腔。开放性气胸，又称为交通性气胸，因两层胸膜间有粘连和牵拉，使破口持续开启，吸气和呼气时，空气自由进出胸膜腔。张力性气胸，又称为高压性气胸，胸膜破口形成活瓣性阻塞，吸气时开启，空气漏入胸膜腔；呼气时关闭，胸膜腔内气体不能再经破口返回呼吸道而排出体外。张力性气胸是气胸中最严重的一种，急救时迅速在患侧锁骨中线第2肋间进行胸腔穿刺排气。

❋ 临床联系

胸膜腔穿刺术，简称胸穿，是指对有胸腔积液或气胸的患者，为了诊断和治疗疾病的需要而通过胸腔穿刺抽取积液或气体的一种技术。

对胸腔积液患者，胸穿通常选在胸部叩诊实音最明显部位进行，胸液较多时一般常取肩胛线或腋后线第7~8肋间；有时也选腋中线第6~7肋间或腋前线第5肋间为穿刺点。包裹性积液可结合X射线或超声检查确定，穿刺点用蘸有龙胆紫（又称甲紫）的棉签或其他标记笔在皮肤上标记。胸穿经过的层次依次为皮肤、皮组织（浅筋膜）、胸壁肌（通常为背阔肌、前锯肌或腹外斜肌）及其筋膜、肋间肌及其筋膜、壁胸膜，然后进入胸腔内。胸腔穿刺的并发症主要有气胸、血胸、气血胸、胸膜腔感染、胸膜反应、复张性肺水肿等。

对气胸患者，胸穿选择穿刺点的位置同样需要结合病情和气胸在肺部的具体位置来决定。一般选取患者患侧的锁骨中线第2肋间或者腋中线第4~5肋间。需要经过肋骨上缘穿刺，以免损伤肋骨下缘的神经和血管。如果伴随有胸腔积液时，也就是液气或脓气胸，最常选择的穿刺点是肩胛下角线第7~9肋间；腋后线第7~8肋间；腋中线第6~7肋间；腋前线第5~6肋间。一般可以结合胸部的X射线片、CT或者B超定位。

※ 思考训练

1. 脏、壁胸膜之间的腔隙为( )
   A. 胸腔　　　　B. 胸膜腔　　　　C. 胸膜隐窝　　　　D. 左肺小舌　　　　E. 左肺门
2. 胸膜腔内容纳有( )
   A. 肺　　　　　B. 心　　　　　　C. 纵隔　　　　　　D. 食管　　　　　　E. 浆液
3. 不属于壁胸膜的是( )
   A. 胸膜顶　　　B. 肺胸膜　　　　C. 纵隔胸膜　　　　D. 肋胸膜　　　　　E. 膈胸膜
4. 胸膜腔的最低位为( )
   A. 肋膈隐窝　　B. 肋纵隔隐窝　　C. 膈纵隔隐窝　　　D. 胸膜顶　　　　　E. 心包隐窝
5. 胸膜顶的位置不超过( )
   A. 锁骨上方4 cm　B. 肺尖上方4 cm　C. 脏胸膜上方4 cm　D. 胸骨角上方4 cm　E. 胸膜上膜上方4 cm
6. 气胸患者的胸腔穿刺点一般选在( )
   A. 锁骨中线第2肋间　　　　B. 腋前线第5~6肋间　　　　C. 腋中线第6~7肋间
   D. 腋后线第7~8肋间　　　　E. 肩胛线第7~9肋间
7. 参与形成肺韧带的胸膜部分为( )
   A. 胸膜顶　　　B. 胸内筋膜　　　C. 纵隔胸膜　　　　D. 肋胸膜　　　　　E. 膈胸膜
8. The parietal pleura is divided into ( )
   A. two portions　　B. three portions　　C. four portions　　D. five portions　　E. six portions
9. The portion the parietal pleura that extends above the first rib is called the ( )
   A. costodiaphragmatic recess　　B. costomediastinal recess　　C. costocervical recess
   D. cupula of pleura　　　　　　　E. endothoracic fascia
10. The costodiaphragmatic recess is between the ( )
    A. parietal and visceral pleurae　　B. costal and diaphragmatic pleurae　　C. costal and mediastinal pleurae
    D. costal and cupula pleurae　　　　E. diaphragmatic and mediastinal pleurae

二、胸膜和肺的体表投影

取特制标本观察胸膜前界和下界的体表投影及心包(裸)区。取特制标本观察肺的体表投影，并与胸膜的投影进行比较。平静呼吸时，两肺下缘在锁骨中线处与第6肋相交；在腋中线处与第8肋相交；在肩胛线处与第10肋相交；在接近脊柱时平第10胸椎棘突高度。两侧胸膜下界的体表投影，比两肺下缘的投影约低2个肋的高度，即在锁骨中线处与第8肋相交；在腋中线处与第10肋相交；在肩胛线处与第11肋相交；在脊柱旁平第12胸椎棘突高度。

第2胸肋关节平面以上，两侧胸膜前反折线之间，在胸骨柄后方呈倒三角形区称胸腺区。儿童的较宽，内有胸腺；成人的较窄，内有胸腺遗迹和结缔组织。而在第4胸肋关节平面以下则两侧胸膜反折线互相分开，形成位于胸骨体下部与左侧第4、5肋软骨后方的三角形区，称心包区。据此，左剑肋角处是临床进行心包穿刺术的安全区。

◎ 填表练习

投影线				
	锁骨中线	腋中线	肩胛线	后正中线(脊柱旁线)
肺下缘				
胸膜下界				

关键词

肺下界和胸膜下界的体表投影关系:三条线、差两肋、两组数

三条线是指锁骨中线、腋中线和肩胛线;差两肋是指胸膜下界较肺下界低两肋,且三条线上的交点从前向后依次高两肋;两组数即指肺下界在三条线上的水平为第6、8、10肋(第一组数:六、八、十),胸膜下界的水平为第8、10、12肋(第二组数:八、十、十二),注意其在肩胛线上的交点实际上要略高,为第11肋。

歌诀记忆

肺下界的体表投影位置:锁六腋八肩胛十,脊旁胸十平棘知
胸膜下界体表投影位置:锁八腋十胛十一,脊旁平胸十二棘

思考训练

1. 左肺前缘心切迹的水平位置(即心包裸区的上、下界)为(　　)
   A. 第2～4肋软骨　B. 第1～3肋软骨　C. 第4～6肋软骨　D. 第3～5肋软骨　E. 第3～7肋软骨
2. The inferior margins of the lungs are correspondence with the (　　) at midclavicular line.
   A. 5th rib　B. 6th rib　C. 7th rib　D. 8th rib　E. 9th rib
3. The inferior margins of the pleurae are correspondence with the (　　) at scapular line.
   A. 7th rib　B. 8th rib　C. 9th rib　D. 10th rib　E. 11th rib

第七节　纵　隔

学习目标:掌握纵隔的概念及其四分法;熟悉纵隔的境界;了解纵隔各部的主要器官或结构。

一、纵隔的概念和境界

纵隔是两侧纵隔胸膜之间全部器官、结构和组织的总称。在塑化的纵隔标本上,观察纵隔的境界:前界为胸骨,后界为脊柱胸段,两侧界为纵隔胸膜,上界达胸廓上口,下界为膈。

二、纵隔的分部及主要内容

通常以胸骨角平面(平对第4胸椎体下缘)为界,将纵隔分为上纵隔和下纵隔两部分。下纵隔再以心包为界分为前、中、后3个纵隔。尤其要注意中纵隔内的器官和结构。

歌诀记忆

两侧纵隔胸膜间,器官结构组织全;胸骨角处分上下,心包为界下分三
上纵隔内3个三,三神三脉和三管;断层也可分5层,胸腺静动气食管
前胸腺,后相续,三胸奇食送主干;中有心包心神经,心底两侧心膈连

上纵隔内3个三,三神三脉和三管:上纵隔内主要有"三神"(迷走神经、膈神经、左喉返神经)、"三脉"(头臂静脉、上腔静脉、主动脉弓及其分支)、"三管"(食管、气管及胸导管),以及胸腺、纵隔淋巴结等。

断层也可分5层,胸腺静动气食管:在断面上,上纵隔内自前向后可分为5层:第1层为胸腺层,有胸腺或胸腺残迹;第2层为静脉层,有左、右头臂静脉和上腔静脉;第3层为动脉层,有主动脉弓及其三大分支;第4层为气管层,有

气管胸段及气管旁淋巴结;第5层为食管层,主要有食管、胸导管等。此外,在第1、2层之间有膈神经;第2、3层之间有迷走神经;第3、4层之间有左喉返神经。

前胸腺,后相续,三胸奇食迷主干:前纵隔内有脂肪,成人很少见胸腺;后纵隔结构大部分与上纵隔相续,几乎全为血管、神经、淋巴导管和气管、食管等主干,主要包括"三胸"(胸主动脉、胸导管、胸交感干)、"奇"(奇静脉和半奇静脉)、"食"(食管)、"迷主干"(迷走神经主干,或指迷走神经、主支气管、胸交感干)。

注意上纵隔结构与后纵隔结构的变化:①气管行于上纵隔内,主支气管仅见于后纵隔上部;②头臂静脉和上腔静脉主要见于上纵隔,而奇静脉和半奇静脉主要见于后纵隔;③在上纵隔内为主动脉弓及其三大分支,而后纵隔内为胸主动脉段;④上纵隔内的膈神经进入中纵隔的心包两侧下行;⑤上纵隔内可见迷走神经干及勾绕主动脉弓下缘的左喉返神经,而后纵隔内仅见迷走神经干,而无左喉返神经。

中有心包心神脉,心底两侧心膈连:中纵隔内主要有心包、心、血管和神经。血管和神经又包括出入心底的大血管(主动脉、肺动脉、上下腔静脉、4条肺静脉)及下行于心包两侧的血管、神经(心包膈动、静脉和膈神经)。

填表练习

纵隔区	器官	血管	神经	淋巴干或淋巴结
上纵隔				
前纵隔				
中纵隔				
后纵隔				

思考训练

1. 纵隔境界错误的是(　　)
   A. 前界为肋骨　　　B. 后界为脊柱胸段　C. 上达胸廓上口　　D. 向下至膈　　　E. 两侧为纵隔胸膜
2. 中纵隔内的结构不包括(　　)
   A. 心及心包　　　　B. 出入心的大血管　C. 左、右主支气管　D. 膈神经　　　　E. 心包膈血管
3. 前纵隔内的结构或器官为(　　)
   A. 胸腺　　　　　　B. 左头臂静脉　　　C. 奇静脉　　　　　D. 膈神经　　　　E. 主动脉弓及其分支
4. 上纵隔内可见而后纵隔内没有的结构是(　　)
   A. 主动脉　　　　　B. 头臂静脉　　　　C. 奇静脉　　　　　D. 膈神经　　　　E. 主动脉弓及其分支
5. 中纵隔内的结构不包括(　　)
   A. 心及心包　　　　B. 出入心的大血管　C. 左、右主支气管　D. 膈神经　　　　E. 心包膈血管

常用英汉名词

respiratory system 呼吸系统
respiratory tract 呼吸道
nose(nasal) 鼻(的)
nasal vestibule 鼻前庭
nasal cavity proper 固有鼻腔
sphenoethmoidal recess 蝶筛隐窝
nasal septum 鼻中隔
paranasal sinus 鼻旁窦

frontal sinus 额窦
sphenoidal sinus 蝶窦
ethmoidal sinus 筛窦
maxillary sinus 上颌窦
larynx 喉
thyroid cartilage 甲状软骨
cricoid cartilage 环状软骨
arytenoid cartilage 杓状软骨

epiglottic cartilage 会厌软骨
laryngeal cavity 喉腔
laryngeal orifice 喉口
epiglottis 会厌
ventricle of larynx 喉室
vocal cord 声带
fissure of glottis 声门裂
glottis 声门
vocal fold 声襞
elastic cone 弹性圆锥
cricothyroid membrane 环甲膜
trachea 气管
bifurcation of trachea 气管杈
carina of trachea 气管隆嵴

bronchus(pl. bronchi) 支气管
lung 肺
hilum(root) of lung 肺门(根)
cardiac impression 心压迹
cardiac notch 心切迹
lingula of left lung 左肺小舌
thoracic(pleural)cavity 胸(胸膜)腔
pleura(pleural) 胸膜(的)
visceral pleura 脏胸膜
parietal pleura 壁胸膜
cupula of pleura 胸膜顶
pleural recess 胸膜隐窝
costodiaphragmatic recess 肋膈隐窝
mediastinum 纵隔

第六章 泌尿系统

第一节 概 述

✳ **学习目标**：掌握泌尿系统的组成；熟悉泌尿系统的功能；了解肾脏分泌的主要激素及其临床意义。

泌尿系统由_____、_____、_____及_____组成，主要有排泄、内分泌等功能。肾分泌的激素主要包括促红细胞生成素（刺激红细胞生成——肾性贫血）、肾素（维持肾滤过压和维持内环境平衡，可以利用血管紧张素原生成血管紧张素Ⅰ，并且促进血管紧张素Ⅱ生成，达到收缩血管、升高血压的作用——促进肾性高血压）、1,25-二羟胆钙化醇（促使小肠吸收钙并调节骨质中无机盐转运等作用——肾性低钙血症）、前列腺素（降低血压）等。

填表练习

组成		主要功能
尿液生成器官	肾	产生尿液，排出水溶性代谢产物和多余的水；能分泌_____、_____、_____等
尿液排出管道	输尿管	将尿液输送到膀胱
	膀胱	暂时储存尿液，当尿液达到一定量后，膀胱开始收缩，将尿液输送到尿道
	尿道	将尿液排出体外

思考训练

1. 尿液暂时储存在（　　）
   A. 肾窦内　　B. 输尿管内　　C. 膀胱内　　D. 尿道内　　E. 肾盂内
2. 下列关于肾功能的说法，错误的是（　　）
   A. 生成和浓缩尿液　　B. 调节体内酸碱度　　C. 调节体内水盐平衡
   D. 回收尿素　　E. 分泌促红细胞生成素、肾素
3. 肾功能损伤后，一般不会出现（　　）
   A. 低血压　　B. 低钙血症　　C. 慢性贫血　　D. 尿毒症　　E. 少尿或无尿

第二节 肾

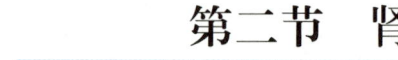

❋ **学习目标**：掌握肾的位置、形态结构和肾的体表投影；熟悉肾的被膜和功能；了解肾段及其划分。

一、肾的位置

在显露腹膜后隙器官的标本上观察，肾位于腹膜后方，脊柱两侧，其上部有肾上腺，二者均完全在腹膜后间隙内，属于典型的腹膜外位器官。

在显露两侧肾的在体标本上比较肾上、下极的高度。肾门约平第1腰椎体，右肾由于受右肝叶的影响，位置较左肾约低1个椎体高度。故左肾上极约平第11胸椎体下缘，下极约平第2腰椎体下缘；而右肾上极约平第12胸椎体上缘，下极约平第3腰椎体上缘。

在活体上触摸第12肋并定位肋脊角。第12肋分别斜过左肾后面的中部和右肾后面的上部，在脊柱外侧，第12肋与竖脊肌外侧缘形成交角，称为肋脊角，为肾门在腹后壁的体表投影，临床又将此区称为肾区。在某些肾疾病患者，叩击或触压此区可引起疼痛。注意腹部阑尾点、胆囊点、肋脊角、几个输尿管点等投影点的比较。

> **关键词**
>
> 脊柱两旁，腹膜后隙；肾门腰一，左高右低；肋脊角叩，肾痛疑疾

肾位置包括三点：①肾和肾上腺均完全位于脊柱两旁的腹膜后隙内，呈"八"字形排列；②肾门及肾上、下极的水平位置为5个数字，即 T_{11}、T_{12}、L_1、L_2、L_3，中位数 L_1 为肾门水平，因左高右低，故 T_{11}、T_{12} 分别代表左肾和右肾的上极，而 L_2、L_3 则分别代表左肾和右肾的下级；③肾门的体表投影部位为脊柱（或竖脊肌外侧缘）与第12肋的夹角部位。

二、肾的形态

取离体肾观察。肾形似蚕豆（或芸豆），分上、下两端，前、后两面和内、外侧两缘。上端宽扁，下端窄厚；前面稍凸，后面较平；外侧缘隆凸，内侧缘凹陷（总结为：上宽下窄、前凸后平、内陷外隆）。肾内侧缘中部凹陷，是肾血管、淋巴管、神经和肾盂出入肾的部位，称为肾门。出入肾门的结构被结缔组织包裹，称为肾蒂。

> **关键词**
>
> 肾门（肾蒂）结构的排列关系为 VAP（自前向后）和 AVP（自上而下）

肾蒂主要结构的排列关系：自前向后依次为肾静脉（V）、肾动脉（A）和肾盂（P），即 VAP，由此想到 VIP（贵宾级会员）；自上而下依次为肾动脉（A）、肾静脉（V）和肾盂（P），即 AVP。右肾蒂较左肾蒂短，在手术时可造成一定困难。

三、肾的构造

在肾冠状切标本上观察。肾分为肾实质和肾窦两部分。肾实质又分外部的肾皮质和内部的肾髓质。

1. 肾皮质 观察其颜色,新鲜标本呈红褐色,由肾单位(包括肾小球和肾小管)组成。肾皮质深入髓质内的部分,称为肾柱。肾皮质主要对全身血液进行过滤,形成原尿。

2. 肾髓质 观察其颜色,新鲜标本的红色较黯,由肾小管组成。髓质内有15~20个呈圆锥形的肾锥体,底朝外,尖朝内。肾锥体的尖端呈乳头状突入肾小盏内,称为肾乳头。每个肾乳头顶端有许多乳头孔,是集合管的开口。肾产生的尿液经乳头孔开口于肾小盏。每个肾小盏接受1~3个肾乳头。肾髓质主要对原尿进行重吸收和浓缩,产生终尿。

3. 肾窦 肾窦为肾门向肾实质凹陷形成的腔隙,内有输尿管道、肾的神经血管及其分支、淋巴管、大量脂肪组织等。输尿管道包括:7~8个漏斗状的肾小盏,包绕肾乳头;每2~3个肾小盏汇合成的肾大盏;每2~3个肾大盏再汇合成的漏斗状肾盂。肾盂在后部出肾门后,弯向下行,逐渐变细移行为输尿管。思考:尿液自肾乳头流出需要经哪些结构排出体外?

> **临床联系**
>
> 尿路结石包括肾结石、输尿管结石、膀胱结石和尿道结石,临床通常将发生在肾脏、输尿管、膀胱部位的结石称为上尿路结石,尿道结石则为下尿路结石。尿路的结石物质通常源自肾的髓袢、远端肾小管和集合管内形成的显微晶体。
>
> 肾结石为泌尿系统的常见多发病,由晶体物质(如钙、草酸、尿酸、胱氨酸等)在肾脏内异常聚积所致。男性发病多于女性,多见于青壮年。依据结石成分,肾结石可分为草酸钙结石、磷酸钙结石、尿酸盐结石、磷酸铵镁结石、胱氨酸结石等,以草酸钙结石为最常见,胱氨酸结石为罕见。胱氨酸尿属于一种遗传性疾病,35%发生于婴儿或儿童。肾结石依据所在部位,可分为肾实质结石、肾盏结石和肾盂结石,以肾盂结石最常见,肾实质结石罕见。
>
> 颗粒状较小的肾盂或肾盏结石,可排入输尿管、膀胱和尿道引起结石嵌顿。故肾小盏结石排出的路径为肾大盏、肾盂、输尿管、膀胱、尿道,然后排出体外;若发生结石嵌顿,可出现在输尿管的3个狭窄部和男性尿道的3个狭窄部,通常可引起腹部绞痛或尿痛。绞痛常突然发作,始于背、腰或肋腹部,沿输尿管向下腹部、大腿内侧、外阴部放射,可伴有排尿困难、恶心、呕吐、大汗淋漓等。小尿路结石嵌顿引起的尿痛通常伴有血尿和尿闭。严重的尿路结石嵌顿可导致急性肾衰竭。

四、肾的被膜

取带有被膜的肾标本(含肾周脂肪和腹膜)观察。肾的表面由内向外依次有纤维囊、脂肪囊、肾筋膜。其中,纤维囊紧贴肾表面,光滑易剥离,在肾破裂修复或肾部分切除时,需要缝合此膜;脂肪囊,又称为肾床,是呈囊状的脂肪组织层,对肾起弹性缓冲保护作用,也是临床行肾囊封闭的部位;肾筋膜由腹膜增厚而形成,共同包绕肾和肾上腺,对它们起固定作用。肾筋膜分前、后两层,仅在肾的下方分开,其间有输尿管通过。

> **歌诀记忆**
>
> *纤维衬衣脂肪袄,外罩筋膜厚又牢*
>
> 纤维囊最内,类似衬衣;脂肪囊最后,可呈袄状保护;筋膜层最牢固,是肾最重要的固定结构。

> **临床联系**
>
> 肾的正常位置靠多种因素来维持,除肾被膜外,肾血管、邻近器官、腹内压、腹膜等对肾均起固定作用。正常肾一般随着呼吸活动可有3 cm以内的活动度。当肾的固定结构不健全时,由于肾筋膜前、后层即肾前筋膜和肾后筋膜在肾上腺的上方和肾外缘处相互愈着,仅在肾下方相互分离,故可引起肾下垂或游走肾。右肾因受右肝叶的影响而使解剖位置较低,易受到肝的冲击,故右侧肾下垂也较左侧为多。肾下垂是指肾脏随呼吸活动所移动的位置超出正常范围,并由此引起泌尿系统症状和其他方面如消化系统症状、神经官能症、肾区叩痛等表现。如出现长期腰酸、慢性尿路感染、反复血尿等症状时,应引起重视。注意:肾下垂时,肾上腺一般不会随之下降,这是因为肾上腺的上端有诸多细小的肾上腺上血管进行悬吊保护。

※ 思考训练

1. 成人肾门约平( )
   A. 第11胸椎　　B. 第12胸椎　　C. 第1腰椎　　D. 第2腰椎　　E. 第3腰椎
2. 下列关于左、右肾的位置的说法，错误的是( )
   A. 位于脊柱两旁　B. 位于腹膜后隙内　C. 呈"八"字形排列　D. 肾门正对肋脊角　E. 左肾约低1个椎体
3. 出入肾门的结构没有( )
   A. 肾动脉　　B. 肾静脉　　C. 输尿管　　D. 肾盂　　E. 肾门淋巴结
4. 肾皮质形成的结构为( )
   A. 肾柱　　B. 肾锥体　　C. 肾乳头　　D. 肾单位　　E. 肾小球
5. 尿液(终尿)从肾实质内排出的部位为( )
   A. 肾小盏　　B. 肾大盏　　C. 肾盂　　D. 肾乳头孔　　E. 肾集合管
6. 肾部分切除时，需要缝合的结构是( )
   A. 肾筋膜　　B. 肾脂肪囊　　C. 肾纤维囊　　D. 肾蒂　　E. 肾肌织膜
7. 肾结石不会发生在( )
   A. 肾实质　　B. 肾小盏　　C. 肾大盏　　D. 肾盂　　E. 肾小球毛细血管袢
8. 肾下垂时，肾上腺的变化一般为( )
   A. 随之下降　　B. 位置不变　　C. 变化不定　　D. 降入脂肪囊内　　E. 降入纤维囊内
9. 肾窦内的结构不包括( )
   A. 肾盏　　B. 肾盂　　C. 肾血管　　D. 肾单位　　E. 肾淋巴管和淋巴结
10. 临床上肾囊封闭时，药物注入的部位是( )
    A. 肾筋膜　　B. 脂肪囊　　C. 纤维囊　　D. 肾窦　　E. 肾盂

第三节　输尿管

✼ **学习目标**：掌握输尿管的狭窄部位及其临床意义，输尿管与髂血管、子宫血管的交叉关系；熟悉输尿管的行程和分段；了解输尿管行程中的其他交叉关系。

一、输尿管的分段

取显露输尿管全程标本观察。输尿管位于腹膜后方，根据行程分为_____、_____和_____。腹段自肾盂下端起始后，沿腰大肌前面下行，达小骨盆入口处；盆段自小骨盆入口处跨越髂血管后，进入盆腔，行至膀胱底；膀胱壁内段斜穿膀胱壁，较短，不易辨认，以输尿管口开口于膀胱内面。

输尿管在行程中形成4个交叉部位：①腹段行至腰大肌中点附近，与睾丸(卵巢)血管形成第1个交叉。②腹段在_____处，左侧越过左髂总动脉末端前方，右侧经过右髂外动脉起始部的前方，形成第2个交叉。③盆段在坐骨棘水平跨过闭孔神经血管束，形成第3个交叉。④男性盆段行至输精管后方，形成第4个交叉；女性盆段经_____外侧约2.5 cm处绕过子宫动脉后下方，行向下内至膀胱底，也形成第4个交叉，通常比喻为"桥(子宫动脉)下流水(输尿管)"的关系。腹盆部手术时，应注意这些交叉关系，不可形成交叉结构的损伤。观察输尿管行程时，注意查看女性输尿管盆段有子宫动脉越过其前上方。

二、输尿管的狭窄

输尿管全程有三处不易识别的生理性狭窄：①肾盂与输尿管移行处；②跨越髂血管处；③膀胱壁内段（最狭窄）。这些狭窄处是输尿管结石易滞留和嵌顿的部位。

填表练习

学习下列表格中的狭窄名称、位置及临床应用。

名称	位置	体表投影（压痛）点
第1狭窄（上段狭窄）	输尿管起始处，约平L_2上缘	上输尿管点：脐水平与腹直肌外缘的交点处
第2狭窄（中段狭窄）	小骨盆入口处，约平S_2上缘	中输尿管点：髂前上棘水平与腹直肌外缘的交点处
第3狭窄（下段狭窄）	膀胱壁内段，位置深，不固定	体表不易触摸到，故无体表投影（压痛）点

歌诀记忆

尿管行程分3段，腹段盆段壁内段；4个交叉术中慎，腰肌中部殖血管

骨盆入口髂血管；坐骨棘闭孔血管；宫颈侧子宫血管，膀胱后与输精管

3个狭窄结石嵌，起始跨髂壁内段；腹前压痛上中点，常沿腹直肌外缘

除腹盆部手术时注意输尿管与邻近结构形成的4个交叉以避免损伤外，当肾和输尿管发生感染、结核、结石等疾病时，在临床上可形成5个压痛点：①季肋点，为腹直肌外缘与肋弓交点处，相当于肾盂的位置。②上输尿管点，为脐水平线上腹直肌外缘处，相当于输尿管第1狭窄处。③中输尿管点，为髂前上棘水平腹直肌外缘处，相当于输尿管第2狭窄处。④脊肋点（又称为肋脊点、肾区），为第12肋与脊柱（或竖脊肌外缘）夹角的顶点，相当于肾门的位置。⑤肋腰点，为第12肋骨与腰肌外缘的夹角顶点。季肋点、肋脊点和肋腰点是肾病如肾盂肾炎、肾脓肿、肾结核等常出现的压痛部位；上输尿管点、中输尿管点通常是输尿管炎症、结核和结石的压痛部位。

临床也有下输尿管点，在男性位于直肠前壁前列腺的外上方处，在女性位于阴道穹前部侧上方，但需要肛门指诊或者双合诊才能触及。

关键词

输尿管跨髂血管的部位：左髂总，右髂外

在小骨盆入口处，右侧输尿管跨过右髂外动脉起始部的前方，左侧输尿管跨过左髂总动脉末端的前方。也可联系到后面要讲的主动脉弓凸侧三点分支记忆法"左颈总，右臂干"（即三发分支为左颈总动脉、左锁骨下动脉和右侧的头臂干）；或联系迷走神经的胸部分支喉返神经勾绕的血管"左总弓，右锁下"（即左喉返神经勾绕主动脉弓，右喉返神经勾绕右锁骨下动脉）。"左髂总，右髂外""左颈总，右臂干"和"左总弓，右锁下"均有"左"与"总"的密切联系。

思考训练

1. 肾盂移行为输尿管的部位约平（   ）
   A. 第1腰椎　　B. 第2腰椎　　C. 第3腰椎　　D. 第1骶椎　　E. 第2骶椎
2. 不属于腹膜外位器官的一项是（   ）
   A. 胰　　B. 肾上腺　　C. 肾　　D. 输尿管　　E. 膀胱
3. 输尿管最狭窄的部位是（   ）
   A. 起始部　　B. 跨髂血管处　　C. 膀胱壁内段　　D. 与闭孔血管交叉处　　E. 与生殖血管交叉处

4."桥下流水"是指输尿管与下列哪个结构的交叉?(   )
   A. 髂血管   B. 生殖血管   C. 闭孔血管   D. 子宫血管   E. 输精管
5.左侧输尿管在小骨盆入口处跨越(   )
   A. 左髂总动脉   B. 左髂内动脉   C. 左髂外动脉   D. 左闭孔动脉   E. 左子宫动脉
6.脐水平与腹直肌外缘的交点处为(   )
   A. 上输尿管点   B. 中输尿管点   C. 下输尿管点   D. 肋脊角   E. 胆囊点
7.输尿管与睾丸或卵巢血管形成交叉的部位为(   )
   A. 骨盆入口水平 B. 髂嵴水平   C. 坐骨棘水平   D. 腰大肌中点水平 E. 髂前上棘水平
8.Female ureter crosses (   )
   A. above uterine artery   B. under uterine artery   C. inside uterine artery
   D. in front of uterine artery   E. lateral to uterine artery

第四节　膀　胱

※ **学习目标**:掌握膀胱的形态结构和位置;熟悉膀胱三角的位置、特征和临床意义,以及膀胱的功能;了解膀胱的毗邻,膀胱位置和形态的变化及其临床意义。

膀胱是储存尿液的囊状肌性器官,并借平滑肌收缩将尿液排入尿道。一般成人膀胱容量为400～500 mL,最大容量可达800～1000 mL。

一、膀胱的位置、毗邻和固定装置

1.**膀胱的位置**　在打开腹盆腔的实体标本上观察,注意膀胱在空虚和充盈状况下位置的变化。新生儿膀胱位置较高,大部分位于腹腔内,而老年人膀胱位置较低。成人膀胱空虚时,全部位于盆腔内,此时膀胱尖不超过_____上缘;膀胱充盈时,膀胱尖上升至耻骨联合以上,腹前壁折向膀胱的腹膜随之上移,使膀胱前下壁与腹前壁直接相贴。此时在耻骨联合上方进行膀胱穿刺或膀胱手术时,可避免损伤腹膜。

2.**膀胱的毗邻**　在盆腔正中矢状切标本上观察比较男、女性膀胱底和颈的毗邻差别。膀胱上面有腹膜覆盖,前方紧邻耻骨联合。后方在男性为_____、_____和_____,在女性为_____和_____;膀胱的下方,在男性邻接_____,女性邻接_____。

3.**膀胱的固定装置**　①底部:男性膀胱固定在前列腺和尿道上,女性直接与尿道生殖膈相连。②前面:借耻骨前列腺韧带固定于前列腺和耻骨后面。③侧面:由提肛肌反折所组成的侧韧带固定于盆腔边缘。膀胱排空降至耻骨联合以下时,脐正中襞、脐外侧襞等结构对膀胱起一定的牵拉作用。此外,两侧的膀胱上动脉蒂有助于固定膀胱底部和两侧。

二、膀胱的形态和结构

在游离膀胱标本上观察膀胱的形态。膀胱空虚时,呈_____形,可分为尖、底、体、颈四部分;充盈时为_____。膀胱的最下部称为_____,以尿道内口与尿道相接。膀胱各部之间无明显界限。

自膀胱上面和左、右侧面交界处做一切口,观察其腔内结构。先寻找尿道内口,其后方有一纵嵴状隆起的黏膜皱襞,称为膀胱垂,由前列腺中叶推挤所致。再找到两侧输尿管口,其间形成一横行的黏膜皱襞,称为输尿管间襞,膀胱镜下呈一苍白带,为膀胱镜检查时寻找输尿管口的标志。在膀胱底的内面,有一个位于两输尿管口与尿道内口之间的三角形区域,称为膀胱三角。由于该部位缺少黏膜下层,黏膜与肌层紧密相连,所以无论在膀胱膨胀或收缩时,膀胱三角区始终保持平滑状态。膀胱三角好发肿瘤、结核、炎症等病变,是膀胱镜检查的重点区域。

歌诀记忆

膀胱空虚锥体形,四部尖体底下颈;内面间襞连两口,膀胱镜下识别灵
底内三角总平滑,黏膜下层已缺乏;黏膜与肌连接紧,肿瘤结核炎症发

关键词

膀胱三角的位置、特点和临床意义,记住"三个三"

膀胱三角的位置:三口之间(两输尿管口和尿道内口)。膀胱三角的特点:平滑、缺乏和紧密(黏膜平滑,黏膜下层缺乏,肌层和黏膜层连接紧密)。膀胱三角的临床意义:肿瘤、结核和炎症(注意不是结石)。

临床联系

膀胱穿刺术是一种泌尿外科的有创操作,适用于各种原因所致的尿潴留,但是不能留置导尿管、留置导尿管失败,以及无条件施行耻骨上膀胱造瘘术者,也可用于经穿刺抽取膀胱尿液做检测或进行细菌培养。耻骨上膀胱穿刺术的穿刺点通常选在耻骨联合上缘一横指(1~2 cm)的正中部,穿刺针向后下方倾斜,与腹壁呈45°角刺入膀胱腔内。

思考训练

1. 膀胱最下部称为( )
   A. 膀胱底   B. 膀胱尖   C. 膀胱颈   D. 膀胱体   E. 膀胱顶
2. 膀胱镜检时寻找输尿管口的标志是( )
   A. 膀胱三角   B. 输尿管间襞   C. 尿道内口   D. 尿道外口   E. 膀胱垂
3. 男性膀胱的毗邻结构不包括( )
   A. 耻骨联合   B. 前列腺和尿道   C. 直肠   D. 输精管壶腹   E. 尿生殖膈
4. 女性膀胱的毗邻结构不包括( )
   A. 耻骨联合   B. 子宫   C. 阴道   D. 直肠   E. 尿生殖膈
5. 膀胱三角的特征不包括( )
   A. 黏膜始终平滑   B. 缺乏黏膜下层   C. 肌层为骨骼肌   D. 易发生病变   E. 黏膜与肌层紧密相连
6. The trigone of bladder lies ( )
   A. in internal surface of fundus of bladder   B. below apex of urinary bladder
   C. body of bladder   D. below neck of bladder   E. in base of prostate

第五节 尿 道

✳ **学习目标**:掌握女性尿道的开口位置和特点;熟悉女性尿道的行程和功能;了解女性泌尿系统和生殖系统逆行感染的解剖基础及其相互影响。

尿道是膀胱与体外相通的管道,男、女性尿道差异很大。男性尿道见男性生殖系统。

一、女性尿道的行程和开口位置

取女性盆腔正中矢状切标本观察女性尿道的位置,记住其特点。女性尿道起于膀胱的尿道内口,经阴道前方行向前下,穿过_____,以尿道外口开口于_____。在女性外生殖器模型上查看,尿道外口和阴道口均开口于阴道前庭,且尿道口位于阴道口的前方。

二、女性尿道的特点和功能

女性尿道较男性尿道_____、_____而_____,仅有排尿功能。尿道周围有尿道阴道括约肌环绕,可控制排尿。因女性尿道括约肌和阴道括约肌连为一体,且均为骨骼肌,受意识支配,故女性可通过反复憋尿合并缩阴动作来锻炼尿道阴道括约肌,提高尿道和阴道的紧张度,可预防尿失禁和阴道松弛。

※ 临床联系

女性尿路感染是常见疾病,多发于性生活活跃及绝经后女性,常合并生殖系统感染。由于女性尿道的解剖特点,加上特殊生理时期如月经期、妊娠期、绝经期等机体免疫力降低,故易引起逆行性尿路感染。90%以上的女性尿路逆行性感染为单菌种,主要为大肠杆菌。根据感染部位,可分为上尿路感染和下尿路感染。下尿路感染主要表现为尿频、尿急和尿痛(膀胱刺激症状),严重时可出现血尿。上尿路感染主要指肾盂肾炎,好发于生育期女性,多为下尿路感染继续上传所致。

凯格尔运动又称为骨盆运动,于1948年被美国的阿诺·凯格尔医师所公布,目前被认为是防治女性子宫、阴道脱垂的有效方法,也可起防治男性前列腺疼痛、前列腺增生肥大、前列腺炎等疾病的作用。此外,凯格尔运动也对治疗男、女性的尿失禁,增进性满足,帮助减少早发性射精等有所帮助。

※ 思考训练

1. 下列关于女性尿道的说法,错误的是(　　)
   A. 穿经尿生殖膈　B. 宽、短而直　C. 行于阴道后方　D. 开口阴道前庭　E. 尿道阴道括约肌控制排尿
2. 女性尿道开口于阴道前庭的(　　)
   A. 前部　　　B. 后部　　　C. 外侧　　　D. 内侧　　　E. 外下方

常用英汉名词

urinary system 泌尿系统
kidney(renal) 肾(的)
renal hilum 肾门
renal cortex 肾皮质
renal column 肾柱
renal medulla 肾髓质
renal sinus 肾窦
renal pedicle 肾蒂
renal fascia 肾筋膜
adipose capsule 脂肪囊

fibrous capsule 纤维囊
renal pelvis 肾盂
renal calice 肾盏
ureter 输尿管
urinary bladder 膀胱
trigone of bladder 膀胱三角
interureteric fold 输尿管间襞
urethra 尿道
female urethra 女性尿道
urethrovaginal sphincter 尿道阴道括约肌

第七章 男性生殖系统

第一节 概 述

✳ **学习目标**：掌握男性生殖系统的组成；熟悉男性生殖系统的功能；了解男性和女性生殖系统的区别。

生殖系统按性别划分为男性生殖系统和女性生殖系统。二者均由_____和_____组成。男性生殖系统的内生殖器包括生殖腺_____，生殖管道_____、_____、_____和_____，以及附属腺体_____、_____和_____；外生殖器包括_____和_____。

男性生殖系统的主要功能为生殖繁衍和维持性征。男性生殖繁衍的过程是通过产生精液和性活动，将生殖细胞（精子）排出体外，并输送至女性生殖管道，成功受精后产生新的个体。男性睾丸可分泌性激素，激发并维持男性的第二性征。此外，男性尿道为泌尿系统和生殖系统的共同通道，具有排尿作用。

※ 思考训练

1. 男性的生殖腺为（　　）
   A. 睾丸　　　　B. 附睾　　　　C. 前列腺　　　　D. 精囊　　　　E. 尿道球腺
2. 男性的生殖管道不包括（　　）
   A. 附睾　　　　B. 男性尿道　　C. 精囊　　　　D. 射精管　　　E. 输精管
3. 既属于泌尿器官又属于生殖器官的是（　　）
   A. 睾丸　　　　B. 附睾　　　　C. 阴道　　　　D. 女性尿道　　E. 男性尿道
4. 男性生殖系统的功能不包括（　　）
   A. 生殖繁衍　　B. 分泌雄激素　C. 维持第二性征　D. 排出尿液　　E. 生成尿液
5. 男性生殖系统不能分泌的激素是（　　）
   A. 雄激素　　　B. 雌激素　　　C. 孕激素　　　D. 前列腺素　　E. 以上激素均不能分泌

第二节 男性内生殖器

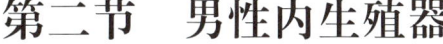

✳ **学习目标**：掌握睾丸、附睾、前列腺、精囊的位置和形态，男性尿道的行程、分部及各部的形态特点；熟悉睾丸、附睾、前列腺、精囊的结构和功能，输精管的形成和分部，精索的概念，射精管的合成及开口部位；了解精索的被膜，精液的性状，前列腺组织的年龄变化，以及尿道球腺的位置和功能。

男性内生殖器包括睾丸、附睾、输精管、射精管、男性尿道、前列腺、精囊腺和尿道球腺。睾丸具有产生精子和分泌性激素的功能。睾丸产生的精子暂时储存于附睾内,射精时再经输精管、射精管和尿道排出体外。附属腺的分泌物参与精液的构成,对精子具有营养、维持微环境稳定、增强其活动等功能。男性尿道兼有排尿和排精的功能。

一、生殖腺

(一)睾丸的位置和形态

在剖开的阴囊内观察睾丸的位置。睾丸位于阴囊内,左右各一,呈略扁的椭圆形,表面光滑。分上下两端、前后两缘和内外两侧面。

临床联系

睾丸可随年龄而变化,新生儿睾丸相对较大,老年人睾丸则逐渐萎缩、变小。成人两侧睾丸重 20~30 g,约 4 cm×3 cm×2.5 cm(可记为 2 cm×3 cm×4 cm,即 234)。成人睾丸大小低于 10 mL(cm^3)者称为小睾症。

睾丸在第 7~9 个月降至腹股沟管皮下环,出生前后降入阴囊。出生后 3~5 个月内仍未降至阴囊内(腹腔、腹股沟管内或阴囊上部),应引起重视;超过 6 个月仍未下降者,临床可诊断为隐睾症,多见于右侧腹股沟管内。腹腔或腹股沟管内的隐睾,儿童期即应手术,宜选在 3 岁以后进行。

(二)睾丸的结构和功能

1. 睾丸的被膜 由外向内有 3 层,分别为_____、_____和_____。

观察游离睾丸标本,在睾丸表面包有一层厚而坚韧的纤维膜,称为白膜。

在暴露睾丸的在体标本上,可见白膜外面有睾丸鞘膜的脏层。睾丸鞘膜是睾丸下降时由腹膜延续而成,分为壁层和脏层。壁层衬贴于精索内筋膜内面,脏层覆盖于睾丸和附睾的表面。脏层与壁层之间的腔隙,即_____(vaginal cavity),内含少量液体,如积液过多即为鞘膜积液。

白膜的深面有薄而富含血管的血管膜。在新鲜的睾丸标本上,可见迂曲的睾丸动脉主支和伴行的粗大睾丸静脉走行于血管膜内,从睾丸门向睾丸游离缘呈放射状地分布。

2. 睾丸的内部结构 肉眼观察睾丸剖面,其实质可用针尖挑出细丝,为生精小管。

在睾丸切面模型上观察,白膜在睾丸后缘增厚并突入睾丸内形成睾丸纵隔,内有由_____交织而成的睾丸网。从睾丸纵隔发出许多放射状的睾丸小隔,将睾丸实质分成 100~200 个锥体形的_____(lobules testis),是睾丸的基本结构和功能单位。

睾丸内的管道包括生精小管和睾丸输出小管。生精小管分精曲小管和精直小管。精曲小管盘曲于睾丸小叶内,其_____细胞能生成精子。在精曲小管之间有间质细胞,可分泌雄激素和少量雌激素。精曲小管向睾丸纵隔处集中并结合成精直小管,进入睾丸纵隔内吻合成睾丸网。从睾丸网发出 12~15 条睾丸输出小管,经睾丸后缘上部进入附睾头。

思考训练

1. 下列关于睾丸白膜的描述,正确的是( )
   A. 由腹膜延续而成   B. 富含血管、神经   C. 属于纤维膜   D. 可分泌激素   E. 具有支持保护作用
2. 精子的产生主要位于( )
   A. 精直小管   B. 睾丸网   C. 精曲小管   D. 睾丸间质   E. 附睾
3. 能产生精子的细胞是( )
   A. 上皮细胞   B. 内皮细胞   C. 支持细胞   D. 间质细胞   E. 平滑肌细胞
4. 睾丸分泌激素的部位为( )
   A. 精直小管   B. 精曲小管   C. 睾丸间质   D. 睾丸血管膜   E. 睾丸鞘膜

5. 睾丸被膜的最内层为( )
   A. 睾丸鞘膜　　　B. 白膜　　　C. 血管膜　　　D. 精索内筋膜　　　E. 精索外筋膜
6. 睾丸的基本结构和功能单位为( )
   A. 睾丸纵隔　　　B. 睾丸小隔　　　C. 睾丸间质　　　D. 睾丸小叶　　　E. 生精小管

二、输精管道

(一)附睾

取离体睾丸带附睾的标本观察。附睾贴附于睾丸的上端和后缘,略偏外侧。呈新月形,分头、体和尾。附睾头由_____盘曲而成。睾丸输出小管汇合成附睾管,迂回盘曲在_____和_____内。附睾尾向后上弯曲,移行为输精管。附睾具有暂时储存和输送精子的作用,其分泌物还具有营养精子,促进精子进一步成熟,以及免疫和吞噬作用。附睾是结核病的好发部位。

思考训练

1. 储存精子的器官是( )
   A. 睾丸　　　B. 附睾　　　C. 输精管　　　D. 精囊腺　　　E. 前列腺
2. 下列关于附睾的描述,错误的是( )
   A. 呈新月形　　　B. 分头、体和尾　　　C. 全程为附睾管　　　D. 暂时存储精子　　　E. 位于睾丸上方和后缘
3. 附睾的功能不包括( )
   A. 输送精子　　　B. 储存和营养精子　　　C. 促精子成熟　　　D. 免疫和吞噬作用　　　E. 产生和促精子成熟

(二)输精管

取显示输精管全程的标本和模型观察。输精管按照行程分为4个部,包括睾丸部、精索部、腹股沟管部和盆部。精索部行于皮下,又称为皮下部,易于触及,是输精管结扎的常见部位(计划生育法已禁止强制结扎或实施绝育术,可由输精管堵塞术取代)。腹股沟管部位于精索内,疝修补术时,注意勿伤及输精管。盆部为输精管最长的一段,两侧输精管在膀胱底后面的输尿管和精囊之间逐渐靠近,并扩大为输精管壶腹,其末端变细后,与精囊管汇合成射精管。

在阴囊皮下观察精索的位置。精索为一对柔软的圆索状结构,自腹股沟管深环经腹股沟管延至睾丸上端,由精索被膜及其内容物组成。精索被膜从内向外依次为精索内筋膜、提睾肌和精索外筋膜。精索内有输精管及其血管(输精管动、静脉)、睾丸血管(睾丸动脉及蔓状静脉丛)、腹膜鞘突的残余(鞘韧带)、神经、淋巴管等。男性可在自体阴囊的外上方皮下,摸到一条较细的条索状坚韧结构,即为精索。当阴囊皮下出现弯曲肿胀的紫色静脉血管性凸出时,应高度怀疑精索静脉曲张症。

歌诀记忆

输精管分四段行,睾丸精索管盆部;末端膨大称壶腹,皮下管段构精索
精索外层内外膜,膜间提睾肌穿过;内有输精管鞘突,伴行血管神淋组

临床联系

自检睾丸时,双手分别轻握住一侧的睾丸,以拇指轻触,检查是否有肿块、粗糙感和外观上的异样。首先要注意睾丸的大小。接下来,要用触摸法检查睾丸。睾丸的正常状态应为表面光滑,质地饱满,没有触痛,与附睾分界清楚。如果发现睾丸在短期增大,而且没有触痛,则可能为睾丸癌;如果睾丸在触摸下有疼痛,则表明睾丸有炎症;如果阴囊增大,摸不到睾丸和附睾,则有可能是鞘膜积液;如果附睾出现疼痛、肿大的现象,则表明附睾有病变。此外,如果阴囊、睾丸有坠胀感或坠痛感,在久站和长途步行时加重,而在平卧时症状会减轻或消失,则有可能是精索静脉

曲张。典型的精索静脉曲张能在阴囊皮肤下看到扭曲和扩张的静脉;用手触摸时,能感觉到蚓团状扩张的血管团。原发性精索静脉曲张平卧后可缩小或消失。如果在平卧状态下,症状仍无好转,则有可能是肿瘤等病变压迫。

※ 思考训练

1. 输精管结扎的部位为( )
   A. 睾丸部　　　B. 精索部　　　C. 腹股沟管部　　　D. 盆部　　　E. 峡部
2. 精索内的输精管为其( )
   A. 睾丸部　　　B. 精索部　　　C. 睾丸部和精索部　　　D. 腹股沟管部　　　E. 精索部和腹股沟管部
3. 精索的内容不包括( )
   A. 提睾肌　　　B. 输精管　　　C. 输精管血管　　　D. 睾丸血管　　　E. 鞘韧带(腹膜残余)
4. 男性洗浴时检查是否有精索静脉曲张的部位为( )
   A. 睾丸部　　　B. 精索部　　　C. 腹股沟管部　　　D. 盆部　　　E. 壶腹部
5. 下列关于输精管的说法,正确的一项是( )
   A. 起于睾丸下端　　　B. 全程在精索内　　　C. 末端膨大为壶腹
   D. 开口于前列腺　　　E. 全长分为三部

(三)射精管

在切开暴露射精管行程的前列腺标本上观察。射精管长约 2 cm,斜穿前列腺实质,开口于尿道前列腺部的精阜。

※ 思考训练

1. 射精管开口于( )
   A. 尿道前列腺部　　　B. 尿道膜部　　　C. 尿道海绵体部　　　D. 尿道球部　　　E. 尿道舟状窝
2. 射精管开口的部位称为( )
   A. 膀胱垂　　　B. 精阜　　　C. 前列腺小囊　　　D. 尿道嵴　　　E. 尿道舟状窝

(四)男性尿道

男性尿道按照行程可分为三部,在形态上形成三处狭窄、三处扩大和两个弯曲。取男性盆部正中矢状切标本观察,注意思考:精子产生于何处?经何途径排出体外?

1. 男性尿道的行程和分部　成年男性尿道长 16～22 cm,起于膀胱的尿道内口,终于尿道外口。全长分为前列腺部、膜部和海绵体部。临床上常将_____部和_____部合称为后尿道,将_____部称为前尿道。尿道前列腺部最为宽阔,其后壁上有一纵行隆起,称为尿道嵴;嵴的中部隆起,称为精阜,为射精管的开口;精阜附近有许多前列腺排泄管的开口。尿道膜部贯穿尿生殖膈,最短最狭窄,长 1.0～1.5 cm,其周围有尿道括约肌环绕,可控制排尿。注意:膀胱壁的逼尿肌为平滑肌,收缩时促进尿液排出;而尿道内口和膜部的括约肌为骨骼肌,分别称为尿道内、外括约肌,其中尿道内括约肌又称为膀胱括约肌。尿道海绵体部行于阴茎的尿道海绵体内,长约 15 cm,其后端较宽阔,称为尿道球部,有尿道球腺管开口于此;其前端在阴茎头内扩大成尿道舟状窝。

2. 男性尿道的形态特点　男性尿道在行径中粗细不一,形成三处狭窄、三处扩大和两个弯曲。三处狭窄分别为_____、_____和_____;三处扩大分别为_____、_____和_____;两个弯曲分别为耻骨下弯和耻骨前弯。耻骨下弯位于耻骨联合下方,由尿道前列腺部、膜部和海绵体部构成,恒定无变化;耻骨前弯位于耻骨联合前下方,由阴茎根和阴茎体内的尿道海绵体部弯折形成,如将阴茎向上提起,此弯曲可以消失。临床上向男性尿道插入导尿管或器械时,可拉直_____弯以避免损伤尿道黏膜或穿破膜部。可观看男性导尿术视频,结合尿道解剖特点,理解插导尿管时所经的路径及注意事项。

填表练习

临床分部	解剖分部	穿行位置	结构特点
后尿道	前列腺部		后壁上有射精管及前列腺排泄管的开口
	膜部		周围有尿道括约肌环绕，收缩时关闭尿道
前尿道	海绵体部		起始段膨大形成球部，末端管径扩大形成舟状窝

关键词

男性尿道的分部和特点记为三三和两弯,导尿直前弯

歌诀记忆

男性尿道三个部,三处狭窄三处阔;内外口和膜部窄,腺球舟状窝处扩
下弯不变前弯变,避免损伤慢操作;导尿拉直六十度,见尿再深一指多

男性尿道共有三部、三处狭窄、三处扩大和两个弯曲（三三和两弯）。其中，进行男性导尿时应拉直耻骨前弯（导尿直前弯）。为避免尿道损伤，导尿时应注意提起阴茎的角度（约60°）和插入导管的深度（20~22 cm），见尿后再插入1~2 cm（一指多）。如插尿管时出现阴茎勃起，一般使用麻醉药物，减少插管引起的疼痛，并嘱咐患者放松，规范操作过程，切记不可敲打或使用酒精涂搽等粗暴行为。

填表练习

再次回顾可分3个部分且有3个狭窄的器官（食管、输尿管、男性尿道），并填写下列表格。

器官	分部	狭窄	口诀
食管			食管狭窄在哪里？起始交叉穿膈肌
输尿管			输尿管狭窄在哪里？接盂越髂穿膀胱
男性尿道			男性尿道狭窄在哪里？内口、外口和膜部

思考训练

1. 男性尿道的前列腺部有（　　）
   A. 射精管的开口　　B. 输精管的开口　　C. 精囊管的开口　　D. 前庭大腺管开口　　E. 尿道球腺管开口
2. 男性尿道最狭窄处为（　　）
   A. 尿道内口　　B. 尿道外口　　C. 尿道膜部　　D. 尿道球部　　E. 尿道前列腺部
3. 男性导尿时，应改变尿道哪个部位的弯曲？（　　）
   A. 前尿道　　B. 后尿道　　C. 耻骨下弯　　D. 耻骨前弯　　E. 尿道前列腺部
4. 男性尿道有尿道括约肌（骨骼肌构成）环绕的部分是（　　）
   A. 尿道前列腺部　　B. 尿道膜部　　C. 尿道海绵体部　　D. 尿道球部　　E. 尿道内、外口
5. The second constriction of male urethra lies in（　　）
   A. prostatic portion of urethra　　B. membranous part　　C. cavernous part
   D. external orifice of urethra　　E. internal urethral orifice

三、附属腺体

（一）前列腺

1. 前列腺的位置和毗邻 在男性盆腔正中矢状标本或模型上观察。前列腺为最大的附属生殖腺，位于膀胱颈与尿生殖膈之间。前列腺前方为耻骨联合；后方为直肠壶腹；底与膀胱颈、精囊腺和输精管壶腹相邻；尖与尿生殖膈相邻。

2. 前列腺的形态分部和切面分叶 在完整的离体前列腺标本上观察。前列腺形似栗子，上端宽大为前列腺底，底与尖之间为前列腺体。体的后面较平坦，正中的纵形浅沟称为前列腺沟。进一步在离体前列腺上部作横切面的标本上观察。前列腺在切面上可分5个叶：前叶、中叶、后叶和2个侧叶。前叶居尿道前方；中叶位于尿道和射精管之间；后叶位于射精管以下和侧叶后方；两侧叶紧贴尿道侧壁。老年前列腺肥大常发生在中叶和侧叶，前列腺肿瘤则好发于后叶。

3. 前列腺的功能 前列腺属于外分泌腺，每天分泌约2 mL乳白色前列腺液，构成精液主要成分；前列腺还是内分泌腺，可分泌前列腺素，对生殖系统具有刺激间质细胞分泌雄激素，增强精子活动能力，稀释女性生殖管道黏液和促进纤毛摆动以利精子穿行，以及增加妊娠子宫敏感性等作用；前列腺的环状平滑肌纤维参与构成尿道内括约肌，具有控制排尿作用。此外，前列腺的平滑肌收缩，可促进精液排出体外。

4. 前列腺组织的年龄变化 前列腺由腺组织、平滑肌和结缔组织构成。小儿的前列腺很小，腺组织不发育；性成熟期腺组织迅速生长；进入老年期后，腺组织逐渐退化萎缩，而腺内结缔组织增生致使前列腺肥大，可压迫尿道，引起排尿困难甚至尿潴留。直肠指诊增生肥大的前列腺时，前列腺沟消失。

§ 歌诀记忆

前列腺居膀胱下，上底下尖栗子大；后叶宽阔中叶狭，尿道前中侧叶夹
老年男性排尿难，中侧后叶来检查；直肠前壁仔细摸，前列腺沟有变化

✳ 临床联系

前列腺增生多为良性，是中老年男性常见疾病之一。随着全球人口老龄化加重，其发病率随年龄递增，且城镇高于乡村。早期因代偿作用，使症状不典型，随着下尿路梗阻加重，症状逐渐明显，临床症状包括储尿期症状（包括尿频、尿急、尿失禁、夜尿增多等）、排尿期症状（包括排尿踌躇、困难，以及间断性排尿等）及排尿后症状（包括排尿不尽、尿后滴沥等）。由于病程进展缓慢，难以确定起病时间。

前列腺肿瘤大部分为恶性，包括前列腺癌、前列腺肉瘤等。前列腺癌好发于老年男性，通常有血尿、排尿困难等症状，但自20世纪90年代中期大量开展血清前列腺特异抗原检测以来，越来越早的前列腺癌被发现，此时往往不伴有任何症状。随着医药研究的不断发展进步，前列腺癌如早期能发现，目前有相当多的患者可以彻底治愈。前列腺肉瘤好发于年轻人，发病率不高，以排尿困难为首发症状，此病恶性程度极高，疾病发展极快，预后极差。

（二）精囊

取显示膀胱底毗邻标本观察。精囊腺位于膀胱底后方，为一对长椭圆形的囊状器官，表面凹凸不平。精囊分泌液呈淡黄色，参与精液的构成。

（三）尿道球腺

尿道球腺为一对黄豆大小的球形腺体，位于尿道球后上方，左右各一，包埋于尿生殖膈内的尿道膜部括约肌（又称为膀胱外括约肌）中。因为开口于尿道球部而得名。标本难于显示，图谱观察理解即可。尿道球腺的分泌物参与精液的构成。因此，精液由精浆（为输精管和附属腺的分泌物）和精子共同构成。

思考训练

1. 下列关于前列腺的描述,正确的是( )
   A. 为男性生殖腺　B. 有尿道通过　C. 与膀胱底相接　D. 分泌雄性激素　E. 由输精管开口
2. 良性前列腺增生肥大主要出现在( )
   A. 前叶　B. 中叶　C. 后叶　D. 两侧叶　E. 中叶和侧叶
3. 前列腺癌好发于( )
   A. 前叶　B. 中叶　C. 后叶　D. 两侧叶　E. 中叶和侧叶
4. 男性尿道穿过前列腺的( )
   A. 前、中叶之间　B. 中、后叶之间　C. 前、后叶之间　D. 左、右侧叶之间　E. 后叶与两侧叶之间
5. 精液的来源不包括( )
   A. 睾丸的精子　B. 前列腺分泌物　C. 输精管分泌物　D. 精囊分泌物　E. 尿道分泌物
6. Which structure encircles the male urethra? ( )
   A. Epididymis　B. Scrotum　C. Prostate gland　D. Seminal vesicle　E. Spermatic cord

第三节　男性外生殖器

* **学习目标**：掌握阴茎的分部和构造,阴茎勃起的解剖基础;熟悉阴囊肉膜的特点及其作用;了解阴茎皮肤的特点及其临床意义。

一、阴囊

在男性尸体会阴部观察阴囊的位置,并取切开阴囊壁的标本观察其构造。阴囊位于阴茎的后下方,呈囊袋状,其腔左、右各一,容纳有睾丸、附睾和精索。阴囊壁由_____和_____组成。肉膜是阴囊的浅筋膜,含有_____纤维。该平滑肌对外界温度比较敏感,可调节阴囊内的温度,使其低于体温 1～4 ℃,有利于精子的发育。男性长期穿紧身裤可造成肉膜调节障碍而致男性不育。

肉膜在正中线向深部发出阴囊中隔,将阴囊腔分为左、右两部分。在肉膜的深面有包绕睾丸和精索的被膜,由外向内为精索外筋膜(腹外斜肌腱膜的延续)、提睾肌(源自腹内斜肌和腹横肌)、精索内筋膜(来自腹横筋膜)和睾丸鞘膜(源自腹膜)。

临床联系

睾丸鞘膜积液是围绕睾丸的鞘膜腔内液体积聚超过正常量,而形成的囊肿病变,可见于各种年龄,是一种临床常见疾病。正常情况下,睾丸下降至阴囊后,睾丸鞘膜与腹腔之间的通道即自行闭合。当鞘膜邻近器官出现病理改变如炎症、肿瘤、外伤、寄生虫病等时,刺激鞘膜渗出增加,渗出与吸收功能失去平衡,造成积液者为继发性鞘膜积液;如腹膜鞘突然发生闭锁不全,腹水下移,从而形成原发性鞘膜积液。鞘膜积液表现为阴囊或精索部位囊性肿物,一般无不适感,大小可有很大差异,多数为卵圆形,临床上通常需要和腹股沟斜疝进行鉴别。先天性鞘膜积液在平卧时,挤压积液可以使之逐渐缩小甚至完全消失,鞘膜积液多数为单侧性。

二、阴茎

(一)阴茎的位置、形态和功能

在男性会阴部观察阴茎的外形。阴茎为性器官,位于会阴部,大部分外露于体外,具有性交功

能,并有排尿和射精作用。阴茎分为头、体和根。后端为阴茎根,附于耻骨下支、坐骨支和尿生殖膈;中部为阴茎体,呈圆柱状,悬于耻骨联合前下方;前端膨大为阴茎头,尖端有尿道外口。在头与体交界处有一环状沟,称为阴茎颈(又称为冠状沟)。

(二)阴茎的构造

在阴茎横切面标本上观察,阴茎由3个海绵体构成,外面包以筋膜和皮肤。

1. 海绵体 取阴茎的海绵体标本观察:阴茎海绵体位于阴茎背侧,左右各一,其后端变细称为阴茎脚,附于耻骨下支和坐骨支;尿道海绵体位于阴茎海绵体腹侧,为两端膨大的圆柱体,尿道贯穿其全长,其前端膨大称为阴茎头,后部膨大为尿道球,附于尿生殖膈。海绵体由许多海绵体小梁和腔隙组成,腔隙是与血管相通的窦隙。当腔隙充血时,阴茎即变粗变硬而勃起。每个海绵体表面包被一层坚厚的纤维膜,称为海绵体白膜,包括阴茎海绵体白膜和尿道海绵体白膜。

填表练习

海绵体	位置	结构特点	附着部位
阴茎海绵体		左右排列构成阴茎主体,前端变细嵌入阴茎头,后端变细为阴茎脚	
尿道海绵体		尿道贯穿其全长,前端膨大成阴茎头,后端膨大为尿道球	

2. 皮肤和筋膜 皮肤薄而柔软,富有伸展性。皮肤在阴茎颈处游离,向前延伸并反折成双层的皮肤皱襞包绕阴茎头,称为阴茎包皮。在阴茎头腹侧中线上,包皮与尿道外口下端相连的皮肤皱襞,称为包皮系带。做包皮环切手术时,注意勿伤及系带,以免影响阴茎勃起。皮下的浅筋膜内无脂肪组织,与阴囊肉膜、Scarpa 筋膜和科利斯筋膜(Colles' fascia)相续。深筋膜在阴茎根处形成阴茎悬韧带,将阴茎悬于耻骨联合前面和白线。

临床联系

1. 阴茎短小 又称为小阴茎,指成年男子阴茎疲软、勃起后长度粗度均小于正常男子平均值,主要因遗传因素引起。阴茎疲软小于4 cm且勃起不达10 cm时即可称为阴茎短小。国内男性阴茎在无勃起情况下最长11 cm,最短3 cm,平均6 cm;直径最大4.0 cm,最小1.5 cm,平均2.5 cm;阴茎在勃起时最长18 cm,最短8 cm,平均12 cm。对于普通男性来说,如果阴茎勃起以后可以进行正常性生活,就不属于阴茎短小。

2. 包皮过长 幼儿的包皮较长,包着整个阴茎头,包皮口也小。随着年龄的增长,由于阴茎的不断增大而包皮逐渐向后退缩,包皮口逐渐扩大。若包皮盖住尿道外口,但能够上翻露出尿道外口和阴茎头时,称为包皮过长。如平时阴茎头不能完全外露,但在阴茎勃起后则可完全外露,称为假性包皮过长,大多数男性属于此类。假性包皮过长一般无须手术,也不影响性功能和性活动,但平时应清洗阴茎头和冠状沟即包皮腔内的存留污物。

3. 阴茎炎和阴茎癌 阴茎包皮垢适合细菌生长,易患阴茎炎,造成排尿不畅,甚至影响性生活和生育。阴茎炎主要发生在龟头的边缘与冠状沟交界处和系带处,而不是整个阴茎。阴茎癌是源于阴茎头、冠状沟和包皮内板黏膜及阴茎皮肤的恶性肿瘤,是阴茎最常见的恶性肿瘤,占阴茎肿瘤的90%以上。最常见病理类型是阴茎鳞状细胞癌,约占阴茎癌的95%。阴茎癌的病因至今不清楚,目前认为与包茎和包皮过长关系密切,包皮垢及慢性炎症刺激是阴茎癌的重要诱发因素。

4. 包茎 包茎是指包皮口过于狭小,不能上翻包皮露出阴茎头。分为先天性包茎和后天性包茎。包皮内板与阴茎头表面轻度的上皮粘连被吸收后,包皮退缩,阴茎头外露。若粘连未被吸收,就形成了先天性包茎。后天性包茎多继发于阴茎头包皮炎症或包皮系带损伤,使包皮口和系带形成瘢痕性挛缩。若包茎严重,可引起排尿困难甚至尿潴留。包皮垢积累时,可有阴茎头刺痒感。长期慢性刺激可诱发感染、癌变、白斑病、结石等。

常用英汉名词

reproductive system 生殖系统
male genital organ 男性生殖器
internal genital organ 内生殖器
external genital organ 外生殖器
testis(pl. testes) 睾丸
epididymis 附睾
ductus deferens 输精管
ejaculatory duct 射精管
seminal vesicle 精囊(腺)
spermatic fluid 精液
spermatic cord 精索

prostate 前列腺
bulbourethral gland 尿道球腺
penis 阴茎
cavernous body of penis 阴茎海绵体
cavernous body of urethra 尿道海绵体
bulb of urethra 尿道球
prepuce of penis 阴茎包皮
male urethra 男性尿道
scrotum 阴囊
dartos 肉膜

第八章　女性生殖系统

第一节　概　述

✻ **学习目标**：掌握女性生殖系统的组成；熟悉女性生殖系统的功能；了解女性生殖过程。

女性生殖系统包括_____和_____。内生殖器包括生殖腺_____，生殖管道_____、_____和_____，以及附属腺体_____。外生殖器统称为_____。

女性生殖繁衍的基本过程包括受精、妊娠和分娩。卵巢产生女性生殖细胞（卵子）和分泌性激素（雌激素、孕激素和少量雄激素），排出的卵子经腹膜腔进入输卵管等待受精。若卵子与精子相遇而受精，受精卵可移至子宫，在子宫内着床、发育成胎儿。分娩时，胎儿从子宫经阴道娩出。卵巢分泌的女性激素包括雌激素和孕激素，不仅可激发和维持女性第二性征外，还在月经形成和妊娠分娩过程中发挥重要的作用。注意女性生殖系统和泌尿系统没有共同的器官，但二者在临床疾病上的联系更为紧密，不可忽视。

❋ **思考训练**

1. 女性生殖腺为（　　）
   A. 睾丸　　　　　B. 卵巢　　　　　C. 前庭大腺　　　D. 子宫　　　　　E. 输卵管
2. 女性生殖管道包括（　　）
   A. 卵巢和输卵管　B. 输卵管和子宫　C. 子宫和阴道　　D. 阴道和前庭大腺　E. 输卵管、子宫和阴道
3. 卵巢分泌的性激素包括（　　）
   A. 雌激素　　　　B. 孕激素　　　　C. 雌、雄激素　　D. 雌、孕激素　　E. 雌、孕和雄激素
4. 女性附属腺体为（　　）
   A. 前庭大腺　　　B. 卵巢　　　　　C. 卵巢和睾丸　　D. 女性前列腺　　E. 卵巢和前庭大腺

第二节　女性内生殖器

✻ **学习目标**：掌握卵巢、输卵管和子宫的位置、形态结构和固定装置，输卵管的分部及各部的意义，子宫的分部及子宫峡和子宫颈的临床意义，阴道穹的概念、划分及阴道后穹的临床意义；熟悉卵巢、输卵管、子宫、阴道的功能，卵巢和子宫壁的构造及其随年龄的变化，阴道的位置和开口；了解前庭大腺的位置、开口、功能及其临床意义。

女性内生殖器包括_____、_____、_____、_____和_____。卵巢有产生卵子和分泌性激素

的作用。输卵管具有运送卵子、精子和受精卵的功能。子宫是胎儿孕育的部位,未孕子宫参与月经形成。阴道为性交器官,也是月经血排出与胎儿娩出的通道。前庭大腺的分泌物可润滑阴道口。

一、卵巢

1. **卵巢的位置** 卵巢位于_____内,贴于盆腔侧壁,居于髂内、外动脉夹角处的卵巢窝内。在女性盆腔游离标本上首先找到子宫底,沿其两侧最上缘寻找到输卵管,在输卵管外侧段的后下方寻找卵巢;在完整女性标本上打开盆腔,查看卵巢是否位于_____和_____的夹角内。

2. **卵巢的形态结构和固定装置** 在女性盆腔标本内观察。卵巢呈扁卵圆形,成年女性卵巢约 4 cm×3 cm×1 cm 大小,分内外两面、前后两缘和上下两端。外侧面与盆腔侧壁相贴;内侧面与小肠相邻。前缘称为系膜缘,有卵巢系膜附着,并续为子宫阔韧带;后缘游离。卵巢的前缘中部有血管、神经等出入,称为_____(hilum of ovary)。卵巢的上端(外侧端,腹腔端)与输卵管伞相接触,并借卵巢悬韧带连于骨盆上口;下端(内侧端,子宫端)借卵巢固有韧带连于子宫角上。注意:卵巢的血管十分丰富,_____内有卵巢动、静脉穿行,卵巢固有韧带内有子宫动脉的卵巢支穿行,卵巢系膜内出入卵巢门的血管则为输卵管动脉的卵巢支。

3. **卵巢的结构** 卵巢由卵巢上皮、卵巢白膜和卵巢实质组成。卵巢表面的上皮在胚胎时期为立方上皮,是卵细胞的生发处,成年后变为扁平上皮。上皮深面的致密结缔组织为卵巢白膜。卵巢实质分皮质和髓质两部分,_____内含不同发育阶段的卵泡,_____由疏松结缔组织、血管、淋巴管、神经等组成。成熟的卵泡经卵巢表面以破溃的方式将成熟的卵细胞排至腹膜腔。排出卵细胞后的卵泡形成黄体,黄体能分泌孕酮(黄体酮)和少量女性激素。如未受孕,黄体在 2 周后开始退化,逐渐被结缔组织代替,形成白体。

4. **卵巢的形态、大小随年龄的变化** 幼女的卵巢较小,表面光滑。性成熟期体积最大,多次排卵后,表面因瘢痕形成而凸凹不平。绝经期前卵巢开始缩小,绝经期后逐渐萎缩。

关键词

卵巢的位置、固定装置(血供)和分泌的激素记为"三个三"

卵巢的位置记住三个关键词:盆腔内、卵巢窝、髂内外动脉夹角。卵巢的韧带有三条,其相对应的供血动脉行于韧带内,分别为卵巢系膜(输卵管动脉的卵巢支)、卵巢悬韧带(卵巢动脉)、卵巢固有韧带(子宫动脉的卵巢支)。卵巢分泌的性激素主要有三种,即雌激素、孕激素(女性激素)和少量雄激素(男性激素)。

临床联系

卵巢肿瘤是女性生殖器常见肿瘤之一,分良性肿瘤和恶性肿瘤。卵巢良性肿瘤占卵巢肿瘤的75%,多数呈囊性,可分为浆液性囊腺瘤、黏液性囊腺瘤和成熟畸胎瘤(又称为囊性畸胎瘤或皮样囊肿)三型。较小时通常无症状,偶有患侧下腹沉坠或牵痛的感觉,较大的肿瘤形成明显盆腔包块,出现痛经、月经不调、闭经、不孕不育等。多数良性肿瘤以输卵管形成一较长的柄蒂,因肿瘤与周围组织多无粘连,故移动性较大,易发生卵巢肿瘤蒂扭转。卵巢恶性肿瘤的发病率仅次于子宫颈癌和子宫体癌,以上皮癌最多见,是妇科恶性肿瘤中死亡率最高的肿瘤。卵巢上皮癌多见于绝经后女性,而恶性生殖细胞瘤多见于青少年或年轻女性,生长迅速,预后差,死亡率高。

思考训练

1.髂内、外动脉交角处的浅凹内有( )
　A.睾丸　　　B.卵巢　　　C.卵巢悬韧带　　　D.卵巢动脉　　　E.输卵管漏斗部

2.将卵巢血管、神经出入的部位称为( )

A. 卵巢悬韧带　　B. 卵巢系膜　　C. 卵巢固有韧带　　D. 卵巢门　　E. 输卵管系膜

3. 卵巢连于子宫角的结构为（　）
　　A. 卵巢悬韧带　　B. 卵巢系膜　　C. 卵巢固有韧带　　D. 卵巢上端　　E. 卵巢下端

4. 卵巢动、静脉穿行于（　）
　　A. 卵巢悬韧带　　B. 卵巢系膜　　C. 卵巢固有韧带　　D. 卵巢门　　E. 子宫阔韧带

5. 产生卵细胞的部位为（　）
　　A. 卵巢上皮　　B. 卵巢白膜　　C. 卵巢皮质　　D. 卵巢髓质　　E. 卵巢黄体

6. 卵巢内分泌孕激素的部位是（　）
　　A. 卵巢上皮　　B. 卵巢白膜　　C. 卵巢皮质　　D. 卵巢髓质　　E. 卵巢黄体

7. 一般认为卵巢生成和分泌雄激素的部位是（　）
　　A. 卵巢门细胞　　B. 卵巢颗粒细胞　　C. 卵泡内膜细胞　　D. 卵泡膜黄体细胞　　E. 卵巢间质细胞

8. 卵巢排卵后的愈合方式是（　）
　　A. 瘢痕愈合　　B. 吸收消散　　C. 钙化和色素沉积　　D. 粘连愈合　　E. 形成凹陷或空洞

9. 卵细胞排出的部位是（　）
　　A. 输卵管壶腹　　B. 腹腔　　C. 腹膜腔　　D. 卵泡　　E. 输卵管伞

10. During a hysterectomy and an oophorectomy, the uterine and ovarian vessels must be ligated. In which ligaments can these vessels be found? (　)
　　A. Broad and proper ovarian　　B. Broad and suspensory　　C. Round and proper ovarian
　　D. Round and suspensory　　E. Suspensory and proper ovarian

二、输卵管

1. 输卵管的位置　取女性盆腔标本观察。输卵管行于子宫阔韧带的上缘内，连于子宫角的两侧。故将＿＿＿＿和＿＿＿＿合称为子宫附件。

2. 输卵管的形态结构、特征及其临床意义　在经子宫正中冠状切的盆腔标本上查看，输卵管按照行程可分为四部，形成两个端和两个口。输卵管由内侧向外侧分为子宫部、输卵管峡、输卵管壶腹和输卵管漏斗。其外侧端游离，以输卵管腹腔口开口于腹膜腔；内侧端连于子宫，以输卵管子宫口开口于子宫腔。

填表练习

分部	形态特征	生理或临床意义
输卵管＿＿＿部	为最狭窄部位	此处发生异位妊娠十分危险，易导致大出血死亡
输卵管＿＿＿部	短而细，壁较厚	常作为女性绝育手术进行输卵管＿＿＿的部位
输卵管＿＿＿部	管径粗，长而弯曲	此处为受精部位，也是＿＿＿最常发生部位
输卵管＿＿＿部	呈漏斗状膨大，有输卵管伞和腹腔口	输卵管＿＿＿为手术时识别输卵管的标志，其卵巢伞可捕获腹膜腔内的卵细胞；输卵管＿＿＿是卵子自腹膜腔进入输卵管壶腹的必经通道，也是女性腹膜腔借此经输卵管、子宫、阴道与外界相通易造成感染的原因

关键词

　　阔韧上缘输卵管，子宫峡壶漏斗段。壶腹受精峡结扎，识别捕获漏斗伞
　　腹腔口通腔体外，逆行易致盆腔炎。子宫部孕最危险，壶腹部孕最常见

输卵管的分部也可描述为子宫部、峡部、壶腹部和漏斗部四部。注意是"峡部(或输卵管峡)",而不是"狭部"。漏斗部的指状突起称为输卵管伞,此处的"漏斗伞"是指漏斗部的输卵管伞,将贴近卵巢上端的部分称为卵巢伞,具有捕获腹膜腔内的卵细胞,并将其经腹腔口送入输卵管壶腹部的作用。注意:女性绝育术或输卵管结扎术同样禁止强制进行,避孕措施一般首选男性使用避孕套,女性使用避孕环(宫内节育器)。

思考训练

1. 输卵管的位置是(　　)
   A. 子宫阔韧带上缘内 B. 子宫体的两侧 C. 卵巢的后方 D. 腹膜腔内 E. 以上均正确
2. 卵巢和输卵管合称为(　　)
   A. 输卵管道 B. 子宫附件 C. 子宫固定装置 D. 卵巢子宫索 E. 子宫系膜
3. 输卵管的分部不包括(　　)
   A. 漏斗部(伞) B. 壶腹部 C. 峡部 D. 体部 E. 子宫部(间质部)
4. 手术中识别输卵管的标志是(　　)
   A. 输卵管子宫部 B. 输卵管峡 C. 输卵管壶腹 D. 输卵管漏斗 E. 输卵管伞
5. 精子和卵子相遇并受精的部位为(　　)
   A. 输卵管壶腹 B. 输卵管漏斗 C. 输卵管峡 D. 腹膜腔 E. 子宫腔
6. 女性必须结扎时应选在(　　)
   A. 输卵管子宫部 B. 输卵管峡 C. 输卵管壶腹 D. 输卵管漏斗 E. 输卵管伞
7. 输卵管的内侧口为(　　)
   A. 输卵管子宫口 B. 输卵管腹腔口 C. 输卵管内口 D. 输卵管外口 E. 输卵管口
8. 一般认为,可捕获腹膜腔内卵子的结构为(　　)
   A. 输卵管伞 B. 卵巢伞 C. 输卵管漏斗 D. 输卵管峡 E. 输卵管腹腔口
9. 女性盆腔逆行性感染经过的部位不包括(　　)
   A. 阴道 B. 子宫 C. 输卵管腹腔口 D. 输卵管 E. 前庭大腺
10. Under normal conditions, in which part of the female reproductive tract does fertilization occur?
    A. Infundibulum of uterine tube B. Ampulla of uterine tube C. Isthmus of uterine tube
    D. Uterine lumen E. Cervical canal

三、子宫

1. **子宫的位置和姿势**　膀胱空虚时,成年未孕子宫位于小骨盆腔的中央,在膀胱和直肠之间,呈轻度前倾前屈位。在女性盆腔标本上观察子宫的位置和姿势。_____是指子宫长轴与阴道长轴形成的前倾钝角(90°~100°);_____是指子宫体长轴与子宫颈长轴形成的向前弯曲的钝角(170°~180°)。

2. **子宫的形态结构和分部**　取离体子宫观察子宫。成年未孕呈前后略扁的_____,大小约 8 cm×4 cm×2 cm,分为子宫底、体、颈 3 部分(注意不包括子宫角)。输卵管与子宫相连的部位称为_____,此处还连有卵巢固有韧带和子宫圆韧带。两侧输卵管子宫口上方的圆凸部分为_____(fundus of uterus),子宫下端的圆柱部分为_____(neck of uterus),子宫颈与子宫底之间的部分,称为_____(body of uterus)。子宫颈突入阴道内的部分称为子宫颈阴道部,位于阴道上方的部分称为子宫颈阴道上部。子宫体与子宫颈之间外观较细窄,称为_____(isthmus of uterus)。子宫峡的延展性最大,长约 1 cm,随妊娠延长至妊娠末期可达 7~11 cm,常作为产科剖宫术的切口部位。

3. **子宫的内腔和子宫壁**　取正中冠状切子宫标本观察。子宫内腔分为子宫体内的倒三角形子宫腔和子宫颈内的梭形子宫颈管。子宫腔底部的两侧角有输卵管子宫口;其下角续为子宫峡内的子宫颈管上口,称为子宫颈管内口;子宫颈管的下口通阴道,称为子宫颈管外口,通常称为_____

(orifice of uterus)。未产妇的子宫口呈圆形,经产妇的子宫口则呈横裂状。子宫口的前、后缘分别称为前唇和后唇。子宫口周围黏膜是子宫颈柱状上皮和阴道鳞状上皮交界的部位,易好发宫颈糜烂、息肉、炎症、肿瘤等疾病。子宫壁分为3层,外层为浆膜(腹膜脏层),中层为强厚的肌层(平滑肌),内层为黏膜(子宫内膜)。子宫内膜分功能层和基底层,表面的功能层受卵巢性激素影响,随月经周期而增生和脱落,脱落的内膜由阴道流出成为月经。

4. 子宫的固定装置 取特制标本观察子宫阔韧带、子宫圆韧带、子宫主韧带和骶子宫韧带。子宫阔韧带分前、后两层,前层覆盖子宫圆韧带,后层包裹卵巢,两层间有子宫血管、神经、淋巴管等穿行。子宫阔韧带依其部位及所覆盖的器官不同,可分为_____、_____和_____。注意:子宫不仅依靠韧带,还借盆底肌、尿生殖膈、阴道等周围器官结构的承托,维持其正常位置。

填表练习

名称	起点	止点	位置	功能
子宫_____韧带	子宫前后面的腹膜	骨盆侧壁	子宫两侧	限制子宫_____
子宫_____韧带	子宫角稍前下方	阴阜和大阴唇	子宫阔韧带两层间及腹股沟管内	维持子宫_____
子宫_____韧带	子宫颈阴道上部两侧	骨盆侧壁	子宫阔韧带基部两层之间(唯一盆底内韧带)	防止子宫向下_____
_____子宫韧带	子宫颈阴道上部后面	骶骨前面	绕过直肠两侧	维持子宫_____

歌诀记忆

子宫位于盆中央,后邻直肠前膀胱;前后略扁倒置梨,前倾前屈姿正常
外形三部底体颈,内下颈管上宫腔;主防下垂阔中立,圆倾骶屈绕直肠

临床联系

痛经为最常见的妇科症状之一,指行经前后或月经期出现下腹部疼痛、坠胀,伴有腰酸或其他不适,症状严重者影响生活质量。子宫疾病为女性最常见的妇科疾病,包括子宫内膜炎、子宫内膜异位症、子宫肥大、子宫息肉、子宫肌瘤、子宫囊肿、子宫脱垂、子宫内膜癌等。痛经分为原发性痛经和继发性两类,原发性痛经指生殖器官无器质性病变的痛经,青春期多见,常在初潮后1~2年内发病,伴随月经周期规律性发作的以小腹疼痛为主要症状。继发性痛经指由盆腔器质性疾病,如子宫内膜异位症、子宫腺肌病、慢性盆腔炎、子宫畸形等引起的痛经。未婚女性的痛经待婚后通常会自然消失,可不必治疗。但痛经时间长达3 d或者影响正常生活者应当予以镇痛、镇静等对症治疗,不宜使用激素类药物。

思考训练

1. 成人未孕子宫的正常姿势为(　　)
   A. 轻度前倾前屈　B. 前倾后屈　C. 后倾前屈　D. 后倾后屈　E. 以上都不是
2. 子宫角附着或邻近的结构不包括(　　)
   A. 输卵管　B. 卵巢固有韧带　C. 子宫圆韧带　D. 子宫动脉　E. 子宫主韧带
3. 子宫延展性最大的部位为(　　)
   A. 子宫底　B. 子宫体　C. 子宫颈　D. 子宫峡　E. 子宫角

4. 下列关于子宫腔的说法,错误的是( )
   A. 呈倒三角形　　　B. 下口通阴道　　　C. 上端通输卵管　　　D. 下端连子宫颈管　　　E. 孕育胎儿
5. 子宫壁受卵巢激素影响而发生脱落的部分为( )
   A. 子宫外膜　　　B. 子宫肌层　　　C. 子宫内膜功能层　　　D. 子宫内膜基底层　　　E. 子宫口周围黏膜
6. 下列关于子宫口的说法,正确的是( )
   A. 为宫颈管外口　　　B. 未产妇呈圆形　　　C. 经产妇呈横裂状　　　D. 易发生病变　　　E. 以上均正确
7. 防止子宫脱垂的韧带是( )
   A. 子宫阔韧带　　　B. 子宫圆韧带　　　C. 子宫主韧带　　　D. 骶子宫韧带　　　E. 卵巢悬韧带
8. During a hysterectomy, the care must be taken in ligation of the uterine vessels because they cross the _____ superiorly ( )
   A. ureter　　　　　　　　　　　B. round ligament　　　　　　　　　C. ovarian artery
   D. lumbosacral trunk　　　　　　E. inferior hypogastric plexus
9. Which of the following is considered a part of the broad ligament? ( )
   A. Mesovarium　　　　　　　　　B. Proper ovarian ligament　　　　　　C. Round ligament of uterus
   D. Suspensory ligament of ovary　　E. Uterosacral ligament

四、阴道

1. 阴道的位置和毗邻　　在女性盆部正中矢状切标本上观察,注意查看阴道后穹与直肠子宫陷凹的关系。阴道位于小骨盆中央,连接子宫和外生殖器。阴道前壁与_____和_____相邻;后壁与_____相邻。若邻近部位的损伤波及阴道,可导致尿道阴道瘘或直肠阴道瘘。阴道上端与子宫颈阴道部之间的环形凹陷,平时闭合,扩张时呈穹隆状,故称为_____(fornix of vagina)。分前穹、后穹和两侧穹,以_____最深,并与_____紧密相邻,二者间仅隔以_____和腹膜。当直肠子宫陷凹有积液时,可经阴道穹后部进行穿刺或引流。阴道下端穿过尿生殖膈,以阴道口开口于_____。阴道口周围附着有处女膜,可呈环形、半月形、伞状或筛状,处女膜破裂后,阴道口周围留有处女膜痕。

2. 阴道的形态特征和功能　　在前壁切开的阴道标本上观察。阴道是女性交接器官,也是导入精液、排出月经和娩出胎儿的管道。阴道前后略扁,上宽下窄,分前、后和侧壁,前、后壁互相贴近,后壁较前壁长。阴道壁由黏膜、肌层和外膜组成。阴道黏膜表面覆盖有复层鳞状上皮,没有腺体,形成很多横向的皱褶,富于伸展性,且随卵巢激素的影响而发生周期性变化。阴道壁的血运很丰富,损伤后出血较多,故阴道分娩的产妇极易发生阴道壁损伤,裂伤的程度越深,出血量越多,缝合难度越大,所以阴道分娩时要加强对会阴的保护性措施。尿生殖膈内的阴道周围为肌层,有_____肌及肛提肌,起括约阴道作用。

> **临床联系**
>
> 阴道自净作用是指阴道上皮在卵巢分泌的雌激素影响下增生变厚,且在乳酸杆菌作用下分解为乳酸维持阴道正常的酸性环境,从而形成一种自身天然防御功能。正常阴道内有多种细菌存在,但由于阴道与这些菌群之间形成生态平衡,并不致病。在维持阴道生态平衡中,雌激素、乳酸杆菌和阴道 pH 值发挥了重要作用。生理情况下,雌激素使阴道上皮增生变厚,上皮细胞内的糖原含量增加,在乳酸杆菌作用下将糖原分解为乳酸,维持阴道正常的酸性环境(pH≤4.5,多为 3.8~4.4),使适宜在弱碱性环境繁殖的病原菌受到抑制,从而达到防止阴道感染的目的。阴道生态平衡一旦被打破或外源性病原体侵入,即可导致炎症发生。故女性不宜滥用护阴洗洁液等。
>
> 阴道感染可导致阴道炎,主要表现为外阴瘙痒、灼痛、白带增多和异味等。正常情况下阴道内有需氧菌及厌氧菌寄居,形成正常的阴道菌群。如果阴道菌群的生态平衡被打破,也可形成机会致病菌。临床上常见细菌性阴道炎、念珠菌性阴道炎、滴虫性阴道炎、老年性阴道炎和幼女性阴道炎等。细菌性阴道炎患者的白带常有鱼腥味,念珠菌性阴道炎患者常有白色稠厚白带且呈凝乳或豆渣样,滴虫性阴道炎患者的白带常呈泡沫状。

※ 思考训练

1. 阴道穹最深的部位是( )
   A. 前部　　　　B. 后部　　　　C. 左侧部　　　　D. 右侧部　　　　E. 前、后部
2. 腹膜腔异位妊娠诊断穿刺的部位是( )
   A. 输卵管子宫部　B. 输卵管峡　　C. 输卵管壶腹　　D. 阴道后穹　　E. 输卵管漏斗
3. 下列关于阴道壁特征的说法,错误的是( )
   A. 前后壁相贴　　B. 前壁较后壁长　C. 黏膜无腺体　　D. 伸展性大　　E. 黏膜呈周期性变化
4. 阴道自净作用是指( )
   A. 黏膜呈周期性变化　　　　B. 黏膜增生增厚　　　　C. 黏膜血管脱落
   D. 阴道内酸性环境　　　　　E. 黏膜分泌液变黏稠
5. 维持阴道内的正常酸性环境,主要与下列哪项有关?( )
   A. 阴道分泌物　B. 乳酸杆菌　　C. 葡萄糖分解　　D. 使用酸性药物　　E. 月经形成
6. 尿道阴道括约肌环绕( )
   A. 尿道外口　　B. 尿道内口　　C. 尿道起始部　　D. 尿道全长　　E. 穿经尿生殖膈处
7. 阴道口位于( )
   A. 阴道前庭　　B. 阴阜　　　　C. 大阴唇　　　　D. 小阴唇　　　E. 前庭球
8. The extension of the vaginal lumen around the intravaginal part of the uterine cervix is the ( )
   A. cervical canal　B. uterine lumen　C. fornix of vagina　D. rectouterine pouch　E. uterovesical pouch

五、前庭大腺

前庭大腺,又称为巴氏腺(Bartholin gland),形如豌豆,位于阴道口两侧,前庭球后端深面,其分泌物有润滑阴道口的作用。前庭大腺导管十分细小,向内开口于阴道前庭内,阴道口两侧外下方。如因炎症导致导管阻塞,可形成前庭大腺(巴氏腺)囊肿。

第三节　女性外生殖器

❋ **学习目标**:掌握阴道前庭的位置及其上的开口;熟悉女阴结构的名称和位置;了解女阴的功能。

在女性外生殖器标本上观察。女性外生殖器简称女阴,包括阴阜、大阴唇、小阴唇、阴道前庭、阴蒂、前庭球等。

女阴以阴道口为界,前部可见耻骨联合前面的皮肤隆起且富有阴毛的阴阜。两侧皮肤形成纵行隆起皱襞,外为大阴唇,与男性阴囊同源,富有色素,长有阴毛,左右两侧在前端和后端互相连合,形成唇前连合和唇后连合;内侧为小阴唇,较薄,表面光滑无阴毛,左右两侧在后端互相连合形成阴唇系带。小阴唇前端分为两个小皱襞,包裹阴蒂,内侧皱襞在阴蒂下面与对侧者结合成阴蒂系带,向上连于阴蒂;外侧皱襞在阴蒂背面与对侧者连合形成阴蒂包皮。阴蒂位于尿道外口的前方,由两个阴蒂海绵体组成(相当于男性阴茎海绵体),分阴蒂头、阴蒂体和阴蒂脚。阴蒂前端露于表面为阴蒂头,富有神经末梢,感觉敏锐;后端以两个阴蒂脚附于耻骨下支和坐骨支;两脚在前方结合成阴蒂体,表面盖以阴蒂包皮。

重点观察两侧小阴唇间的裂隙即阴道前庭,查看阴道口与尿道口的关系(前部较小为尿道口,后部较大是阴道口),探查阴道两侧前庭大腺的开口。在女性外阴浅层标本上,观察阴道前庭外侧

大阴唇皮下的马蹄铁形结构即前庭球,其后部有较小的前庭大腺并探查其开口于阴道前庭处。

※ 思考训练

1. 女性外阴与男性外生殖器比较,结构相当关系错误的是(　　)
   A. 大阴唇-阴囊　　　　　　B. 阴蒂-阴茎　　　　　　C. 小阴唇-白膜
   D. 前庭球-尿道海绵体　　　E. 前庭大腺-尿道球腺
2. 阴道前庭前部的开口为(　　)
   A. 阴道口　　B. 尿道口　　C. 皮脂腺开口　　D. 前庭大腺导管开口　　E. 黏液腺开口
3. 两侧小阴唇之间的裂隙为(　　)
   A. 阴道口　　B. 尿道口　　C. 阴唇前联合　　D. 阴唇后联合　　E. 阴道前庭
4. Which structure is homologous to the male scrotum? (　　)
   A. Labia minora　　B. Glans　　C. Labia majora　　D. Shaft of corpus cavern　　E. All of the above

常用英汉名词

female genital organs 女性生殖器
ovary 卵巢
mesovarium 卵巢系膜
hilum of ovary 卵巢门
proper ligament of ovary 卵巢固有韧带
suspensory ligament of ovary 卵巢悬韧带
uterine tube 输卵管
uterine part of uterine tube 输卵管子宫部
isthmus of uterine tube 输卵管峡
ampulla of uterine tube 输卵管壶腹
infundibulum of uterine tube 输卵管漏斗
fimbriae of uterine tube 输卵管伞
ovarian fimbria 卵巢伞
uterine orifice of uterine tube 输卵管子宫口
abdominal orifice of uterine tube 输卵管腹腔口
uterus 子宫
uterine adnexa 子宫附件
fundus of uterus 子宫底
body of uterus 子宫体
neck of uterus 子宫颈
supravaginal part of cervix 子宫颈阴道上部
vaginal part of cervix 子宫颈阴道部
horn of uterus 子宫角
isthmus of uterus 子宫峡

cavity of uterus 子宫腔
canal of cervix of uterus 子宫颈管
orifice of uterus 子宫口
broad ligament of uterus 子宫阔韧带
cardinal ligament of uterus 子宫主韧带
round ligament of uterus 子宫圆韧带
uterosacral ligament 子宫骶韧带
vagina 阴道
fornix of vagina 阴道穹
urethrovaginal sphincter 尿道阴道括约肌
vaginal orifice 阴道口
hymen 处女膜
greater vestibular gland 前庭大腺
vulva 女阴
mons pubis 阴阜
greater lip of pudendum 大阴唇
lesser lip of pudendum 小阴唇
vaginal vestibule 阴道前庭
bulb of vestibule 前庭球
cavernous body of clitoris 阴蒂海绵体
clitoris 阴蒂
glans of clitoris 阴蒂头
body of clitoris 阴蒂体
crus of clitoris 阴蒂脚

第九章 腹膜、乳房和会阴

第一节 腹　膜

> ※ **学习目标**：掌握腹膜、腹膜腔、网膜、系膜的概念，大网膜、小网膜、网膜囊和网膜孔的位置，小网膜的分部，各系膜的名称和附着，男女性陷凹的名称、位置及其临床意义；熟悉腹膜被覆脏器的划分，腹膜形成的韧带、皱襞和隐窝；了解腹膜的功能及其临床意义。

一、概述

阅读教材并尝试回答以下问题：①腹膜是什么？②腹膜有什么特征？③腹膜如何区分？④何谓腹膜腔及性别差异如何？⑤腹膜有什么功能？

1. 腹膜的位置、特征和功能　在已经切开腹前壁的湿性尸体标本上观察。腹膜衬贴于腹、盆壁内面，并覆盖于腹盆腔各脏器的表面，是人体内面积最大和配布最复杂的浆膜，由间皮和少量的结缔组织构成，薄而光滑。腹膜对脏器具有支持和保护、分泌和吸收、防御和修复等作用。腹膜在脏器表面包裹并增厚形成韧带，连于腹、盆后壁，起支持和固定腹盆腔内脏器的作用（支持、固定和保护作用）。正常情况下，腹膜可分泌少量浆液，以湿润脏器并减少脏器之间或脏器与腹壁之间的摩擦（分泌作用）；同时，腹膜还具有很强的吸收能力，使腹膜分泌的浆液不断更新，保持动态平衡（吸收作用）。腹膜和腹膜腔内浆液中含有大量巨噬细胞，可吞噬细菌和有害物质（防御作用）。此外，在腹膜炎时，腹膜可渗出大量液体、蛋白质和电解质，起到稀释毒素和减少对腹膜刺激的作用，其中的纤维蛋白沉积可在病变周围产生粘连，防止感染扩散并可修复受损的组织（防御和修复作用）。但腹膜的渗出量太大时，可引起水与电解质失调、低蛋白血症等，粘连严重时，也可导致粘连性肠梗阻等。

2. 腹膜的区分　继续观察腹壁内侧面，有一层非常光滑并有折光性膜性结构，用手感受其光滑度，或者用镊子从腹壁切口处轻轻撕开最内层，为壁腹膜。再观察腹腔脏器的表面，也被覆一层非常光滑并有折光性的膜性结构，为脏腹膜。

3. 腹腔和腹膜腔的区别　腹腔是指小骨盆上口与膈之间，由腹壁围成的腔；而腹膜腔则是脏、壁腹膜之间的不规则潜在性腔隙，其中仅含少量浆液。腹膜腔位于腹腔之内，而腹膜腔内并无脏器。男性腹膜腔完全密闭，与外界不通；而女性腹膜腔可经输卵管、子宫和阴道通外界，故女性生殖道感染可扩散至腹膜腔，发生盆腔炎和腹膜炎。

> § **歌诀记忆**
>
> 　　腹膜脏壁腹膜隙，女通阴外男密闭
> 　　大小网膜和系膜，韧带隐窝陷凹襞

临床联系

腹腔穿刺术实为腹膜腔穿刺术,是借助穿刺针直接从腹前壁刺入腹膜腔的一项诊疗技术,其目的是:①明确腹水的性质,找出病原,协助诊断。②适量地抽出腹水,以减轻患者腹腔内的压力,缓解腹胀、胸闷、气急、呼吸困难等症状,减少静脉回流阻力,改善血液循环。③向腹膜腔内注入药物。④注入一定量的空气(人工气腹)以增加腹压,使膈肌上升,间接压迫两肺,减小肺活动幅度,促进肺空洞的愈合,在肺结核空洞大出血时,人工气腹可作为一项止血措施。

思考训练

1. 人体内面积最大且配布最复杂的浆膜是( )
   A. 胸膜　　　B. 腹膜　　　C. 心包膜　　　D. 脑膜　　　E. 白膜
2. 腹膜的作用主要有( )
   A. 支持、固定　B. 保护、防御　C. 减少摩擦　D. 渗出、修复　E. 以上均正确
3. 下列关于腹膜腔的说法,错误的是( )
   A. 男性是封闭的　B. 女性通外界　C. 内含少量浆液　D. 腔内含脏器　E. 腔内不含有任何器官
4. 女性腹膜腔与外界相通,不利的后果是( )
   A. 易形成粘连　B. 易形成渗出　C. 易形成感染　D. 易形成腹胀气　E. 易受寒气入侵

二、腹膜与腹腔器官的关系

阅读教材明确腹膜_____器官、腹膜_____器官、腹膜_____器官的含义和特点。在整尸标本上观察:①胃、脾、卵巢、阑尾、输卵管和空、回肠,发现其表面全部被腹膜包绕,此即腹膜内位器官。腹膜内位器官一般活动性较大。②肝、膀胱和子宫,其表面大部分被腹膜包裹,此即腹膜间位器官。③胰、肾上腺、肾和输尿管,仅在前面被腹膜包裹,此即腹膜外位器官(又称为腹膜后位器官)。区分腹膜内位、间位和外位器官有重要的临床意义。腹膜内位器官的手术,如胃大部切除术、阑尾切除术等,必须经腹膜腔才能进行;腹膜外位器官的手术,如肾、输尿管的手术则可在腹膜腔外进行;而对于部分变形大的腹膜间位器官如膀胱和子宫,可通过膀胱充盈、子宫受孕增大后向上推移腹膜,也可在腹膜腔外进行手术。在腹膜腔外进行手术,可以避免腹膜腔感染和术后脏器的粘连。

歌诀记忆

腹膜内位胃小肠,十二指肠仅为上;脾和卵巢输卵管,大肠除开直升降
腹膜间位肝胆囊,升降结肠直肠上;膀胱子宫变化大,外位手术减损伤
腹膜后位胰和肾,十二指肠水平降;肾上腺和输尿管,莫将直肠下部忘

思考训练

1. 属于腹膜内位器官的是( )
   A. 肝　　　B. 胰　　　C. 肾　　　D. 子宫　　　E. 脾
2. 不属于腹膜内位器官的是( )
   A. 胃和脾　B. 十二指肠降部　C. 空、回肠　D. 卵巢和输卵管　E. 盲肠和阑尾
3. 不属于腹膜后位器官的是( )
   A. 胰和肾　B. 十二指肠上部　C. 肾上腺　D. 输尿管　E. 直肠下部
4. 不须经腹膜腔手术的器官是( )
   A. 胆囊　B. 十二指肠上部　C. 卵巢　D. 乙状结肠　E. 肾
5. 必须经腹膜腔手术的器官是( )
   A. 肾上腺　B. 胆囊　C. 子宫　D. 肾　E. 膀胱

三、腹膜形成的结构

壁、脏腹膜相互移行于腹盆腔脏器之间,形成许多结构,包括_____、_____、_____、_____、_____等。这些结构不仅对器官起着连接和固定的作用,也是血管和神经出入脏器的途径。

(一)网膜

在切开腹前壁的湿性尸体标本上结合腹膜模型观察。网膜是指与胃相连的腹膜结构,包括大网膜、小网膜及位于小网膜和胃后方的网膜囊。

1. 大网膜 在胃大弯下方,横结肠和小肠前面观察。大网膜连于胃大弯与横结肠之间,富含血管和脂肪,形似淡黄色的围裙,由4层腹膜构成。前两层起于胃大弯,是胃前、后面脏腹膜的延续;后两层为前两层下垂至腹下部后反折向上形成,再向后上包裹横结肠并与横结肠系膜相延续。将前两层大网膜从胃大弯至横结肠的部分,称为_____(gastrocolic ligament)。

> **临床联系**
>
> 大网膜内含丰富的血管、脂肪等,其中含有许多巨噬细胞,有重要的防御功能。大网膜具有包围炎性病灶、防止炎症蔓延的作用,有"腹腔卫士"之称。但小儿大网膜较短,当阑尾炎穿孔时易形成弥漫性腹膜炎。随着显微外科和整形外科的发展,大网膜作为移植材料,被广泛应用于临床。

2. 小网膜 上翻肝以暴露肝门进行观察。小网膜为连于肝门至胃小弯和十二指肠上部之间的双层腹膜结构,分别形成右侧的肝十二指肠韧带和左侧的肝胃韧带。肝十二指肠韧带内含_____、_____和_____,它们的排列关系为右前方较粗的是胆总管,左前方较细的是肝固有动脉,两者后方管径最大的是肝门静脉。

3. 网膜囊 切开小网膜,将手伸入到其后方探查网膜囊的形态及周界。网膜囊位于小网膜和胃后方,又称为小腹膜腔;网膜囊以外的腹膜腔则称为大腹膜腔。网膜囊前壁自上而下为小网膜、胃后壁及大网膜的前两层;后壁为大网膜的后两层、横结肠及其系膜及覆盖于胰、左肾和左肾上腺前面的腹后壁腹膜;上壁是肝和膈下面的腹膜;下壁是大网膜前、后两层的愈着处;左壁是脾及连于脾的胃脾、脾肾韧带;右壁上部为网膜孔。理解后,用手指经网膜孔伸入网膜囊,触摸上方的肝尾状叶,下方的十二指肠上部,后方的下腔静脉,以及前方的小网膜和胃后壁,理解网膜囊及网膜孔的临床意义。最后用腹膜矢状切和水平切的模型观察理解网膜孔和网膜囊周界。

4. 网膜孔 找到肝十二指肠韧带右侧的游离缘,在其后方有网膜孔,又称为温斯洛孔(Winslow foramen)。自右向左将1~2个手指伸入网膜囊,经过的狭窄通道即网膜孔。其前界为肝十二指肠韧带游离缘;后界为下腔静脉及其前面的壁腹膜或肝肾韧带;上界为肝尾状叶;下界为十二指肠上部。手术时常经此孔探查胆道和网膜囊,也可切开小网膜、胃结肠韧带或横结肠系膜进行探查。

> **临床联系**
>
> 急性胃穿孔多见,是胃溃疡的严重并发症,最常见的诱发因素为暴饮暴食。主要表现为急性腹膜炎,患者突然发生剧烈腹痛,疼痛最初开始于上腹部或穿孔的部位,常呈刀割或烧灼样痛,一般为持续性,疼痛很快扩散至全腹部。
>
> 胃后壁穿孔比较少见,多表现为慢性穿孔,临床症状不典型。通常情况下,十二指肠或胃后壁的溃疡深至浆膜层时,易与邻近的组织或器官发生粘连,穿孔时胃肠内容物不流入腹腔,称为慢性穿孔。这种穿透性溃疡改变了腹痛规律,变得顽固而持续,疼痛常放射至背部。当胃后壁穿孔时,因流出的胃内容物首先流入网膜囊,并受阻于其周围组织的局限,故一般不会在短时间内大量进入腹腔,短时间内很难出现全腹板状刺激征;但当穿孔过大,周围组织粘连局限作用有限时,胃内容物也可继续经网膜孔流到肝肾隐窝,再经右结肠旁沟流到右髂窝甚至盆腔内,引起右下腹部或盆部疼痛,部分内容物甚至经肝肾隐窝向上进入肝裸区,并发继发性化脓性肝脓肿。

歌诀记忆

小网膜,两韧带,肝胃十二指肠连;肝肠韧带走管道,左动右胆后门占

游离缘后网膜孔,一二指大将囊探;胃后穿孔易粘连,胃液多时经孔转

肝十二指肠韧带内穿行结构的排列关系可结合其位置进行学习。因胆囊在肝右叶的胆囊窝内,下行的胆总管为防止与其他管道形成交叉压迫,故行于韧带内前列的右侧;肝固有动脉起自肝总动脉,而肝总动脉源自腹主动脉的腹腔干,因心和主动脉均偏左侧,故肝的动脉也就近从左侧走行进入肝门;肝门静脉最粗,单独占据行于后列,后面紧邻下腔静脉。

思考训练

1. 大网膜前两层在胃大弯和横结肠之间形成（　　）
   A. 横结肠系膜　　　B. 胃结肠韧带　　　C. 网膜囊　　　D. 网膜孔　　　E. 肝十二指肠韧带
2. 下列关于网膜孔的描述,错误的是（　　）
   A. 为网膜囊的开口　　　　　　　　B. 位于肝十二指肠游离缘后方
   C. 位于胃和小网膜后方　　　　　　D. 可伸进1～2个手指
   E. 胃后壁穿孔时,胃内容物可经此孔进入肝肾隐窝
3. 不参与构成网膜孔周界的结构是（　　）
   A. 下腔静脉　　　B. 肝静脉　　　C. 胆总管　　　D. 肝尾状叶　　　E. 十二指肠上部

（二）系膜

在暴露大、小肠管的腹部脏器标本上观察。系膜一般是指连于肠管与腹盆后壁之间的双层腹膜,其内有血管、神经、淋巴管、淋巴结、脂肪等。①将空、回肠拉出腹腔,观察连于肠管与腹后壁间的褶扇状结构,即为肠系膜,其内有肠系膜上血管及其分支或属支、神经、淋巴管等走行。连于腹后壁的小肠系膜根部由左上斜向右下,长而宽阔,有利于食物的消化和吸收。②将阑尾拉直,观察连于阑尾与小肠系膜下端之间的三角形腹膜皱襞,即为阑尾系膜。其一边附着于阑尾全长,另一边游离。其游离缘内有阑尾的血管、神经、淋巴管等穿行,故行阑尾切除术时,应从系膜的游离缘进行血管结扎。③向上提起横结肠,观察连于横结肠与腹后壁之间的双层腹膜结构,即为横结肠系膜,其内有中结肠血管及横结肠的神经、淋巴管穿行。④向左侧牵拉乙状结肠,观察连于乙状结肠与左髂窝之间的双层腹膜结构,即为乙状结肠系膜,其内有乙状结肠和直肠上血管及其分(属)支、神经和淋巴管穿行。由于系膜比较长,故相应的肠管活动性大,易发生肠扭转,以乙状结肠和横结肠的扭转较多见;严重扭转时可因血管、神经受压,导致肠坏死。

填表练习

系膜名称	形态特征	根部附着部位	穿行的血管
＿＿＿系膜	长而宽阔,呈扇形	起自第2腰椎左侧,止于右骶髂关节前方	＿＿＿血管
＿＿＿系膜	呈三角形,左缘游离	附着于小肠系膜下端	＿＿＿血管
＿＿＿系膜	两侧宽阔,中部较长	起自结肠右曲,止于结肠左曲	＿＿＿血管
＿＿＿系膜	呈长的"乙"字形弯曲,下部较宽	连于左髂窝和骨盆的左后壁	＿＿＿血管、＿＿＿血管

临床联系

任何原因引起的肠内容物通过障碍统称为肠梗阻,是常见的外科急腹症之一,小儿比较多见。按病因分类包括机械性肠梗阻、动力性肠梗阻和血运性肠梗阻。机械性肠梗阻在临床上最常见,动力性肠梗阻又根据肠壁肌肉运动功能失调情况分为麻痹性和痉挛性两种,血运性肠梗阻是肠系膜血管内形成血栓堵塞引起肠管血液循环障碍所致。按发病轻重缓急可分为急性肠梗阻和慢性肠梗阻。有时急性肠梗阻诊断困难,病情发展快,可合并肠壁血液循环障碍,称为绞窄性肠梗阻,导致肠管缺血坏死,常致水、电解质与酸碱平衡失调,继发感染,最后可致毒血症、休克和死亡。慢性肠梗阻常表现为粘连性肠梗阻,有慢性梗阻症状和多次反复急性发作的病史。

思考训练

1. 没有系膜的器官是( )
   A. 回肠　　　B. 阑尾　　　C. 降结肠　　　D. 输卵管　　　E. 卵巢
2. 极少发生肠梗阻的部位是( )
   A. 空肠和回肠　　B. 阑尾　　C. 横结肠　　D. 乙状结肠　　E. 升结肠和降结肠

(三) 韧带、皱襞、隐窝和陷凹

1. 腹膜形成的韧带　重点观察肝、脾等的韧带。①肝的韧带:包括镰状韧带、冠状韧带、肝圆韧带和左、右三角韧带;肝和胃之间有肝胃韧带和肝十二指肠韧带。②脾的韧带:胃底和胃大弯上份与脾门之间有胃脾韧带,内含胃短血管和胃网膜左血管;脾门和左肾前面之间有脾肾韧带;脾上极和膈下之间有膈脾韧带;脾下极和结肠左曲之间有脾结肠韧带。③胃的韧带:包括肝胃韧带、胃脾韧带、胃结肠韧带、胃膈韧带。④结肠的韧带:包括肝右下缘与结肠肝曲之间的肝结肠韧带;在脾下端的下外方,自结肠左曲连至膈的膈结肠韧带(又称为脾结肠韧带)和胃结肠韧带。

2. 腹膜形成的皱襞和隐窝　①腹前壁的皱襞和隐窝。脐下的腹前壁内面有5条腹膜皱襞[即脐正中襞、1对脐内侧襞和1对脐外侧襞(又称为腹壁动脉襞,内含腹壁下血管)],其间形成3对浅凹,分别为膀胱上窝、腹股沟内侧窝(与腹股沟管皮下环的位置相对应)、腹股沟外侧窝(与腹股沟管腹环的位置相对应)。②腹后壁的皱襞和隐窝。分布于胃后方及十二指肠、盲肠、乙状结肠周围,形成十二指肠升部左侧的十二指肠上、下襞及其深面的十二指肠上、下隐窝,回盲上、下隐窝和盲肠后隐窝,以及乙状结肠间隐窝。③肝肾隐窝,位于肝右叶与右肾之间。左界为网膜孔和十二指肠降部,右界为右结肠旁沟。仰卧时,肝肾隐窝为腹膜腔最低部位,腹水易聚于此。

3. 腹膜形成的陷凹　在男、女性盆腔标本上观察。在男性的膀胱与直肠之间有直肠膀胱陷凹。在女性子宫与前面的膀胱之间有一较浅的膀胱子宫陷凹,在子宫与后面的直肠之间有直肠子宫陷凹,又称为道格拉斯腔(Douglas pouch),是腹膜腔的最低位。站立或坐位时,腹水多积于男性直肠膀胱陷凹或女性直肠子宫陷凹。临床可经直肠穿刺和阴道后穹隆穿刺进行诊疗。

临床联系

腹部手术后患者通常采取半卧位,这是因为:①半卧位使膈肌下降,有利于肺进行扩张和气体交换,减少术后肺不张及肺部感染的发生。②半卧位可有效减轻腹壁切口张力,一旦腹壁切口张力过大,会引起局部血液循环较差,导致切口感染或脂肪液化,延迟切口愈合。③半卧位可转移腹腔内的积液,有利于炎性渗出物不断流入腹膜腔最低点,可减少肠间脓肿的发生,也便于穿刺引流,从而减轻全身症状,避免严重并发症。④半卧位可减少腹膜上部的吸收。腹膜具有吸收腹腔内液体的能力,一般认为上腹部特别是膈下区的腹膜吸收能力较强。这是因为该部的腹膜面积较大,腹膜外组织较少,微血管较丰富,腹膜孔较多,并受呼吸运动的影响较明显,故腹腔炎症或手术后的患者多采取半卧位,使有害液体流至下腹部,可减缓腹膜对有害物质的吸收。

> **临床联系**

腹膜透析是利用腹膜作为半渗透膜的特性,通过腹透管向腹膜腔内注入腹腔透析液,通过弥散原理清除体内代谢产物和毒素,纠正电解质及酸碱平衡紊乱,并通过渗透原理达到超滤脱水,以部分替代肾脏的排泄功能。也可以通过腹膜透析补充人体需要的营养物质、电解质、药物等。

腹膜透析原理:①弥散作用。通过重力作用将配制好的透析液规律、定时经导管灌入患者的腹膜腔,由于在腹膜两侧存在溶质的浓度梯度差,高浓度一侧的溶质便不断向低浓度一侧移动,使腹膜毛细血管网内的血液与浸泡于其中的透析液进行广泛的物质交换。②渗透作用。腹透液具有相对高渗透性,使水分从低渗一侧向高渗一侧移动,从而引起血液中水的超滤,同时伴有溶质的转运。③吸收作用:在弥散和超滤的同时,淋巴系统还直接和间接地从腹腔中吸收水和溶质。

腹膜透析影响因素:①透析物质的浓度梯度差;②透析液容量和流速;③透析液在腹腔内停留时间;④腹膜与透析液接触面积;⑤透析液温度;⑥透析液葡萄糖浓度、腹膜的血液循环等。

> **思考训练**

1. 胃短血管和胃网膜左血管走行于下列哪条韧带?(　　)
   A. 肝胃韧带　　B. 胃脾韧带　　C. 胃结肠韧带　　D. 胃膈韧带　　E. 膈脾韧带
2. 腹壁下动脉表面被覆的腹膜皱襞为(　　)
   A. 脐正中襞　　B. 脐内侧襞　　C. 脐外侧襞　　D. 十二指肠上襞　　E. 十二指肠下襞
3. 仰卧时,腹膜腔的最低部位为(　　)
   A. 肝肾隐窝　　B. 肋膈隐窝　　C. 肝裸区　　D. 膈下腹膜外间隙　　E. 盲肠后隐窝
4. 从阴道穹后部向上穿刺针尖可进入(　　)
   A. 子宫腔　　B. 膀胱腔　　C. 直肠子宫陷凹　　D. 膀胱子宫陷凹　　E. 会阴浅隙
5. The most inferior extent of the peritoneal cavity in the female is the (　　)
   A. pararectal fossa　B. paravesical fossa　C. rectouteirne pouch　D. rectovesical pouch　E. vesicouterine pouch

第二节　乳　房

※ **学习目标**:掌握女性乳房的位置;熟悉男性乳头的位置,女性乳房的形态结构和功能;了解女性乳房的类型、发育、形态变化及其血管、神经和淋巴引流。

一、乳房的位置和形态

(一)乳房的位置

在完整女性标本上观察。乳房位于胸前部,胸大肌和胸筋膜的表面。上起第2~3肋,下至第6~7肋,内侧至胸骨旁线,外侧达腋前线,甚至可达腋中线。胸大肌前面的深筋膜与乳腺体后面的包膜之间为乳腺后间隙,因无大血管,可行隆乳术。

(二)乳房的形态

乳房在儿童和男性不发达。成年未产女性乳房一般呈半球形或圆锥形,紧张而富有弹性。中央部有圆柱形突起,称为乳头,其顶端有输乳管的开口。男性乳头的位置较恒定,多位于第4肋间隙或第5肋与锁骨中线相交处,向后约平对第6胸椎体,常作为定位标志;女性乳头的位置因发育程度和年龄而异。乳头周围皮肤的颜色较深,称为乳晕,表面有许多小隆起,其深面为乳晕腺(为皮脂腺),又称蒙格马利腺(Montgomery's gland),可分泌脂性物质来滑润乳头。

(三)女性乳房的形态变化

1. 生理变化 女性乳房受年龄、生理期等因素的影响。青春期乳房开始隆起、增大,乳头和乳晕也相继增大变深,直至发育成熟;妊娠期和哺乳期乳腺明显增生,乳房增大,乳头、乳晕进一步增深变大;哺乳期后乳腺萎缩,乳房变小略下垂,乳头、乳晕的颜色和大小逐渐恢复如前;老年期乳房则萎缩而下垂。

2. 个体差异性 首先,女性乳房受遗传、营养、内分泌、疾病等因素的影响,主要表现在大小、对称性上,不同的女性乳房的大小形状不同,肤色、乳头位置和乳头、乳晕颜色等不同。有时可见一侧乳房略大(常用右手者,多见于右侧),另一侧略小;一侧乳头挺出,而另一侧稍内陷等情况的出现,如果是一直如此,并无不适感,应属正常现象。其次,女性乳房的外形存在种族差异性,如东方女性的乳房多为圆盘或半球形;白种人的乳房多为圆锥形;西非女性的乳房多下垂。

二、乳房的结构和功能

(一)乳房的内部结构

乳房由皮肤、皮下脂肪、纤维组织、乳腺体和乳腺管构成。取女性乳房冠状切模型进行观察,思考乳腺癌橘皮样变的解剖基础。

1. 乳腺体 由许多乳腺泡逐渐汇集成乳腺小叶,再汇集成15~20个乳腺叶组成。乳腺周围的纤维组织包绕乳腺体形成不完整的囊,并进入乳腺体不断分隔形成乳腺叶和乳腺小叶。

2. 乳腺管 为小乳管、小叶间乳管和输乳管的总称。小乳管周围紧密地排列有腺泡并形成开口,然后汇集成小叶间乳管,最后汇集成一根整个乳腺叶的输乳管。输乳管以乳头为中心呈放射状排列,行向乳头,在近乳头处膨大为输乳管窦,能储存乳汁。其末端变细,开口于乳头,称为输乳孔。乳腺叶和输乳管均以乳头为中心呈放射状排列,乳腺手术时宜做放射状切口,以减少对乳腺叶和输乳管的损伤。

3. 乳房悬韧带 乳腺周围的纤维组织发出许多小束,向浅面连于乳头和乳房皮肤,向深面连于胸肌筋膜,称为乳房悬韧带(又称为Cooper韧带),对乳房起支持和固定作用。当乳腺癌侵及此韧带时,纤维组织增生,韧带缩短,牵引皮肤向内凹陷,致使皮肤表面出现许多点状小凹,类似橘皮,临床上称为橘皮样变,这是乳腺癌早期常有的一个体征。

4. 脂肪组织 呈囊状包于乳腺周围,形成半球形脂肪囊,是决定乳房大小的重要因素。

(二)乳房的功能

1. 为女性最早出现的第二性征 乳房发育一般在月经初潮之前2~3年即已开始,也是女孩青春期开始的标志。乳房丰满、对称、外形漂亮是女性形体美的重要标志。

2. 参与性活动 女性乳房为性刺激敏感区,在性活动中,乳房是女性除生殖器以外最敏感的器官,也是性兴奋反应区。在触摸、爱抚、亲吻等性刺激时,乳房可出现乳头勃起、乳房表面静脉充血、乳房胀满增大、出现性红晕等性反应。

3. 哺乳作用 女性进入妊娠期即出现乳腺叶增生和乳腺管增生,前者表现在妊娠期体内的孕激素持续促进乳腺小叶及腺泡的发育,而催乳素可刺激乳腺腺泡发育,并在哺乳期促进乳汁的分泌和排出;后者表现在妊娠期体内的雌激素可促进乳腺导管的上皮增生,乳腺管及小叶周围结缔组织的发育,使乳管延长并分支。女性乳房不仅随年龄增长而发育,而且随月经、妊娠、哺乳等特有的生理周期而发挥不同功能。

歌诀记忆

皮肤乳腺和脂肪,乳管排列放射状;乳头乳晕皮脆弱,小心保护莫损伤
乳窦储乳易感染,哺乳过后排清爽;乳癌侵犯悬韧带,皮肤改变橘皮样

临床联系

乳房自检是通过"看、触、卧、拧"等方法进行自我检查,以期早期发现乳腺疾病尤其是乳腺癌,并及时采取治疗措施。①自检时间:可选在生理周期进行,月经正常的女性,月经来潮后第9~11天是乳腺检查的最佳时间,此时雌激素对乳腺的影响最小,乳腺处于相对静止状态,容易发现病变。也可选在日常生活事件中,一般在起床、睡觉、更衣、洗澡时进行。②检查注意:首先要做好自检前准备,了解相关知识,特别是乳腺癌的早期征象;其次要注意检查盲区,因部分人的乳房外上部常有一突出部分伸入腋窝,称为腋突(又称为乳腺腋尾部或Spence腋尾),在乳腺癌检查或手术时应予注意;另外,应选在安静、独立、封闭的空间进行自检,以减少干扰,利于细致和冷静地判断。③自检方法(参照美国癌症协会推荐)如下。

方法一,对镜自照法:第一步,面对镜子,双手叉腰,观察乳房的外形。第二步,双臂高举过头,注意观察两侧乳房形状、轮廓有无变化;皮肤有无异常(注意有无红肿、皮疹、静脉怒张、皮肤皱褶、橘皮样变等);乳头是否在同一水平线上,是否有高出、回缩、凹陷,有无异常分泌物溢出,乳晕颜色是否有改变。第三步,放下两臂,双手叉腰,两肘努力向后,使胸部肌肉绷紧,观察两侧乳房是否等高、对称,乳头、乳晕和皮肤有无异常。

方法二,平卧触摸法:首先取平卧位,右臂高举过头,并在右肩下垫一小枕头,使右侧乳房变平;然后将左手四指并拢,用指端掌面检查乳房各部位是否有肿块或其他变化;其后用同样的方法检查左侧乳房,并比较左右乳房有何不同;最后用拇指和示指轻轻挤捏乳头,如有分泌物且为透明的或血性的,应及时报告医生。

方法三,淋浴检查法:淋浴时,因皮肤湿润更容易发现乳房问题。方法是用一手指指端掌面慢慢滑动,仔细检查乳房的各个部位及腋窝是否有肿块。

乳腺癌的早期表现是乳房自检前应熟悉的内容。①乳房肿块:早期常无包块,以后可出现,多不规则,质硬,边缘不清,早期可活动。②乳房疼痛:多数并无疼痛感觉,少数出现阵发性局部隐痛、钝痛、牵拉痛或针刺样痛。③乳房皮肤改变:皮肤局部下陷、皮下小结节、皮肤发红和破溃等。④乳头改变:乳头回缩、加深和固定;乳头可溢出血性、浆液血性、乳样或水样液等。⑤乳房轮廓改变:皮肤局部隆起或凹陷,双侧乳房明显不对称等。⑥橘皮样变:当乳腺癌侵及乳房悬韧带时,韧带缩短,牵引皮肤向内凹陷,加之癌栓堵塞淋巴管导致局部淋巴水肿,致使皮肤表面出现许多点状小凹和突起,类似橘皮。

思考训练

1. 男性乳头的位置在锁骨中线上的(　　)
   A. 第2或3肋间隙　　　　　　　B. 第3或4肋间隙　　　　　　　C. 第4或5肋间隙
   D. 第5或6肋间隙　　　　　　　E. 第6或7肋间隙
2. 男性乳头的水平位置,相当于(　　)
   A. 第2胸椎体　　B. 第4胸椎体　　C. 第6胸椎体　　D. 第8胸椎体　　E. 第10胸椎体
3. 乳房悬韧带连于(　　)
   A. 皮肤和浅筋膜之间　　　　　　B. 皮肤和胸筋膜之间　　　　　C. 皮肤和胸大肌筋膜之间
   D. 皮肤和胸小肌筋膜之间　　　　E. 乳头、乳晕和胸大肌筋膜之间
4. 乳腺癌早期损伤乳房悬韧带和堵塞淋巴管,可引起(　　)
   A. 橘皮样变　　B. 乳头凹陷　　C. 皮肤局部水肿　　D. 乳晕扩大变深　　E. 皮肤局部红肿
5. 女性乳头下的乳腺管为(　　)
   A. 小乳管　　B. 小叶间乳管　　C. 输乳管　　D. 输乳窦　　E. 乳晕腺管
6. 女性乳房手术时,最佳切口为(　　)
   A. 放射状切口　　B. 环乳晕切口　　C. 环乳头切口　　D. 经乳头纵切口　　E. 乳房下方弧形切口

第三节 会 阴

❋ **学习目标**：掌握会阴的概念、界限和穿行结构，产科会阴的概念和临床意义；熟悉盆膈、尿生殖膈的概念和构成，坐骨肛门窝的概念、界限、穿行结构及其临床意义；了解会阴的分区、会阴肌和会阴间隙。

一、会阴的定义、界限和分区

在完整实体标本上观察。注意广义会阴和狭义会阴的区分和界限，以及广义会阴的分区。

1. **会阴的定义**　会阴有广义和狭义之分。广义的会阴，是指封闭小骨盆下口的所有软组织，呈菱形；狭义的会阴，是指肛门与外生殖器之间狭小区域的全部软组织，男性介于阴囊根部与肛门之间，女性介于大阴唇后联合与肛门之间。女性会阴通常指狭义的会阴，又称产科会阴，为阴道口至肛口之间的区域，由外向内逐渐变窄呈楔形，表面为皮肤及皮下脂肪，深层为会阴中心腱。产妇经阴道分娩时，此区承受的压力较大，应注意保护，避免会阴撕裂。

2. **会阴的界限**　广义会阴的前界为耻骨联合下缘，后界为尾骨尖，两侧自前向后为耻骨弓（由耻骨下支和坐骨支组成）、坐骨结节和骶结节韧带。产科会阴的前界通常以阴道口为标志，后界为肛门，两侧为左、右坐骨结节，四点之间的连线为前后部的两侧界。

3. **会阴的分区**　以两侧坐骨结节的连线为界，将会阴分为前方三角形的尿生殖区和后方三角形的肛区。在尿生殖区（又称为尿生殖三角），男性有尿道通过，女性有尿道、阴道通过；肛区（又称为肛门三角）中央有肛管通过。

§ 歌诀记忆

　　广义会阴盆下口，前界耻联后尾尖；侧界前弓后韧带，两侧坐骨结节点
　　产科会阴压力大，阴道口和肛口间；坐骨结节连线分，肛后与尿生殖前

思考训练

1. 产科会阴位于（　　）
   A. 耻骨联合下缘与尿道口之间　　B. 尿道口和阴道口之间　　C. 阴道口和肛口之间
   D. 坐骨结节连线与阴道口之间　　E. 坐骨结节连线与肛口之间
2. 女性尿生殖区穿行的结构为（　　）
   A. 尿道　　B. 肛管　　C. 阴道　　D. 尿道和阴道　　E. 尿道、阴道和肛管
3. 下列关于广义会阴的描述，错误的是（　　）
   A. 呈菱形　　B. 前为耻骨联合下缘　　C. 后为尾骨尖　　D. 肛区有肛管通过　　E. 肛门和外生殖之间
4. 在产科会阴的深面，分娩时需要保护的结构主要为（　　）
   A. 盆膈　　B. 尿生殖膈　　C. 会阴体　　D. 尿道阴道隔　　E. 直肠阴道隔
5. 阴道口至肛口之间的区域为（　　）
   A. 会阴　　B. 广义会阴　　C. 狭义会阴　　D. 产科会阴　　E. 肛三角（肛区）

二、会阴肌、会阴筋膜及其间隙

会阴的结构，除男、女生殖器外，主要是肌和筋膜。

（一）会阴肌

1. 肛区肌群 在盆底肌的模型上观察，肛区肌群包括肛提肌、尾骨肌和肛门外括约肌。

（1）肛提肌：为一对封闭小骨盆下口大部分的扁肌，两侧会合成漏斗状，尖向下。起自耻骨后面、坐骨棘及肛提肌腱弓，止于会阴中心腱、直肠壁、肛尾韧带和尾骨。从前内至后外依次由前列腺提肌（男）或耻骨阴道肌（女）、耻尾肌、耻骨直肠肌和髂尾肌四部分组成。两侧肛提肌的前内侧之间留有一个三角形的裂隙，称为盆膈裂孔，其下方被尿生殖膈封闭，男性有尿道通过，女性有尿道和阴道通过。肛提肌的作用是托起盆底，承托盆腔器官，并对肛管和阴道有括约作用。此外，在分娩过程中，肛提肌收缩可协助胎头俯屈及内旋转。

（2）尾骨肌：位于肛提肌后方，起于坐骨棘，止于骶、尾骨侧缘。具有协助封闭小骨盆下口、承托盆腔脏器及固定骶、尾骨的作用。

（3）肛门外括约肌：环绕肛门，分为皮下部、浅部和深部。

2. 尿生殖区肌群 在盆底肌模型观察，位于肛提肌前部的下方，封闭尿生殖三角，分为浅、深两层。

（1）肌群：在会阴肌模型上，从下面观察尿生殖区内呈"八"字形贴于耻骨下支内面的坐骨海绵体肌，环绕在阴茎根部或小阴唇周围的球海绵体肌，以及两侧坐骨结节间的会阴浅横肌。在上述3块肌围成的三角形深面有会阴深横肌，其前方的尿道（尿道阴道）括约肌不易观察。

填表练习

	名称	起点	止点	作用
浅层肌	会阴浅横肌	坐骨结节	会阴中心腱	固定_____
	球海绵体肌	会阴中心腱和尿道球下面的中缝	阴茎背面的筋膜	在男性，协助_____、_____，参与_____；在女性，可缩小_____（又称为阴道括约肌）
	坐骨海绵体肌	坐骨结节	阴茎（蒂）脚下面	参与阴茎（蒂）勃起[又称阴茎（蒂）勃起肌]
深层肌	会阴深横肌	张于两侧坐骨支	会阴中心腱（部分）	固定_____
	尿道括约肌	环绕尿道膜部和女性阴道		缩紧_____和_____（又称为尿道阴道括约肌）

（2）会阴中心腱：又称为会阴体，位于肛门与外生殖器之间，是狭义会阴深面的一个腱性结构，有肛门外括约肌、肛提肌、会阴浅横肌、会阴深横肌、球海绵体肌等的附着，具有承托盆内脏器和加固盆底的作用。在女性，此腱较大且有韧性和弹性，在分娩时有重要作用。保护产科会阴，主要是防止会阴中心腱的撕裂。

歌诀记忆

> 肛提尾骨肛外括，肛区三肌封盆底；尿生殖区固中腱，会阴浅和深横肌
> 球海绵体肌括阴，排尿射精助勃起；坐骨海绵体肌好，勃起阴茎和阴蒂
> 中腱又称会阴体，产科会阴深面系；除开三肌不附着，尾骨坐绵尿括肌

思考训练

1. 张于肛提肌腱弓和会阴中心腱之间的强大盆底肌为（ ）
　　A. 耻尾肌　　B. 尾骨肌　　C. 肛提肌　　D. 肛门外括约肌　　E. 肛门内括约肌
2. 下列关于盆膈裂孔的说法，错误的是（ ）

A.两侧肛提肌的前内侧之间   B.三角形的裂隙   C.下方被盆膈封闭
D.男性有尿道通过   E.女性有尿道和阴道通过

3.肛提肌的组成不包括( )
A.髂尾肌   B.耻骨直肠肌   C.耻骨肌   D.前列腺提肌(男)   E.耻骨阴道肌(女)

4.肛提肌的作用不包括( )
A.加固盆底   B.承托盆腔脏器   C.括约肛管   D.括约尿道和阴道   E.协助胎头俯屈和内旋

5.在女性,球海绵体肌又称为( )
A.阴道括约肌   B.尿道括约肌   C.阴蒂勃起肌   D.尿道阴道括约肌   E.尿生殖三角肌

6.在女性,坐骨海绵体肌又称为( )
A.阴道括约肌   B.尿道括约肌   C.阴蒂勃起肌   D.尿道阴道括约肌   E.尿生殖三角肌

7.没有附着在会阴中心腱上的肌为( )
A.肛门外括约肌   B.肛提肌   C.会阴浅横肌   D.会阴深横肌   E.坐骨海绵体肌

(二)会阴筋膜及其间隙

1.会阴浅筋膜 在绘有浅筋膜的会阴模型上观察。肛区浅筋膜为富含脂肪的结缔组织,填充于坐骨肛门窝内。尿生殖区浅筋膜包括浅层脂肪和深层的会阴浅筋膜。

(1)坐骨肛门窝:位于坐骨结节和肛管之间,为底朝下的锥形间隙,内有大量脂肪组织和阴部管的穿行。

填表练习

位置	形态	界限			内容	临床意义
坐骨结节和肛管之间	为底朝下的锥形间隙	前界	_____后缘		大量脂肪及阴部管	好发脓肿和肛瘘
		后界	_____下缘			
		外侧壁	上部:_____内面。下部:_____肌及其筋膜			
		内侧壁	下部:肛门外括约肌。上部:_____肌、_____肌及盆膈下筋膜			

(2)阴部管:又称为Alcock管,位于坐骨肛门窝外侧壁深面,坐骨结节下缘上方2~4 cm处,为闭孔筋膜与会阴浅筋膜共同围成的管状裂隙,管内有阴部内血管和阴部神经通过。

(3)会阴浅筋膜:又称为科利斯筋膜(Colles' fascia),向前接阴囊肉膜、阴茎浅筋膜,并向上与腹壁浅筋膜的膜性层(Scarpa筋膜)相延续;向后附于尿生殖膈后缘;向两侧附于耻骨下支和坐骨支;于中线处与会阴中心腱和尿道球中隔相愈着。

歌诀记忆

肛区窝内脂肪填,坐骨结节肛门间;前膈后肌内外壁,括肛盆膈坐骨闭
外侧壁内阴部管,会阴血管神经穿;好发脓肿致肛瘘,血管神经受感染

前膈后肌内外壁,括肛盆膈坐骨闭:说的是坐骨肛门窝的界限,即前壁为尿生殖膈(封闭盆底前部),后壁为臀大肌下份及其筋膜,内侧壁下部为肛门外括约肌[括肛,上部为肛提肌、尾骨肌及其表面的盆膈下筋膜即盆膈(注意此处不包括盆膈的上筋膜)],外侧壁的下部为坐骨结节的内面,上部为闭孔内肌及其筋膜(坐骨闭)。

好发脓肿致肛瘘,血管神经受感染:即坐骨肛门窝的临床意义。此窝是脓肿好发部位,脓液可经括约肌间隙、肛提肌上间隙或坐骨直肠间隙向对侧扩散,形成复杂的马蹄形脓肿,也可穿过盆膈形成盆腔脓肿。若肛窦炎症穿过肠壁经过坐骨肛门窝并穿通皮肤,可形成肛瘘。

思考训练

1. 下列关于坐骨肛门窝的说法,错误的是(　　)
   A. 位于坐骨结节和肛管之间　　B. 为底朝下的楔形间隙　　C. 内有大量脂肪组织
   D. 阴部管行于内侧壁深面　　E. 易发生脓肿,甚至形成肛瘘
2. 会阴浅筋膜又称为(　　)
   A. Scarpa 筋膜　　B. Colles 筋膜　　C. Tarini 筋膜　　D. Sibson 筋膜　　E. Buck 筋膜
3. 坐骨肛门窝脓肿不会引起(　　)
   A. 盆腔脓肿　　B. 马蹄形脓肿　　C. 肛周皮下脓肿　　D. 肛裂、肛瘘　　E. 内痔、外痔
4. Alcock 管即(　　)
   A. 胆囊管　　B. 阴部管　　C. 咽鼓管　　D. 胸导管　　E. 收肌管
5. 会阴浅筋膜与下列哪项相续?(　　)
   A. Scarpa 筋膜　　B. Colles 筋膜　　C. Tarini 筋膜　　D. Sibson 筋膜　　E. Buck 筋膜

2. 会阴深筋膜　肛区深筋膜覆盖于坐骨肛门窝的各壁,尿生殖区深筋膜覆盖在会阴深横肌和尿道括约肌的上、下面。会阴深筋膜及其间的骨骼肌分别构成盆膈和尿生殖膈。在带筋膜的会阴模型或经肛管冠状切标本上,观察肛提肌及其上、下面的筋膜,此三者似"三明治"即盆膈,呈漏斗状封闭骨盆下口。盆膈下方呈锥形的腔隙为坐骨肛门窝,探查其围成及其内容(阴部管)。然后,在带筋膜的会阴模型或经尿道(阴道)冠状切标本上观察会阴深横肌及其上、下面的筋膜,此三者也似"三明治"即尿生殖膈,呈横位封闭盆膈裂孔。比较盆膈与尿生殖膈的异同点,思考其临床意义。

(1)盆膈筋膜:为肛区深筋膜,衬于肛提肌和尾骨肌上下面,分别称为盆膈上筋膜和盆膈下筋膜。盆膈上、下筋膜及其间的肛提肌和尾骨肌共同组成盆膈,封闭骨盆下口大部分,中央有直肠穿过,可承托盆腔脏器。盆膈构成漏斗形或吊床形的盆腔底,正中切面似一个倒置的"V"字形,并形成坐骨肛门窝的顶。

(2)尿生殖膈筋膜:为尿生殖区深筋膜,覆盖在会阴深横肌和尿道括约肌上、下面,分别称为尿生殖膈上筋膜和尿生殖膈下筋膜。尿生殖膈上、下筋膜及其间的会阴深横肌和尿道括约肌共同组成尿生殖膈,封闭尿生殖区,有男性尿道、女性尿道和阴道穿过,有加强盆底、协助承托盆腔脏器的作用。从尸体标本断层切片可以见到尿生殖膈呈 3 层结构,上方和下方分别为尿生殖膈上筋膜和尿生殖膈下筋膜,中间为会阴深横肌。会阴深横肌并未填满会阴深隙。在男性,尿生殖膈上筋膜紧邻前列腺尖,尿生殖膈下筋膜紧邻球海绵体;在女性,尿生殖膈较男性薄弱,长度较短,有尿道和阴道贯穿。在男性,自前列腺尖部至球海绵体部可见尿道括约肌的肌束穿过尿生殖膈,但在女性标本切片中,该结构显示较差,仅于冠状位切片中见少量肌束。

3. 会阴间隙　包括会阴浅隙和会阴深隙。会阴浅隙向前上开放,会阴深隙为封闭间隙。

(1)会阴浅隙:又称会阴浅袋,位于会阴浅筋膜与尿生殖膈下筋膜之间,内有尿生殖三角浅层肌(会阴浅横肌、球海绵体肌、坐骨海绵体肌)、阴部神经、阴部内动脉末支及其伴行的静脉。男性尚有阴茎根、阴茎脚和尿道球;女性有尿道、阴道下部、阴蒂脚、前庭球和前庭大腺。

(2)会阴深隙:又称为会阴深袋,为尿生殖膈上、下筋膜之间的间隙,内有尿生殖三角的深层肌(会阴深横肌、尿道括约肌)、尿道膜部、尿道球腺等结构。

歌诀记忆

盆膈筋膜上和下,肛提尾骨肌来夹;尿生殖膈筋膜两,深横尿括深隙家
两膈封闭盆下口,尿道阴道肛管插;浅隙开放深隙闭,深隙狭窄浅隙大
浅隙浅肌阴管出,尿道阴道茎蒂球;深隙深肌尿道膜,尿道球腺一共仨

思考训练

1. 穿过盆膈的结构是( )
   A. 尿道 B. 阴道 C. 肛管 D. 直肠 E. 阴部管
2. 会阴浅隙内的生殖腺为( )
   A. 前列腺 B. 精囊腺 C. 尿道球腺 D. 前庭大腺 E. 睾丸
3. 会阴深隙内的生殖腺为( )
   A. 前列腺 B. 精囊腺 C. 尿道球腺 D. 前庭大腺 E. 睾丸
4. 尿道的哪一段穿过会阴深隙？( )
   A. 尿道前列腺部 B. 尿道膜部 C. 尿道海绵体部 D. 尿道球部 E. 尿道全段
5. 阴部内动脉出阴部管后,进入会阴浅隙的分支是( )
   A. 阴茎(蒂)动脉 B. 会阴动脉 C. 肛动脉 D. 直肠下动脉 E. 阴道动脉

常用英汉名词

peritoneum 腹膜
parietal peritoneum 壁腹膜
visceral peritoneum 脏腹膜
abdominal cavity 腹腔
peritoneal cavity 腹膜腔
omentum 网膜
lesser omentum 小网膜
greater omentum 大网膜
hepatoduodenal ligament 肝十二指肠韧带
hepatogastric ligament 肝胃韧带
omental bursa 网膜囊
epiploic foramen 网膜孔
mesentery 肠系膜
rectouterine pouch 直肠子宫陷凹
vesicouterine pouch 膀胱子宫陷凹
rectovesical pouch 直肠膀胱陷凹

mamma, breast 乳房
papilla, nipple 乳头
mammary areola 乳晕
areolar gland 乳晕腺
mammary gland 乳腺
lobe of mammary gland 乳腺叶
lactiferous duct 输乳管
lactiferous sinus 输乳窦
suspensory ligament of breast 乳房悬韧带
perineum 会阴
coccygeus 尾骨肌
sphincter ani externus 肛门外括约肌
ischioanal fossa 坐骨肛门窝
pelvic diaphragm 盆膈
urogenital diaphragm 尿生殖膈

第三篇　脉管系统

脉管系统,又称为循环系统,是人体内一套封闭而连续的管道系统,包括_____系统和_____系统。心血管系统内循环流动的是_____,具有物质运输和内分泌功能;淋巴系统内流动的是_____,具有物质运输和免疫功能。人体的免疫功能来自于淋巴器官及淋巴细胞,临床上通常将淋巴系统又称为免疫系统。实际上,免疫系统更为广泛,淋巴系统只是其组成部分。

第十章　心血管系统

第一节　概　述

※ **学习目标**:掌握脉管系统、心血管系统的组成,血液循环、体循环和肺循环的概念;熟悉心血管系统各部的结构、分布特点和功能,体循环和肺循环的途径、特点和功能;了解血管吻合的概念和类型,侧支吻合、侧支循环的概念及其临床意义。

一、心血管系统的组成

心血管系统由_____和_____组成,后者又分为_____、_____和_____。心连接动、静脉,属"动力泵";动脉为导血离心管道,为分配血管;静脉为导血回心管道,为容量血管;毛细血管连于动、静脉之间,是血液与组织液进行物质交换的场所,为交换血管。

二、心血管系统各部的结构特点

1. 心的结构特点　①四腔两半互不通:心分左、右心房和左、右心室共4个心腔;左半心为左心房和左心室,右半心为右心房和右心室;左、右半心的心腔互不相通。②流入流出特点明:心房和心室各有流入道和流出道两个部;两个部之间的分界标志在心房为界嵴,在心室为室上嵴;流入道因血流冲击形成类似"减速带"的结构,在心房为梳状肌,在心室为肉柱,而流出道比较光滑,利于血液快速流出。③房室出入口记清:心房接受静脉,心室发出动脉,分别形成入口和出口;心房和心室之间借房室口相通。④瓣膜调控流向定:心瓣膜使血液定向流动,分为动脉瓣、静脉瓣和房室瓣3类,其中动脉瓣朝向动脉,房室瓣朝向心室。⑤左右半心血不同:左半心内流动脉血,右半心内流静脉血。

2. **动脉的结构特点** ①内膜为单层内皮细胞,能减少血流阻力。②中膜:大动脉以弹性纤维为主,通过弹性回缩,推动血液继续向前流动;中小动脉以平滑肌为主,可改变管腔大小,从而影响局部血流量和血流阻力,维持血压。③外膜含胶原纤维和弹性纤维,可防止血管过度扩张。

3. **静脉的结构特点** ①静脉管壁可分为内膜、中膜和外膜,但其界限常不明显。②与相应动脉比较,管壁薄,管腔大,弹胜小,容血量较大,吻合更加丰富。③较大的静脉内可有成对的静脉瓣,四肢静脉瓣膜多,而躯干较大的静脉少或无瓣膜。

4. **毛细血管的特点** ①管壁由单层内皮细胞和基膜构成。②彼此吻合成网,除软骨、角膜、晶状体、毛发、牙釉质和被覆上皮外,遍布全身各处。③数量多,管壁薄,通透性大,管内血流缓慢。以上特点均有利于血液和组织液之间进行充分的物质交换。

三、血液循环

(一)血液循环的概念

血液从心室射出,经动脉、毛细血管和静脉返回心房。这种周而复始的循环流动,称为血液循环。

(二)血液循环的划分、途径和特点

血液循环包括体循环和肺循环,二者又通过心内循环的连接形成完整的闭环。

1. **体循环** 又称为大循环,其循环途径如下:左心室→主动脉→各级动脉分支→全身毛细血管(在此进行物质交换)→各级静脉→上腔静脉、下腔静脉和冠状窦→右心房。体循环的主要特点是路程长、流经范围广,使动脉血转变为静脉血。体循环的主要功能是完成血液与组织液之间的物质交换,即将营养物质和氧气运送到身体各部位的组织和细胞,又将细胞、组织的代谢产物运送到排泄器官,以保证组织和细胞的新陈代谢。

2. **肺循环** 又称为小循环,其循环途径如下:右心室→肺动脉干→左、右肺动脉及其分支→肺泡毛细血管(在此进行气体交换)→肺静脉→左心房。肺循环的主要特点是路径短,只流经肺部,使静脉血转变为动脉血。肺循环的主要功能是完成血液与肺泡之间的气体交换,即将吸入肺泡内的氧气运送到全身各个部位,并将组织液中的二氧化碳运送至肺后呼出。

※ **思考训练**

1. 推动血液流动的主要动力来源是( )
 A. 心 B. 动脉 C. 静脉 D. 毛细血管 E. 周围肌的收缩
2. 动脉在功能上属于( )
 A. 分配血管 B. 容量血管 C. 交换血管 D. 侧支血管 E. 吻合血管
3. 左半心内流动的血液为( )
 A. 动脉血 B. 静脉血 C. 心房为静脉血 D. 心室为动脉血 E. 混合血
4. 肺动脉内流动的血液为( )
 A. 动脉血 B. 静脉血 C. 混合血 D. 胎儿血 E. 抗凝血
5. 参与血压形成的主要血管为( )
 A. 大动脉 B. 中动脉 C. 小动脉 D. 微动脉 E. 毛细血管
6. 与动脉相比,下列关于静脉特征的描述,错误的是( )
 A. 管壁分层不明显 B. 管壁薄,管腔大 C. 弹性大,色暗红 D. 吻合更加丰富 E. 可有成对瓣膜

7.缺乏毛细血管的部位,下列说法错误的是( )
   A.被覆上皮和毛发 B.关节和气管软骨 C.牙釉质和牙本质 D.角膜和晶状体 E.视网膜

四、血管吻合及其功能意义

1.血管吻合 血管吻合是指人体的血管除经动脉-毛细血管-静脉相通外,动脉与动脉、静脉与静脉及动脉与静脉之间,可借助血管支(吻合支或交通支)彼此直接连通。

填表练习

类型	功能意义	典型例子
动脉间吻合	缩短循环时间和调节血流量	交通支(脑底动脉环)、动脉网(关节网)、动脉弓(掌浅弓、掌深弓)
静脉间吻合	保证在脏器扩大或腔壁受压时血流通畅	交通支(门腔静脉吻合)、静脉网(脐静脉网)、静脉丛(椎静脉丛)
动、静脉间吻合	缩短循环途径,调节局部血流量和体温	分布在指尖、趾端、唇、鼻、外耳皮肤、生殖器勃起组织等表浅部
侧支吻合	保证器官在病理状态下的血液供应	肝的门静脉与上、下腔静脉之间的侧支吻合
微循环	是血液与组织细胞进行物质交换的场所	包括迂回通路(营养通路)、直捷通路、动-静脉短路等几种
终动脉	充分保证局部供血,减少周围血管影响	典型的生理性终动脉如视网膜中央动脉、阑尾动脉

2.侧支吻合 发自主干不同高度的侧副管(侧副支)彼此吻合,称为侧支吻合。当主干阻塞时,通过侧支建立的循环称为侧支循环。

思考训练

1.属于病理代偿性血管吻合的是( )
   A.动脉间吻合 B.静脉间吻合 C.动、静脉间吻合 D.侧支吻合 E.微循环
2.人体内典型的侧支吻合是( )
   A.脑底动脉环 B.关节动脉网 C.掌浅弓和掌深弓 D.手背静脉网 E.肝门腔静脉吻合
3.血液与组织细胞进行物质交换的场所是( )
   A.动脉间吻合 B.静脉间吻合 C.动、静脉间吻合 D.侧支吻合 E.微循环
4.人体内典型的生理学终动脉为( )
   A.脑动脉分支 B.脊髓动脉分支 C.脾内动脉分支 D.肾内动脉分支 E.视网膜中央动脉

常用英汉名词

vascular system 脉管系统
circulatory system 循环系统
cardiovascular system 心血管系统
lymphatic system 淋巴系统
blood circulation 血液循环
greater circulation 大循环

systemic circulation 体循环
lesser circulation 小循环
pulmonary circulation 肺循环
vascular anastomosis 血管吻合
collateral anastomosis 侧支吻合
collateral circulation 侧支循环

第二节 心

✱ **学习目标**：掌握心的位置、外形，4个心腔的形态结构及其临床意义，心间隔的位置、划分和形态特点，心瓣膜的位置、形态、功能和临床意义，心传导系统的组成，窦房结和房室结的位置和功能，左右冠状动脉的起始、行程和分支，冠状窦的属支、行程和注入部位，心包及心包腔的构成；熟悉心的骨架，心包窦的名称、位置和心包前下窦的临床意义；了解心壁的构造及心脏的体表投影。

一、心的位置和毗邻

1. 心的位置 在打开胸腔和心包腔的标本上观察心的位置。心位于胸腔的中纵隔内；呈斜位，即心尖朝向左前下，心底朝向右后上；约2/3位于身体正中线的左侧，1/3位于正中线的右侧。

2. 心的毗邻 前方为胸骨体和第2~6肋软骨；后方平对第5~8胸椎；两侧与胸膜腔和肺相邻；上方连有出入心的大血管；下方邻膈。

临床联系

心内穿刺注射适用于心脏停搏患者，尤其是在建立静脉通道前的患者。但是，由于心内注射对心脏影响较大，且使用过程中需要停止心脏按压，故此法现已基本弃用。心的前面大部分隔心包被胸膜和肺遮盖，小部分隔心包与胸骨体下部和左侧第4~6肋软骨邻近，故常在左侧第4肋间隙傍胸骨左侧缘1~2 cm处行心内注射（注意与心包穿刺的区别）。

思考训练

1. 心和心包位于（ ）
   A. 上纵隔   B. 前纵隔   C. 中纵隔   D. 后纵隔   E. 下纵隔
2. 心脏大部分位于（ ）
   A. 左侧胸腔内   B. 左侧胸膜腔内   C. 右侧胸腔内   D. 右侧胸膜腔内   E. 左肺心压迹内

二、心的外形

取离体心观察。心近似倒置的圆锥体，本人拳头大小，其形态特点可总结为以下关键词。

关键词

一尖一底和两面，三缘四沟汇一点

心尖：圆钝，朝向左前下方，由_____构成，为左心室最薄弱处，易发生室壁瘤。在左侧第5肋间隙、锁骨中线内侧1~2 cm处，或旁开前正中线左侧7~9 cm处，可扪及心尖搏动。

心底：朝向右后上方，主要由_____和部分_____构成，与出入心的大血管相连。动脉：从左心室发出_____，从右心室发出_____。静脉：上、下腔静脉分别从上、下注入_____；左上、下肺静脉和右上、下肺静脉分别从两侧注入_____。后面隔心包后壁与食管、迷走神经和胸主动脉等相邻。

两面：心的下面又称为_____；前面又称为_____。

三缘：右缘垂直，由右心房构成；左缘向左下倾斜，主要由左心耳和左心室构成；下缘近水平位，由右心室和心尖构成。此外，影像学可将左右缘上端的连线作为上缘，即左右心房最高点的连线。

四沟和房室交点：包括_____(coronary sulcus)，前、后_____(anterior and posterior interventricular groove)和后_____(posterior interatrial groove)。前、后室间沟在心尖右侧的会合处稍凹陷，称为心尖切迹。此外，还有界沟和房室交点。

填表练习

心表面沟	位置	分界意义
_____沟	靠近心底处的环行沟，呈冠状位	为_____和_____在心表面的分界标志
_____沟	为胸肋面自冠状沟向心尖延伸的浅沟	为左、右_____在心胸肋面的分界标志
_____沟	为膈面自冠状沟向心尖延伸的浅沟	为左、右_____在心膈面的分界标志
_____沟	在心底，右心房上、下腔静脉与右上、下肺静脉交界处的浅沟	为左、右_____在心表面的分界标志
_____交点	在心膈面，为后房间沟、后室间沟与冠状沟相交处	为4个_____在心后面的分界标志
_____沟	位于上、下腔静脉前缘的连线上，其内正对界嵴	为_____前后部在心右侧面的分界标志

歌诀记忆

心底动脉静脉连，出入八条大血管；左主右肺连心室，腔右肺左心房连
心房心室冠状沟，室间沟有后和前；后房间沟静脉间，四腔汇房室交点

汇入右心房的大血管还有冠状窦，但因其位于心膈面，行于左心房与左心室之间的左冠状沟内，故不算出入心底的大血管。观察后房间沟最简单的方法是在上、下腔静脉和右上、下肺静脉之间寻找纵行的浅沟。房室交点为冠状沟与后房间沟和后室间沟形成的汇合区，实际在两个汇合点之间，而不是一个单纯的交点。

思考训练

1. 正常人的心尖搏动位置是(　　)
   A. 左侧第4肋间隙，锁骨中线内侧1~2 cm处　　B. 左侧第6肋间隙，锁骨中线外侧1~2 cm处
   C. 左侧第5肋间隙，锁骨中线内侧1~2 cm处　　D. 左侧第5肋间隙，锁骨中线外侧1~2 cm处
   E. 左侧第5肋间隙，锁骨中线内侧0.5~1 cm处
2. 右上方的心房和左下方的心室在心表面形成的分界标志为(　　)
   A. 冠状沟　　B. 室间沟　　C. 后房间沟　　D. 界沟　　E. 房室交点
3. 下列关于心尖的说法，正确的是(　　)
   A. 右前下方　　B. 由右室壁组成　　C. 构成心左缘　　D. 右心室最薄弱处　　E. 在心尖切迹左侧
4. 出入心底的大血管不包括(　　)
   A. 主动脉　　B. 肺动脉　　C. 上、下腔静脉　　D. 肺静脉　　E. 冠状窦
5. 心尖朝向(　　)
   A. 左前下方　　B. 右前下方　　C. 左后上方　　D. 右后上方　　E. 右下方
6. 心底朝向(　　)
   A. 左前下方　　B. 右前下方　　C. 左后上方　　D. 右后上方　　E. 右下方

三、心腔

(一)右心房

右心房位于心的右上部，壁薄而腔大。取去除心包的完整心脏，从外面观察右心耳和界沟，再沿界沟后缘切开右心房并翻开右心耳，从内面观察界嵴、卵圆窝、出入口等结构。

1. **右心房的分部** 分为前、后两部。前部为右心房流入部,称为固有心房,其向左前方的突出部分称为_____(right auricle);后部为右心房流出部,称为腔静脉窦。两部之间在心表面的分界标志为_____(sulcus terminalis)。上、下腔静脉口前缘的连线为界沟的下 2/3 部分;上腔静脉前壁与右心耳交界处为界沟的上 1/3 部分,在其心外膜的深面有窦房结。粗糙的固有心房部和光滑的腔静脉窦部之间有纵行肌隆起,称为_____(crista terminalis),与外面的界沟相对应。

2. **右心房的出入口** 共有 3 个入口和 1 个出口。①入口为_____、_____和_____。腔静脉窦的上部有上腔静脉口,无瓣膜;下部有下腔静脉口,其前缘为下腔静脉瓣,又称为 Eustachian 瓣;下腔静脉口与右房室口之间有冠状窦口,其后缘有冠状窦瓣,又称为 Thebesian 瓣,大部分人可出现。②出口为_____(right atrioventricular orifice),位于右心房的前下部。

3. **右心房腔内结构** ①固有心房内面有许多大致并行排列的隆起肌束,称为_____(pectinate muscle),起自界嵴,止于右房室口。下腔静脉瓣的前下方常有一袋状突出,称为后心耳。②腔静脉窦内壁光滑,无肌性隆起。在后内侧壁(或间隔右侧面)的中下部有一卵圆形凹陷,为胚胎时期卵圆孔闭合后的遗迹,此处最为薄弱,好发房间隔缺损,称为_____(fossa ovalis)。在内侧壁前上部有主动脉窦向右心房突起形成的主动脉隆凸。在右心房内面,冠状窦口前内缘、三尖瓣隔侧尖附着缘和托达罗腱(Todaro tendon)之间的三角形区域,称为科赫三角(Koch triangle),其前部的心内膜深面为房室结。托达罗腱为下腔静脉口前方心内膜下可触摸到的一个腱性结构,向前经房间隔附着于中心纤维体(右纤维三角),向后与下腔静脉瓣相续。

填表练习

右半心的许多结构有重要临床意义,结合教材,学习下列表格内容。

右半心结构	临床意义
梳状肌	(1)梳状肌之间的房壁较薄,右心导管插管时易发生损伤 (2)在心耳处,梳状肌的肌束交错呈海绵状,当心功能不全时,血流更为缓慢,易在此淤积形成血栓
界沟	在界沟上 1/3 的心外膜下有窦房结,在手术剥离上腔静脉根部时,应避免损伤窦房结及其血管
卵圆窝	是房间隔缺损的好发部位,也是从右心房进入左心房心导管穿刺的理想部位
卵圆窝缘上缘支	为房间隔左心房导管的标志,当导管由上向下移动滑过该部时有特殊的弹动,然后进入卵圆窝
卵圆窝缘下缘支	与下腔静脉瓣和冠状窦瓣相连,是心内探查的重要标志
主动脉隆凸	也是心导管术中的一个重要标志,主动脉窦瘤破裂或手术时发生误伤,血液可破入右心房
科赫三角	为心内直视手术时指示房室结位置的标志;在行心导管检查时,过分刺激此区可致心律失常
隔缘肉柱	为右束支的定位标志,当心内手术中被损伤时,可发生右束支传导阻滞,严重时可导致右心室壁过度扩张

歌诀记忆

右心房分前后部,界嵴界沟分界处;上腔下腔冠状入,唯独经房室口出
前部内有梳状肌,导管插管易穿破;后卵圆窝薄弱,左心导管窝过
前下科赫三角区,前上主动脉隆凸;三角区下房室结,窦房结在沟上部
心功不全行手术,右心耳内血栓多;所有结构莫损伤,粗心大意会惹祸

思考训练

1. 右心房的入口不包括( )
   A. 上腔静脉口　B. 下腔静脉口　C. 冠状窦口　D. 心最小静脉口　E. 右房室口

2. 从右心房进入左心房,心导管穿刺的理想部位是( )
   A. 右心耳　B. 卵圆窝　C. 主动脉隆凸　D. 科赫三角区　E. 后心耳

3. 属于右心房的结构是( )
   A. 室上嵴　B. 肉柱　C. 腱索　D. 乳头肌　E. 梳状肌

4. 不属于右心房的结构是( )
   A. 上腔静脉口　B. 卵圆窝　C. 肺静脉口　D. 梳状肌　E. 冠状窦口

5. 右心房前、后部在心腔内的分界标志为( )
   A. 界嵴　B. 界沟　C. 室上嵴　D. 梳状肌　E. 乳头肌

6. 科赫三角区手术时,易损伤( )
   A. 窦房结　B. 房室结　C. 房室束　D. 结间束　E. 卵圆窝

7. These are structures in right atrium, except ( )
   A. fossa ovalis　B. orifice of the coronary sinus　C. valve of the inferior vena cava
   D. trabeculae carneae　E. crista terminalis

8. Which structure belongs to the right atrium? ( )
   A. Orifice of the coronary sinus　B. Tendinous cords　C. Trabeculae carneae
   D. Orifices of the pulmonary veins　E. Aortic orifice

(二)右心室

右心室位于右心房的前下方,构成心胸肋面的大部分。取去除心包的完整心脏,从外面观察右心室位置,再将右心室前壁切开,可见其室腔呈倒置的圆锥形,从内面观察瓣膜、腱索、乳头肌、肉柱、隔缘肉柱、出入口等结构。注意:在胸骨旁第4肋间隙做心内穿刺注射时,药液多注入右心室。

1. 右心室的分部 分为流入道和流出道。流入道,又称为固有心腔或窦部,从右房室口延伸至右心室尖;流出道,又称为_____或_____,其上端借_____通肺动脉干。在右心室腔内,粗糙与光滑区之间有一不太明显的弓形肌性隆起,称为_____(supraventricular crest),为两部的分界标志。

2. 右心室的出入口 有1个入口和1个出口。①入口是_____,口周附有尖朝向右心室腔内的三尖瓣,分为前尖、后尖和隔侧尖,瓣膜游离缘借数条腱索与心室壁上的乳头肌相连。右房室口周围的纤维环与右心室内的瓣膜、腱索和乳头肌在功能上是一个整体,称为_____(tricuspid valve complex),具有保证血液由心房单向流入心室和防止血液逆流的作用。②出口为_____(orifice of pulmonary trunk),通向肺动脉干,口周围的纤维环上附有3个半月形的瓣膜,称为_____(pulmonary valve)。

3. 右心室腔内结构 ①流入道的腔面凸凹不平,室壁上有许多纵横交错的肌性隆起,称为_____(trabeculae carneae)。心室腔的锥形肌隆起,称为_____(papillary muscle),与瓣膜相应地分为前、后、隔侧乳头肌共3群。在室间隔下部有1条肌束横过室腔,连至右心缘内壁的前乳头肌根部,故称为_____(septomarginal trabecula),可缩短兴奋传导的距离和时间,同时有防止心室过度扩张的作用,故又称为_____(moderator band)。②右心室流出道位于右心室前上方,内壁光滑无肉柱,呈锥体状,又称为动脉圆锥或漏斗部。

关键词

三尖瓣复合体概念的三个关键词:位置、组成、功能

位置:瓣膜纤维环附于右房室口周围;右心室内有瓣膜、腱索和乳头肌。

组成:瓣环、瓣膜、腱索、乳头肌。

功能:在功能上是一个整体,具有保证血液由心房单向流入心室和防止血液逆流的作用。

◆ 关键词

隔缘肉柱概念的三个关键词:位置、穿行、作用

位置:连于室间"隔"下部和右心"缘"内壁的前乳头肌根部之间,故有隔缘之名。

穿行:右束支通过隔缘肉柱,右心室手术时易损伤,导致右束支传导阻滞。

作用:因其横跨右心室腔,内有右束支穿行,而右心腔较左心腔大,故冲动传导时,可直接经隔缘肉柱通过,从而缩短自室间隔向右心缘所在的前外侧壁之间的传导距离和时间,以保证左、右心室同步活动;因右心室壁厚度仅为左心室壁的1/6~1/3,隔缘肉柱可起到防止心室过度扩张,即节制索一样的作用。在右心室手术时,要防止损伤隔缘肉柱,以免发生右束支传导阻滞。

§ 歌诀记忆

右心室有室上嵴,分成流入流出部;一个入口一个出,三尖肺动脉瓣附
瓣环瓣膜和腱索,乳头肌连一体组;右束支传导阻滞,损伤隔缘肉柱多

◆ 思考训练

1. 界嵴见于( )
   A.右心房　　　B.右心室　　　C.左心耳　　　D.左心房　　　E.左心室
2. 室上嵴见于( )
   A.右心房　　　B.右心室　　　C.左心耳　　　D.左心房　　　E.左心室
3. 三尖瓣位于( )
   A.左房室口　　B.肺动脉口　　C.主动脉口　　D.右房室口　　E.冠状窦口
4. 三尖瓣复合体的组成不包括( )
   A.三尖瓣瓣环　B.三尖瓣瓣膜　C.腱索　　　　D.乳头肌　　　E.隔缘肉柱
5. 右束支穿行于( )
   A.右心室壁的肉柱　B.隔缘肉柱　C.腱索　　　D.假腱索　　　E.乳头肌
6. 防止右心室过度扩张的结构为( )
   A.室上嵴　　　B.隔缘肉柱　　C.腱索　　　　D.假腱索　　　E.乳头肌
7. Which structure belongs to the right ventricle? ( )
   A. Orifice of the superior vena cava   B. Orifice of the inferior vena cava
   C. Orifice of the coronary sinus   D. Orifices of the pulmonary veins
   E. Orifice of pulmonary trunk

(三)左心房

左心房构成心底的大部,前方有升主动脉和肺动脉,后方与食管相毗邻。将心的标本转动后,在心的左后寻找左心耳。然后切开左心房观察其内的梳状肌和出入口。

1.左心房的分部　可分为前部的左心耳和后部的左心房窦(又称为固有心房)。注意右心房的前部为固有心房,而左心房的后部为固有心房。分界标志也为界嵴,但外表面无界沟。左心耳较右心耳狭长,突向左前方,因与二尖瓣邻近,为心外科常用手术入路之一。

2.左心房的出入口　左心房窦的腔面光滑,其后壁有4个_____,分别为左上、下肺静脉口和右上、下肺静脉口,开口处均无静脉瓣。左心房窦前下部借左房室口通左心室。

3.左心房腔内结构　左心耳腔面结构与右心耳相似,但梳状肌更为发达而使内壁更加凹凸不

平,且左心耳内腔更小而窄,故较右心耳更易形成血栓。行左心耳手术入路时,应防止血栓脱落进入体循环。

(四)左心室

左心室位于右心室的左后方,呈圆锥形,锥底被左房室口和主动脉口所占据。切开左心室前壁观察,可见其内腔亦呈倒置的圆锥形,其底部有出入两口,内部结构与右心室类似。

1. 左心室的分部 以二尖瓣前尖为界,分为左后方的流入道和右前方的流出道两部分。其流入道又称为左心室窦部;流出道又称为主动脉前庭,较少称为主动脉圆锥或主动脉下窦。

2. 左心室的出入口 同样仅有1个入口和1个出口。①入口为_____,口周围附有二尖瓣环,游离缘垂入室腔。二尖瓣膜分前尖和后尖。二尖瓣复合体的概念类同三尖瓣复合体(可结合左、右肺的分叶进行记忆,即"肺叶左二右三"和"瓣膜左二右三")。②出口为_____(aortic orifice),口周围的纤维环上附有3个半月形的瓣膜,称为主动脉瓣。

3. 左心室腔内结构 左心室腔明显比右心室腔窄小,内部结构同右心室,可见肉柱、瓣膜、腱索、乳头肌,但不存在隔缘肉柱,而是在各壁之间或壁与乳头肌之间,常有一些游离于室腔的细索状结构,称为左室条索或假腱索,其内大都含有浦肯野纤维。

填表练习

左半心的结构同样有许多重要的临床意义,结合教材,学习下列表格内容。

左半心结构	临床意义
左心房	左心房因病扩大时,可压迫后方的食管,X射线钡餐造影时可依此诊断左心房有无扩大
梳状肌	同右心耳,但更易形成血栓,因其常为心外科手术入路,故血栓脱落的概率远高于右心耳
左心室前壁	此区域内血管较少,是进入左心腔的唯一壁面,故称为外科手术壁
假腱索	机械伸张可使其自律性加强,是引起室性期前收缩的原因之一,还可引起心脏杂音
心尖	此处心壁肌最为薄弱,临床外科手术可在此插入引流管或器械,此处也是室壁瘤容易发生的部位
二尖瓣复合体	其任何部分的病变均可导致二尖瓣功能障碍,出现二尖瓣反流,引起心功能不全

歌诀记忆

左半房室类右侧,相比腔小壁更厚;左房汇入肺静脉,左室一入一出口
心耳血栓易脱落,手术常从左心走;室早杂音假索张,心尖好发室壁瘤

思考训练

1. 二尖瓣手术常选入路为( )
   A. 左心房　　B. 左心室　　C. 右心房　　D. 右心室　　E. 心尖
2. 左心室手术的常选入路为( )
   A. 右心房　　B. 右心室　　C. 左心房　　D. 左心室　　E. 心尖
3. 左心房内导管探查或腔内手术时,易发生( )
   A. 血栓脱落　B. 瓣膜损伤　C. 室壁瘤　　D. 室性期前收缩　E. 传导阻滞
4. 左心室内较多的假腱索机械伸张加强时,易引起( )
   A. 心前区疼痛　B. 收缩期杂音　C. 传导阻滞　D. 心动过速　E. 心尖搏动移位
5. 二尖瓣位于( )

A. 左房室口　　　B. 右房室口　　　C. 主动脉口　　　D. 肺动脉口　　　E. 冠状窦口

6. 左半心出、入口上没有瓣膜的是(　　)

　　A. 左房室口　　　B. 肺动脉口　　　C. 主动脉口　　　D. 右房室口　　　E. 肺静脉口

7. These are structures in left ventricle, except (　　)

　　A. mitral valve　　B. conus arteriosus　　C. trabeculae carneae　　D. chordae tendineae　　E. papillary muscles

8. Which structure belongs to the left ventricle？(　　)

　　A. Orifice of the superior vena cava　　　　　　B. Orifice of the inferior vena cava

　　C. Orifice of the coronary sinus　　　　　　　　D. Orifices of the pulmonary veins

　　E. Aortic orifice

四、心的构造、血液定向流动、血管和神经

(一)心的构造

1. 心的纤维性支架　又称为心纤维骨骼,位于房室口、肺动脉口和主动脉口周围,为心肌纤维和心瓣膜附着处,在心肌运动中起支持和稳定作用。主要包括左、右 2 个纤维三角和 4 个纤维瓣环(肺动脉瓣环、主动脉瓣环、二尖瓣环和三尖瓣环)。

填表练习

纤维支架		位置
纤维三角	左纤维三角	位于二尖瓣环、三尖瓣环和主动脉后瓣环之间,在心的中央部位,又称为中心纤维体
	右纤维三角	位于主动脉左瓣环与二尖瓣环之间
瓣环	肺动脉瓣环	环绕肺动脉口
	主动脉瓣环	环绕主动脉口
	二尖瓣环	环绕左房室口
	三尖瓣环	环绕右房室口
圆锥韧带		连于肺动脉瓣环与主动脉瓣环之间,又称为漏斗腱
瓣膜间隔		位于主动脉左、后瓣环之间
室间隔膜部		位于主动脉右瓣、后瓣下缘和室间隔肌部之间,分为房室部和室间部

2. 心壁　由_____(endocardium)、_____(myocardium)和_____(epicardium)组成。心肌层包括心房肌(即梳状肌)和心室肌,附于心纤维骨骼。心外膜即浆膜性心包的脏层,与血管外膜相连。

3. 心的间隔　取沿心脏长轴经左、右房室口切开的标本观察。心的间隔将心分隔为互不相通的左、右半心。左、右心房之间为_____(atrial septum),左、右心室之间为_____(interventricular septum),右心房与左心室之间为_____(atrioventricular septum)。室间隔又分后上的_____和前下的_____。房室隔为房间隔和室间隔之间的过渡区域。房间隔右侧面中下部的卵圆窝,是房间隔最薄弱处,好发缺损;室间隔膜部比较薄弱,亦多发缺损;房室隔缺损通常与室间隔膜部缺损合并存在。

4. 心的瓣膜　按所在位置可分为静脉瓣、房室瓣和动脉瓣。①静脉瓣通常为 1 对,位于右心房入口,朝向右心房,主要有下腔静脉瓣和冠状窦瓣;②房室瓣左、右侧不同,分别附着于左、右房室口周围,左侧为二尖瓣,右侧为三尖瓣,瓣膜朝向心室;③动脉瓣通常为 3 个,呈半月形,又称为半月瓣,附着于动脉口周围,包括主动脉瓣和肺动脉瓣,瓣膜朝向动脉干。

肺动脉瓣与肺动脉壁之间的袋状间隙称为肺动脉窦;主动脉瓣与主动脉壁之间的袋状间隙称为主动脉窦,又称为瓦氏窦(Valsalva antrum),分为左、右、后窦。主动脉左、右窦分别有左、右冠状动脉的开口,又称左、右冠状动脉窦;而主动脉后窦因无冠状动脉的开口,又称无冠状动脉窦。

(二)血液定向流动

维持血液在心内定向流动的结构主要有心传导系统、心瓣膜和心肌。

1. 心传导系统 由_____心肌细胞构成,按兴奋传导顺序包括_____、结间束、_____、_____、左右_____和浦肯野纤维网,具有自律性和传导性,其主要功能是产生和传导冲动,控制心的节律性活动。

● 填表练习

结构	位置	功能
窦房结	位于界沟上1/3的心外膜下	通过超速抑制机制,形成正常起搏点
房室结	位于房室隔科赫三角区的心内膜下	通过房室延搁机制,将心房、心室活动分开
房室束	室间隔膜部后下缘	快速下传冲动
浦肯野纤维网	交织成心内膜下和心肌内的纤维网	快速下传冲动,使心房或心室同步收缩

❋ 临床联系

1. **心律失常** 心律失常是指心脏冲动的起源部位、频率、节律、传导速度或激动次序的异常。按发生原理,分为冲动形成异常(窦性心律失常)和冲动传导异常(异位心律)两类。也可按发生时心率的快慢分类,包括缓慢性心律失常(如窦性心动过缓、窦性停搏、病态窦房结综合征、房室传导阻滞等)和快速性心律失常(如窦性心动过速、房性心动过速、阵发性室上性心动过速、心房扑动、心房颤动、室性心动过速、心室扑动、心室颤动等)。

2. **人工心脏起搏器** 人工心脏起搏器是一种植入于体内的电子治疗仪器,按照规定的程序发放电脉冲,通过导线及电极刺激心脏,使之搏动,以治疗某些严重的心律失常,如窦房结功能障碍、房室传导阻滞、阵发性心动过速等。自1958年第一台心脏起搏器植入人体以来,起搏器制造技术和工艺快速发展,功能日趋完善,成功治疗无数缓慢性心律失常患者,在挽救了成千上万患者生命的同时,起搏器也开始应用到快速性心律失常及非心电性疾病,如预防阵发性房性快速心律失常、颈动脉窦晕厥、双室同步治疗药物难治性充血性心力衰竭等。

2. 心内血液的定向运动 由心房经房室口流向心室。①与心传导系的关系。正常情况下,窦房结产生的冲动首先传递至心房肌,引起心房肌的收缩。同时经房室结、房室束及左、右束支传递,最后由浦肯野纤维传至心室肌。由于在传递过程中短暂延搁的影响,当引起心室肌收缩时心房肌已经舒张。②与瓣膜活动的关系。在心室舒张期(心房收缩期),房室瓣(三尖瓣、二尖瓣)开放,而动脉瓣(肺动脉瓣、主动脉瓣)关闭,血液由左、右心房流向左、右心室;在心室收缩期(心房舒张期),房室瓣(三尖瓣、二尖瓣)关闭,动脉瓣(肺动脉瓣、主动脉瓣)开放,血液由左、右心室泵入主动脉和肺动脉。

♪ 歌诀记忆

心脏骨骼围口周,左右三角四瓣环;浆膜心包脏外膜,心肌夹在两膜间
房隔缺损卵圆窝,室隔缺损在膜部;心传导系组成多,两结三束网姓浦
心房血向心室流,传导瓣膜心舒缩;无论哪腔来收缩,出口关闭入口堵

❋ 思考训练

1. 心的正常起搏点是( )
   A. 房室结　　　　B. 房室束　　　　C. 房室结和房室束　　D. 窦房结　　　　E. 窦房结和房室结

2. 室间隔缺损好发于（　　）
   A. 卵圆窝　　　　　B. 室间隔膜部　　　C. 室间隔肌部　　　D. 主动脉隆凸　　　E. 主动脉窦
3. 房间隔缺损好发于（　　）
   A. 卵圆窝　　　　　B. 室间隔膜部　　　C. 科赫三角　　　　D. 主动脉隆凸　　　E. 后心耳
4. 心外膜即（　　）
   A. 浆膜心包壁层　　B. 浆膜心包脏层　　C. 纤维性心包　　　D. 胸膜脏层　　　　E. 心包及胸膜脏层
5. 冠状动脉口位于（　　）
   A. 左主动脉窦　　　B. 右主动脉窦　　　C. 后主动脉窦　　　D. 肺动脉窦　　　　E. 左、右主动脉窦
6. 控制血液从左心房流向左心室的瓣膜为（　　）
   A. 主动脉瓣　　　　B. 肺动脉瓣　　　　C. 二尖瓣　　　　　D. 三尖瓣　　　　　E. 冠状窦瓣
7. 传导速度最快的心传导系结构为（　　）
   A. 窦房结　　　　　B. 房室结　　　　　C. 房室束　　　　　D. 左、右束支　　　E. 浦肯野纤维
8. 心室收缩时，瓣膜活动正确的是（　　）
   A. 主动脉瓣关闭　　B. 肺动脉瓣关闭　　C. 二尖瓣关闭　　　D. 三尖瓣开放　　　E. 冠状窦瓣关闭
9. 下列关于心传导系的描述，错误的是（　　）
   A. 窦房结是心脏的正常起搏点　　　　　　　　　　B. 房室结将心房、心室活动分开
   C. 房室束的传导速度最快　　　　　　　　　　　　D. 房室结位于科赫三角的心内膜深面
   E. 窦房结位于上腔静脉前壁与右心耳交界处的心外膜深面
10. The pacemaker for the heart is ordinarily the（　　）
    A. sinoatrial node　　　　　　　B. atrioventricular node　　　　　　C. atrioventricular bundle
    D. subendocardial plexus　　　 E. membranous interventricular septum

（三）心的血管

1. 心的动脉　心的血液供应来自左、右冠状动脉。取心的血管标本，对照教材描述，观察左冠状动脉和右冠状动脉的起源、行程、分支和分部。

📝 **填表练习**

项目	左冠状动脉	右冠状动脉
起始	主动脉的左冠状动脉窦	主动脉的右冠状动脉窦
特点	主干_____，很快形成分支	主干_____，沿途形成分支
行程	向左行于_____与_____之间	先行于_____与_____之间，再沿右_____行至房室交点附近
主要分支	前_____支、左_____支、中间支	后_____交、右_____支、右_____支；另有右房支、房室结支等
主要分布	左心房、左心室、室间隔前2/3和右心室前壁的一部分	右心房、右心室、室间隔后1/3和左心室后壁的一部分，还分布到窦房结和房室结

§ **歌诀记忆**

左冠动脉较粗短，肺动脉干心耳间；迅分前降和左旋，分叉处有对角连
右冠细长沿冠沟，绕到膈面房室点；心心缘前右缘支，终末后降和右旋
左冠供血左房室，右室部分膈大半；右冠供血右房室，左室膈和两结兼
主分支的亚分支：除了熟悉冠状动脉主要分支外，也要了解亚分支。前室间支（又称为前降支）沿前室间沟下

162

行,又分左室前支(又称为对角支)、右室前支和室间隔前支;左旋支常简称旋支,行于左冠状沟内,终于房室交点附近,沿途又分左室前后支、左缘支、左房支、左房旋支、窦房结支(约40%)等;后室间支沿后室间沟下行,沿途分出室间隔后支;右旋支经过房室交点时,常形成倒"U"形弯曲,多在弯曲顶端垂直发出房室结支(70%)。

左右冠状动脉分支的吻合:血管的吻合部位主要包括心尖切迹(前、后室间支吻合)、室间隔(室间隔前、后支吻合)、左心缘下面(左、右旋支吻合)和肺动脉圆锥(左、右圆锥支吻合)。左圆锥支多发自前室间支的第1支右室前支,右圆锥支发自右冠状动脉,二者互相吻合形成动脉环,称为Vieussens环,是常见的侧支循环。

冠状动脉的分布类型:按Schlesinger分型原则,将国人冠状动脉的分布类型分为右优势型(约2/3)、均衡型(不到1/3)和左优势型(1/20)。国人左优势型虽出现率低,一旦病变可发生广泛性左室心肌梗死和严重的心律失常,临床不可忽视。国内学者认为,人的左心室壁厚、工作量大、所需氧及营养物质多,左冠状动脉的管径大、分支多、总容积大,这些特征是适应功能的需要,故认为左冠状动脉才是心的首要供血动脉,即生理上的优势动脉。

临床联系

冠状动脉心肌桥是一种先天性的冠状动脉发育异常。冠状动脉及其分支通常行走于心脏表面的心外膜下脂肪组织中或心外膜深面,但有时冠状动脉主干或分支中的一段被浅层心肌所包绕,该段心肌称为心肌桥,该段动脉称为壁冠状动脉。心肌桥多见于前、后室间支,根据其走行深浅分表浅型和纵深型。能保护壁冠状动脉,使其局部承受应力减小,在心舒张时可控制血管,使之不至于过度扩张,从而减少动脉硬化的发生。在冠状动脉手术时,应注意壁冠状动脉的存在。当然,心肌桥可能与冠心病的发病局部因素有关,也可能引起心肌缺血。心脏收缩时被心肌桥覆盖的这段冠状动脉受到压迫,出现收缩期狭窄,而心脏舒张时冠状动脉压迫被解除,冠状动脉狭窄也被解除。

2. 心的静脉 回流的静脉血绝大部分经冠状窦汇入右心房,少部分直接流入右心房;极少部分流入左心房和左、右心室。心壁的静脉经3条途径(冠状窦、心前静脉、心最小静脉)回心。取心的血管标本观察冠状窦及其属支的走行。

(1)冠状窦:位于冠状沟后部,左心房和左心室之间,向右开口于右心房,通常由心大、心小静脉汇合而成,在末端有心中静脉的注入。

(2)心大静脉:在前室间沟内伴前室间支上行进入冠状沟,绕心左缘至心隔面,移行为冠状窦。

(3)心中静脉:在后室间沟内伴后室间支上行,注入冠状窦末端。

(4)心小静脉:在右冠状沟内伴右冠状动脉向左行注入冠状窦右端或心中静脉。

心前静脉起于右心室前壁,入右心房;心最小静脉位于心壁内,直接开口于各心腔(右心房为主)。

歌诀记忆

心血三途引回流,最小心前冠状窦;冠状窦行左沟后,注入右房有开口
三大属支大中小,室沟大前中在后;右侧冠沟行心小,大小汇合膨为窦

思考训练

1. 行于左心耳和肺动脉干之间的血管为( )
   A. 左冠状动脉 B. 右冠状动脉 C. 冠状窦 D. 前室间支 E. 左旋支
2. 左冠状动脉的分支不包括( )
   A. 前室间支 B. 第一对角支 C. 左旋支 D. 左缘支 E. 房室结支
3. 前室间支和后室间支吻合的部位为( )
   A. 肺动脉圆锥 B. 室间隔 C. 心尖切迹 D. 左心缘下面 E. 房室交点附近
4. 左冠状动脉供血的范围不包括( )
   A. 右心房 B. 左心室 C. 右心房一部分 D. 右心室一部分 E. 室间隔前2/3
5. 前室间支和后室间支吻合的部位为( )
   A. 肺动脉圆锥 B. 室间隔 C. 心尖切迹 D. 左心缘下面 E. 房室交点附近

6. 从右旋支经房室交点形成的倒"U"形弯曲顶端发出的动脉为(　　)
   A. 左房支　　　B. 右房支　　　C. 窦房结支　　　D. 房室结支　　　E. 动脉圆锥支
7. 冠状窦注入(　　)
   A. 左心房　　　B. 右心房　　　C. 右心室　　　D. 左心室　　　E. 上腔静脉
8. The right coronary artery arises from (　　)
   A. right aortic sinus　　B. left aortic sinus　　C. coronary sinus　　D. left coronary artery　　E. pulmonary trunk

(四) 心的神经

心的神经包括感觉神经和运动神经(交感神经、副交感神经)。近年研究证实,心有降钙素基因相关肽、神经降压素、P物质等多种肽能神经纤维分布,它们可能参与对心的各种复杂功能的调节。

五、心包

1. 心包的构成　在切开心包的游离心脏标本上观察。心包包裹心和出入心大血管根部,外层为纤维性心包,内层为浆膜性心包。纤维性心包可防止心过度扩张,以保持心容量的相对恒定,还可起屏障保护作用,有效防止邻近部位的感染波及心。浆膜性心包薄而光滑,分为脏、壁两层,壁层紧密贴于纤维性心包的内面,脏层即心外膜。

2. 心包腔和心包窦　心包腔是浆膜性心包脏、壁两层在大血管根部相互移行而形成的潜在密闭腔隙,内含少量浆液,起润滑作用,可减少心跳动时的摩擦。心包窦为浆膜性心包脏、壁两层在返折处形成,为心包腔内的较大间隙。

填表练习

心包窦	位置	临床意义
心包横窦	位于主动脉、肺动脉与上腔静脉、左心房之间	心直视术下可经此窦夹闭阻断_____、_____动脉
心包斜窦	位于左心房与左、右肺静脉及下腔静脉与心包之间	手术时可经此窦阻断下腔静脉血流
心包前下窦	位于心包腔前下部,心包前壁与膈之间的交角处	心包积液最先积存和心包穿刺的安全部位

思考训练

1. 下列对心包腔的描述,正确的是(　　)
   A. 由纤维心包和浆膜心包围成　　　　　　　　B. 腔内有心及连接心底的大血管
   C. 内含少量浆液,起润滑作用　　　　　　　　D. 心包腔呈负压,有利于心壁扩张
   E. 坐立位时,心包腔最低处为心包斜窦
2. 人体内呈负压的腔为(　　)
   A. 心包腔　　　B. 胸膜腔　　　C. 男性腹膜腔　　　D. 女性腹膜腔　　　E. 睾丸鞘膜腔
3. 心包积液易见于(　　)
   A. 心包横窦　　　B. 心包斜窦　　　C. 心包前下窦　　　D. 心包上隐窝　　　E. 心包前间隙
4. 心包穿刺常选部位是(　　)
   A. 右侧第4肋间隙　　　　　　　　B. 左侧第4肋间隙　　　　　　　　C. 心尖搏动外缘
   D. 左剑肋角　　　　　　　　　　　E. 胸骨右缘第4肋间隙

六、心的体表投影

1. 心外形体表投影　熟悉"四点连线法",并在自体或他人胸壁上确定各点位置。

填表练习

名称	位置	名称	位置
左上点	左侧第____肋软骨的下缘,距____约1.2 cm处	左下点	左侧第____肋间隙,距____7~9 cm
右上点	右侧第____肋软骨上缘,距____约1.0 cm处	右下点	右侧第____胸肋关节处

2. 心瓣膜体表投影 尝试在安静环境下在相应投影点听自己的心音。

填表练习

瓣膜	解剖投影部位	听诊部位
二尖瓣	左侧第____胸肋关节处及胸骨左半的后方	左锁骨中线内侧第5肋间处(心尖搏动处)
三尖瓣	胸骨正中线的后方,平对第____肋间隙	胸骨右缘第4肋间处或胸骨剑突下
主动脉瓣	胸骨左缘第____肋间隙,部分位于胸骨之后	胸骨右缘第2肋间处或胸骨左缘第2、3肋间
肺动脉瓣	左侧第____胸肋关节的稍上方,部分位于胸骨之后	胸骨左缘第2肋间处

临床联系

1. 心音的形成 第一心音(S1)出现在心室等容收缩期,标志着心室收缩的开始,主要由心室开始收缩时,二尖瓣和三尖瓣突然关闭的振动而产生。此外,心室肌收缩、心房收缩的终末部、半月瓣的开放及血流冲入大血管等所产生的振动,均参与第一心音的形成。第二心音(S2)出现在心室等容舒张期,标志着心室舒张的开始,主要由心室开始舒张时,主动脉瓣和肺动脉瓣突然关闭的振动而产生。此外,心室肌的弛张、大血管内的血流及二尖瓣、三尖瓣的开放等所产生的振动,也参与第二心音的形成。

2. 心脏杂音 心脏杂音是指在心音与额外心音之外,在心脏收缩或舒张时血液在心脏或血管内产生湍流所致的室壁、瓣膜或血管振动所产生的异常声音。分为生理性杂音和病理性杂音两种。当有心瓣膜病时,有瓣膜狭窄和闭锁不全两种病理类型,房室瓣狭窄会产生舒张期隆隆样杂音,而闭锁不全会产生收缩期吹风样杂音;半月瓣狭窄会产生收缩期吹风样杂音,而闭锁不全会产生舒张期杂音。

常用英汉名词

heart(cardiac) 心(的)
cardiac apex 心尖
cardiac base 心底
atrium 心房
ventricle 心室
sulcus terminalis 界沟
crista terminalis 界嵴
pectinate muscle 梳状肌
fossa ovalis 卵圆窝
coronary sinus 冠状窦
orifice of coronary sinus 冠状窦口

atrioventricular orifice 房室口
valve of inferior vena cava 下腔静脉瓣
tricuspid valve 三尖瓣
trabeculae carneae 肉柱
chordae tendineae 腱索
papillary muscle 乳头肌
septomarginal trabecula 隔缘肉柱
supraventricular crest 室上嵴
conus arteriosus 动脉圆锥
pulmonary valve 肺动脉瓣
aortic vestibule 主动脉前庭

bicuspid(mitral) valve 二尖瓣
aortic valve 主动脉瓣
interventricular septum 室间隔
atrial septum 房间隔
conduction system of heart 心传导系
sinoatrial node 窦房结
atrioventricular node 房室结
atrioventricular bundle 房室束
left(right) bundle branch 左(右)束支
left coronary artery 左冠状动脉
right coronary artery 右冠状动脉
anterior interventricular branch 前室间支
circumflex branch 旋支
diagonal branch 对角支

left/right marginal branch 左/右缘支
branch of sinoatrial node 窦房结支
branch of atrioventricular node 房室结支
endocardium 心内膜
epicardium 心外膜
pericardium 心包
fibrous pericardium 纤维性心包
serous pericardium 浆膜性心包
pericardial cavity 心包腔
pericardial sinus 心包窦
sinus of pulmonary trunk 肺动脉窦
aortic sinus 主动脉窦
anteroinferior sinus of pericardium 心包前下窦

第三节 动 脉

※ **学习目标**：掌握动脉的定义，器官外动脉的特点，全身各个局部和各脏器的动脉主干的名称，肺循环的动脉，动脉韧带的位置，主动脉的起止、行程、分部及其分支分布；熟悉动脉导管未闭的临床意义，各个局部动脉主干的行程、分支和分布；了解大动脉的体表投影，以及活体可触及的动脉搏动点或压迫止血点。

一、概述

(一)动脉的概念

动脉是导血离心的血管，起于_____，止于_____。能将血液从心运送到全身各个部位，肺循环的动脉运送_____血，体循环的动脉运送_____血。

(二)器官外动脉的分布规律

1. **对称性** 动脉分支在身体两侧呈对称分布。
2. **主干性** 每一大局部都有1~2条动脉干。
3. **分工性** 人体躯干动脉通常分壁支和脏支，壁支又可分为皮支和肌支。
4. **伴行性** 动脉常有静脉、神经伴行，构成血管神经束。
5. **安全性** 动脉多居于身体的屈侧、深部或安全隐蔽的部位。
6. **短距性** 动脉常以最短距离到达它所分布的器官。
7. **形态相关** 动脉分布的形式与器官的形态有关，如空腔器官或体表的动脉常形成血管弓，与容积变化或受压情况有关；实质器官的血管常从其凹侧(门)进入，与位置较固定有关。
8. **功能相关** 如肾动脉管径较大，则与肾的泌尿功能有关。

二、肺循环的动脉

(一)肺动脉干

在打开胸前壁实体标本或保留大动脉及其分支的游离心脏标本上观察。肺动脉干起自

_____，在升主动脉前方向左后上方斜行，于主动脉弓下方分为左、右_____（pulmonary artery）。左肺动脉较短，水平向左，经食管、胸主动脉的前方行至_____，分2支进入左肺；右肺动脉较长，水平向右，经升主动脉和上腔静脉的后方行至_____，分3支进入右肺。

（二）动脉韧带

动脉韧带为连于肺动脉干分叉处稍左侧与主动脉弓下缘之间的结缔组织索，为胚胎时期动脉导管闭锁后的遗迹。出生后6个月仍未闭锁者，称为动脉导管未闭，是最常见的先天性心脏病之一。

歌诀记忆

右室发出肺动脉，动脉弓下分两端
韧带连于弓叉间，胚胎时期是导管

思考训练

1. 下列关于动脉的说法，错误的是(   )
   A. 导血离心　　B. 运送动脉血　　C. 起于心室　　D. 止于毛细血管　　E. 变异非常大
2. 下列关于动脉瓣的说法，错误的是(   )
   A. 又称为半月瓣　B. 每3个为一组　C. 瓣膜朝向心室　D. 可防止血液反流　E. 仅肺动脉和主动脉有
3. 下列关于动脉韧带的说法，错误的是(   )
   A. 为结缔组织索　B. 为动脉导管遗迹　C. 在主肺动脉窗内　D. 起于肺动脉分叉　E. 止于主动脉弓上缘
4. 肺动脉干(   )
   A. 起自右心房　　　　　　B. 内含动脉血　　　　　　C. 分左、右肺动脉
   D. 分叉处平胸骨角　　　　E. 位于主动脉弓前方

三、体循环的动脉

首先在股三角（或腋腔）内观察并区别股动、静脉（或腋动、静脉），比较动、静脉特点（可首先寻找静脉，其腔大、壁薄、弹性差、颜色较深，通常在标本上形成局部的凝血块，然后确定与其伴行的动脉）；再按教材描述逐一观察人体各部的动脉主干和主干发出的分支（注意：有的动脉主干的分支数目多、变异多。因此，并非教材中描述的每一分支均能在标本中见到，所以不必求全。但是若标本中见到某一分支时，应学会根据其起源、行程和分布的结构确定其名称）。

（一）主动脉

1. 行程、分部和分支　在主动脉全程标本上观察。主动脉起自_____，按行程可分为_____（ascending aorta）、_____（aorta arch）和_____（descending aorta）。后者又以膈的_____为界，分为_____（thoracic aorta）和_____（abdominal aorta）。

填表练习

分部	行程	主要分支
升主动脉	由_____发出，向右前上方斜行，达右侧第2胸肋关节	左、右_____动脉
主动脉弓	起止均在_____水平，由右前上方弯向左后下方	凸侧分出_____、_____和_____
胸主动脉	自T_4下缘处下行，沿脊柱左侧再转至前方，达T_{12}下缘	肋间后动脉、肋下动脉和膈上动脉
腹主动脉	自T_{12}下缘穿膈的_____，沿脊柱前方下行至L_4下缘	左、右_____，_____干，_____上、下动脉等

> **§ 歌诀记忆**
>
> 左室发出主动脉,分成三部升降弓;降主又分胸和腹,分界标志膈裂孔
> 前平肋二后胸四,右前弯向左后弓;胸四腰四降起止,裂孔后对十二胸
> 升主根部左右冠,弓凸头臂左颈总;凸侧还有左锁下,凹侧数支入肺中
> 胸主壁支肋间后,还有肋下膈上终;腹主终末两髂总,三壁六脏要搞懂

胸四腰四降起止,裂孔后对十二胸:注意降主动脉起于第4胸椎体下缘,止于第4腰椎体下缘,在数字上为对应两个"4",而分界胸主动脉和腹主动脉的膈主动脉裂孔,刚好位于胸腹部之间,即第12胸椎体下缘。注意:穿经膈主动脉裂孔的血管不是胸主动脉或腹主动脉,而是主动脉或降主动脉。

弓凸头臂左颈总:主动脉弓凸侧的三大分支为头臂干、左颈总动脉、左锁骨下动脉。头臂干在右胸锁关节后方(注意:左、右头臂静脉也在胸锁关节后方汇合)分为右颈总动脉和右锁骨下动脉。有时候左、右很难记,怎么办? 此时可联系大部分人的大脑为"左优势半球",主控思维和语言,理论上血液需要较多,故直接从主动脉弓发出,离心脏更近,分配的血液也更多(实际未必)。

胸主壁支肋间后,还有肋下膈上终:胸主动脉的壁支主要为肋间后动脉和肋下动脉(因为第12肋下不再为肋间隙),其终末支为膈上动脉,而腹主动脉的第1壁支为膈下动脉,注意二者相对应位于膈上、下发出。胸主动脉的脏支包括支气管支、食管支和心包支,分布于邻近的气管、支气管、食管和心包。

2. 特化结构 ①压力感受器为主动脉弓壁外膜下的丰富游离神经末梢,能感受压力改变的刺激,反射性调节血压。②化学感受器为主动脉小球(体),位于主动脉弓下,靠近动脉韧带处,有2~3个粟粒样小体,能感受血液成分(主要为二氧化碳)变化的刺激,反射性调节呼吸。

> **§ 歌诀记忆**
>
> 弓壁外膜压力器,调节血压它有功
> 弓下小体化学器,调节呼吸显从容

3. 全身各大局部的动脉主干 包括颈总动脉(头颈部)、锁骨下动脉(上肢)、胸主动脉(胸部)、腹主动脉(腹部)、髂外动脉(下肢)和髂内动脉(盆部)。其中,会阴区的动脉主干为阴部内动脉。

※ 思考训练

1. 主动脉按行程分部不包括(　　)
   A. 升主动脉　　B. 主动脉弓　　C. 胸主动脉　　D. 腹主动脉　　E. 髂总动脉
2. 下列关于主动脉弓的说法,错误的是(　　)
   A. 自右前弯向左后　　B. 起止均平胸骨角　　C. 凸侧分出头臂干
   D. 凸侧为右颈总动脉　　E. 凹侧气管和支气管支
3. 穿膈的主动脉裂孔的血管为(　　)
   A. 胸主动脉　　B. 腹主动脉　　C. 降主动脉　　D. 食管的动脉　　E. 膈上动脉
4. 腹主动脉分为左、右髂总动脉的位置在(　　)
   A. 第1腰椎下缘　　B. 第2腰椎下缘　　C. 第3腰椎下缘　　D. 第4腰椎下缘　　E. 第5腰椎下缘
5. 头臂干分出右颈总动脉和右锁骨下动脉的部位为(　　)
   A. 右胸肋结合后　　B. 左胸肋结合后　　C. 右胸锁关节后　　D. 左胸锁关节后　　E. 颈静脉切迹上方
6. 行于第12肋沟内的血管为(　　)
   A. 肋间后动脉　　B. 肋间后静脉　　C. 肋下动、静脉　　D. 膈下动、静脉　　E. 腹壁上动、静脉
7. 下肢的动脉主干为(　　)
   A. 髂内动脉　　B. 髂外动脉　　C. 髂总动脉　　D. 股动脉　　E. 腹主动脉
8. 主动脉弓下靠近动脉韧带处的主动脉小球能感受(　　)
   A. 物理刺激　　B. 化学刺激　　C. 压力刺激　　D. 呼吸变化　　E. 血压变化

（二）头颈部动脉

在头颈部动脉标本上观察主动脉弓凸侧三大分支头臂干、左颈总动脉、左锁骨下动脉。颈内动脉（其"内"字是指供应颅内），注意寻认颈动脉窦和颈动脉小球；颈外动脉（其"外"字是指供应颅外）及其主要分支；锁骨下动脉及其分支。注意比较左、右颈总动脉和左、右锁骨下动脉的来源有何不同。

颈总动脉是头颈部的主要动脉干。左侧发自主动脉弓，右侧起于头臂干。两侧颈总动脉均经_____后方，沿_____、_____和_____的外侧上行，至_____上缘高度分为颈内动脉和颈外动脉。颈总动脉上段位置表浅，在活体上可触摸其搏动。

在颈动脉杈处有两个重要结构。颈动脉窦是_____末端和_____起始的膨大部分，其外膜下有压力感受器，能反射性调节血压和心率；颈动脉小球是连于_____后方的一个扁椭圆形小体，为化学感受器，可感受血液中二氧化碳分压、氧分压和 H^+ 浓度的变化，反射性调节呼吸。

1. 颈内动脉 在颈部的_____鞘内垂直上升至颅底，再经_____管入颅腔，分支分布于_____和_____。其走行具有位置深，无分支的特点。从甲状软骨上缘与下颌颈后缘之间的连线，即为颈内动脉的体表投影。

2. 颈外动脉 先在颈内动脉前内侧，后经其前方转至外侧上行，穿腮腺至下颌颈处分为颞浅动脉和上颌动脉两个终支，其中的颞浅动脉为直接延续支。颈外动脉向前分支自下而上为甲状腺上动脉、舌动脉、面动脉、上颌动脉；向上的分支为颞浅动脉；向后的分支为耳后动脉和枕动脉；向内的分支为咽升动脉。

（1）面动脉：又称为颌外动脉，约平下颌角起始，向前经下颌下腺深面，于咬肌前缘绕过下颌骨下缘至面部，沿口角及鼻翼外侧迂曲上行至内眦，更名内眦动脉。面动脉发出分支布于软腭、腭扁桃体及下颌下腺；在面部发出下唇动脉、上唇动脉、鼻外侧动脉等分支。

> **◆ 关键词**
>
> 将面动脉行程总结为"一穿两外三点连"
>
> 一穿：面动脉在下颌下三角内约一半穿经下颌下腺浅、深部之间，另一半穿腺体的深面或上缘。
>
> 两外：面动脉在面部沿口角及鼻翼外侧迂曲上行。
>
> 三点：起始点（面动脉约平下颌角发出）；止点（面动脉行至内眦处移行为内眦动脉）；压迫止血点（在咬肌前缘绕过下颌骨下缘，即从颈部向面部移行的交界点，可在此处压迫止血）。此三点的连线可大致作为其体表投影位置。

（2）上颌动脉：经下颌颈深面入颞下窝，在翼内、外肌之间向前内走行至翼腭窝。第 1 段的分支有脑膜中动脉和下牙槽动脉；第 2 段的分支主要为肌支和关节支，营养咀嚼肌、颊肌、颞下颌关节囊等结构；第 3 段的分支有上牙槽后动脉、眶下动脉、腭降动脉、蝶腭动脉等。脑膜中动脉在下颌颈深面，从上颌动脉起始部分出，向上穿经棘孔入颅腔，分前、后两支，紧贴颅骨内面走行，分布于颅骨和硬脑膜。前支经过颅骨翼点内面，颞部骨折时易受损伤，引起硬膜外血肿。

> **§ 歌诀记忆**
>
> 上颌发出脑膜中，供血颅骨和脑膜
> 上穿棘孔入颅内，前支翼点深面过

> **※ 思考训练**
>
> 1. 颈总动脉分为颈内、外动脉的位置为（　　）
>   A. 下颌角水平　　B. 环状软骨下缘　　C. 甲状软骨上缘　　D. 颈动脉结节水平　　E. 胸锁乳突肌中点水平

2. 位于颈总动脉后方的特化结构为( )
　　A. 颈动脉窦　　　B. 颈动脉小体　　C. 下颌下腺　　　D. 颈袢　　　　E. 颈上神经节
3. 下列关于颈外动脉分支的描述,正确的是( )
　　A. 第一支为甲状腺下动脉　　　　B. 直接发出脑膜中动脉　　　　C. 向内发出咽动脉
　　D. 向上直接延续为上颌动脉　　　E. 终末支包括上颌动脉和颞浅动脉
4. 下列关于面动脉的说法,错误的是( )
　　A. 发自颈外动脉　B. 可穿下颌下腺　C. 移行为内眦动脉　D. 经口角、鼻翼外侧　E. 经咬肌与下颌交点
5. 脑膜中动脉发自( )
　　A. 上颌动脉　　　B. 颈外动脉　　　C. 颈内动脉　　　D. 颈总动脉　　E. 面动脉
6. 脑膜中动脉进入颅内,穿经( )
　　A. 圆孔　　　　　B. 卵圆孔　　　　C. 棘孔　　　　　D. 破裂孔　　　E. 颈动脉管
7. 头面部出血,压迫止血的动脉是( )
　　A. 面动脉　　　　B. 上颌动脉　　　C. 颞浅动脉　　　D. 颈外动脉　　E. 颈总动脉
8. The facial artery comes from ( )
　　A. lingual artery　　　　　　　　B. angular artery　　　　　　　　C. external carotid artery
　　D. superficial temporal artery　　E. internal carotid artery

(三)上肢动脉

在颈根部动脉标本上观察锁骨下动脉及其主要分支,在上肢动脉标本上观察上肢各部动脉主干(腋动脉、肱动脉、尺动脉、桡动脉)及其主要分支;在特制标本上观察掌浅、深弓的组成。上肢的动脉主干为锁骨下动脉,从_____后方斜向外至颈根部,呈弓状经胸膜顶前方,穿_____,至第_____肋外缘延续为腋动脉;腋动脉行于腋窝深部,至_____下缘移行为肱动脉;肱动脉沿肱二头肌内侧下行至肘窝,平_____水平分为桡动脉和尺动脉;桡、尺动脉的末端及其分支在手掌形成_____和_____。

1. 锁骨下动脉　左侧起于主动脉弓,右侧起自头臂干,主要分支有椎动脉、胸廓内动脉、甲状颈干、肋颈干和肩胛背动脉。其中,营养甲状腺的动脉有_____和_____,前者起自_____,后者起自_____,此外还分支支配咽和食管、喉和气管。

(1)椎动脉:向上穿第6至第1颈椎横突孔,经枕骨大孔入颅,分支分布于脑和脊髓。

(2)胸廓内动脉:在椎动脉起点相对侧发出,向下入胸腔,沿第1~6肋软骨后面下降,分布于胸前壁、心包、膈、乳房等处。胸廓内动脉在第1肋附近发出_____,在纵隔两侧与膈神经伴行,经肺根前方下行至膈,营养膈和心包。在第6肋间隙处,分为_____和_____两个终支。腹壁上动脉为胸廓内动脉的直接延续支,穿膈进入腹直肌鞘,在腹直肌鞘深面下行,分支营养腹直肌上部及其深面的腹膜。

(3)甲状颈干:为一短干,在椎动脉外侧,前斜角肌内侧缘附近发出,迅即分出为_____下动脉、_____上动脉和颈升、颈浅、颈横动脉等,分布于甲状腺、咽和食管、喉和气管及肩、颈部。此外,锁骨下动脉还发出肋颈干至颈深肌和第1、2肋间隙后部;发出肩胛背动脉至背部。

歌诀记忆

　　锁下动脉先两支,上椎下对胸廓内;甲状颈干肋颈干,还有背部肩胛背
　　椎动脉经横突孔,入颅供应脑脊髓;胸廓内在软肋后,终末腹壁脐周汇
　　肋一后有心包膈,伴行神经同支配;甲状颈干甲状下,肩胛上与三颈归
　　颈升颈浅和颈横,支配颈部肩和背;肋颈干至颈胸上,背部分支肩胛背

第三篇 脉管系统

思考训练

1. 锁骨下动脉移行为腋动脉的位置为（ ）
   A. 第1肋外侧缘　　B. 大圆肌上缘　　C. 大圆肌下缘　　D. 喙肱肌下缘　　E. 胸小肌下缘
2. 锁骨下动脉的分支不包括（ ）
   A. 椎动脉　　B. 胸廓内动脉　　C. 甲状颈干　　D. 肋颈干　　E. 肩胛上动脉
3. 下列关于胸廓内动脉的说法,错误的是（ ）
   A. 起自锁骨下动脉　B. 行于肋软骨后　C. 末支腹壁上动脉　D. 供血乳房内侧部　E. 第1肋后发肌膈动脉
4. 椎动脉支配的结构或器官不包括（ ）
   A. 脑后1/3　　B. 脊髓及其被膜　　C. 颈椎肌附近肌　　D. 脑膜　　E. 颈部肌
5. 甲状腺上、下动脉形成吻合并支配（ ）
   A. 甲状腺　　B. 咽和食管　　C. 喉和支气管　　D. 甲状旁腺　　E. 以上均正确
6. 甲状颈干的分支不包括（ ）
   A. 甲状腺下动脉　　B. 肩胛上动脉　　C. 颈升动脉　　D. 颈横动脉　　E. 肩胛背动脉

2. 腋动脉　分支有_____动脉、_____动脉、肩胛下动脉和_____前、后动脉等。

（1）胸肩峰动脉:较短,穿出锁胸筋膜,分出三角肌支、胸肌支和肩峰支,分布于三角肌、胸大肌、胸小肌和肩关节。

（2）胸外侧动脉:沿胸小肌下缘走行,伴随胸长神经下行,共同分支分布到前锯肌、胸大肌、胸小肌和乳房。在女性,分支为外乳动脉,供血给乳房外侧部。

（3）肩胛下动脉:在肩胛下肌下缘发出,向后下行,分为胸背动脉和旋肩胛动脉。胸背动脉分支分布于背阔肌和前锯肌;旋肩胛动脉穿三边孔至冈下窝,营养附近诸肌,并与肩胛上动脉吻合。

（4）旋肱后动脉:伴腋神经穿四边孔,绕肱骨外科颈的后外侧至三角肌、肩关节等处。

（5）旋肱前动脉:多数与旋肱前动脉在同一水平起始,较旋肱后动脉为小,经肱二头肌短头与喙肱肌的下方,绕肱骨外科颈的前方,分支至邻近肌肉及肩关节,并与旋肱后动脉吻合,分布于三角肌、肩关节和肱骨上段。

（6）胸上动脉:分布至第1、2肋间隙。

歌诀记忆

腋动脉分胸肩峰,胸上胸外和旋肱
肩胛下分两支走,胸背旋胛三边孔

腋动脉在胸部的分支有4支,包括胸肩峰动脉、胸外侧动脉、胸上动脉和胸背动脉。其中,胸肩峰动脉与胸长神经伴行,这是同名动、静脉伴行中较为典型的同支配却不同名例子。另外特别要注意的是,旋肩胛动、静脉向后穿经三边孔,而旋肱前动、静脉则向后穿经四边孔。如何记忆?首先知道前述的三边孔和四边孔分别位于肱三头肌长头内侧和外侧,故"旋肱"血管自然向外经四边孔至肱骨外科颈的后面,而"旋肩胛"血管自然向内经三边孔至肩胛骨外侧缘,再绕到冈下窝。

思考训练

1. 胸肩峰动脉的主要分布区域,应除外（ ）
   A. 三角肌　　B. 胸大肌　　C. 胸小肌　　D. 肩关节　　E. 前锯肌
2. 穿过锁胸筋膜的动脉为（ ）
   A. 胸肩峰动脉　　B. 胸外侧动脉　　C. 旋肱前动脉　　D. 旋肱后动脉　　E. 旋肩胛动脉
3. 穿经三边孔的动脉为（ ）
   A. 胸肩峰动脉　　B. 胸外侧动脉　　C. 旋肱前动脉　　D. 旋肱后动脉　　E. 旋肩胛动脉

4. 穿经四边孔的动脉为（　　）
   A. 胸肩峰动脉　　B. 胸外侧动脉　　C. 旋肱前动脉　　D. 旋肱后动脉　　E. 旋肩胛动脉
5. 肱骨外科颈骨折最容易损伤的血管是（　　）
   A. 胸肩峰动脉　　B. 胸外侧动脉　　C. 旋肱前动脉　　D. 旋肱后动脉　　E. 肱动脉
6. 肱骨外科颈骨折最容易损伤的神经是（　　）
   A. 腋神经　　B. 桡神经　　C. 尺神经　　D. 正中神经　　E. 臂丛神经干

3. 肱动脉　主要分支是_____（deep brachial artery），还发出尺侧上、下副动脉和肱骨滋养动脉等。肱深动脉斜向后外方，伴_____绕桡神经沟下行，分支营养_____肌和_____骨。由肱深动脉发出桡侧副动脉，到肘关节参与构成肘关节网。在肘窝内，肱二头肌腱的内侧可触及该动脉的搏动，故此处常作为测量血压的听诊部位。

§ 歌诀记忆

肱深滋养供肱骨，肘内上下尺侧副
也分肌支到臂前，终末尺桡桡颈处

4. 桡动脉　先经肱桡肌与旋前圆肌之间，继而在肱桡肌腱与桡侧腕屈肌腱之间下行，绕桡骨茎突至手背，穿第1掌骨间隙到手掌。主要分支有桡返动脉、拇主要动脉和掌浅支。桡动脉的下段位置表浅，是临床触摸脉搏的部位。

5. 尺动脉　在尺侧腕屈肌与指浅屈肌之间下行，经豌豆骨桡侧至手掌。主要分支有尺返动脉、骨间总动脉和掌深支。骨间总动脉在前臂骨间膜上缘，遂分为骨间前、骨间后动脉，支配前臂肌和尺、桡骨。

6. 掌浅弓和掌深弓　为手掌的动脉弓。

填表练习

项目	掌浅弓	掌深弓
组成	由_____末端与桡动脉的_____吻合而成	由_____末端和尺动脉的_____吻合而成
位置	_____深面	_____深面
分支	3条指掌侧总动脉，1条小指尺掌侧动脉	3条掌心动脉（与指掌侧总动脉吻合）

关键词

尺末桡浅掌膜下，桡末尺深屈指腱

掌浅弓位于掌腱膜深面，由尺动脉末端与桡动脉掌浅支吻合而成（尺末桡浅）。掌深弓位于屈指肌腱（又称为屈肌支持带）深面，由桡动脉末端和尺动脉的掌深支吻合而成（桡末尺深）。

如何区分两个弓的组成？可联想到，中医通常摸脉的血管为桡动脉，位置相对表浅，故桡动脉分出掌浅支组成掌浅弓；同时，我们感觉桡动脉比尺动脉更洪大，主要供应深部肌肉，故其终末段参与组成掌深弓。因此，掌浅弓和掌深弓的组成可记成"尺末桡浅掌膜下，桡末尺深屈指腱"。

※ 思考训练

1. 肱动脉的分支中，行于桡神经沟内的是（　　）
   A. 肱深动脉　　B. 滋养动脉　　C. 尺侧上副动脉　　D. 尺侧下副动脉　　E. 肱动脉肌支
2. 使用水银血压计测量血压时，听诊部位的血管是（　　）
   A. 肱动脉　　B. 肱深动脉　　C. 桡动脉　　D. 尺动脉　　E. 腋动脉

3. 经肱桡肌与旋前圆肌之间走行的血管为(　　)
   A. 肱动脉　　　B. 桡动脉　　　　C. 尺动脉　　　　D. 骨间总动脉　　　E. 旋肩胛动脉
4. 支配前臂肌和尺、桡骨的动脉为(　　)
   A. 桡动脉　　　B. 骨间总动脉　　C. 旋肱前动脉　　D. 旋肱后动脉　　　E. 肱动脉
5. 尺动脉末端与桡动脉掌浅支吻合形成(　　)
   A. 掌浅弓　　　B. 掌深弓　　　　C. 腕关节网　　　D. 掌心动脉　　　　E. 指掌侧总动脉

(四)胸部动脉

在胸部动脉标本上观察胸主动脉的壁支在肋间隙的走行。胸主动脉壁支有肋间后动脉、肋下动脉和膈上动脉;脏支包括支气管支、食管支和心包支。支气管动脉为肺的营养血管,而肺动脉为肺的功能血管。

※ 思考训练

1. 胸主动脉的壁支中,行于肋间隙的血管为(　　)
   A. 支气管支　　B. 食管支　　　　C. 心包支　　　　D. 肋间后动脉　　　E. 肋下动脉
2. 使用水银血压计测量血压时,听诊部位的血管是(　　)
   A. 肱动脉　　　B. 肱深动脉　　　C. 桡动脉　　　　D. 尺动脉　　　　　E. 腋动脉
3. 供应心包的血管包括(　　)
   A. 心包膈动脉　B. 肌膈动脉　　　C. 膈上、下动脉　D. 胸主动脉脏支　　E. 以上均正确
4. 肺的营养性血管是(　　)
   A. 肺动脉　　　B. 支气管动脉　　C. 胸廓内动脉　　D. 肋间后动脉　　　E. 主动脉弓

(五)腹部动脉

在腹腔内观察腹主动脉,重点辨识三不成对脏支和三成对脏支及其发出位置。腹腔干应在膈主动脉裂孔下方的腹主动脉前壁去寻找;肠系膜上动脉可在肾动脉水平的上方约一横指的腹主动脉前壁去寻找;肠系膜下动脉可在腹主动脉分叉上方2~3横指的腹主动脉前壁去寻找。肾动脉很粗大,在L_1水平入肾门。

1. **壁支**　主要有4对_____动脉、1对_____动脉、1支_____动脉等,分布于膈下面、腹后壁、盆后壁等处,其中膈下动脉还发出数支细小的_____动脉至肾上腺。
2. **脏支**　分成对的脏支和不成对的脏支两种。成对脏支有_____中动脉、_____动脉、_____动脉(男性)或_____动脉(女性);不成对脏支有_____、_____上动脉和_____下动脉。约42%的人有肾副动脉。

(1)腹腔干:为一粗短动脉干,在_____裂孔稍下方起自腹主动脉前壁,迅速分为_____动脉(left gastric artery)、_____动脉(common hepatic artery)和_____动脉(splenic artery)。肝总动脉向右行至十二指肠上部的上缘进入_____韧带,分为_____动脉(proper hepatic artery)和_____动脉(gastroduodenal artery);肝固有动脉行于_____韧带内,行至肝门分为左、右支,其右支(即肝左动脉)在入肝门之前发出1支_____动脉(cystic artery),分布于胆囊,尚分出胃右动脉(right gastric artery),并沿胃小弯与胃左动脉吻合。胃十二指肠动脉经胃幽门下缘分为胃网膜右动脉(其终末支与胃网膜左动脉吻合)和胰十二指肠上动脉。故胃的动脉主要有4支,即胃左、右动脉(胃小弯侧)和胃网膜左、右动脉(胃大弯侧)。

(2)肠系膜上动脉:在腹腔干稍下方,约平第1腰椎高度起自腹主动脉前壁,其分支依次有_____下动脉、_____动脉(jejunal artery)、_____动脉(ileal artery)、_____动脉(ileocolic artery)、_____动脉(right colic artery)和_____动脉(middle colic artery)。回结肠动脉行至阑尾形成分支称

为阑尾动脉,经回肠末端的后方进入阑尾系膜。右结肠动脉(注意不是升结肠动脉)分升、降支与中结肠动脉和回结肠动脉吻合;中结肠动脉(注意不是横结肠动脉)分左、右支,与左、右结肠动脉吻合。

(3)肠系膜下动脉:约平第3腰椎高度起于腹主动脉前壁,分支依次有_____动脉(left colic artery)、_____动脉(sigmoid artery)和_____动脉(superior rectal artery)。左结肠动脉(注意不是降结肠动脉)分升、降支与中结肠动脉和乙状结肠动脉吻合;直肠上动脉为肠系膜下动脉的直接延续,在直肠表面和壁内与直肠下动脉形成吻合。

(4)睾丸动脉和卵巢动脉:睾丸动脉细长,在肾动脉起始处稍下方发出,沿腰大肌前面斜向外下方走行,穿入腹股沟管,参与精索组成,分布至睾丸和附睾,又称为精索内动脉。女性卵巢动脉经卵巢悬韧带下行入盆,分布于卵巢和输卵管壶腹部。

§ 歌诀记忆

　　　　　　　腹主分支三个三,一三膈下腰骶前;二三腺中肾睾卵,三三短干系膜间
　　　　　　　腹腔干分胃脾肝,凑成四三比较难。胰头十二指中分,脾曲直肠中汇点

腹主动脉分支应记住"四个三",常考"两个三"(腹主动脉的三大分支、腹腔干的三大分支)。

一三膈下腰骶前:即壁支为膈下动脉、腰动脉和骶正中动脉。膈下动脉1对和腰动脉4对,分别从腹主动脉两侧壁发出,而骶正中动脉为1支,从腹主动脉后壁发出,在骶骨前面下行,跨过骶岬的部位最易找到。

二三腺中肾睾卵:即成对脏支,包括肾上腺中动脉、肾动脉和睾丸或卵巢动脉。其中前二者分别为1对,从腹主动脉侧壁发出,而后者从腹主动脉前外侧壁发出,细小易断,不好寻找。主要识别肾动脉。

三三短干系膜间:即不成对脏支,包括腹腔干、肠系膜上和下动脉。查找的部位见上述。

腹腔干分胃脾肝:第4个"三"为重点和难点,该动脉干主要支配上腹部不成对脏器,包括胃左动脉、脾动脉和肝总动脉。注意:肝总动脉及其分支肝固有动脉均行于肝十二指肠韧带(或小网膜)内,而脾动脉横行于胰上缘至脾门,这些均有利于寻找。胃左动脉向左上方行至胃贲门附近,最容易记混,但因其与胃右动脉在胃小弯形成吻合的动脉弓,由此可知胃右动脉应就近从"右"侧的肝总动脉(或肝固有动脉)发出,而胃左动脉自然就近从"左"侧的腹腔干发出。最形象的记忆法即三指记忆法,是以大分的"三指形"来代表(拇指代表的腹腔干向右行,示指代表的脾动脉和中指代表的胃左动脉均向左行)(图10-1)。

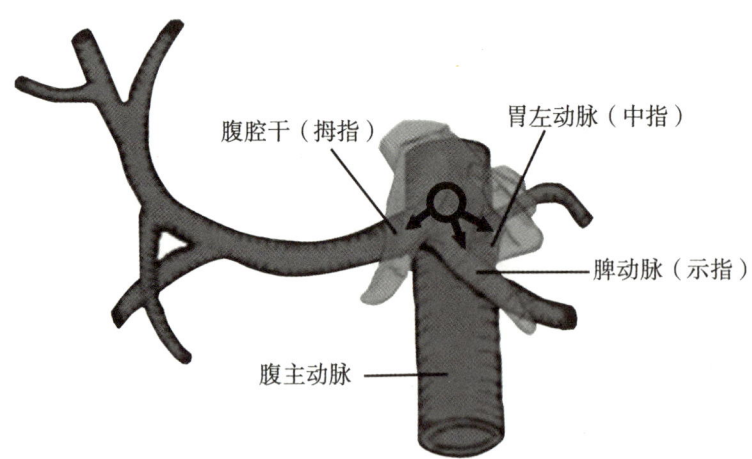

图10-1　腹腔干的分支(三指记忆法)

肾上腺的动脉来源:包括肾上腺上、中、下动脉。肾上腺上动脉源自膈下动脉,为数支细小的动脉,肾上腺手术时不可遗漏结扎此动脉;肾上腺中动脉源自腹主动脉,为1对;肾动脉在入肾门之前发出肾上腺下动脉至肾上腺。

胃的动脉及其来源:胃的血管可看成4组。第1组为胃左动脉(起自腹腔干)和胃右动脉(起自肝固有动脉),沿胃小弯吻合成动脉弓,分布于胃小弯附近的胃前后壁;第2组为胃网膜右动脉(起自胃十二指肠动脉)和胃网膜左动脉(发自脾动脉),沿胃大弯走行于胃结肠韧带之间并吻合成动脉弓,分布于胃大弯侧的前后壁和大网膜;第3组为胃短动脉(发自脾动脉),走行于脾胃韧带内,分布于胃底;第4组为胃后动脉(起自脾动脉干),分布于胃底和贲门部的胃后壁。因此,行全胃切除术时,必须切断上述所有的动脉。手术中还应注意,这些动脉可能不止1支,而且来源也有很多变异。

胰头十二指中分,脾曲直肠中汇点:腹主动脉的三大不成对脏支形成的分界(或相互吻合部位,即交汇点)有3个部位:腹腔干(最后支为胰十二指肠上动脉)与肠系膜上动脉(首支为胰十二指肠下动脉)的分支吻合部位,为胰头和十二指肠降部的中份;肠系膜上动脉(最后支为中结肠动脉)和肠系膜下动脉(首支为左结肠动脉)的分支吻合部位,为结肠脾曲(或左曲);肠系膜下动脉(最后支为直肠上动脉)和髂内动脉(分支为直肠下动脉)的分支吻合部位,为直肠中份。

临床联系

胃大部切除术是指远端胃大部分切除术,切除远端胃的3/5以上,包括胃体大部、胃窦部、幽门部和部分十二指肠。胃短动脉的分支行向右上,胃网膜左动脉的分支行向右下,两动脉分支之间的胃壁,形成所谓的"无血管区",常作为胃大部切除的标志。行此手术时,胃小弯侧胃的切断点在胃左动脉的第1、2分支之间,大弯侧切断点在无血管区,切除胃约50%;如果大弯侧胃切断点在胃网膜左动脉最后两个分支之间,切除胃60%~70%;如果大弯侧胃切断点在全部胃短脉以上,则切除胃90%~95%。

思考训练

1. 腹主动脉壁支中,说法错误的是(　　)
   A. 膈下动脉向下分出数支肾上腺上动脉　　B. 腰动脉有4对,主要供血腹后壁
   C. 骶正中动脉供血盆后壁　　D. 肾动脉向上发出肾上腺下动脉
   E. 肾上腺手术时,最难结扎的是肾上腺上动脉
2. 卵巢或睾丸动脉起自(　　)
   A. 髂内动脉　　B. 髂外动脉　　C. 髂总动脉　　D. 腹主动脉　　E. 肾动脉
3. 阑尾动脉直接起自(　　)
   A. 右结肠动脉　　B. 肠系膜上动脉　　C. 肠系膜下动脉　　D. 回结肠动脉　　E. 乙状结肠动脉
4. 腹主动脉的成对脏支不包括(　　)
   A. 肾动脉　　B. 肾上腺中动脉　　C. 精索内动脉　　D. 卵巢动脉　　E. 子宫动脉
5. 胃左动脉来源于(　　)
   A. 肝固有动脉　　B. 肝总动脉　　C. 腹腔干　　D. 脾动脉　　E. 胃十二指肠动脉
6. 脾动脉的分支不包括(　　)
   A. 胃后动脉　　B. 胃短动脉　　C. 胰支和脾支　　D. 胃网膜左动脉　　E. 胃左动脉
7. The short gastric arteries come from (　　)
   A. celiac trunk　　B. right gastric artery　　C. left gastric artery　　D. splenic artery　　E. superior mesenteric artery

(六)盆、会阴部动脉

在盆正中矢状切并显露盆腔内动脉的标本上观察。髂总动脉沿腰大肌内侧下行,至骶髂关节处分为髂内动脉和髂外动脉。髂内动脉为盆(会阴)部的动脉主干,重点观察其分支出骨盆的位置和分布的器官,同时注意观察子宫动脉与输尿管的关系。髂内动脉沿盆腔侧壁下行,发出壁支和脏支。壁支包括＿＿＿动脉、＿＿＿上动脉、＿＿＿下动脉、髂腰动脉和＿＿＿动脉(lateral sacral artery);脏支有＿＿＿动脉、＿＿＿内动脉、＿＿＿下动脉(inferior rectal artery)和＿＿＿下动脉(inferior vesical artery),女性还有＿＿＿动脉和＿＿＿动脉(vaginal artery),而男性的前列腺动脉主要来源于膀胱下动脉。

1. **闭孔动脉** 沿骨盆侧壁前行,穿_____管至大腿内侧,分支至内收肌群和髋关节。

2. **臀上动脉和臀下动脉** 分别经梨状肌上、下孔穿出至臀部,分支营养臀中肌、臀小肌(臀上动脉)、臀大肌(臀下动脉)和髋关节。

3. **脐动脉** 是胎儿时期的动脉干,出生后其远侧段闭锁形成脐_____侧韧带,近侧段管腔未闭,发出2～3支_____动脉(superior vesical artery),分布于膀胱中、上部。

4. **子宫动脉** 沿盆腔侧壁下行,进入子宫_____韧带底部两层腹膜之间,在子宫_____外侧约2.5 cm处从_____前上方跨过,再沿子宫侧缘迂曲上升至子宫底移行为输卵管动脉,分支营养子宫、阴道、输卵管和卵巢,并与卵巢动脉吻合。

5. **阴部内动脉** 在臀下动脉前方下行,穿_____孔出盆腔,再经坐骨小孔至_____窝,发出肛动脉、会阴动脉、阴茎(蒂)动脉等支,分布于肛门、会阴部和外生殖器。

§ 歌诀记忆

> 髂内供血会阴盆,壁五脏五十支分;壁支闭孔臀上下,髂腰骶外后腰盆
> 闭孔出盆大腿内,臀上臀下梨孔奔;脏支脐膀直肠下,子宫阴内要记深
> 向前分支脐闭孔,向后臀支阴内跟;壁后髂腰和骶外,向下宫膀直肠认
> 阴内行程很好记,出大入小穿窝管;三分后肛中会阴,阴茎阴蒂背和深

易于识别的几支:主要有4支,它们的特征是分别从"三孔"即闭孔(闭孔血管)、梨状肌上孔(臀上血管)和梨状肌下孔(上方为臀下血管,下方为阴部内血管)出骨盆,很容易辨识。注意:闭孔动脉是壁支。

脐动脉的辨识:主要有三大特征,包括向前追踪连于脐孔后,近侧段开放而远侧段闭合,以及在开放闭合段的交界处发出膀胱上动脉。

阴部内动脉的行程及分支:其行程可总结为"出大入小穿窝管",即从坐骨"大"孔(梨状肌下孔下方)出骨盆,很快进入坐骨"小"孔,到达坐骨肛门"窝",行于其外侧壁内面的阴部"管";出阴部管后,分支包括至肛区的肛动脉、会阴区的会阴动脉和耻区的阴茎(阴蒂)动脉(进一步分为阴茎或阴蒂背动脉和深动脉)。在痔疮患者,可将直肠上动脉称为痔上动脉,直肠下动脉称为痔中动脉,肛动脉称为痔下动脉。

子宫动脉与输尿管的交叉关系:见前述的输尿管部分。

不容易辨识的分支:主要是向下的动脉,包括膀胱下动脉、直肠下动脉;在女性还有子宫动脉和阴道动脉;在男性还有前列腺动脉(大部分来自膀胱下动脉,也可来自阴部内动脉或直肠下动脉等)。

※ 思考训练

1. 髂内动脉的壁支不包括(　　)
   A. 髂腰动脉　　B. 闭孔动脉　　C. 臀上动脉　　D. 臀下动脉　　E. 骶外侧动脉

2. 髂内动脉的脏支不包括(　　)
   A. 脐动脉　　B. 阴部内动脉　　C. 子宫动脉　　D. 膀胱上动脉　　E. 直肠下动脉

3. 营养大腿内收肌群的动脉主要是(　　)
   A. 闭孔动脉　　B. 股动脉　　C. 股深动脉　　D. 阴部内动脉　　E. 腹壁下动脉

4. 营养臀大肌及其表面皮肤的动脉主要是(　　)
   A. 臀上动脉　　B. 臀下动脉　　C. 阴部内动脉　　D. 骶外侧动脉　　E. 骶正中动脉

5. 进入坐骨小孔的血管是(　　)
   A. 臀上动脉　　B. 臀下动脉　　C. 阴部内动脉　　D. 肛动脉　　E. 阴茎(蒂)动脉

6. 男性前列腺动脉通常发自(　　)
   A. 闭孔动脉　　B. 直肠下动脉　　C. 膀胱下动脉　　D. 臀下动脉　　E. 阴部内动脉

7. 子宫动脉起自(　　)
   A. 髂内动脉　　B. 髂外动脉　　C. 髂总动脉　　D. 腹主动脉　　E. 肾动脉

（七）下肢动脉

在下肢动脉标本上观察下肢各部动脉主干（股动脉、腘动脉、胫前动脉和胫后动脉）及其主要分支。髂外动脉为下肢的动脉主干，沿_____内侧缘下降，经_____中点深面至股前部，移行为_____；股动脉在_____内下行，经_____管，出_____裂孔至腘窝，移行为_____；腘动脉在腘窝深部下行至腘肌下缘，分为_____动脉和_____动脉；胫后动脉沿小腿后面浅、深屈肌之间下行，经_____后方转至足底，分为_____动脉和_____动脉两终支；胫前动脉直接延续为_____动脉。

1. 髂外动脉 在腹股沟韧带附近向内上方斜行发出腹壁下动脉，进入腹直肌鞘，分布于腹直肌，并与腹壁上动脉形成吻合；向外上方斜行分出旋髂深动脉，分支营养髂嵴及邻近肌。腹壁下动脉是腹股沟直疝和斜疝的手术鉴别标志。

歌诀记忆

髂外动脉下肢干，末部分两再出盆
内上斜行腹壁下，外上斜行旋髂深

2. 股动脉 主要分支为股深动脉。该动脉很快发出旋股内侧动脉、旋股外侧动脉和数支穿动脉。旋股内侧动脉布于大腿内侧肌群；旋股外侧动脉布于大腿前肌群；穿动脉布于大腿后肌群、内侧肌群和股骨。股动脉还发出腹壁浅动脉和旋髂浅动脉，在显微外科中，可将它们的分布区作为带血管蒂皮瓣移植的供皮区。

歌诀记忆

大腿主干股动脉，分出股深和两浅；股深发出旋内外，向后发出数支穿
腹壁浅和旋髂浅，髂外分支对应看；股穿注意减风险，浅支常作供皮选

临床联系

股动脉穿刺法是心脏导管术中动脉穿刺的最常见方法。这是因为股动脉具有内径大、技术容易掌握、血液循环不容易受损、可根据需要置入较大鞘管等优点。如果两侧股动脉搏动相当，选择外周血管搏动较好侧的股动脉。如果股动脉在1周内曾被穿刺过，则使用对侧股动脉。在腹股沟韧带下方约2 cm（约1指宽）或耻骨结节和髂前上棘连线中点扪及股动脉搏动，将搏动点最明显处作为穿刺点。

入路位于股动脉非常重要，如果鞘管置入股动脉发出的旋髂浅动脉、腹壁浅动脉、阴部外动脉或股深动脉，可增加发生血管并发症的风险。解剖和放射性标志有助于确定动脉入路位置，特别是肥胖患者。最可靠的标志为股骨头中、下1/3交界处，此处的动脉入路常位于股动脉。腹股沟皮肤皱褶容易误导穿刺部位，故不应以腹股沟皮肤皱褶作为选择穿刺点的标志。注意不要穿刺腹股沟韧带以上的动脉，否则会增加腹膜后出血的机会。另外，注意避免动脉穿刺点过低，因为这可能导致假性动脉瘤或动静脉瘘的形成。一旦确定穿刺部位（如需要可做标记），就要消毒铺巾，局部麻醉，然后通过用斜角中空穿刺针和改良Seldinger技术经皮穿刺股动脉前壁以获得入路。

3. 腘动脉 发出关节支和肌支，分布于膝关节及邻近诸肌，并参与膝关节网的形成。

4. 胫前动脉 沿途分支至小腿前肌群，并分支参与膝关节网的形成。

5. 胫后动脉 主要分支为腓动脉。腓动脉起于胫后动脉上部，沿腓骨内侧下行，分支营养邻近诸肌和胫、腓骨。

6. 足背动脉 经踇长伸肌腱和趾长伸肌腱之间前行，分支有足底深支、第1跖背动脉、弓状动脉、跗内侧动脉、跗外侧动脉等。

7. 足底动脉 包括足底内侧动脉和足底外侧动脉。足底外侧动脉与足背动脉的足底深支吻合，形成足底动脉弓。由弓发出4支跖足底总动脉，向前又分为2支趾足底固有动脉。

思考训练

1. 髂外动脉的分支中,可作为腹股沟斜疝和直疝分界标志的是(　　)
   A. 腹壁上动脉　　B. 腹壁下动脉　　C. 腹壁浅动脉　　D. 旋髂浅动脉　　E. 旋髂深动脉
2. 股动脉的分支不包括(　　)
   A. 股深动脉　　B. 腹壁浅动脉　　C. 旋髂浅动脉　　D. 阴部外动脉　　E. 穿动脉
3. 股深动脉的分支中,支配大腿后肌群的血管为(　　)
   A. 旋股内侧动脉　B. 旋股外侧动脉　C. 穿动脉　　D. 旋髂深动脉　　E. 闭孔动脉
4. 足背动脉的足底深支与下列哪条动脉形成足底动脉弓?(　　)
   A. 足底外侧动脉　B. 足底内侧动脉　C. 第1跖背动脉　D. 弓状动脉　　E. 跗外侧动脉

常用英汉名词

artery(arterial) 动脉(的)
pulmonary trunk 肺动脉干
left(right) pulmonary artery 左(右)肺动脉
ductus arteriosus 动脉导管
arterial ligament 动脉韧带
aorta(aortic) 主动脉的
brachiocephalic trunk 头臂干
common carotid artery 颈总动脉
internal carotid artery 颈内动脉
external carotid artery 颈外动脉
superior thyroid artery 甲状腺上动脉
superficial temporal artery 颞浅动脉
middle meningeal artery 脑膜中动脉
subclavian artery 锁骨下动脉
vertebral artery 椎动脉
axillary artery 腋动脉
brachial artery 肱动脉
radial artery 桡动脉
ulnar artery 尺动脉
deep palmar arch 掌深弓

superficial palmar arch 掌浅弓
thoracic aorta 胸主动脉
abdominal aorta 腹主动脉
celiac trunk 腹腔干
left(right) gastric artery 胃左(右)动脉
common hepatic artery 肝总动脉
left gastroepiploic artery 胃网膜左动脉
splenic artery 脾动脉
superior mesenteric artery 肠系膜上动脉
inferior mesenteric artery 肠系膜下动脉
appendicular artery 阑尾动脉
common iliac artery 髂总动脉
internal iliac artery 髂内动脉
external iliac artery 髂外动脉
popliteal artery 腘动脉
anterior tibial artery 胫前动脉
posterior tibial artery 胫后动脉
peroneal artery 腓动脉
dorsal pedis artery 足背动脉
plantar artery 足底动脉

第四节 静 脉

✳ **学习目标**：掌握静脉的定义和结构特点，头臂静脉的组成和静脉角的概念，颈内静脉的起止、行程和主要属支，面静脉的起止、行程、结构特点、交通及其临床意义，脊柱静脉的组成、位置和交通，肝门静脉系的组成和特点，肝门静脉的组成、行程、属支、收集范围及其与腔静脉系的吻合途径和侧支吻合的临床意义，上肢和下肢浅静脉的起止、行程和交通；熟悉静脉系统的组成，静脉的配布规律，几种特殊静脉及全身无瓣膜的大静脉，肺静脉的行程，上腔静脉的组成、起止、行程和属支，颈外静脉的位置和临床意义，锁骨下静脉的起止、行程及上肢深静脉的特点，奇静脉系的组成、行程、特征、收集范围和属支，下腔静脉、髂总静脉和髂内静脉的位置、行程和主要属支，髂外静脉的起止、行程、属支及下肢深静脉的特点；了解静脉血回流的影响因素，颅内、外静脉的交通，颈静脉弓的形成和位置，胸腹盆壁的浅静脉和交通，腹盆腔内的静脉丛，上、下肢静脉的临床应用。

一、概述

（一）静脉的定义

静脉导血回心的血管，始于_____，止于_____。能将血液从全身各个部位运送到心，肺循环的静脉运送_____血，体循环的静脉运送_____血。

（二）静脉的特征

1. **结构特征** 与动脉相比，静脉的数量比动脉要多；管径较粗，管腔较大；管壁薄而柔软，弹性小；标本上的静脉管壁塌陷，含有淤血；较大的静脉内可有成对的_____（venous valve）。结构特殊的静脉包括位于颅内的硬脑膜窦和位于板障内的板障静脉。

2. **分布特征** ①四肢静脉瓣膜多，而躯干较大的静脉少或无瓣膜。注意全身无瓣膜的静脉，包括：肺循环的肺静脉；体循环中头颈部的面静脉、硬脑膜窦和板障静脉；胸部的奇静脉；腹部的肝门静脉；脊柱的椎静脉等。②体循环的浅静脉（又称为皮下静脉）一般不与动脉和神经伴行；深静脉（又称为伴行静脉）大部分与同名动脉和神经伴行，且四肢远侧段常有两条静脉伴行。注意：上肢的头静脉和贵要静脉在前臂分别有前臂外侧皮神经和前臂内侧皮神经伴行；下肢的大隐静脉和小隐静脉分别在小腿的内侧和后面与隐神经和腓肠神经伴行。③静脉吻合比较丰富。浅静脉在手、足等部位吻合成静脉网；深静脉环绕容积经常变动的脏器（如膀胱、子宫、直肠等）形成静脉丛；浅静脉之间、深静脉之间和浅、深静脉之间存在丰富的交通支，以利于建立侧支循环。注意全身的静脉交通吻合，主要包括：颅内的脑底静脉（前、后）环；颅内、外的静脉交通（尤其是面静脉与海绵窦的交通）吻合；上、下腔静脉的交通吻合（包括胸部的奇静脉系、腹部的肝门静脉系和脊柱的椎静脉系）。

（三）全身静脉的组成

分为肺循环的静脉和体循环的静脉。后者又包括心静脉系、上腔静脉系（包括头颈部、上肢和胸部的静脉）和下腔静脉系（包括腹部、盆会阴和下肢的静脉）。此外，上腔静脉系中又形成收集胸部静脉血的奇静脉系，下腔静脉系中又形成收集腹部不成对脏器（除了肝）静脉血的肝门静脉系，以及贯连头颈、胸、腹、盆部的脊柱静脉系（又称为椎静脉系）。

二、肺循环的静脉

在游离的心肺联合标本上，从后面观察连于肺门与左心房间的右上、下肺静脉和左上、下肺静脉。注意：右肺静脉2支收集3肺叶，右上肺静脉收集右肺上、中叶的血液，右下肺静脉收集右肺下叶的血液。

三、体循环的静脉

（一）上腔静脉系

在头颈、胸、上肢的静脉标本及模型上观察上腔静脉的组成、行程及主要属支。上腔静脉系由上腔静脉及其属支组成，收集_____部、_____部、胸部（_____和_____除外）等上半身的静脉血。

1. 头颈部静脉 浅静脉主要有颞浅静脉、面静脉、颈前静脉和颈外静脉，深静脉包括颅内静脉（即脑的静脉）、颈内静脉和锁骨下静脉。即头面部的浅静脉为头皮静脉和面静脉，深静脉为颅内静脉（颈内静脉的颅内属支）；颈部的浅静脉为颈外静脉和颈前静脉，深静脉为颈内静脉及其颅外属支。

（1）浅静脉：①头部浅静脉为头皮静脉，包括颞浅静脉、额静脉、枕静脉、耳后静脉等。②面部浅静脉主要为面静脉，起自_____静脉（angular vein），在面动脉后方下行，至舌骨大角附近，注入_____静脉。③颈部的浅静脉包括颈外静脉和颈前静脉。

颞浅静脉起于头皮静脉网，在颞浅动脉后方下行，与上颌静脉在腮腺内汇合成下颌后静脉。上颌静脉起自翼静脉丛。翼静脉丛是位于颞下窝内，翼内、外肌与颞肌之间的静脉丛。下颌后静脉下行至腮腺下缘分为前、后两支，前支注入_____静脉，后支与耳后静脉和枕静脉汇合成_____静脉（external jugular vein）。颈外静脉合成后沿_____肌表面下行，在锁骨上方穿深筋膜，注入_____静脉或静脉角，主要收集头皮和面部的静脉血。颈前静脉起自颏下方的浅静脉，沿颈前正中线两侧下行，注入颈外静脉末端或锁骨下静脉。左、右颈前静脉在胸骨柄上方常吻合成_____（jugular venous arch）。

（2）深静脉：①颈内静脉于颈静脉孔处续于_____，在_____内沿颈内动脉和颈总动脉_____侧下行，至_____后方与_____静脉汇合成头臂静脉，有颅内属支和颅外属支。颅内属支有_____窦和_____窦；颅外属支包括面总静脉、舌静脉、咽静脉、甲状腺上静脉、甲状腺中静脉等。②锁骨下静脉在第1肋外侧续于腋静脉，主要属支有腋静脉和颈外静脉。

注意静脉角的概念和临床意义：锁骨下静脉在胸锁关节后方与颈内静脉汇合成头臂静脉，其汇合处称为静脉角，是淋巴导管的注入部位。临床上常经锁骨上或锁骨下入路做锁骨下静脉导管插入。

（3）颅内外静脉的交通：①海绵窦与面部和椎静脉丛的交通，即海绵窦经眼静脉与面静脉相通，经颅底导静脉（卵圆孔和破裂孔导静脉）和翼静脉丛与面静脉和鼻咽口的静脉丛相通，还经基底静脉丛与脊髓静脉相通。②横窦与枕静脉的交通，即横窦经乳突导静脉与枕静脉相通。③上矢状窦与头皮静脉的交通，即经颅顶导静脉与颅外顶后静脉（头皮静脉）相通。④其他交通途径。子宫-阴道静脉、椎静脉等与颅内静脉和硬脑膜窦之间也存在解剖上的连续性。这些静脉交通是颅外的化脓性感染向颅内蔓延及胸腔、腹腔、盆腔内的栓子逆行进入颅内的潜在途径。

由此可见，颅内外静脉的交通主要经眶裂的眼静脉、经颅骨的导静脉和板障静脉，以及经枕骨大孔处与脊柱椎静脉相续的基底静脉丛。导静脉是穿颅骨的小静脉，是颅内、外静脉交通的重要渠道，可分为4组。①顶骨导静脉：穿顶孔连接上矢状窦和颞浅静脉。②乳突导静脉：穿乳突孔连接乙状窦与枕静脉。③髁导静脉：穿髁管连接乙状窦和椎外静脉丛。④枕骨导静脉：穿枕骨大孔连接窦汇和枕静脉。

歌诀记忆

头部静脉头皮面,颅内还有脑静脉;颈部颈前和颈外,颈内锁骨下深在
颞下窝内有翼丛,交通丰富颅内连;面借翼丛眼静脉,通颅无瓣三角险
静脉角,记牢固,锁骨下与颈内合;胸导管,左侧入,淋巴导管入右侧

临床联系

翼(静脉)丛向前经眼下静脉和面深静脉与面静脉交通,向后借上颌静脉汇入颈外静脉;向上经颅底破裂孔导静脉和卵圆孔导静脉与颅内的海绵窦形成交通吻合,故面深部如口、鼻、咽等部的感染,可经翼丛交通途径蔓延至颅内。由此可见,面静脉可通过眼(上、下)静脉、翼丛与颅内的海绵窦形成广泛交通。而面静脉(主要在口角以上部位)缺乏静脉瓣,因此,面部发生化脓性感染时,若处理不当(如用力挤压),可导致颅内感染。故将鼻根至两侧口角的三角区,称为"危险三角"。

临床联系

1. 头皮静脉的临床意义 小儿出生至3岁,头部皮下脂肪少,头皮静脉清晰,呈网状分布,故这个时期的头皮静脉易穿刺。

2. 颈内静脉的临床意义 颈内静脉壁附着于颈动脉鞘,借此与颈深筋膜和肩胛舌骨肌中间腱相连,故管腔经常处于开放状态,有利于血液回流。当颈静脉外伤时,因管腔不能闭锁和胸腔负压对血液的抽吸作用,可导致空气栓塞。

3. 颈外静脉的临床意义 颈外静脉沿胸锁乳突肌表面下行,位置表浅。其末端有一对瓣膜,但不能防止血液逆流。正常人站位或坐位时,颈外静脉常不显露,但在老人或发怒时,颈外静脉也可明显鼓出体表,通常不超过胸锁乳突肌中点水平。当心脏病或上腔静脉阻塞引起颈外静脉回流不畅时,在体表可见静脉充盈轮廓,此时患者取30°~45°的半卧位时,颈外静脉充盈高度明显超过正常水平,称为颈静脉怒张。

思考训练

1. 头皮静脉不包括(　　)
   A. 额静脉　　　B. 颞浅静脉　　　C. 枕静脉　　　D. 耳后静脉　　　E. 导静脉
2. 面静脉汇入(　　)
   A. 颈外静脉　　B. 颈内静脉　　　C. 颈前静脉　　D. 锁骨下静脉　　E. 翼静脉丛
3. 注入左侧静脉角的是(　　)
   A. 左锁骨下静脉　B. 左颈内静脉　　C. 左颈外静脉　　D. 右淋巴导管　　E. 胸导管
4. 颅内、外静脉的交通途径不包括(　　)
   A. 眼静脉　　　B. 导静脉　　　　C. 椎静脉　　　D. 板障静脉　　　E. 上颌静脉
5. 下列关于头颈部静脉汇合的说法,错误的是(　　)
   A. 颞浅静脉与上颌静脉在腮腺内汇合成下颌后静脉
   B. 下颌后静脉前支与面静脉汇合成面总静脉
   C. 下颌后静脉后支与耳后静脉、枕静脉汇合成颈外静脉
   D. 上颌静脉向前汇合成翼静脉丛
   E. 颈内静脉在胸锁关节后方与锁骨下静脉汇合成头臂静脉
6. 面部浅静脉有(　　)
   A. 面总静脉　　B. 颞浅静脉　　　C. 面横静脉　　D. 面后静脉　　　E. 颈外静脉

2. 上肢静脉 浅静脉包括_____静脉(cephalic vein)、_____静脉(basilic vein)、_____静脉(median cubital vein)及其属支(前臂正中静脉)。临床常在手背静脉网(丛)、前臂和肘窝前的浅静脉取血、输液和注药。深静脉与同名动脉伴行,且多为两条。

填表练习

名称	起始	注入	交通支	收集范围
头静脉	手背静脉网_____侧	_____静脉或_____静脉（穿锁胸筋膜）	肘正中静脉	手和前臂桡侧浅层结构静脉血
贵要静脉	手背静脉网_____侧	_____静脉或_____静脉		手和前臂尺侧浅层结构静脉血
前臂正中静脉	手_____静脉丛	_____静脉或头静脉和贵要静脉		手掌侧和前臂前部浅层结构静脉血

关键词

记住上肢浅静脉的位置，关键词为"头""贵要"和"中"

头静脉和贵要静脉的起始和行程与名称相关，由"头"和"贵要"的含义联想到家庭中老"大"通常是孩子们的头领，故"头"静脉位于"大"拇指侧（桡侧）；而最小的孩子通常被宠溺，又金贵又重要，几乎被惯坏（贵要），故"贵要"静脉位于"小"指侧（尺侧）。肘正中静脉和前臂正中静脉的名称均与其行于肘窝和前臂的"中"间位置有关。

临床联系

手背静脉注射时，药液要发挥作用需要先经静脉血回流至心，然后再经肺循环从心流向主动脉，最后经主动脉的分支到达药物作用部位。故药液流经途径为手背静脉丛→贵要静脉或头静脉→肱静脉或腋静脉→锁骨下静脉→头臂静脉→上腔静脉→右心房→右心室→肺动脉→肺泡毛细血管网→肺静脉→左心房→左心室→主动脉及相应分支→效应器官或组织。

例如，从头静脉注射药物治疗阑尾炎，经哪些途径到达阑尾？药物经过的途径为头静脉→腋静脉→锁骨下静脉→头臂静脉→上腔静脉→右心房→右心室→肺动脉干→左、右肺动脉→肺→肺静脉→左心房→左心室→升主动脉→主动脉弓→胸主动脉→腹主动脉→肠系膜上动脉→回结肠动脉→阑尾动脉→阑尾。

思考训练

1. 上肢浅静脉中既收集血液，同时也是重要交通血管的是（　　）
   A. 头静脉　　　B. 贵要静脉　　　C. 肘正中静脉　　　D. 前臂正中静脉　　　E. 手背静脉网

2. 可穿经锁胸筋膜注入锁骨下静脉的是（　　）
   A. 头静脉　　　B. 贵要静脉　　　C. 颈内静脉　　　D. 颈外静脉　　　E. 腋静脉

3. 胸部静脉　胸部前壁形成浅静脉丛，主要有乳腺静脉丛、胸外侧静脉及其属支（胸腹壁静脉和肋腋静脉）。胸部的深静脉主要有_____静脉、_____静脉、_____静脉及其属支。

（1）头臂静脉：左头臂静脉比右头臂静脉长，二者在第1胸肋结合处后方汇合成上腔静脉，接受颈内静脉、锁骨下静脉、椎静脉、胸廓内静脉、肋间最上静脉、甲状腺下静脉等。

（2）上腔静脉：沿升主动脉右侧下行，至右侧第2胸肋关节后方穿纤维心包，平第3胸肋关节下缘注入右心房。属支主要有左、右头臂静脉及其从后壁注入的奇静脉。

（3）奇静脉系：为收集胸部血液的静脉系（收集范围），包括右侧胸内的_____静脉、左侧胸内上部的_____静脉和下部的_____静脉（组成）。各静脉收集来自胸壁的肋间后静脉及来自胸部脏器的支气管静脉、食管静脉和心包静脉的血液（属支）。副半奇静脉注入半奇静脉，后者向右跨越脊柱，注入奇静脉；副半奇静脉和半奇静脉还有小支直接越过脊柱汇入奇静脉。奇静脉上行至第4胸椎高度（_____水平），弯向前方形成奇静脉弓，跨右侧_____上方注入_____静脉（最终注入部位）。

填表练习

组成	起始	位置	汇入	收集范围
奇静脉	在右膈脚处起自右腰升静脉	沿食管后方和胸主动脉右侧上行	上腔静脉	右半胸的静脉血
半奇静脉	在左膈脚处起自左腰升静脉	沿胸椎体左侧上行	奇静脉	左下半胸的静脉血
副半奇静脉	尚无统一说法	沿胸椎体左侧下行	半奇静脉	左上半胸的静脉血

歌诀记忆

奇系收集胸部血,组成奇半副半奇;肋间后收集胸壁,支食心包胸脏器
左右腰升是起始,最后注入上腔壁;右肺根上形成弓,约平第四胸椎体

临床联系

奇静脉系是沟通上、下腔静脉的通路,在临床上有重要意义。交通途径包括:①膈下的腰升静脉途径。奇静脉起自右腰升静脉,半奇静脉则起自左腰升静脉。②脊柱的椎静脉途径。奇静脉后方收集来自椎内、外静脉丛的静脉。③其他静脉途径。奇静脉有时还有小支起于下腔静脉(肾静脉平面)或上位椎体前方的静脉丛,这些小支称为腰奇静脉。此外,奇静脉还可能在左侧形成,然后绕过肝左叶后方而终于冠状窦。

(4)椎静脉系:为脊柱的静脉丛,纵贯整个脊柱。椎管内、外有_____静脉丛(external vertebral plexus)和_____静脉丛(internal vertebral plexus)。椎内、外静脉丛均无瓣膜,借椎间孔的椎间静脉和穿行于椎体内的椎体静脉互相吻合,就近注入颈部的椎静脉、胸部的肋间后静脉、腰部的腰静脉、盆部的骶外侧静脉等。脊柱静脉丛向上经枕骨大孔与硬脑膜窦交通,向下与盆腔静脉丛交通,是沟通上、下腔静脉系和颅内、外静脉的重要通道。故躯干各部的感染、肿瘤或寄生虫时,均有可能经脊柱静脉丛侵入颅内或其他远位器官。

思考训练

1. 胸部的浅静脉不包括(　　)
   A. 乳腺静脉丛　B. 胸外侧静脉　C. 胸廓内静脉　D. 胸腹壁静脉　E. 肋腋静脉
2. 上腔静脉后壁汇入的是(　　)
   A. 奇静脉　B. 半奇静脉　C. 副半奇静脉　D. 锁骨下静脉　E. 头臂静脉
3. 奇静脉起于(　　)
   A. 左腰升静脉　B. 右腰升静脉　C. 右肋间后静脉　D. 左肋间后静脉　E. 上腔静脉
4. 头臂静脉的属支不包括(　　)
   A. 颈内静脉　B. 锁骨下静脉　C. 椎静脉　D. 胸廓内静脉　E. 甲状腺上静脉
5. 椎静脉内、外丛之间的主要交通支为(　　)
   A. 椎间静脉　B. 脊髓根静脉　C. 肋间后静脉　D. 腰升静脉　E. 骶外侧静脉
6. 脊柱静脉丛向周围注入的部位不包括(　　)
   A. 椎静脉　B. 肋间后静脉　C. 腰静脉　D. 骶正中静脉　E. 上、下腔静脉

(二)下腔静脉系

在腹、盆会阴、下肢的静脉标本及模型上观察下腔静脉的组成、行程及主要属支。下腔静脉系由上腔静脉及其属支组成,收集_____部、_____部、_____等下半身的静脉血。

1. 腹部静脉　主要包括腹壁的静脉和腹腔内脏器的静脉。腹腔内脏器的静脉又包括成对脏器

的静脉和不成对脏器的静脉(主要形成肝门静脉系和肝静脉系)

(1)腹壁静脉：主要为腹前壁的静脉，分浅、深两种，共同形成脐周静脉网。浅静脉在脐以上汇合为胸腹壁静脉，向上注入腋静脉；在脐以下是腹壁浅静脉，它汇入大隐静脉。深静脉在脐以上是腹壁上静脉，上行续于胸廓内静脉，注入头臂静脉；在脐以下为腹壁下静脉，注入髂外静脉。腹壁上、下静脉在腹直肌鞘内有吻合。

(2)下腔静脉：在第_____或_____腰椎体右前方由左、右_____静脉汇合而成，沿_____右侧上行，经肝后面的腔静脉沟，穿膈的_____进入胸腔内，再穿纤维心包注入_____。属支分壁支和脏支两种，多数与同名动脉伴行。壁支包括膈下静脉和腰静脉，各腰静脉之间的纵支连成腰升静脉；脏支包括_____(或_____)静脉、_____静脉、_____静脉、_____静脉等。睾丸静脉起自睾丸和附睾的小静脉，吻合成蔓状静脉丛行于精索内，进入盆腔后汇成睾丸静脉，左侧以直角汇入左肾静脉，右侧以锐角注入下腔静脉。左睾丸静脉以直角注入左肾静脉，易导致左侧精索静脉曲张，是男性不育的重要原因之一。卵巢静脉起自卵巢静脉丛，在卵巢悬韧带内上行，注入下腔静脉。肾静脉经肾动脉前面向内行，注入下腔静脉。肾上腺静脉在左侧注入左肾静脉，在右侧注入下腔静脉。肝静脉分肝左、中、右静脉，在腔静脉沟处注入下腔静脉。

(3)肝门静脉系：首先在门静脉标本和模型上观察肝门静脉的合成、行程、属支；借助图谱理解门-腔静脉系之间的吻合；总结肝门静脉的特点；思考门静脉不收纳腹腔内哪一个不成对器官的静脉。肝门静脉系由肝门静脉及其属支组成，收集腹部不成对脏器(除开肝)的静脉血。其中的静脉血含有营养物质，是人体经肠道吸收营养物质后再转运入肝进行转化的必经途径。

1)肝门静脉的组成和行程：多由_____上静脉(superior mesenteric vein)和_____静脉(splenic vein)(有时肠系膜下静脉在二者的夹角处加入)在_____后面汇合而成，经胰颈和下腔静脉之间上行进入_____韧带，在肝固有动脉和胆总管的后方上行至肝门，分为两支，分别进入肝左叶和肝右叶。

2)肝门静脉的特点：无瓣膜，起始端(属支的脏器内)和末端(肝血窦)均与毛细血管相连。此外，值得注意的是，肝门静脉既有静脉的属支，也有类似动脉的分支(肝门静脉左、右支)。

3)肝门静脉的属支：包括_____上静脉、_____下静脉、_____左静脉、_____右静脉、_____静脉、_____静脉、_____静脉等，多与同名动脉伴行。脾静脉起自脾门处，经脾动脉下方和胰后右行。肠系膜下静脉注入脾静脉或肠系膜上静脉。附脐静脉起自脐周静脉网。

◆ 关键词

肝门静脉的属支可记为"上下左右胆脾脐"

可联想记忆为"上面的领导，下面的部属，左右的同事，都很有胆量和脾气(个性)"。

4)肝门静脉系与上、下腔静脉系之间的交通途径：主要有三大吻合途径，即食管静脉丛(与上腔静脉系吻合)、直肠静脉丛(与下腔静脉系吻合)和脐周静脉网(分别于上、下腔静脉系吻合)。此外，还可通过椎静脉丛和腹膜后的小静脉(Retzius静脉)形成与上、下腔静脉系的吻合。

§ 歌诀记忆

肠系膜上脾静脉，形成门脉胰颈后；收纳不成对腹脏，切记除肝莫遗漏
上下左右胆脾脐，属支七条刚刚够；食管直肠脐周网，吻合途径脊腹后

肝门静脉收集腹盆部消化道(包括食管腹段，但齿状线以下肛管除外)、脾、胰和胆囊的静脉血，即腹部(广义的腹部包括盆部)不成对的脏器(除肝，肝静脉直接汇入下腔静脉)。肝门静脉的属支包括肠系膜上静脉、肠系膜下静脉、胃左静脉、胃右静脉、胆囊静脉、脾静脉、附脐静脉等，门-腔吻合部位主要在食管、直肠和脐周。

临床联系

肝门静脉和上、下腔静脉间的吻合途径包括以下几种。①通过食管静脉丛与上腔静脉吻合。途径:门静脉→胃左静脉→食管静脉丛→食管静脉→奇静脉→上腔静脉。②通过直肠静脉丛与下腔静脉吻合。途径:门静脉→脾静脉→肠系膜下静脉→直肠上静脉→直肠静脉丛→直肠下静脉、肛静脉→髂内静脉→髂总静脉→下腔静脉。③通过脐周静脉网与上、下腔静脉吻合。途径:门静脉→附脐静脉→脐周静脉网→可通过向上、向下两条途径。向上经胸腹壁静脉→腋静脉→锁骨下静脉→头臂静脉→上腔静脉,以及腹壁上静脉→胸廓内静脉→头臂静脉→上腔静脉;向下经腹壁浅静脉→大隐静脉→股静脉→髂外静脉,以及腹壁下静脉→髂外静脉→髂总静脉→下腔静脉。

在正常情况下,肝门静脉系与上、下腔静脉系之间的交通支细小,血流量少。肝硬化、肝肿瘤、肝门处淋巴结肿大或胰头肿瘤等可压迫肝门静脉,导致肝门静脉回流受阻,此时肝门静脉系的血液经上述交通途径形成侧支循环,通过上、下腔静脉系回流。由于血流量增多,交通支变得粗大和弯曲,出现静脉曲张,如食管静脉丛、直肠静脉丛和脐周静脉丛曲张。如果食管静脉丛和直肠静脉丛曲张破裂,则引起呕血和便血;如以脐为中心的脐周静脉网向四周伸展,迂曲形成静脉曲张,状如海蛇(水母)头,故称为"海蛇(水母)头";当肝门静脉系的侧支循环失代偿时,可引起收集静脉血范围的器官淤血,出现脾大、腹水等。

临床联系

口服给药法是指药物经口服后被胃肠道吸收入血,通过血液循环到达局部或全身组织,达到治疗疾病的目的。口服药可因剂型不同而影响其生物利用度。胃排空的快慢、胃酸浓度等因素也可影响药物的吸收和利用。因此,应根据病情、用药的目的和药物吸收快慢决定服药时间,如空腹、饭前、饭后、睡前等。

例如,口服黄连素不久,排尿时见尿液变黄,黄连素及色素经过哪些途径? 黄连素经尿液排出的途径:口腔→咽→食管→胃→十二指肠→空、回肠吸收→肠系膜上静脉→门静脉→肝→肝静脉→下腔静脉→右心房→右心室→肺动脉干→肺动脉→肺→肺静脉→左心房→左心室→升主动脉→主动脉弓→胸主动脉→腹主动脉→肾动脉→肾皮质→肾髓质→乳头孔→肾小盏→肾大盏→肾盂→输尿管→膀胱→尿道→体外。

思考训练

1. 肝静脉直接注入( )
   A. 肝　　　　　B. 右心房　　　　C. 上腔静脉　　　　D. 门静脉　　　　E. 下腔静脉
2. 不属于脐周静脉网的静脉是( )
   A. 胸腹壁静脉　B. 腹壁上静脉　　C. 胆囊静脉　　　　D. 腹壁下静脉　　E. 腹壁浅静脉
3. 下列哪个不是下腔静脉的直接属支? ( )
   A. 右肾上腺静脉　B. 左睾丸静脉　　C. 肾静脉　　　　　D. 肝静脉　　　　E. 腰静脉
4. 门静脉不收纳腹腔内哪一个不成对器官的静脉? ( )
   A. 胰　　　　　B. 脾　　　　　　C. 胃　　　　　　　D. 阑尾　　　　　E. 肝
5. 椎内、外静脉丛之间的主要交通支为( )
   A. 椎间静脉　　B. 脊髓根静脉　　C. 肋间后静脉　　　D. 腰升静脉　　　E. 骶外侧静脉
6. 脊柱静脉丛向周围注入的部位不包括( )
   A. 椎静脉　　　B. 肋间后静脉　　C. 腰静脉　　　　　D. 骶正中静脉　　E. 上、下腔静脉
7. 肝门静脉与上、下腔静脉之间的吻合部位包括( )
   A. 食管静脉丛　B. 直肠静脉丛　　C. 脐周静脉网　　　D. Retzius静脉　　E. 以上均正确

2. 盆部静脉　为髂总静脉及其属支。髂外静脉是股静脉的直接延续,还接受腹壁下静脉和旋髂深静脉;髂内静脉的属支与同名动脉伴行,盆内脏器的静脉形成丰富的静脉丛(男性有膀胱静脉丛和直肠静脉丛,女性另有子宫静脉丛和阴道静脉丛)。髂内静脉与髂外静脉在骶髂关节的前方汇合成髂总静脉,并接受髂腰静脉和骶外侧静脉,左髂总静脉还接受骶正中静脉。

思考训练

1. 髂内、外静脉汇合成髂总静脉的部位为（　　）
   A. 小骨盆入口　　B. 耻骨下角前　　C. 骶髂关节前　　D. 坐骨棘水平　　E. 髂腰肌前方
2. 右侧髂总静脉的属支不包括（　　）
   A. 髂腰静脉　　B. 髂外静脉　　C. 髂内静脉　　D. 骶正中静脉　　E. 骶外侧静脉
3. 髂外静脉的属支有（　　）
   A. 股静脉　　B. 腹壁下静脉　　C. 旋髂深静脉　　D. 耻骨静脉　　E. 以上均正确

3. 下肢静脉　浅静脉包括_____静脉（small saphenous vein）和_____静脉（great saphenous vein）（全身最长静脉或浅静脉）及其属支，二者借穿静脉与深静脉交通。深静脉与同名动脉伴行，足与小腿的深静脉均为两条。股静脉位于股动脉内侧，临床上常在此处做穿刺插管。

填表练习

名称	起始	注入	交通支	收集范围
小隐静脉	足_____侧缘起自足背静脉弓	_____静脉	穿静脉	足外侧部和小腿后部浅层结构的静脉血
大隐静脉	足_____侧缘起自足背静脉弓	_____静脉		足、小腿和大腿内侧部及大腿前部浅层结构的静脉血

关键词

大隐静脉的属支可记为"四浅一外"

大隐静脉在注入股静脉之前接受股内侧浅静脉、股外侧浅静脉、阴部外静脉、腹壁浅静脉和旋髂浅静脉5条属支。可记为上"V"、下"∧"和向内的"一"字形结构，即内上为腹壁浅静脉，外上为旋髂浅静脉，内下为股内侧浅静脉，外下为股外侧浅静脉，向外横行汇入的为阴部外静脉，即"四浅一外"。

临床联系

小隐静脉在足外侧缘起自足背静脉弓，经外踝后方，沿小腿后面上行，至腘窝下角处穿深筋膜，再经腓肠肌两头之间上行，注入腘静脉。大隐静脉在足内侧缘起自足背静脉弓，经内踝前方，沿小腿内面、膝关节内后方、大腿内侧面上行，至耻骨结节外下方3~4 cm处穿阔筋膜的隐静脉裂孔，注入股静脉。

下肢静脉曲张是一种常见病，多见于从事持久体力劳动或站立工作的人员如护士、教师、交警等，肥胖者更容易发生静脉曲张。下肢静脉曲张以女性多见，可因妊娠诱发或加重静脉曲张。静脉出现曲张的主要原因为血管壁变弱及扩大，导致维持血液流血的瓣膜逐渐失去作用。主要表现为下肢大隐静脉扩张、伸长和迂曲，患肢出现酸胀、乏力、沉重、钝痛感等症状，逐渐出现肢体皮肤色素沉着、脱屑、萎缩、皮肤及皮下硬结。长期患者常伴有曲张性静脉炎、深静脉血栓、慢性静脉水肿、小腿溃疡等并发症，严重者可出现肺栓塞而引发猝死。预防静脉曲张主要包括避免长时间站或坐，经常步行以促进静脉血回流，保持理想体重、正常休息和睡眠，穿弹力袜预防等措施。

思考训练

1. 大隐静脉注入（　　）
   A. 股静脉　　B. 股深静脉　　C. 腘静脉　　D. 胫前静脉　　E. 胫后静脉
2. 大隐静脉的属支不包括（　　）
   A. 旋髂浅静脉　　B. 腹壁浅静脉　　C. 股内侧浅静脉　　D. 股外侧浅静脉　　E. 阴部内静脉

3. 小隐静脉从足进入小腿需要绕过( )
   A. 外踝前方　　　B. 外踝后方　　　C. 内踝前方　　　D. 内踝后方　　　E. 踝关节前正中
4. 下列关于大隐静脉起止和行程的说法,错误的是( )
   A. 起于足内侧缘　B. 经踝关节后方　C. 沿小腿内侧上行　D. 经膝关节内后方　E. 注入股静脉

常用英汉名词

vein(venous) 静脉(的)
pulmonary vein 肺静脉
superior vena cava 上腔静脉
brachiocephalic vein 头臂静脉
internal jugular vein 颈内静脉
external jugular vein 颈外静脉
facial vein 面静脉
retromandibular vein 下颌后静脉
maxillary vein 上颌静脉
subclavian vein 锁骨下静脉
pterygoid venous plexus 翼静脉丛
venous angle 静脉角
lateral thoracic vein 胸外侧静脉
azygos vein 奇静脉
hemiazygos vein 半奇静脉
accessory hemiazygos vein 副半奇静脉
posterior intercostal vein 肋间后静脉
ascending lumbar vein 腰升静脉
vertebral venous plexus 椎静脉丛
cephalic vein 头静脉
basilic vein 贵要静脉
median cubital vein 肘正中静脉
axillary vein 腋静脉
brachial vein 肱静脉
vertebral vein 椎静脉

intervertebral vein 椎间静脉
inferior vena cava 下腔静脉
superior epigastric vein 腹壁上静脉
inferior epigastric vein 腹壁下静脉
hepatic vein 肝静脉
hepatic portal vein 肝门静脉
superior mesenteric vein 肠系膜上静脉
inferior mesenteric vein 肠系膜下静脉
left/right gastric vein 胃左/右静脉
cystic vein 胆囊静脉
splenic vein 脾静脉
paraumbilical vein 附脐静脉
esophageal vein 食管静脉
rectal vein 直肠静脉
testicular/ovarian vein 睾丸/卵巢静脉
renal vein 肾静脉
suprarenal vein 肾上腺静脉
common iliac vein 髂总静脉
internal/external iliac vein 髂内/外静脉
great/small saphenous vein 大/小隐静脉
femoral vein 股静脉
popliteal vein 腘静脉
perforating vein 穿静脉
superficial epigastric vein 腹壁浅静脉
external pudendal vein 阴部外静脉

第十一章 淋巴系统

第一节 淋巴系统的组成和结构特点

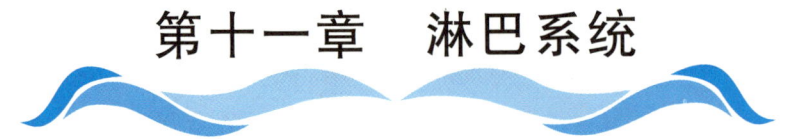

※ **学习目标**:掌握淋巴系统的组成和功能,九大淋巴干的名称和收集范围,胸导管的起始、行程、属支、注入部位和收集淋巴范围,淋巴结的形态结构特点、功能和局部淋巴结的概念,脾的形态、位置和功能;熟悉淋巴管道的组成和结构特点,右淋巴导管的组成、注入部位和收集淋巴范围,淋巴组织的分类和分布,胸腺的位置、形态和功能;了解淋巴回流的影响因素和淋巴侧支循环,脾的韧带和脾大的临床意义。

淋巴系统由_____、_____和_____组成。淋巴管道和淋巴结的淋巴窦内含有淋巴液(简称淋巴)。淋巴液主要运送不易被静脉回收的大分子物质,并最后流入静脉,可视为静脉系统的补充。

一、淋巴系统的组成、结构特点和功能

(一)淋巴管道

结合图谱和教材学习,重点观察由毛细淋巴管汇合成淋巴管、淋巴管形成淋巴干、淋巴干汇成淋巴导管及淋巴导管注入静脉的位置。淋巴管道分为_____、_____、_____和_____共4级管道。

1. **毛细淋巴管** 以膨大的盲端起于全身组织间隙,互相吻合成毛细淋巴管网。

2. **淋巴管** 管壁结构与静脉相似,同时注意与静脉区分。淋巴管内有很多瓣膜,具有防止淋巴液逆流的功能;淋巴管外观呈串珠状或藕节状。

3. **淋巴干** 是人体各部最后一级淋巴结的输出管,由淋巴结发出的淋巴管在膈下和颈根部汇合而成。人体共有9条淋巴干,包括颈干、锁骨下干、支气管纵隔干、腰干各2条和1条肠干。

4. **淋巴导管** 全身淋巴干最终汇合成2条淋巴导管,即_____和_____,分别注入左、右静脉角。右淋巴导管与胸导管之间存在着交通。

填表练习

淋巴导管	淋巴干	收集范围	
胸导管	肠干	收纳腹腔内不成对脏器淋巴管	引流下半身和左上半身约全身3/4部位淋巴
	左、右腰干	收纳下腹、盆部、腹壁及腹腔内成对脏器淋巴管	
右淋巴导管	左、右颈干	收纳头颈部淋巴管	引流右上半身约全身1/4部位淋巴
	左、右锁骨下干	上肢、胸前外侧壁和肩胛区的淋巴管	
	左、右支气管纵隔干	收纳胸部的淋巴管	

(1)胸导管:在胸导管模型上观察,思考胸导管的起始、行程、注入部位、特点和收纳范围。胸导管按行程分为腹段、胸段和颈根段,约平第_____胸椎下缘高度,起自_____(cisterna chyli),经膈的_____进入胸腔,沿脊柱右前方和胸主动脉与奇静脉之间上行,至第5胸椎高度经食管与脊柱之间向左侧斜行,然后沿脊柱左前方上行,经胸廓上口至颈部,注入_____。胸导管是全身最大的淋巴管,其末端有1对瓣膜,可阻止静脉血逆流;在注入静脉前形成胸导管弓;与邻近淋巴结之间存在广泛的淋巴侧支通路。从胸腔进入颈根部过程中,逐渐由脊柱右前方向左侧跨越脊柱后再转至左前方,然后在注入左静脉角之前向前形成胸导管弓,弓顶平第6~7颈椎高度。乳糜池位于第_____腰椎前方,接受左、右_____和_____。胸导管末部接受左_____、左_____和左_____。

(2)右淋巴导管:由右颈干、右锁骨下干和右支气管纵隔干汇合而成。

歌诀记忆

淋巴管道毛细管,淋巴管干和导管;毛细管,起盲端,淋巴管串还有瓣
膈下颈根九大干,三三成群很好算;乳糜池,汇三干,左右腰干和肠干
支纵锁下加颈干,收集淋巴上身半;胸导管,右导管,静脉角处左右连
胸导管,最重要,乳糜池起腰一前;上穿膈,主裂孔,入胸行于脊柱前
右前胸主奇静间,胸五食管后左转;左前行,入颈根,再收三干瓣防反

临床联系

乳糜胸是因各种原因导致经胸导管回流的乳糜液外漏并积存于胸膜腔内。乳糜胸的发生与胸导管的损伤、堵塞、先天发育不全或形成瘘管等有关。乳糜池至胸导管的淋巴因含乳糜微粒呈白色,其他淋巴管道中的淋巴无色透明。乳糜胸患者行胸腔穿刺液检查,可见抽出的液体呈乳白色油状,镜检有大量淋巴细胞和红细胞,而中性粒细胞罕见,故乳状胸腔积液对乳糜胸的诊断具有高度价值。

思考训练

1. 淋巴管道的组成包括( )
   A. 毛细淋巴管　　　B. 淋巴管　　　C. 淋巴干　　　D. 淋巴导管　　　E. 以上均正确
2. 毛细淋巴管区别于毛细血管的主要特点是( )
   A. 内皮细胞下无基膜　　　B. 内皮细胞间隙更大　　　C. 起于膨大的盲端
   D. 管壁处于扩张状态　　　E. 以上均正确
3. 淋巴管区别于静脉的主要特点是( )
   A. 腔内有瓣膜　　　B. 分浅、深淋巴管　　　C. 呈串珠或藕节状
   D. 与血管、神经伴行　　　E. 与浅静脉伴行
4. 不成对的淋巴干是( )
   A. 颈干　　　B. 锁骨下干　　　C. 支气管纵隔干　　　D. 腰干　　　E. 肠干
5. 收集下肢淋巴的淋巴干是( )
   A. 左、右颈干　　　B. 左、右锁骨下干　　　C. 左、右腰干　　　D. 支气管纵隔干　　　E. 肠干
6. 胸导管收集淋巴的范围不包括( )
   A. 头颈部　　　B. 左上肢　　　C. 双下肢　　　D. 腹部　　　E. 盆会阴
7. 下列关于胸导管的描述,错误的是( )
   A. 约平L_1水平起自乳糜池　　　B. 经膈的主动脉裂孔进入胸腔
   C. 至第3胸椎高度向左侧斜行　　　D. 注入左静脉角前,末端有一对瓣膜
   E. 引流下半身和左上半身约全身3/4部位的淋巴

8. The thoracic duct begins at the ( )
   A. right lumbar trunk　　　　B. left lumbar trunk　　　　C. cisterna chili
   D. intestinal trunk　　　　　E. left bronchomediastinal trunk

9. The thoracic duct ends by opening into the ( )
   A. right venous angle　　　　B. left venous angle　　　　C. left subclavian vein
   D. left jugular vein　　　　　E. right subclavian vein

（二）淋巴组织

淋巴组织分为_____和_____两类。除淋巴器官外,弥散淋巴组织主要位于_____道和_____道的黏膜固有层;淋巴小结包括_____的孤立淋巴滤泡和集合淋巴滤泡,以及_____壁内的淋巴小结等。

（三）淋巴器官

淋巴器官是以淋巴组织为主的器官,在体内实现免疫功能,故又称为免疫器官,分中枢淋巴器官和周围淋巴器官两类。中枢淋巴器官在胚胎发育中出现较早,包括胸腺和骨髓,是T、B淋巴细胞产生的场所(T为胸腺thymus gland的简写,B为骨髓bone marrow的简写);周围淋巴器官在胚胎发育中出现较迟,包括淋巴结、脾、肠壁淋巴小结、阑尾、扁桃体等。

1. 胸腺　在儿童上纵隔标本上观察。胸腺位于上纵隔和前纵隔上部内,可产生和向周围输送T淋巴细胞,参与免疫功能。胸腺还有内分泌功能,可分泌胸腺素及其他激素类物质(在内分泌系统具体讲述)。胸腺素可抑制运动神经末梢乙酰胆碱的合成和释放,当胸腺激素过量时,可产生重症肌无力。

2. 淋巴结　主要功能是滤过淋巴、产生淋巴细胞和参与免疫应答。

（1）淋巴结的形态特点:①一般为圆形或椭圆形略扁的灰红色小体,大小不等,直径在0.5～1.2 cm;②隆凸侧连有输入淋巴管,凹陷侧形成淋巴结门与输出淋巴管,有神经和血管出入。

（2）淋巴结的分布特点:①数目不恒定,常成群分布,在器官外可形成数级淋巴结群;②按位置不同分为浅淋巴结和深淋巴结,前者位于浅筋膜内,后者位于深筋膜深面;③多沿血管排列,位于关节屈侧和体腔的隐藏部位,如肘窝、腋窝、腘窝、腹股沟、脏器门和体腔大血管附近。引流某一器官或部位淋巴的第1级淋巴结,是阻止病变扩散的重要屏障,称为局部淋巴结,可作为临床判断病情进展的重要依据,又称为哨位淋巴结。

> **临床联系**
>
> 当某器官或部位发生病变时,细菌、毒素、寄生虫或肿瘤细胞可沿淋巴管进入相应的局部淋巴结,这些淋巴结发挥阻截和清除这些病原体的作用,从而阻止病变的扩散。此时,淋巴结发生细胞增殖等病理变化,致淋巴结肿大。如果局部淋巴结不能阻止病变的扩散,病变可沿淋巴管道向远处蔓延。因此,局部淋巴结肿大常反映其引流范围存在病变。了解淋巴结的位置、淋巴引流范围和淋巴引流途径,对于病变的诊断和治疗具有重要意义。甲状腺、食管和肝的部分淋巴管可不经过淋巴结,直接注入胸导管,这可引起肿瘤细胞更容易迅速向远处转移。

3. 脾　是人体最大的淋巴(免疫)器官。

（1）脾的位置:位于左季肋部,胃底与膈之间,第9～11肋的深面,长轴与第10肋一致。

（2）脾的形态:呈暗红色,质软而脆,与肝一样易于破裂而致腹腔大出血。可分为膈、脏两面,前、后两端和上、下两缘。其上缘较锐,前部有2～3个脾切迹,是脾大时触诊脾的标志。

（3）脾的功能:具有造血(包括胚胎时期造血和髓外造血)、储血(含有丰富的脾血窦)、过滤病原体及其碎片、清除衰老红细胞、进行免疫应答等功能。

◆ **关键词**

脾的五大功能

可将脾的五大功能总结为造血、储血、滤血、破血和免疫。

§ **歌诀记忆**

左季肋区暗藏脾,质软而脆莫打击;九至十一肋相对,长轴十肋相一致

正常肋下不触及,肿大摸到脾切迹;人体最大淋巴器,造储滤破兼免疫

4. 扁桃体　扁桃体是淋巴与上皮组织构成的淋巴上皮器官。回忆咽淋巴环的组成。

◆ **思考训练**

1. 淋巴组织除淋巴器官外,还分布于(　　)
   A. 消化道黏膜　　　　　　　B. 呼吸道黏膜　　　　　　　C. 小肠壁淋巴滤泡
   D. 阑尾壁淋巴小结　　　　　E. 以上均正确
2. 属于中枢淋巴器官的是(　　)
   A. 淋巴结　　　B. 脾　　　C. 骨髓　　　D. 扁桃体　　　E. 阑尾
3. 随着年龄增大逐渐退化的淋巴器官为(　　)
   A. 骨髓　　　B. 胸腺　　　C. 淋巴结　　　D. 扁桃体　　　E. 阑尾
4. 胸腺的功能不包括(　　)
   A. 产生 T 淋巴细胞　　　　　B. 输出 T 淋巴细胞　　　　　C. 参与免疫反应
   D. 分泌胸腺素　　　　　　　E. 过滤清除病原体
5. 收集下肢淋巴的淋巴干是(　　)
   A. 左、右颈干　　B. 左、右锁骨下干　　C. 左、右腰干　　D. 支气管纵隔干　　E. 肠干

二、淋巴回流的影响因素和淋巴侧支循环

1. 淋巴回流的影响因素　淋巴回流是指人体一部分含大分子物质的组织液进入毛细淋巴管形成淋巴液后,并沿淋巴管逐渐汇集,最后经右淋巴导管和胸导管返归血液的过程。影响淋巴回流的主要因素:①淋巴管泵和瓣膜的作用;②周围结构的活动;③运动和按摩。如果淋巴回流受阻,可导致淋巴水肿。

2. 淋巴侧支循环　淋巴管之间有丰富的交通支。当炎症、寄生虫、异物或肿瘤栓子阻塞淋巴管,或外伤或手术切断淋巴管时,淋巴经交通支回流,形成淋巴侧支循环;淋巴管也可新生,形成新的淋巴侧支通路,从而保证正常组织或病变组织的淋巴回流。但淋巴侧支通路也可成为病变扩散或肿瘤转移的途径。

◆ **思考训练**

1. 防止淋巴反流的主要因素是(　　)
   A. 淋巴管泵　　B. 淋巴管瓣膜　　C. 淋巴管壁　　D. 运动和按摩　　E. 周围肌肉
2. 恶性肿瘤向远处转移并可作为进入中晚期病程依据的主要途径为(　　)
   A. 血液途径　　B. 尿液途径　　C. 淋巴途径　　D. 直接扩散　　E. 组织间隙

第二节 人体各部的淋巴管和淋巴结

✳ **学习目标**：掌握颈外侧、腋窝、腹股沟、乳房、肺、气管和支气管的淋巴结群及其分布部位；熟悉头颈部器官、颈前、肘窝、腘窝、纵隔、肝、胃、直肠、子宫等易发癌症的器官的淋巴结群及其分布部位；了解胸腹盆壁和腔内的淋巴结群。

一、人体局部的淋巴结群

在淋巴系模型上观察全身浅淋巴结的位置。在淋巴模拟人上观察淋巴结的分布。

（一）颈外侧淋巴结

颈外侧淋巴结沿颈内、外静脉分布。

❋ **填表练习**

分群	位置	主要引流范围	注入部位
颈外侧浅淋巴结	沿_____静脉排列	引流颈外侧浅层结构的淋巴，并收纳枕、耳后、腮腺淋巴结	颈外侧深淋巴结
颈外侧上深淋巴结	沿_____静脉排列（肩胛舌骨肌以上）	引流面深部、枕部、项部、肩部等处的淋巴，并收纳枕、耳后、腮腺、下颌下、颏下、颈外侧浅淋巴结	颈外侧下深淋巴结或颈干
颈外侧下深淋巴结	沿_____静脉排列（肩胛舌骨肌以下）	引流颈根部、胸壁上部、乳房上部的淋巴，并收纳颈前淋巴结、颈外侧浅淋巴结和颈外侧上深淋巴结	合成颈干，注入淋巴导管

❋ **临床联系**

1. 颈内静脉二腹肌淋巴结 又称为角淋巴结，属颈外侧上深淋巴结。位于面总静脉、二腹肌后腹和颈内静脉之间，引流鼻咽部、腭扁桃体和舌根的淋巴。鼻咽癌和舌根癌常首先转移至该淋巴结。

2. 颈内静脉肩胛舌骨肌淋巴结 属颈外侧上深淋巴结。位于肩胛舌骨肌中间腱与颈内静脉交叉处的淋巴结，引流舌尖的淋巴。舌尖癌常首先转移至该淋巴结。

3. 菲尔绍（Virchow）淋巴结 即左侧斜角肌淋巴结，属颈外侧下深淋巴结。沿颈横血管分布的淋巴结称为锁骨上淋巴结；其中位于前斜角肌前方的淋巴结称为斜角肌淋巴结；菲尔绍淋巴结为左侧斜角肌淋巴结。患胸腹盆部的肿瘤，尤其是食管腹段癌和胃癌时，癌细胞栓子经胸导管转移至该淋巴结，常可在胸锁乳突肌后缘与锁骨上缘形成的夹角处触摸到该淋巴结肿大。

❋ **思考训练**

1. 颈外侧深淋巴结上群和下群的分界标志为（　　）
 A. 胸锁乳突肌　B. 前斜角肌　C. 肩胛舌骨肌　D. 甲状舌骨肌　E. 斜方肌
2. 鼻咽癌和舌根癌常首先转移的淋巴结是（　　）
 A. 角淋巴结　B. 菲尔绍淋巴结　C. 斜角肌淋巴结　D. 锁骨上淋巴结　E. 副神经淋巴结
3. 食管下段癌和胃癌可向下列哪个淋巴结转移？（　　）

A. 角淋巴结　　B. 菲尔绍淋巴结　　C. 斜角肌淋巴结　　D. 锁骨上淋巴结　　E. 副神经淋巴结
4. 颈内静脉肩胛舌骨肌淋巴结肿大,可首先怀疑(　　)
A. 鼻咽癌　　B. 舌根癌　　C. 舌尖癌　　D. 胃癌　　E. 结肠癌

(二)腋淋巴结

腋淋巴结是上肢最大的淋巴结组群,位于腋窝内,主要沿血管排列,分为5群,引流上肢、乳房、胸壁、腹上壁等部位的淋巴。

填表练习

分群	位置	主要引流范围	注入部位
胸肌淋巴结(前群)	沿_____血管排列	收纳胸外侧壁及乳房外侧部的淋巴管	中央淋巴结和尖淋巴结
肩胛下淋巴结(后群)	沿_____血管排列	收纳项部、背部和胸后壁的淋巴管	中央淋巴结和尖淋巴结
外侧淋巴结(外侧群)	沿腋静脉_____段排列	收纳上肢大部分的淋巴管	中央、尖和锁骨上淋巴结
中央淋巴结(中央群)	位于腋窝底部中央	收纳上述3群淋巴结的输出淋巴管	尖淋巴结
尖淋巴结(腋尖群)	沿腋静脉_____端排列	收纳乳房上部、上4群和锁骨下淋巴结的淋巴	合成锁骨下干

关键词

腋静脉、胸肌、腋尖和腋底

寻找腋淋巴结各群,应注意其标志性结构——腋静脉、胸肌、腋尖和腋底。

沿腋静脉分布:外侧群沿腋静脉"远侧段"(靠近腋底)排列;中央群沿腋静脉"中段"排列,位于腋腔中央部;腋尖群沿腋静脉"近侧端"(腋尖内)排列。

沿胸肌分布:前群位于胸小肌下缘深面;腋尖群位于胸小肌上部;后群位于肩胛下肌外侧缘深面。

沿腋尖、腋底分部:中央群位于腋窝中央靠近腋底处;腋尖群在腋尖内,胸小肌上部,胸锁筋膜深面。

思考训练

1. 乳房外侧部的淋巴可直接注入腋窝淋巴结中的(　　)
A. 胸肌淋巴结　　B. 肩胛下淋巴结　　C. 外侧淋巴结　　D. 中央淋巴结　　E. 尖淋巴结
2. 乳房上部的淋巴可直接注入腋窝淋巴结中的(　　)
A. 胸肌淋巴结　　B. 肩胛下淋巴结　　C. 外侧淋巴结　　D. 中央淋巴结　　E. 尖淋巴结
3. 引流背部淋巴的是(　　)
A. 胸肌淋巴结　　B. 肩胛下淋巴结　　C. 外侧淋巴结　　D. 中央淋巴结　　E. 尖淋巴结
4. 引流上肢大部分淋巴的是(　　)
A. 胸肌淋巴结　　B. 肩胛下淋巴结　　C. 外侧淋巴结　　D. 中央淋巴结　　E. 尖淋巴结
5. 外侧淋巴结排列的位置为(　　)
A. 胸外侧血管　　B. 腋静脉远侧段　　C. 腋静脉近侧段　　D. 肩胛下血管　　E. 胸肩峰血管

(三)腹股沟淋巴结

腹股沟淋巴结位于腹股沟区,分为浅、深两群,引流下肢、下腹壁和会阴部的淋巴。腹股沟淋巴结肿大在临床上非常多见,常提示淋巴结周围的组织器官出现了病变,即腹股沟周围的生殖系统、腹腔各器官病变,也包括全身性疾病。

填表练习

分群	位置	主要引流范围	注入部位
腹股沟浅淋巴结上群	与腹股沟韧带平行排列	引流_____下部、臀部、会阴和子宫底淋巴	腹股沟深淋巴结或髂外淋巴结
腹股沟浅淋巴结下群	沿大隐静脉末端分布	收纳除足外侧缘和小腿_____部之外的下肢浅淋巴管	
腹股沟深淋巴结	股静脉周围和股管内	引流大腿_____部结构、腘窝、腹股沟浅部和会阴的淋巴	髂外淋巴结

思考训练

1. 腹股沟深淋巴结注入（　　）
   A.髂内淋巴结　　B.髂外淋巴结　　C.髂总淋巴结　　D.腘淋巴结　　E.骶淋巴结
2. 腹股沟浅淋巴结上群排列的部位为（　　）
   A.腹股沟韧带　　B.大隐静脉末端　　C.小隐静脉末端　　D.股深静脉周围　　E.股静脉周围
3. 沿大隐静脉末端分布的淋巴结为（　　）
   A.腹股沟上浅淋巴结　　B.腹股沟下浅淋巴结　　C.腹股沟深淋巴结
   D.腘淋巴结　　E.髂外淋巴结
4. 臀部的深淋巴管注入（　　）
   A.髂内淋巴结　　B.髂外淋巴结　　C.髂总淋巴结　　D.腹股沟深淋巴结　　E.腹股沟浅淋巴结

（四）肘淋巴结

肘淋巴结分为浅、深两群，分别位于肱骨内上髁上方和肘窝深血管周围。肘淋巴结通过浅、深淋巴管引流手尺侧半和前臂尺侧半的淋巴，其输出淋巴管沿肱血管注入腋淋巴结。

（五）腘淋巴结

腘淋巴结分为浅、深两群，分别沿小隐静脉末端和腘血管排列，引流足外侧缘和小腿后外侧部的浅淋巴管及足和小腿的深淋巴管，其输出淋巴管注入腹股沟深淋巴结。

思考训练

1. 肘淋巴结引流手和前臂哪一侧的淋巴？（　　）
   A.尺侧半　　B.桡侧半　　C.前部　　D.后部　　E.远侧半
2. 腘淋巴结浅群分布于（　　）
   A.腘静脉周围　　B.腘动脉周围　　C.小隐静脉末端　　D.大隐静脉末端　　E.股静脉末段

二、人体脏器的淋巴引流

（一）乳房的淋巴引流

主要注入腋淋巴结，引流方向有3个：①乳房外侧部和中央部的淋巴管注入_____淋巴结；②上部的淋巴管注入_____淋巴结和_____淋巴结；③内侧部的淋巴管注入_____淋巴结。乳房内侧部的浅淋巴管与对侧乳房淋巴管交通，内下部的淋巴管通过腹壁和膈下的淋巴管与肝的淋巴管交通。

（二）肺的淋巴引流

肺浅淋巴管位于胸膜脏层深面，肺深淋巴管位于肺小叶间结缔组织内、肺血管和支气管的周围，注入肺淋巴结和支气管肺淋巴结（又称为肺门淋巴结）。浅、深淋巴管之间存在交通。通过淋巴管，肺的淋巴依次由_____淋巴结、_____淋巴结、_____淋巴结和_____淋巴结引流。肺下叶下部的淋巴注入肺韧带处的_____淋巴结，其输出淋巴管注入胸导管或腰淋巴结。

思考训练

1. 乳房大部分的淋巴引流途径为（   ）
   A. 胸肌淋巴结   B. 胸肌间淋巴结   C. 锁骨下淋巴结   D. 胸骨旁淋巴结   E. 中央淋巴结
2. 肺门淋巴结是指（   ）
   A. 肺淋巴结   B. 支气管淋巴结   C. 气管、支气管淋巴结
   D. 气管旁淋巴结   E. 肺韧带淋巴结
3. 肺下叶的淋巴管通常汇入（   ）
   A. 肺淋巴结   B. 支气管淋巴结   C. 气管、支气管淋巴结
   D. 气管旁淋巴结   E. 肺韧带淋巴结
4. 沿骶正中血管和骶外血管排列的淋巴结为（   ）
   A. 髂内淋巴结   B. 髂外淋巴结   C. 髂总淋巴结   D. 骶淋巴结   E. 腰淋巴结
5. 沿腹主动脉和下腔静脉分布的淋巴为（   ）
   A. 腰淋巴结   B. 腹腔淋巴结   C. 肠系膜上淋巴结   D. 肠系膜下淋巴结   E. 腹股沟淋巴结
6. 腹腔淋巴结和肠系膜上、下淋巴结的输出淋巴管汇合成（   ）
   A. 左腰干   B. 右腰干   C. 肠干   D. 乳糜池   E. 腰淋巴结

常用英汉名词

lymphatic system 淋巴系统
lymph 淋巴
lymphatic vessel 淋巴管
lymphatic capillary 毛细淋巴管
lymphatic trunks 淋巴干
jugular trunk 颈干
subclavian trunk 锁骨下干
bronchomediastinal trunk 支气管纵隔干
cisterna chyli 乳糜池
lumbar trunk 腰干
intestinal trunk 肠干
lymphatic duct 淋巴导管
thoracic duct 胸导管
lymph node 淋巴结
regional lymph node 局部淋巴结

Virchow lymph node 菲尔绍淋巴结
spleen 脾
thymus 胸腺
inguinal lymph node 腹股沟淋巴结
pectoral lymph node 胸肌淋巴结
lateral lymph node 外侧淋巴结
infraclavicular node 锁骨下淋巴结
central lymph node 中央淋巴结
apical lymph node 尖淋巴结
cubital lymph node 肘淋巴结
popliteal lymph node 腘淋巴结
parasternal lymph node 胸骨旁淋巴结
pulmonary lymph node 肺淋巴结
hilar lymph node 肺门淋巴结
paratracheal lymph node 气管旁淋巴结

第四篇　感觉器

✳ **学习目标**：掌握感受器和感觉器的概念；熟悉感觉、感受器和感觉器的分类；了解感觉、感受器和感觉器的联系。

注意区分感觉、感受器和感觉器的概念，并明确它们的联系。

感觉是脑对直接作用于感官的客观事物个别属性的反映，可分为_____感觉和_____感觉两大类。浅感觉是指皮肤及黏膜在接受外界的温度、光线、声音、气味和施予的疼痛、触压、牵拉、扩张等刺激后形成的感觉，包括一般感觉（主要有痛、温、触、压觉）和特殊感觉（视、听、嗅、味觉）；深感觉是指感受肌肉、肌腱、关节、韧带等深部结构的本体感觉，包括位置觉、运动觉、振动觉、平衡觉等。

感受器是指体表或组织内部一些能感受特定刺激，并将刺激转化为神经冲动的结构或装置。广泛分布于人体，种类繁多，形态功能各异。可分为3类：①_____感受器，分布在皮肤、黏膜、视器、听器等处，接受各种外环境的刺激，可形成浅感觉；②_____感受器，分布在内脏、血管等处，接受各种内环境的刺激，也可形成浅感觉；③_____感受器，分布在运动结构、内耳等处，接受机体运动和平衡时产生的刺激等，能产生深感觉。注意：本体感受器不属于内感受器，能感受深感觉；而外感受器和内感受器均可感受浅感觉中的一般感觉和特殊感觉。

感觉器即感觉器官，是指机体感受内、外环境刺激的装置，由_____及其附属结构组成，简称感官。例如五官，即眼（视器）、耳（前庭蜗器）、鼻（嗅器）、舌（味器）、皮肤等。

※ **思考训练**

1. 一般感觉不包括（　　）
   A. 痛觉　　　B. 温觉　　　C. 触觉　　　D. 压觉　　　E. 嗅觉
2. 深感觉来源于（　　）
   A. 外感受器　B. 内感受器　C. 本体感受器　D. 特殊感受器　E. 皮肤感受器
3. 人体最大的感觉器为（　　）
   A. 眼（视器）　B. 耳（前庭蜗器）　C. 鼻（嗅器）　D. 舌（味器）　E. 皮肤

第十二章 视 器

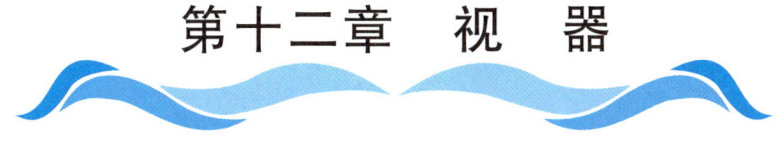

第一节 眼 球

✱ **学习目标**：掌握眼球壁的层次、各层的形态结构及其功能，晶状体的位置、构造和功能，房水的产生、回流和循环途径，屈光系统的组成和功能；熟悉感觉、感受器、感觉器的概念和分类，眼球的外形、位置和构造，玻璃体的形态特点和作用；了解眼球各结构的临床意义。

视器俗称眼，由_____和_____共同构成。眼球为视器的主要部分，接受光刺激后能产生视觉，辨别外界物体。眼副器对眼球起支持、保护和运动作用。

一、眼球

（一）概述

1. **眼球的位置、外形和构造** 眼球大部分位于眶内，近似球形，由_____及_____组成，其后部借_____连于间脑的视交叉。眼球壁从外向内依次分_____膜、_____膜和_____膜3层；眼球的内容物由前向后依次包含_____、_____和_____。眼球前极（角膜最前点）和后极（巩膜最后点）的连线称为眼轴。经瞳孔中央至视网膜黄斑中央凹的连线，称为视轴，与视线平行。

2. **眼球的屈光系统和作用** 眼球壁的_____和眼球的内容物（包括_____、_____和_____）均透明而无血管，具有屈光作用，合称为眼球的屈光系统（装置或结构），使物像投射在视网膜上。眼睛随距离的改变而将视轴汇聚到被注视的物体上，物像才能落在视网膜中央凹处，从而获得清晰的视像，称为视轴的辐合作用。

▶ **关键词**

"一水两体三层膜"或"外三层、内三样，角膜房水体屈光"

眼球内容物包括一水（房水）、两体（晶状体、玻璃体），眼球壁为三层膜（外膜、中膜、内膜），故为"外三层、内三样"。角膜、房水、晶状体和玻璃体具有屈光作用，故合称为屈光装置。注意：角膜和巩膜表面被覆的球结膜不属于眼球壁部分。

✱ **思考训练**

1. 下列关于眼球的描述，错误的是（　　）
   A. 全部位于眶内　　B. 近似球形　　C. 后部连有视神经　　D. 具有成像功能　　E. 视轴与视线平行

2. 眼的屈光系统应除外（　　）
   A. 角膜　　B. 视网膜　　C. 房水　　D. 晶状体　　E. 玻璃体

3. 眼能正常成像必须具有的条件包括(　　)
    A. 视线与视轴平行　B. 有屈光装置　　C. 物和眼之间的辐合　D. 眼球内形成暗室　E. 以上均正确
4. 不属于眼球结构的是(　　)
    A. 角膜　　　　　B. 视网膜　　　　C. 巩膜　　　　　D. 结膜　　　　　E. 脉络膜
5. 眼球壁的层次不包括(　　)
    A. 纤维膜　　　　B. 血管膜　　　　C. 视网膜　　　　D. 色素膜　　　　E. 球结膜
6. 进入眼球的光线成像于(　　)
    A. 角膜　　　　　B. 虹膜　　　　　C. 晶状体　　　　D. 玻璃体　　　　E. 视网膜
7. 经瞳孔中央至视网膜黄斑中央凹的连线为眼球的(　　)
    A. 赤道　　　　　B. 中纬线　　　　C. 经线　　　　　D. 眼轴　　　　　E. 视轴

(二)眼球壁

在眼球模型上识别眼球壁的层次。将牛眼逐层切开,观察各层结构。

填表练习

名称		形态结构特点	功能
外膜	_____膜	无色透明,无血管但富有感觉神经末梢;曲度较大,外凸内凹,富有弹性	支持保护,透光和屈光作用
	_____膜	质地厚而坚韧,呈乳白色,不透明	支持保护,参与暗室形成
中膜	_____膜	含丰富的色素,中央有圆形的瞳孔,孔的周围分布有眼内肌	区分人种,调控入光量
	_____体	肥厚,富有平滑肌,并借睫状小带与晶状体相连	产生房水,调节晶状体屈度
	_____膜	柔软光滑而有弹性;富含血管和色素,为棕色薄膜,前部较薄,后部较厚	调节眼内压,营养视网膜,吸收散射光,参与暗室形成
内膜	_____膜	平滑而透明,前部为较小较薄的盲部,后部为较大较厚的视部,有视盘、黄斑等感光结构,分2层,含3类细胞	具有感光辨色,产生和传送光刺激信号的作用

1. 外膜　由坚韧的纤维结缔组织构成,又称为纤维膜。从眼球表面观察,前1/6无色透明的部分为_____膜,后5/6呈乳白色的部分为_____膜(sclera)。对照活体观察,人们常说的"黑眼珠"即角膜及其前面的球结膜和深面的虹膜,"白眼珠"即巩膜及其表面的球结膜。角膜因无血管,其营养物质有3个来源:角膜周围的毛细血管(角膜缘血管网)、前房水和泪液。角膜富有感觉神经末梢,故临床上检查角膜反射用于判断神经系统的病变。

在眼球水平切模型上,重点观察点状的巩膜静脉窦。巩膜前接角膜,后与视神经的硬膜鞘相续。巩膜表面有许多小孔,后部因视神经纤维束的穿行呈筛板状,称为_____筛板;筛板上的小孔称为_____筛孔,有视神经和视网膜中央血管穿行。在巩膜与角膜交界处的外面形成浅沟,称为_____沟;靠近角膜缘处的巩膜实质内有环形小管,称为巩膜静脉窦,又称为施莱姆管,是房水流出通道。

关键词

眼球外层纤维膜,支持保护角和巩
角膜透明无血管,检查反射神经丰
神经血管来穿行,巩膜后部筛板孔
巩膜沟内静脉窦,房水流出保疏通

临床联系

角膜病变属于眼科常见的病症,主要表现为炎症、溃疡、变性、白斑、屈光不正(包括远视、近视及散光)等,对患者眼睛健康危害很大。散光是屈光不正的表现,与角膜不同部位的屈光曲率、指数不同或光心偏离等有关。平行光线进入眼内后,由于眼球在不同子午线上屈光力不等,不能聚集于一点(焦点),也就不能形成清晰的物像,这种情况称为散光。主要表现为视力下降、视觉模糊、视觉疲劳等。散光的测定方法有柱镜片法和球镜片法,可以确定散光轴位和散光度数。按程度可分为轻度(≤2.00 D)、中度(2.25~4.00 D)、重度(>4.00 D)散光。一般眼镜常使用度数来表示屈光度,以屈光度D的数值乘以100就是度数,例如−1.00 D等于近视眼镜(凹透镜)的100°,低于1.00 D属于生理性散光。散光眼借助调节作用或移动目标到眼之间的距离,都不能形成清晰的像,只有配戴合适的圆柱镜,才能在视网膜上形成清晰的像。按表现形式,可将散光分为规则散光和不规则散光,前者可以用镜片矫正,后者无法用镜片矫正。一般情况下,散光并不会独自出现,患者的眼睛通常都会伴有近视或远视,常需要同时矫正。

思考训练

1. 下列关于角膜特点的说法,错误的是(　　)
   A. 曲度较大　　B. 外凸内凹　　C. 富有弹性　　D. 无色透明　　E. 富含血管、神经
2. 角膜所需的营养物质主要来源于(　　)
   A. 周围血管和房水　B. 脉络膜血管网　C. 泪液潮湿空气　D. 虹膜血管网　E. 睫状体肌
3. 视神经和视网膜中央血管穿行巩膜的部位为(　　)
   A. 巩膜沟　　B. 巩膜静脉窦　C. 巩膜角膜角　D. 小梁网　　E. 巩膜筛板
4. 下列关于巩膜静脉窦的描述,错误的是(　　)
   A. 位于巩膜实质内　B. 位于巩膜沟深面　C. 内表面有小梁网　D. 又称施莱姆管　E. 泪液流出通道
5. 角膜表面不平可引起(　　)
   A. 近视　　B. 远视　　C. 老视　　D. 散光　　E. 青光眼
6. 脉络膜与巩膜之间的潜在间隙称为(　　)
   A. 巩膜静脉窦　B. 前房　　C. 脉络膜上腔　D. 后房　　E. 玻璃体腔
7. 虹膜角膜角位于(　　)
   A. 巩膜沟深面　B. 眼前房内　C. 眼后房内　D. 巩膜静脉窦内　E. 玻璃体腔内

2. 中膜　因其富有血管,又称为血管膜;因其富含色素,呈棕黑色,又称为色素膜或葡萄膜。血管膜由前向后分为＿＿＿＿、＿＿＿＿和＿＿＿＿。中膜内有3块眼内肌。在眼球水平切模型上观察中膜。

(1)虹膜:是冠状位的圆盘形薄膜,所呈颜色不同,有种族差异性。虹膜中央有圆形＿＿＿＿(pupil),为光线进入眼睛的通道。

(2)睫状体:位于巩膜内面,前接虹膜,后续脉络膜,在矢状面上呈三角形。其后部较平坦,称为睫状环;前部有向内突出呈辐射状排列的皱襞,称为睫状突,向内借睫状小带连于晶状体,借此可调节晶状体的屈度。睫状突上皮细胞具有产生房水的作用。

(3)脉络膜:也位于巩膜的内面,内贴视网膜色素层,后方有视神经穿过。具有调节眼内压,营养视网膜、晶状体、玻璃体等,遮光以参与暗室形成,以及吸收眼内散射光以避免扰乱视觉等作用。脉络膜和巩膜之间的潜在性腔隙,称为淋巴间隙,又称为脉络膜上腔,少量房水可经此腔吸收。

(4)眼内肌:中膜内的3块平滑肌的合称。瞳孔周围的虹膜内有平滑肌纤维,呈环状者称为＿＿＿＿肌;呈放射状排列者,称为＿＿＿＿肌(dilator pupillae)。此外,睫状体内也有平滑肌纤维,称为＿＿＿＿肌(ciliary muscle),依肌纤维排列的方向分为环行纤维、纵行纤维和斜行纤维,与调节晶状体关系最为密切的是环行纤维。

填表练习

眼内肌	作用	神经支配
瞳孔括约肌	在强光下或视近物时,瞳孔括约肌收缩,瞳孔缩小,瞳孔入光量减少	动眼神经来源的副交感神经
瞳孔开大肌	在弱光下或视远物时,瞳孔开大肌收缩,瞳孔开大,瞳孔入光量增加	动眼神经来源的交感神经
睫状肌	收缩时睫状小带松弛,晶状体弹性回缩变厚,屈度变大;反之,屈度变小	动眼神经来源的副交感神经

关键词

交感神经调节瞳孔开大肌的联想

人受惊吓→交感神经兴奋→瞳孔开大→瞳孔开大肌收缩→瞳孔开大肌受交感神经支配。

歌诀记忆

　　眼内藏有三块肌,运动瞳孔晶状体;括约开大调瞳孔,睫状肌调晶状体
　　神经支配皆动眼,交感开大瞪眼急;睫状肌缩晶体厚,近看焦点向前移
　　睫状肌收缩时,睫状小带松弛,可使晶状体因弹性回缩变厚变凸,特别是前部凸度增大,看近物时光线汇聚的焦点向前移,焦距变小,才能成像于视网膜。故可通过观远物,使睫状肌松弛,减少近视的发生。

思考训练

1. 血管膜中与房水相关的结构不包括(　　)
   A. 睫状肌产生房水　　B. 前、后房容纳房水　　C. 小梁网过滤房水
   D. 淋巴间隙吸收房水　　E. 以上均对
2. 睫状体的构造不包括(　　)
   A. 睫状上皮细胞　B. 睫状环　　C. 睫状突　　D. 睫状肌　　E. 睫状小带
3. 脉络膜的作用不包括(　　)
   A. 产生房水　　B. 营养视网膜外层　C. 调节眼内压　　D. 参与暗房形成　　E. 吸收散射光
4. 交感神经调节的是(　　)
   A. 瞳孔开大肌　B. 瞳孔括约肌　C. 睫状肌　　D. 眼内肌　　E. 眼外肌

　　3. 内膜　即视网膜。在眼球水平切模型上观察视网膜的分部和结构,并借模式图理解视网膜的分层、各部结构和感光细胞的功能。视网膜在活体略呈红色,死后呈灰白色。

　　(1)视网膜的分部:按视网膜贴附的位置,从前向后可分为三部分,即_____部、_____部和_____部。虹膜部和睫状体部背对光线,无感光作用,合称为盲部;视网膜脉络膜部最大、最厚,正对光线方向,可接受光波刺激并将其转变为神经冲动,故称为视部,其后部最厚,愈向前愈薄。

　　(2)视网膜的结构:检眼镜下窥见视网膜的结构主要有视盘、视盘陷凹、黄斑和黄斑中央凹。视神经起始处有圆形白色隆起,称为_____(optic disc),简称视盘,临床常称为视神经头(简称视乳头),因此处无感光细胞,又称为生理性的_____(blind spot);盘的边缘隆起,中央的凹陷称为_____,简称视凹,中央处有视网膜中央血管穿行。在视盘的颞侧约3.5 mm稍偏下方有一黄色小区,检眼镜下呈褐色或红褐色,称为_____(macula lutea);其中央凹陷,称为黄斑中央凹,此区无血管,是感光最敏锐处,由密集的视锥细胞构成,而无视杆细胞。

　　(3)视网膜的分层:分为内、外两层。外层为_____层,由单层色素上皮细胞构成;内层为

_____层,是视网膜的固有结构。两层之间的潜在间隙是造成视网膜脱离(脱落)的解剖基础。

(4)视网膜的细胞:视部主要由 3 层细胞组成。外层为感光细胞,即_____细胞(retinal cone cell)和_____细胞(retinal rod cell),中层为双极细胞,内层为神经节细胞。

填表练习

层次	细胞	分部	功能
外层	视锥细胞	视网膜_____部	为感光细胞。感受强光和颜色,在白天或明亮处视物时起主要作用
	视杆细胞	视网膜_____部	为感光细胞。感受弱光,在夜间或暗处视物时起主要作用
中层	双极细胞	视网膜_____部	为联络神经元。将感光细胞的神经冲动传导至最内层的神经节细胞
内层	神经节细胞	视网膜_____部	轴突向眼球后极汇集,穿过脉络膜和巩膜,构成视神经

歌诀记忆

眼球壁分内中外,视网血管纤维排;外层支持和保护,角膜透明巩膜白
中层血管色素多,由前至后虹睫脉;内层视网膜易脱,盲部感光盲无奈
角膜房水晶玻体,屈光装置组一块;感光细胞锥和杆,锥强颜色杆弱采

眼球壁由外向内依次是纤维膜、血管膜、视网膜。①纤维膜,为最外层,分为无色透明的角膜和乳白色的巩膜。②血管膜,为中间层,由前向后分为虹膜、睫状体、脉络膜。③视网膜,为最内层。视部:衬附于脉络膜内面,有感光作用。盲部:衬附于虹膜、睫状体内面,无感光作用。眼的屈光系统由角膜、房水、晶状体、玻璃体构成。眼的光感受器细胞是接受、转变光刺激的神经上皮细胞,即感光细胞,又称视觉细胞(视细胞)。视细胞分为两种:一种是视锥细胞,主要集中在黄斑区,有辨色作用,能感受强光和颜色,司明视觉,有精细辨别力,形成中心视力(即形觉,包括远、近中心视力);另一种是视杆细胞,分布在黄斑区以外的视网膜,无辨色功能,感受弱光,司暗视觉,形成周边视力(即视野)。

临床联系

1. 夜盲症 视杆细胞是感受弱光刺激的细胞,所含感光物质为视紫红质,镶嵌在外节膜盘中,由视黄醛和视蛋白结合而成。视紫红质在光的作用下可分解为视黄醛和视蛋白,并刺激视杆细胞产生神经冲动。在暗处,视黄醛和视蛋白又重新合成视紫红质。视紫红质的合成,需要维生素 A 的参加才能形成视黄醛,因此,当维生素 A 严重不足时,视紫红质的合成减少,人在弱光中的视力减弱,即为夜盲症。

2. 色盲 主要为先天性色觉障碍疾病。最常见为红绿色盲,是最常见的人类伴性遗传病(X 染色体)。视锥细胞内侧突末端膨大如足,外侧突呈圆锥状,称为视锥。视锥的外节由重叠的膜盘组成。膜盘上嵌有的感光素,能感受强光和色觉。多数哺乳动物和人的视网膜上含有 3 种视锥细胞,分别具有感受红、蓝、绿 3 种颜色的视色素。如果缺少感受红光(或绿蓝光)的视锥细胞,则不能分辨红(或绿色),称为红(或绿)色盲。

3. 视网膜脱离 视网膜脱离是指视网膜的感觉层和色素层分离而丧失视觉功能。可发生于任何年龄,与眼球老化、高度近视、外伤、糖尿病、肿瘤等有关。同时,也有家族遗传可能。

4. 视盘水肿 在解剖学上,视神经除视盘外,周围有鞘膜与脑膜相连接,视神经的鞘间隙也与脑蛛网膜下腔相通。在正常情况下,从眼内来的组织液可通过视神经的鞘间隙,流入颅内蛛网膜下间隙及第三脑室,而且脑脊液也可流入视神经的鞘间隙。此外,视盘及筛板后视神经的静脉血液也是由视网膜中央静脉排出的。

5. 视网膜脱离复位术 适用于多种视网膜脱离。①孔源性视网膜脱离:由于玻璃体变性、收缩、牵拉形成视网膜神经上皮全层裂孔,液化的玻璃体经裂孔进入视网膜下形成的视网膜脱离。②萎缩性视网膜脱离:因变性、萎缩

使视网膜变薄,形成视网膜裂孔,从而产生视网膜脱离。③牵拉性视网膜脱离,但玻璃体内无明显增殖性改变。④渗出性视网膜脱离经药物治疗无效,并且视网膜脱离已累及黄斑部。但合并严重的增殖性玻璃体视网膜病变、玻璃体积血、黄斑部裂孔、巨大或多发视网膜裂孔合等患者禁用。

※ 思考训练

1. 视网膜的视部是指( )
   A. 视网膜虹膜部　　B. 视网膜睫状体部　　C. 视网膜脉络膜部　　D. 黄斑和中央凹　　E. 视盘
2. 生理学盲点是指( )
   A. 视盘　　　　　　B. 视盘陷凹　　　　　C. 黄斑　　　　　　　D. 中央凹　　　　　E. 锯齿缘
3. 视神经和视网膜中央血管穿经视网膜的部位为( )
   A. 视盘　　　　　　B. 视盘陷凹　　　　　C. 黄斑　　　　　　　D. 中央凹　　　　　E. 锯齿缘
4. 能感受强光和辨色的细胞是( )
   A. 色素细胞　　　　B. 双极细胞　　　　　C. 节细胞　　　　　　D. 视锥细胞　　　　E. 视杆细胞
5. 视网膜脱离(脱落)的解剖基础是指视网膜内层与哪一层的分离?( )
   A. 感光细胞层　　　B. 色素上皮层　　　　C. 双极细胞层　　　　D. 神经节细胞层　　E. 外网状层
6. 夜盲症与视网膜内的何种细胞病变相关?( )
   A. 视锥细胞　　　　B. 视杆细胞　　　　　C. 神经节细胞　　　　D. 双极细胞　　　　E. 神经胶质细胞

二、眼球内容物

在牛眼上剪开眼房,流出的液体为房水。然后取出晶状体和胶冻状的玻璃体观察。

(一)房水

1. 眼房　是位于角膜和晶状体、睫状体之间的间隙,被虹膜分隔为前房和后房。前、后眼房借瞳孔相互交通。在前房周边,虹膜与角膜交界处构成的环形区域,称为_____(iridocorneal angle),又称为前房角。此角前外侧壁有小梁网,连于巩膜与虹膜之间,是房水循环的必经之路,具有滤帘作用。

2. 房水　无色透明,充满于眼房内,由_____产生,经_____流出。房水的功能是通过角膜和晶状体提供营养并排出代谢产物,维持正常眼内压及折光作用。

3. 房水循环　睫状体产生房水→后房→瞳孔→前房→前房角→小梁网→巩膜静脉窦→集液管和房水静脉→睫状前静脉→眼静脉→汇入全身血液循环。少量房水在虹膜表面隐窝处被吸收,尚有少部分房水经脉络膜上腔吸收。通常房水通过瞳孔很少受到阻碍,故前、后房的压力大致相等。在病理情况下,房水通过瞳孔受阻(如虹膜后粘连或瞳孔闭锁),房水滞留于后房内,导致眼内压增高,临床称为继发性青光眼。

(二)晶状体

1. 晶状体的位置和构造　晶状体位于虹膜与玻璃体之间,无色透明,富有弹性,不含血管和神经,呈双凸透镜状。其前面曲度较小,平行于虹膜;后面曲度较大,突入玻璃体凹;前后两面交界处称为晶状体赤道。晶状体由晶状体囊和晶状体实质组成,实质周围部的纤维较新较软,称为晶状体皮质;中央部的纤维逐渐老化,称为晶状体核。晶状体赤道周缘借晶状体悬韧带(又称睫状小带)系于睫状体。晶状体因疾病或创伤而变混浊,即为白内障。

2. 晶状体的调节　晶状体的曲度随所视物体的远近不同而改变。当视近物时,睫状肌环行纤维收缩,睫状环变小,睫状突内移,睫状小带松弛,晶状体弹性回缩后变得更凸,屈光力度增强,使进入眼球的光线恰能聚焦于视网膜上;当视远物时,与此相反。晶状体改变曲度的能力,随年龄增长而逐渐减弱,这是因晶状体核部逐渐变大、变硬、弹性减退及睫状肌逐渐萎缩之故。

关键词

晶状体的调节,可记为"视近物,我开工;视远物,我放松"

当视近物时,睫状肌环行纤维收缩,晶状体也发生弹性回缩,故称为"视近物,我开工"(双缩,即收缩和弹性回缩);反之,为"视远物,我放松"(双舒,即舒张和被动舒张)。其实,日常生活中,尽量远观以保持良好视力的目的,就是使睫状肌得到充分休息,避免频繁过度收缩。

临床联系

屈光不正是指眼在不进行矫正调节时,平行光线通过眼的屈光作用后,不能在视网膜上清晰成像,而是成像于视网膜的前方或后方(非正视)。造成屈光不正的原因很多,遗传因素和用眼不当是主要原因。尤其是儿童处于生长发育时期,不注意用眼卫生,如看书、写字的姿势不正确,光线不好造成眼与书的距离太近,看书时间过长或走路、坐车时看书造成眼睛过度疲劳等,均可促成屈光不正。

屈光不正的早期表现为视力疲劳症状,易出现字迹或视物模糊、眼部干涩、眼睑沉重、眼部疼痛或伴有头痛、恶心、呕吐等,休息片刻后症状得以缓解或消失。严重者出现近视、远视、散光等视力改变。近视患者主观感觉看近物基本正常,看远物则比较模糊,因近视成像于视网膜前方,可用凹面透镜予以矫正;远视患者主观感觉看远物模糊,看近物更模糊,因远视成像于视网膜后方,可用凸面透镜予以矫正。

(三)玻璃体

玻璃体充于_____与_____之间,为无色透明的胶冻状物质。表面被覆有玻璃体膜,前面因紧邻晶状体而呈凹面状,称为玻璃体凹。玻璃体对视网膜起支撑作用,若支撑作用减弱,可导致视网膜剥离;若玻璃体混浊,可影响视力。

临床联系

玻璃体混浊,又称为飞蚊症,患者自觉眼前黑影飘动,犹如蚊蝇飞舞。飞蚊症常发生在40岁以上的中老年人、高度近视患者及动过白内障手术者。大多数的飞蚊症是良性的,即生理性飞蚊症。此病起病突然,病情发展较快,但老年人的生理性飞蚊症无须处理。病理性飞蚊症的原因包括先天残留于玻璃体内的胚胎细胞或组织、视网膜或葡萄膜的出血等侵入玻璃体内,高血压、糖尿病、葡萄膜炎的出血或渗出物侵入玻璃体内,老年人高度近视的玻璃体变性。其他如眼外伤、眼内异物久留、寄生虫或肿瘤等也可发生玻璃体混浊。

思考训练

1. 下列哪项不属于折光装置?(   )
   A. 角膜　　　B. 虹膜　　　C. 房水　　　D. 晶状体　　　E. 玻璃体
2. 房水主要充满于(   )
   A. 巩膜静脉窦　B. 眼房　　　C. 脉络膜上腔　D. 瞳孔　　　E. 玻璃体
3. 既可调节晶状体的屈度,也可产生房水的结构是(   )
   A. 角膜　　　B. 虹膜　　　C. 睫状体　　　D. 巩膜　　　E. 脉络膜
4. 视近物时,睫状体肌和晶状体变化分别为(   )
   A. 收缩;屈度变小　B. 舒张;屈度变大　C. 收缩;屈度变大　D. 舒张;屈度变小　E. 无须收缩和改变
5. 晶状体混浊,表现为(   )
   A. 青光眼　　B. 白内障　　C. 飞蚊症　　D. 夜盲症　　E. 红绿色盲
6. 玻璃体混浊,表现为(   )
   A. 青光眼　　B. 白内障　　C. 飞蚊症　　D. 夜盲症　　E. 红绿色盲
7. The refractive media of eyeball does not include (   )
   A. cornea　　B. sclera　　C. aqueous humor　　D. lens　　E. vitreous body

三、眼球解剖

取牛或羊的一只眼球,沿赤道线将眼球剪成前、后两部进行观察。

1. **眼球后半部**　最内为玻璃体,有的标本上仍呈胶冻状,有的则液化。此处眼球壁,肉眼观可分为3层:内层为乳白色,是视网膜的神经层,与视神经相对处内面为中心略凹的视盘;中间一层由内面看呈蓝黑色,为视网膜色素上皮层,由外面看呈棕黑色,为脉络膜,两者紧贴在一起;外层为白色、坚韧致密的巩膜,在眼球后极偏内侧有视神经穿出巩膜,其外包有视神经鞘。

2. **眼球前半部**　从后方也可看到玻璃体、视网膜、脉络膜、巩膜等。仔细将胶冻状的玻璃体去除,用刀或剪轻轻刺入晶状体中央,将晶状体略微提起,仔细观察连于晶状体赤道部与睫状体之间的睫状小带,此带为透明、菲薄的膜样结构(有的标本上晶状体已游离,则难于观察到)。将晶状体取出解剖,观察其形态结构。观察睫状体的睫状环与睫状突及其前方的虹膜与瞳孔(牛的瞳孔呈横裂状)。观察最前方的角膜,因保存液的作用而不甚透明。最后将眼球壁前部沿矢状方向剪开,观察眼前房、眼后房及虹膜角膜角。

第二节　眼副器

※ **学习目标**:掌握眼睑的形态结构,眼内、外肌的名称、位置和作用;熟悉结膜的形态结构,泪器的组成、泪道的形态结构及泪液的产生和引流;了解眶脂体、筋膜、巩膜外隙等结构及其功能,眼的血管、神经及眼上、下静脉在颅内、外静脉交通关系中的临床意义。

眼副器包括_____、_____、_____、_____、眶脂体、眶筋膜等结构。

一、眼睑

在活体上观察眼睑。眼睑位于眼球前方,有上睑和下睑之分,是保护眼球的屏障。

1. **眼睑外部结构**　眼睑外部结构包括:①睑缘和睫毛。注意观察睫毛的方向。睫毛有防止灰尘进入眼内和减弱强光照射的作用。如睫毛长向角膜,称为倒睫,严重者可引起角膜溃疡、瘢痕甚至失明。②睑裂和睑联合。③内眦和外眦。它们为睑裂两端的锐角(注意与睑联合的区别)。④内眦内的结构。略翻起上、下睑重点观察泪点。内眦附近微凹陷的空隙称为_____(lacrimal lacus),湖底部的蔷薇色隆起称为_____(lacrimal caruncle)。在上、下睑缘近内侧端各有一小隆起,称为_____(lacrimal papilla),其顶部有一小孔,称为_____。

2. **眼睑内部结构**　眼睑由浅至深可分为5层,包括皮肤、皮下组织、肌层、_____和_____。①皮肤薄而柔软,富含皮脂腺。②皮下组织疏松、缺乏脂肪,易水肿。③肌层主要有眼轮匝肌(骨骼肌,可闭合睑裂)、上睑提肌(平滑肌,可上提上睑)、睑板肌(平滑肌)等。④睑板由致密结缔组织构成,内有许多呈麦穗状分支的_____(tarsal glands),开口于睑缘。睑板腺为特化的皮脂腺,分泌油脂样液体,有润滑睑缘和防止泪液外溢作用。⑤睑结膜为最深面覆盖睑板的黏膜,薄而透明。

※ 临床联系

1. **麦粒肿**　是睑腺炎的俗称,又称为针眼,是睫毛毛囊附近的皮脂腺或睑板腺的急性化脓性炎症(多为金黄色葡萄球菌引起),分为内麦粒肿和外麦粒肿两型。外麦粒肿为Zeis腺(皮脂腺)的急性化脓性炎症,初起睑缘部呈局限性充血肿胀,2~3 d后形成硬结、胀疼和压痛明显,以后硬结逐渐软化,在睫毛根部形成黄色脓疱,穿破后排脓迅速,可促进愈合。内麦粒肿为睑板腺的急性化脓性炎症,其临床症状不如外麦粒肿剧烈,通常在充血的睑结膜表面隐约露出黄色脓块,可自行穿破排脓于结膜囊内,如睑板未能穿破,同时致病的毒性又强烈,则炎症扩大,侵犯整个睑板组织,形成眼睑脓肿。

2. 霰粒肿 是睑板腺囊肿的俗称,是因睑板腺排出管道阻塞和分泌物潴留而形成的睑板腺慢性炎性肉芽肿。常见于各年龄段,进展缓慢,有复发倾向,主要表现为眼睑内表面隆起,可触及坚硬肿块,但无疼痛,需要注意与睑板腺癌进行鉴别。

思考训练

1. 倒睫是指睫毛长向(　　)
    A. 角膜   B. 内眦   C. 外眦   D. 睑裂   E. 睑结膜
2. 泪小管的开口为(　　)
    A. 泪湖   B. 泪阜   C. 泪点   D. 泪囊   E. 泪腺
3. 霰粒肿是指(　　)
    A. 眼睑皮脂腺囊肿   B. 睑板腺囊肿   C. 眼睑皮脂腺脓肿   D. 睑板腺脓肿   E. 睑板腺癌
4. 内麦粒肿是指(　　)
    A. 眼睑皮脂腺脓肿   B. 睑板腺脓肿   C. 眼睑皮脂腺囊肿   D. 睑板腺囊肿   E. 睑板腺肉芽肿
5. 目前超声检查眼部最常采用的方法是(　　)
    A. 间接法   B. 眼睑法   C. 水囊法   D. 探头法   E. 加压法
6. 内眦内结构不包括(　　)
    A. 泪小管   B. 泪湖   C. 泪阜   D. 泪乳头   E. 泪囊

二、结膜

在活体上小心翻开上、下睑进行观察。结膜覆盖在眼球的前面和眼睑的后面,薄而光滑,透明而富含血管。按所在部位分为_____、_____和_____三部:①睑结膜覆于上、下睑内面,在其表面可透视见深层的小血管和睑板腺;②球结膜覆于眼球前面,在角膜缘处与巩膜结合紧密,而其余部分连接比较疏松而易发生移动;③结膜穹隆由睑结膜与球结膜互相移行而成,分为结膜上穹和结膜下穹。当上、下睑闭合时,整个结膜形成囊状腔隙,称为结膜囊,经睑裂与外界相通。

临床联系

结膜炎为常见疾病,根据病因又可分为细菌性、病毒性、衣原体性、真菌性、变态反应性等;根据结膜的病变特点,可分为急性滤泡性结膜炎、慢性滤泡性结膜炎、膜性及假膜性结膜炎等。结膜充血和分泌物增多是各种结膜炎的共同特点,通常双眼相互传播。主要表现为异物感、烧灼感、眼睑沉重,结膜充血、水肿、分泌物增多,结膜下出血点,也可见睑结膜或角膜缘有乳头状小隆起、滤泡、渗出性假膜等,当病变累及角膜时,可出现畏光、流泪及不同程度的视力下降。

沙眼:是由沙眼衣原体引起的一种慢性传染性结膜角膜炎。结膜病变常局限于睑结膜和结膜穹隆。因其在睑结膜表面形成粗糙不平的外观,形似沙粒,故名沙眼;因结膜炎常在冷空气或冷风刺激下分泌较多的泪液,而形成的一种保护性反应,俗称迎风流泪征(戏称为"风流眼")。沙眼通常双眼患病,多发生于儿童或少年期。

疱疹性结膜炎:是一种过敏性疾病,因感染、过敏、外伤引起,如结核分枝杆菌、金黄色葡萄球菌、衣原体或寄生虫等。临床特征为球结膜有乳头滤泡增生。疱疹多见于角膜缘处的结膜或整个球结膜。

春季卡他性结膜炎:是季节性的变态反应性疾病,常侵犯双眼,每年复发。每当春暖花开时发病,到秋末天寒时症状消失。一般认为发病与过敏因素有关,许多患者对花粉或其他物质,尤其是禾本植物的花粉有变态反应。多见于儿童及青年,男性较多,无传染性。用皮质类固醇激素类药物治疗效果较好。症状特别重或反复迁延不愈的患者,可考虑易地疗法,脱离了原居住地的变应原可能会收到较好的效果。

※ 思考训练

1.覆盖于角膜和巩膜前表面的黏膜称为(　　)
　A.睑结膜　　　B.球结膜　　　C.穹窿结膜　　　D.结膜囊　　　E.结膜穹隆
2.检查睑板腺时,需要翻开(　　)
　A.睑结膜　　　B.球结膜　　　C.结膜穹隆　　　D.结膜囊　　　E.眼睫毛
3.沙眼好发于(　　)
　A.睑结膜　　　B.球结膜　　　C.睑板　　　　　D.睑板腺　　　E.Zeis 腺

三、泪器

取泪器解剖标本和模型观察。泪器由_____和_____组成,有分泌泪液,营养、冲洗和保护眼球的作用。泪道包括_____、_____、_____和_____。

1. 泪腺　位于眶上壁前外侧部的_____内,排泄管开口于结膜上穹的外侧部。可分泌泪液,借眨眼活动涂抹于眼球表面,有防止角膜干燥和冲洗微尘作用,此外尚含溶菌酶,有灭菌作用。

2. 泪道　泪道包括_____、_____、_____和_____。①泪点是_____的开口,朝向后方,正对泪湖,便于吸入泪液。泪点变位常引起泪溢症。②泪小管是连接泪点与泪囊的小管,分为上、下泪小管,开口于泪囊上部。③泪囊贴附于眶内侧壁前部的泪囊窝内,上端为盲端,下部为鼻泪管。眼轮匝肌有少量肌束跨过泪囊深面,收缩时可扩大泪囊,使囊内产生负压,促使泪液流入泪囊。④鼻泪管上部包埋在骨性鼻泪管中;下部在鼻腔外侧壁黏膜的深面,开口于下鼻道。感冒时因其黏膜充血肿胀,使泪液向鼻腔引流不畅,常引起流泪现象。

3. 泪液的排出路径　先在骨性眶内寻找泪腺窝,再在实物标本上用较硬的细铁丝探查泪道,总结泪液产生和排出途径:泪液由_____产生,经泪腺排泄小管→结膜穹隆外上方→眼球表面(发挥清洁和湿润作用)→泪点→泪小管→泪囊→鼻泪管→下鼻道。

※ 思考训练

1.泪道的组成不包括(　　)
　A.泪点　　　　B.泪阜　　　　C.鼻泪管　　　D.泪小管　　　E.泪囊
2.眼轮匝肌收缩可引起(　　)
　A.睑裂闭合　　B.瞬目(眨眼)　C.向下牵拉眉毛　D.促使泪液流入泪囊　E.以上均正确
3.连接泪点与泪囊的小管为(　　)
　A.泪腺排泄管　B.泪湖　　　　C.鼻泪管　　　D.泪小管　　　E.泪道
4.鼻泪管开口于(　　)
　A.上鼻道　　　B.中鼻道　　　C.下鼻道　　　D.泪囊　　　　E.泪乳头
5.泪点与泪囊之间的泪小管有(　　)
　A.1 条　　　　B.2 条　　　　C.1 对　　　　D.2 对　　　　E.不恒定
6.属于泪器的结构为(　　)
　A.泪点　　　　B.泪阜　　　　C.泪湖　　　　D.泪腺　　　　E.泪乳头
7.具有盲端的泪器为(　　)
　A.泪腺　　　　B.泪囊　　　　C.泪小管　　　D.鼻泪管　　　E.泪点

四、眼外肌

在眼外肌模型和标本上观察。运动眼睑的肌肉包括_____和米勒肌,运动眼球的肌肉包括4块直肌(_____、_____、_____、_____)和2块斜肌(_____、_____)。

填表练习

名称	肌肉属性	作用	神经支配
米勒肌	平滑肌	协助_____上睑,维持上睑正常位置	颈交感神经
上睑提肌	骨骼肌	上提_____眼睑	动眼神经
上直肌		使瞳孔转向_____	
下直肌		使瞳孔转向_____	
内直肌		使瞳孔转向_____	
下斜肌		使瞳孔转向_____	
外直肌		使瞳孔转向_____	展神经
上斜肌		使瞳孔转向_____	滑车神经

歌诀记忆

眼外肌肉共八块,四直两斜穆勒提;眼内穆勒平滑肌,其他眼外骨骼肌
穆勒维持上睑位,协助提睑睁眼急;上下内外两斜反,上下直内斜外记
神经支配先外展,运动上斜滑车细;穆勒交感颈来源,动眼支配最多肌

眼球内、外肌的运动和神经支配比较难学习。可从两个方面把握。

眼肌的运动:首先,大部分从名称即可知道,如瞳孔括约肌和瞳孔开大肌收缩分别使瞳孔缩小和扩大,上睑提肌可使上睑上提。其次,睫状肌收缩可使晶状体变厚变凸,屈光作用增大;而米勒肌协助上提上睑,维持上睑正常位置。此外,4块直肌和2块斜肌的作用可概况为"上下内外两斜反,上下直内斜外记",即上、下、内、外直肌均使眼球相应地向上、下、内、外转动,而上、下斜肌则相应地向反方向运动;但上、下直肌和上、下斜肌的运动还伴有非同向的运动,即上、下直肌还伴有向内的运动(上直肌使眼球向上、内运动,下直肌使眼球向下、内运动),上、下斜肌还伴有向外的运动(上斜肌使眼球向下、外运动,下斜肌使眼球向上、外运动)。上、下直肌和上、下斜肌的运动比较容易混淆,可联系"性格"进行学习,即直肌的"外向性格"可直接使眼球同向转动,但也可产生反作用,也就是说,直肌同时可产生"内向表现",故对应为:上直肌——眼球向上、内转动,下直肌——眼球向下、内转动。而斜肌的"内向性格"可形成双逆反运动,故对应为:上斜肌——眼球向下、外转动,下斜肌——眼球向上、外转动。

眼肌的神经支配:首先,"神经支配先外展,运动上斜滑车细"是指外直肌和上斜肌由不同的神经支配,"外展"可代表3个含义(展神经走行于眶外侧壁内面,支配外直肌,使眼球向外转动);上斜肌的"上斜"也可代表3个含义(最细的脑神经滑车神经走行于眶上壁的内面,支配的上斜肌起于总腱环后通过眶内壁前上方的滑车,使眼球向下外运动)。其次,"穆勒交感颈来源"是指支配瞳孔开大肌和米勒肌的交感神经来源不同,瞳孔开大肌的交感纤维来源于动眼神经,而米勒肌的交感纤维来源于颈交感神经。此外,"动眼支配最多肌"是指动眼神经的支配最多,但注意来源也不同,即支配眼内肌的瞳孔括约肌和睫状肌均为动眼神经的副交感纤维,性质为内脏运动神经,起源于脑干动眼神经副核;而支配上睑提肌、上直肌、下直肌、内直肌和下斜肌的纤维均为动眼神经的躯体运动纤维,起源于动眼神经核。

临床联系

眼球的正常运动,并非单一肌肉的收缩,而是两眼数条肌协同作用的结果。如眼向下俯视时,两眼的下直肌和上斜肌必须同时收缩;仰视时,两眼上直肌和下斜肌同时收缩;侧视时,一侧眼的外直肌和另一侧眼的内直肌共同作用;聚视中线则是两眼内直肌共同作用的结果。眼肌麻痹是指眼球的运动神经和眼球的协同运动中枢及其纤维损害导致的临床病变。当某一肌麻痹时,可出现斜视和复视现象。①动眼神经麻痹:因眼外肌和眼内肌的麻痹,主要表现为上睑下垂、复视、斜视、瞳孔散大、瞳孔反射消失等。②展神经麻痹:因外直肌瘫痪,眼球向外侧运动受限而呈内斜视,常伴复视。③滑车神经麻痹:因上斜肌瘫痪,主要表现为向下凝视时出现复视。④霍纳综合征:又称为颈交

感神经麻痹性综合征。在眼部主要表现为患侧瞳孔缩小（瞳孔开大肌瘫痪）、眼睑下垂（米勒肌瘫痪）和眼球内陷（交感神经支配的眶内平滑肌松弛），另有交感神经的其他表现，如患者同侧面部少汗或无汗等。

※ 思考训练

1. 眼睑的米勒肌由什么神经支配？（ ）
   A. 面神经　　B. 动眼神经　　C. 滑车神经　　D. 展神经　　E. 颈交感神经
2. 滑车神经兴奋使眼球的运动方向为（ ）
   A. 上内方　　B. 下内方　　C. 下外方　　D. 上外方　　E. 向内侧
3. 展神经支配的眼外肌为（ ）
   A. 上直肌　　B. 下直肌　　C. 内直肌　　D. 外直肌　　E. 上斜肌
4. Which muscle turns the anterior pole of the eye superomedially？（ ）
   A. Rectus superior　B. Rectus inferior　C. Rectus medialis　D. Rectus lateralis　E. Obliquus superior

五、眶脂体与眶筋膜

略，自学。

六、眼的血管和神经

略，自学。

常用英汉名词

visual organ 视器
eye 眼
eyeball 眼球
sclera 巩膜
cornea 角膜
choroid 脉络膜
ciliary body 睫状体
iris 虹膜
pupil 瞳孔
retina 视网膜
optic disc 视盘
macula lutea 黄斑
nyctalopia 夜盲症
color blindness 色盲
retinal detachment 视网膜脱离
optic disc edema 视盘水肿
chamber of eyeball 眼房
anterior chamber 前房
angle of anterior chamber 前房角
trabecular reticulum 小梁网
aqueous humour 房水

ametropia 屈光不正
myopia 近视
hyperopia 远视
astigmatism 散光
vitreous body 玻璃体
lens 晶状体
muscae volitantes 飞蚊症
eyelid 眼睑
palpebral fissure 睑裂
lateral(medial) angle of eye 外（内）眦
eyelash 睫毛
conjunctiva 结膜
lacrimal caruncle 泪阜
bulbar conjunctiva 球结膜
palpebral conjunctiva 睑结膜
lacrimal apparatus 泪器
lacrimal gland 泪腺
lacrimal point 泪点
lacrimal ductule 泪小管
nasolacrimal duct 鼻泪管

第十三章 前庭蜗器

第一节 外 耳

❋ **学习目标**：掌握耳的组成和功能，外耳的分部及各部的功能；鼓膜的位置、分部和功能；熟悉外耳道的分部和小儿外耳道的特点；了解耳郭的主要结构，外耳结构的临床意义。

前庭蜗器俗称耳，可分为_____、_____和_____。外耳和中耳是声波的传导装置，是前庭蜗器的副属器；内耳有_____（简称听器）和_____（简称位觉器或平衡器）。听器可感受_____刺激，位觉器可感受_____位置变动、_____变化和_____速度的刺激。

外耳包括_____、_____和_____。耳郭具有收集声波和判定声源方位的作用。外耳道可将声波传导到鼓膜从而引起鼓膜的振动，同时还有共振放大（增压）、消除声波干扰、保护中耳和内耳的作用。鼓膜具有保护中耳和内耳，将声波传递给听骨链，增压以帮助提高听力等作用。

一、耳郭

在活体上观察。耳郭位于头部两侧，由_____软骨和结缔组织构成，表面覆盖着皮肤。主要结构为耳垂和外耳门。耳垂内无软骨，仅含结缔组织和脂肪，是临床采血的部位。外耳门为外耳道的外口。

二、外耳道

利用模型配合标本观察。外耳道是从外耳门至鼓膜的管道，由外侧1/3的_____部和内侧2/3的_____部构成。外耳道略呈"S"形弯曲，向内的走行依次为软骨部向前、交界处转向后上和骨部向前下倾斜。检查外耳道和鼓膜时，向后上方牵拉耳郭，可使外耳道变直。但检查婴儿的鼓膜时，由于其外耳道尚未发育完全，短而直，需要将耳郭向后下方牵拉。

三、鼓膜

利用模型配合标本观察。

1. 鼓膜的位置和形态特点 鼓膜位于_____与_____之间，为椭圆形的半透明薄膜。成人鼓膜向前下外倾斜，婴幼儿鼓膜接近水平位。鼓膜周缘较厚，中心凸向鼓室。紧张部在活体呈灰白色，松弛部呈淡红色。

2. 鼓膜的结构 鼓膜下3/4为紧张部，固定于鼓膜环沟内；上1/4的三角形区为松弛部。紧张部在活体因比较坚实紧张，其前下为三角形的反光区，称为_____（cone of light），中耳疾患如鼓膜穿孔可引起光锥暗淡或消失。鼓膜中心凹向鼓室，内面附着有锤骨柄末端，称为鼓膜脐。由鼓膜脐沿锤骨柄向上,可见鼓膜分别向前、后形成两个皱襞,分别称为锤骨前襞和锤骨后襞,二者与鼓膜周缘上部之间的三角区为松弛部。

歌诀记忆

鼓膜椭圆半透明,心向内凹外下倾
上部松弛下紧张,前下光锥断疾病

临床联系

鼓膜穿孔也称为耳膜穿孔,是耳鼻喉科常见疾病,主要是外伤、炎症等原因导致耳膜受损,引起鼓膜穿孔。中耳炎引起的鼓膜穿孔多见于婴幼儿,由于解剖上的特点,连接鼻腔和中耳腔的咽鼓管短平粗,当上呼吸道感染时,鼻腔的细菌、分泌物等很容易通过咽鼓管到达中耳腔引起感染。另外,如果哺乳姿势不正确,乳汁等也易经咽鼓管流入或呛入中耳而发生急性中耳炎导致鼓膜穿孔。外伤性鼓膜穿孔多因直接或间接外力损伤所致,包括压力伤(如掌击耳面部、爆破、高台跳水及深潜水)、机械性损伤(如挖耳、手术、颞骨骨折)、热损伤(如矿渣、铁屑、火花)、医源性损伤(如掏取外耳道异物、鼓膜穿刺置管)等,都有可能损伤鼓膜,导致鼓膜穿孔。急性中耳炎引起的鼓膜穿孔主要表现为突发耳部疼痛,鼓膜穿孔后疼痛会减轻,耳内有脓液流出;外伤导致的鼓膜穿孔,患者会突然感到耳痛,听力立即减退伴有耳鸣,外耳道少量出血和耳内有闷胀感,严重者合并颅底骨折。对于鼓膜穿孔患者,应及时处理原发病变,清除耳内积液、积血和异物,必要时进行耳膜修补术。

思考训练

1. 鼓膜突出的标志是( )
   A. 锤骨短突　　B. 光锥　　　C. 鼓膜脐　　　D. 紧张部　　　E. 松弛部
2. 分布于耳郭的软骨为( )
   A. 透明软骨　　B. 纤维软骨　C. 弹性软骨　　D. 钙化软骨　　E. 骺软骨
3. 儿童外耳道检查时,应将耳牵拉向( )
   A. 前上方　　　B. 前下方　　C. 后上方　　　D. 后下方　　　E. 后方
4. 判定声源方位(定位作用)的外耳部为( )
   A. 耳郭　　　　B. 外耳道　　C. 鼓膜　　　　D. 耳垂　　　　E. 耳轮
5. 外耳道不具有的作用为( )
   A. 传导声波　　B. 共振放大　C. 消除干扰　　D. 辨别声源　　E. 保护鼓膜
6. 婴幼儿穿孔的主要原因是( )
   A. 中耳炎　　　B. 外伤　　　C. 发育障碍　　D. 哺乳姿势不正确　E. 大声呼喊

第二节　中　耳

※ **学习目标**:掌握中耳的组成,鼓室的位置、分部、6个壁的主要结构和交通关系,听骨链的组成及功能;熟悉咽鼓管的位置、分部、作用,婴幼儿咽鼓管的特点及其临床意义;了解中耳的关节、韧带和肌肉,乳头窦、乳突小房的位置和临床意义。

中耳位于外耳和内耳之间,由_____、_____、_____和_____组成,具有传导和放大声波及保护内耳的作用。

一、鼓室

鼓室是由颞骨岩部、鳞部、鼓部及鼓膜围成的不规则含气小腔。鼓室由鼓室壁和鼓室内结构（听小骨、韧带、肌、血管、神经等）组成。

（一）鼓室壁及其结构

取中耳模型观察鼓室6个壁及其毗邻,重点观察内侧壁的岬、前庭窗、蜗窗和面神经管凸。①上壁（又称为_____壁）借薄层的鼓室盖与颅中窝相邻。②下壁（又称为_____壁）借薄骨板与颈静脉窝（颈内静脉起始部,即颈静脉球）相邻。③前壁（又称为_____壁）下部借薄骨板与颈动脉管（颈内动脉）相邻。前壁上部有_____管,被肌咽鼓管隔分为上、下两个半管,上部为鼓膜张肌半管,内藏鼓膜张肌;下部为_____半管,为咽鼓管的鼓室口。④后壁（又称为_____壁）上部有_____的开口,借此通乳突小房;下方的突起称为锥隆起,内藏_____肌。⑤外侧壁（又称为_____壁）大部分由_____构成。鼓膜上方为鼓室上隐窝的外侧壁。⑥内侧壁（又称为_____壁）为内耳前庭部的外侧壁。中部有圆形隆起,称为_____(promontory);岬后上方的卵圆形小孔,与内耳前庭相连,称为_____(fenestra vestibuli),呈卵圆形,较大,又称为卵圆窗,由镫骨底及其周缘韧带封闭;岬后下方的圆形小孔,与内耳鼓阶相连,称为_____(fenestra cochleae),呈圆形,较小,又称为圆窗,有薄膜（第二鼓膜）封闭。前庭窗的后上方有一弓形隆起,称为面神经管凸,借薄骨质（甚至缺如）与面神经管分隔,内有面神经穿行,中耳炎或手术易伤及面神经。

填表练习

鼓室壁	另名	毗邻	临床意义
上壁			中耳疾患可经此壁侵犯颅中窝,引起耳源性并发症
下壁			对未骨化的下壁患者施行鼓膜或鼓室手术时,极易伤及颈静脉球而发生严重出血
前壁			咽部感染可经咽鼓管侵入鼓室,引起中耳炎及鼓室邻近结构的并发症
后壁			中耳的炎症可经乳突窦侵犯乳突小房而引起乳突炎
外侧壁			中耳疾患可引起鼓膜病变而出现光锥改变或消失
内侧壁			中耳的炎症或手术易伤及面神经,也可累及内耳引起并发症

歌诀记忆

上有盖壁下静窝,前有管口后房通
内侧迷路外侧鼓,听骨小链架其中

（二）鼓室内的结构

取听小骨的标本结合其模型观察。鼓室内含有3块听小骨、2块肌、1根神经（鼓室神经）和空气。中耳鼓室借咽鼓管与鼻咽相通,从而维持鼓膜内外的大气压平衡。

1. 听小骨及其连结 听小骨有3块,即_____、_____和_____。锤骨形如鼓槌,锤骨头位于_____隐窝,借韧带连于上壁;柄附于鼓膜的脐区,上端有_____肌附着;前突借韧带连于鼓室前壁;外侧突为鼓膜_____部与_____部的分界标志。砧骨形如砧,砧骨体与锤骨头形成砧锤关节,长脚与镫骨头形成砧镫关节,短脚借韧带连于鼓室后壁。镫骨形似马镫,有头、颈、两脚和一底。底借韧带连于前庭窗周边。

2. 听骨链及其功能 听小骨及其骨连结称为听骨链。听骨链一端借锤骨柄连于鼓膜,另一端借镫骨底连于前庭窗,组成杠杆系统。当声波振动鼓膜时,振动通过听骨链的传导,使镫骨在前庭窗上来回摆动,最后将声波的振动能转换成机械能,传至内耳。当炎症引起听小骨粘连、韧带硬化等,听骨链活动受限,可使听力减弱。此外,听骨链还有增压效应,可以补偿声波从空气传至耳蜗淋巴液过程中的能量损耗。

3. 运动听小骨的肌 鼓膜张肌位于鼓室前壁上部的鼓膜张肌半管内,起自咽鼓管软骨上壁部、蝶骨大翼,止于锤骨柄上端,受三叉神经(Ⅴ3)支配,收缩时可使_____紧张;镫骨肌为全身最小的骨骼肌,位于锥隆起内,腱经锥隆起尖端的小孔进入鼓室,止于镫骨颈,受面神经支配,收缩时可解除鼓膜的紧张状态,降低内耳(迷路)的内压。

◆ 关键词

鼓室内结构可总结为"0123"

"0"代表鼓膜内外的大气压力平衡;"1"代表穿经鼓室内的鼓室神经(注意不是鼓索);"2"代表运动听骨链的两块肌,即鼓膜张肌和镫骨肌(运动听骨链两端的结构);"3"代表3块听小骨,即锤骨、砧骨和镫骨(其命名均依据形态,分别似鼓槌、铁砧和马镫)。此外,听骨链还有两个关节,即砧锤关节和砧镫关节。

❋ 临床联系

听骨链不仅可传导声波,还有增压效应。声波由鼓膜经听骨链到达前庭窗时,其振动的压强增大,而振幅稍减小,这就是中耳的增压作用。这是因为:①鼓膜的实际振动面积与前庭窗的面积之比为17.2∶1。如果听骨链传递时总压力不变,则作用于前庭窗膜上的压强为鼓膜上压强的17.2倍。②听骨链杠杆的长臂与短臂之比为1.3∶1,这样,通过杠杆作用在短臂一侧的压力将增大为原来的1.3倍。通过以上两方面的作用,在整个中耳传递过程中的增压效应为17.2×1.3=22.4倍。因此,中耳主要通过鼓膜与镫骨底板面积差实现声能增益。听骨链损伤常因各种暴力导致其结构破坏和功能障碍,主要为听骨脱位、听骨骨折和听骨链中断,其中最常见的是砧镫关节脱位。听骨链损伤后,伤者出现耳痛、耳聋等症状。检查可有或无鼓膜撕裂伤,听力检查为传导性耳聋;镫骨骨折时,有时底部可被挤入前庭窗,而出现感音神经性耳聋。

◉ 思考训练

1. 鼓室位于( )
   A. 额骨内　　　B. 颧骨内　　　C. 颞骨内　　　D. 蝶骨内　　　E. 枕骨内
2. 鼓室外侧壁主要为( )
   A. 鼓膜　　　　B. 鼓室盖　　　C. 乳突窦　　　D. 颈内动脉　　E. 颈内静脉
3. 鼓室下壁紧邻( )
   A. 颈内动脉管　B. 颈静脉窝　　C. 咽鼓管　　　D. 面神经管凸　E. 乳突窦
4. 咽鼓管鼓室口位于( )
   A. 鼓室内侧壁　B. 鼓室外侧壁　C. 鼓室下壁　　D. 鼓室前壁上部　E. 鼓室前壁下部
5. 全身最小的骨骼肌为( )
   A. 鼓膜张肌　　B. 镫骨肌　　　C. 上斜肌　　　D. 下斜肌　　　E. 睫状肌
6. 鼓室内侧壁的结构不包括( )
   A. 前庭窗　　　B. 蜗窗　　　　C. 岬　　　　　D. 面神经管凸　E. 锥隆起
7. 听骨链及其骨连结不包括( )
   A. 锤、砧和镫骨　B. 砧锤关节　　C. 砧镫关节　　D. 听小骨上的韧带　E. 鼓膜

8. 收缩可使鼓膜紧张的肌为( )
   A. 鼓膜张肌　　B. 镫骨肌　　　　C. 耳前肌　　　　D. 耳后肌　　　　E. 耳上肌
9. 穿经鼓室内的神经为( )
   A. 面神经　　　B. 颞浅神经　　　C. 鼓室神经　　　D. 鼓索　　　　　E. 耳颞神经
10. 听骨链损伤引起的耳聋称为( )
    A. 传导性耳聋　B. 神经性耳聋　　C. 先天性耳聋　　D. 功能性耳聋　　E. 癔症性耳聋

二、咽鼓管

取标本对照模型观察咽鼓管的位置、形态。可采取下列方法验证自己的咽鼓管是否通畅,即用拇指和示指捏住两个鼻翼,以阻断鼻腔的气流,紧闭口腔,然后用力向上鼓气,此时便感觉到耳内发出一次清脆的响声,表明鼻咽部的气体通过咽鼓管进入到鼓室。

咽鼓管连通_____与_____,能使鼓室的气压与外界的大气压相等,以保持鼓膜内、外两面的压力平衡。有两口、两部和一峡:两口为咽鼓管鼓室口和咽鼓管咽口;两部为软骨部和骨部;两部交界处管腔最窄,称为咽鼓管峡。小儿咽鼓管短而宽,走行较直,接近水平位,故咽部感染可经咽鼓管侵入鼓室。咽鼓管闭塞将会影响中耳的正常功能(类同女性尿道、阴道特点)。

歌诀记忆

咽鼓管长分两部,前内软骨后外骨;中间最窄称为峡,两端有口连咽鼓
平时闭合吞咽开,调压平衡防伤膜;小儿宽短近水平,防止感染经此入

三、乳突窦和乳突小房

在锯开的颞骨标本上观察。乳突内有许多含气小腔,称为乳突小房。它们互相通连,向前上于鼓室上隐窝的后方融为一腔,开口于鼓室后壁上部,称为乳突窦。乳头小房、乳突窦和鼓室的黏膜相延续,故中耳炎症可经乳突窦侵犯乳突小房而引起乳突炎。

思考训练

1. 小儿咽鼓管的特点是( )
   A. 较细长　　　B. 较细短　　　　C. 较粗长　　　　D. 较粗短　　　　E. 粗短且水平位
2. 保持鼓膜内外大气压力的平衡主要通过( )
   A. 鼓膜　　　　B. 听小骨　　　　C. 听骨链　　　　D. 第二鼓膜　　　E. 咽鼓管
3. 耳郭后下方的乳突出现红肿,应首先考虑( )
   A. 急性中耳炎　B. 急性面神经炎　C. 急性乳突炎　　D. 急性鼓膜穿孔　E. 急性外耳道炎
4. Which structure does not belong to the middle ear? ( )
   A. Tympanic cavity　　　　　　　B. Auditory tube　　　　　　　　C. Mastoid antrum
   D. Auditory ossicles　　　　　　 E. Vestibule
5. Which one communicates nasopharynx with the tympanic cavity? ( )
   A. External acoustic meatus　　　B. Internal acoustic meatus　　　C. Bony semicircular canal
   D. Cochlear duct　　　　　　　　E. Auditory tube

第三节 内 耳

※ **学习目标**：掌握内耳的构造、分部和位置，位听器的分布及其功能；熟悉内耳各部的形态结构，声波的传导途径及其临床意义；了解内耳的血管、神经和淋巴，内耳道的形态和内耳道底的穿行结构，其他感受器的分布。

内耳，又称为迷路。对照标本和模型辨识内耳的构造、分部和各部的形态结构，理解骨迷路各部的位置关系；骨迷路与膜迷路的对应关系；感受器的名称、位置与功能的对应关系。

一、内耳的位置、构造和形态

内耳位于鼓室_____壁和_____底之间，全部位于_____内，为听觉和位置觉感受器的所在。

内耳的形状不规则，构造复杂，可分为_____和_____两部分。骨迷路是颞骨岩部骨密质围成的骨性隧道，自前内向后外依次分为_____、_____、_____。膜迷路套在骨迷路内，是密闭的膜性囊管，相对应于骨迷路，可分为位于耳蜗内的_____迷路、位于前庭内的_____迷路和位于骨半规管内的_____半规管。

膜迷路内充满_____淋巴，膜迷路与骨迷路之间充满_____淋巴。内、外淋巴互不相通。

※ 思考训练

1. 内耳全部位于（　　）
   A. 额骨内　　B. 颧骨内　　C. 颞骨内　　D. 蝶骨内　　E. 枕骨内
2. 属于膜迷路的组成部分的一项是（　　）
   A. 耳蜗　　B. 前庭　　C. 膜半规管　　D. 骨半规管　　E. 蜗管
3. 属于骨迷路的组成部分的一项是（　　）
   A. 窝迷路　　B. 前庭迷路　　C. 膜半规管　　D. 耳蜗　　E. 蜗管
4. 膜迷路内充满（　　）
   A. 动脉血　　B. 静脉血　　C. 内淋巴　　D. 外淋巴　　E. 空气

二、骨迷路

取放大的内耳模型和特制的内耳标本观察。骨迷路从前内向后外沿颞骨岩部的长轴排列，各部互相通连。

1. **前庭** 前庭是骨迷路的中间部分，分为前、后、内、外侧4个壁。前壁较窄，有1个小孔，为蜗螺旋管入口，通_____内的_____阶；后壁较宽，有5个小孔，与3个_____相通；外侧壁即鼓室的内侧壁，有_____窗和_____窗；内侧壁即内耳道底的后部，_____神经穿经此壁进入膜迷路。

前庭内侧壁内面可见一自前上向后下的倒"Y"字形前庭嵴，其后上方有椭圆囊隐窝，容纳_____；前下方有球囊隐窝，容纳_____；在"Y"字形的叉内有蜗管隐窝，紧邻_____的外侧壁。在椭圆囊隐窝靠近总骨脚开口处的前方有一_____内口，在内耳门后外侧有_____外口（又称为内淋巴囊裂），内、外口之间的管道为_____，内有_____管。前庭水管外口的外下方有_____小窝，容纳有内淋巴囊。

2. **骨半规管** 骨半规管为3个相互垂直的半环形骨管，位于前庭的后方。

根据它们的位置，分别称为_____骨半规管（弓向上方，与颞骨岩部的长轴垂直）、_____骨半规管(弓向外侧,呈水平位)和_____骨半规管(弓向后外方,与颞骨岩部的长轴平行)。

每个骨半规管都有2个骨脚连于前庭,一个膨大称为壶腹骨脚,其脚上的膨大部称为_____(osseous ampulla);另一骨脚细小,称为单骨脚。因前、后骨半规管的单骨脚合成为1个总骨脚,故3个骨半规管共有5个孔开口于前庭的后上壁。

3. 耳蜗 耳蜗位于前庭的前方,形似蜗牛壳,由_____和环绕其外周的_____构成。①蜗顶朝向前外,蜗底朝向内耳道底,蜗顶至蜗底之间为蜗轴,其内有_____神经和血管穿行。②蜗螺旋管围绕_____旋转两圈半,以盲端终止于_____。自蜗轴向蜗螺旋管内伸出一螺旋状骨板,称为_____管(osseous spiral lamina),其游离缘借_____附着于蜗螺旋管的外侧壁。③在骨螺旋板的根部有细管围绕蜗轴旋转,此管称为_____管(spiral canal of modiolus),其内藏有蜗神经节。④骨螺旋板和蜗管将蜗螺旋管完全分隔成上、下两部,上部的管腔称为_____阶(scala vestibuli),下部的管腔称为_____阶(scala tympani)。前庭阶与鼓阶的一端分别连于鼓室内侧壁的前庭窗(卵圆窗)和蜗窗(圆窗),另一端在蜗顶处借_____(helicotrema)相通。

思考训练

1. 前庭位于( )
   A. 耳蜗和骨半规管之间 B. 骨迷路中间部分 C. 鼓室内侧壁深面 D. 内耳道底后外侧 E. 以上均对
2. 穿经内耳道底的血管、神经有( )
   A. 蜗神经 B. 前庭神经 C. 面神经 D. 迷路血管 E. 以上均对
3. 弓向上方的骨半规管为( )
   A. 膜半规管 B. 前半规管 C. 后半规管 D. 外半规管 E. 总骨脚
4. 后半规管弓向( )
   A. 上方 B. 下方 C. 外侧 D. 内侧 E. 后外方
5. 穿经内耳道底的血管、神经有( )
   A. 蜗神经 B. 前庭神经 C. 面神经 D. 迷路血管 E. 以上均对
6. 下列关于3个骨半规管的描述,错误的是( )
   A. 呈半环形 B. 相互垂直 C. 均有单骨脚 D. 均有壶腹骨脚 E. 形成6个开口
7. 蜗神经穿行于( )
   A. 蜗螺旋管 B. 骨螺旋板 C. 膜螺旋板 D. 蜗轴螺旋管 E. 蜗轴
8. 蜗神经节位于( )
   A. 蜗管内 B. 蜗螺旋管内 C. 蜗轴螺旋管内 D. 蜗顶内 E. 蜗底内
9. 前庭阶与鼓阶在蜗顶处相通的部位为( )
   A. 蜗管 B. 蜗螺旋管 C. 蜗轴螺旋管 D. 蜗孔 E. 前庭
10. 前庭阶与鼓阶内的组织液为( )
    A. 动脉血 B. 静脉血 C. 内淋巴 D. 外淋巴 E. 滑液

三、膜迷路

在放大的内耳模型上观察膜迷路的各部和感受器的位置。膜迷路借纤维束固定于骨迷路的壁上,各部之间相连通。由膜迷路(位于前庭内,包括_____囊和_____囊)、_____(位于骨半规管内)和_____(位于耳蜗的蜗螺旋管内)组成。

1. 椭圆囊和球囊 椭圆囊和球囊合称前庭迷路。①椭圆囊位于前庭内侧壁后上方的椭圆囊隐窝内,在其后壁上有5个孔与3个膜半规管相通。向前以椭圆囊球囊管连接_____和_____导管。内淋巴导管通向前庭导水管外口处的_____(endolymphatic sac)。②球囊位于椭圆囊前下方的球囊隐窝内。向前下以连合管与_____相连;向后分别借_____及_____连接椭圆囊和内淋巴囊。

2. 膜半规管 膜半规管包括前、后、外3个膜半规管。形态与骨半规管相似,套于同名骨半规管内。各膜半规管也有相应呈球形的膨大部分,位于骨壶腹内,称为_____(membranous ampulla)。

3. 蜗管 即蜗迷路,位于蜗螺旋管内,介于骨螺旋板和蜗螺旋管外侧壁之间。一端在前庭内借连合管与_____相通连,另一端在_____形成盲端。蜗管在水平断面上呈三角形,其上壁(前庭壁)为_____膜(vestibular membrane),将前庭阶和蜗管分开;外侧壁(血管壁)为增厚的骨膜,富含血管,称为_____纹(stria vascularis),与内淋巴液的产生有关;下壁(蜗管鼓壁)为基底膜,又称为膜螺旋板,与鼓阶相隔。

填表练习

项目	骨迷路	膜迷路
位置	全部位于颞骨_____内	全部套在_____内
构成	由骨密质构成的不规则形骨性管道	为封闭的膜性囊管
分部	_____、_____、_____(前、后、外)	_____、_____、_____(前、后、外)、_____
内含液体	与膜迷路之间为_____淋巴液	囊内充满_____淋巴液
功能	对膜迷路起支持、保护和固定作用	内有_____觉和_____觉感受器,形成的神经冲动经_____神经传入神经中枢(颞横回)

4. 内耳感受器 具有感受位置和听觉的功能。

(1)椭圆囊斑和球囊斑:均为位觉感受器,位于内,形成的神经冲动分别沿神经的椭圆囊支和球囊支传入神经中枢。

(2)壶腹嵴:也为位觉感受器,在3个半规管的_____内,由增厚的黏膜向腔内突出而成,呈横位的镰状隆起。3个膜半规管内的壶腹嵴相互垂直,可分别将人体在三维空间中的运动变化转变成神经冲动,经_____神经的壶腹支传入神经中枢。

(3)柯蒂(Corti)器:为听觉感受器,位于螺旋膜(_____膜)上方,又称为螺旋器,由内毛细胞、外毛细胞、支柱细胞和盖膜组成,能感受声波的刺激,形成的神经冲动经_____神经传入神经中枢。壶腹嵴、椭圆囊斑和球囊斑均为位置觉感受器,统称为前庭器;再加上蜗管内的听觉感受器即螺旋器(简称蜗器或听器),故将内耳的感受器合称为前庭蜗器,简称位听器。

填表练习

名称	位置	功能
椭圆囊斑	位于椭圆囊上端的底部和前壁	感受头部_____的位置变化及_____(加或减)运动引起的刺激
球囊斑	位于球囊的前上壁	
壶腹嵴	位于3个膜半规管的壶腹内壁	感受头部_____运动(或称为角速度运动)的刺激
螺旋器	位于蜗管的基底膜上方	感受_____的刺激

歌诀记忆

内耳迷路骨和膜,颞骨岩部藏金屋;耳蜗前庭半规管,内套对应膜迷路
前庭内有双囊斑,感知静止直变速;半规管内壶腹嵴,感知角速位组
蜗管内有螺旋器,形成听觉基膜处;强烈刺激常眩晕,损伤致聋莫疏忽

临床联系

梅尼埃病(Ménière's disease)为内耳的一种非炎性疾病,由法国人 Ménière 首先发现,又称为美尼尔病、内耳眩晕病等。梅尼埃病的病因目前仍不明确。1938 年 Hallpike 和 Cairns 报道本病的主要病理变化为膜迷路积水,目前这一发现得到了许多学者的证实。然而却难以解释清楚膜迷路积水是如何产生的。目前已知的病因包括各种感染因素(细菌、病毒等)、损伤(包括机械性损伤或声损伤)、耳硬化症、梅毒、遗传因素、过敏、肿瘤、白血病、自身免疫病等。

但梅尼埃病不同于晕动病。晕动病或运动病通常见于乘坐交通工具时,如晕车、晕船、晕飞机,甚至不久的将来还会晕太空飞船,由摇摆、颠簸、旋转、变速运动等因素使人体内耳前庭器感受到过度运动刺激而引起。确切地讲,晕动病不是通常意义上的疾病,而仅仅是敏感机体对超限刺激的应急反应,是一种人体空间定位障碍。本病多发生于 30~50 岁的中、青年人,儿童少见,男女发病无明显差别。晕动病还有其他诱发因素,如视力差、体质虚弱、精神状态不好(情绪紧张、睡眠不足、过度疲劳、过饥过饱)、客观环境(高温、高湿、通风不良、噪声、不良气味)等。

那么,人为什么会出现晕车、晕船、晕飞机的现象?其与哪些解剖结构和功能有关系?正常人体空间的平衡由视觉、本体感觉及前庭迷路感觉的相互协调与配合来实现,而前庭迷路感觉起主导作用。内耳前庭器是人体平衡感受器官,椭圆囊斑、球囊斑感受静止和直线(水平或垂直)变速运动的刺激,半规管壶腹嵴感受旋转(角)变速运动的刺激。当我们乘坐的交通工具做直线变速运动,如汽车启动、加减速、刹车、船舶晃动、颠簸、电梯和飞机升降时,这些刺激使前庭内的椭圆囊斑和球囊斑毛细胞受刺激而产生形变放电,向中枢传递并感知。做旋转变速运动,如汽车转弯、飞机做圆周运动时,角加速度作用于两侧内耳相应的半规管,使双侧半规管壶腹嵴内毛细胞受刺激弯曲形变而产生正、负相反的电位,这些神经末梢的兴奋或抑制性电信号通过前庭神经传向中枢并感知。每个人对这些刺激的强度和时间的耐受性有一个限度,在此限度和时间内人们不会产生不良反应,超过了这个限度就要出现晕动病症状,这个限度就是致晕阈值。每个人的致晕阈值不同,所以在相同的客观条件下,只有少数致晕阈值低的人才出现晕动病症状。

两种病均可表现为阵发性眩晕、耳鸣、耳聋、耳内或头胀满感等,常伴恶心、呕吐、面色苍白、出冷汗等。眩晕是前庭受刺激产生的症状,而冒冷汗、恶心、呕吐等症状是因为前庭神经与自主神经关系密切。有趣的是,有些晕车的人能开车而不能乘车,是因为位于脑干的前庭神经核属于低级中枢,受大脑皮质高级中枢影响,当晕车的人开车时,注意力高度集中,高度兴奋的大脑皮质对前庭系统产生抑制作用,前庭神经系统的兴奋性降低,致晕阈值相对升高,自然就不晕车了。

目前晕动病没有根治或治愈方法,现有的各种防治措施只能暂时缓解症状或延缓它的发生。最好是避免或离开能引起该病的环境;常晕车者在乘车前可服镇静止吐药;不宜过饱或过饥、不宜过劳,睡眠要充足。乘车时尽可能坐在汽车的前部,以减轻颠簸;打开车窗使通气良好;闭目,以减轻头部震动和眼睛视物飞逝而引起头晕加重;平时应加强锻炼,增强体质,尤其是可通过坐旋转椅、荡秋千、走独木桥、荡船等运动,增强前庭适应刺激的能力,提高前庭器官的耐受性,达到避免或减轻晕动病症状的目的。

思考训练

1. 下列关于椭圆囊的说法,正确的是( )
 A. 位于前庭内　　　B. 后壁连膜半规管　　　C. 向前连接球囊　　　D. 向前连内淋巴导管　　　E. 以上均对
2. 膜迷路的组成不包括( )
 A. 椭圆囊　　　B. 球囊　　　C. 蜗管　　　D. 膜半规管　　　E. 蜗螺旋管
3. 膜迷路的感受器不包括( )
 A. 椭圆囊斑　　　B. 球囊斑　　　C. 壶腹嵴　　　D. 鼓阶和前庭阶　　　E. 科蒂器
4. 椭圆囊与球囊和内淋巴导管之间的管道为( )
 A. 蜗螺旋管　　　B. 蜗轴螺旋管　　　C. 蜗管　　　D. 椭圆囊球囊管　　　E. 内淋巴导管
5. 前庭神经的来源包括( )
 A. 椭圆囊支　　　B. 球囊支　　　C. 壶腹支　　　D. ABC 项均不对　　　E. ABC 项均对
6. 能感受旋转变速(角速)运动刺激的结构是( )

A. 椭圆囊斑　　　　　B. 球囊斑　　　　　C. 壶腹嵴　　　　　D. 螺旋器　　　　　E. 前庭膜
7. 能感受声波刺激的结构是（　　）
　　A. 椭圆囊斑　　　　　B. 球囊斑　　　　　C. 壶腹嵴　　　　　D. 螺旋器　　　　　E. 前庭膜
8. 能感受头部静止或直线变速运动刺激的结构是（　　）
　　A. 椭圆囊斑和球囊斑　B. 壶腹嵴　　　　　C. 螺旋器　　　　　D. 基底膜　　　　　E. 前庭膜
9. Which structure does not belong to the membranous labyrinth? （　　）
　　A. Semicircular ducts　B. Utricle and saccule　C. The cochlea　D. Cochlear duct　E. Corti's apparatus
10. The auditory receptor lies in the（　　）
　　A. macula utriculi　B. macula sacculi　C. crista ampullaris　D. vestibule　E. spiral organ

四、声波的传导

声波传入内耳的感受器有两条途径：空气传导和骨传导。正常情况下以_____传导为主。

1. 空气传导　①正常情况下，声波→耳郭（收集）→外耳道→鼓膜（发生振动，将声波转换成机械能）→听骨链（发生运动，产生增压效应）→前庭窗（镫骨底板反复摆动）→前庭阶（外淋巴流动）→蜗孔→鼓阶（外淋巴流动）→第二鼓膜（第二鼓膜外凸而波动消失，缓冲内耳压力变化）；前庭膜→蜗管（内淋巴波动或直接使基底膜振动）→螺旋器（产生神经冲动）→经蜗神经传入中枢，产生听觉。②在鼓膜穿孔时，声波→耳郭（收集）→外耳道→鼓膜穿孔处→鼓室→第二鼓膜（内陷）→鼓阶（外淋巴波动）→基底膜（振动）→螺旋器（产生神经冲动）→经蜗神经传入中枢。通过这条途径，也能产生微弱的听觉。

2. 骨传导　骨传导是指声波经颅骨（骨迷路）传入内耳的过程。声波的冲击和鼓膜的振动可经颅骨和骨迷路传入，使内耳内的内淋巴流动，亦可使基底膜上的螺旋器产生神经兴奋。

临床联系

听觉系统中的传音、感音结构及听觉传导通路中的前庭蜗神经和各级中枢发生病变，引起听功能障碍，产生不同程度的听力减退，统称为耳聋。一般认为，语言频率平均听阈在26 dB（分贝）以上时，称为听力减退或听力障碍。耳聋的病因复杂，有先天性和后天性因素，其中化脓性中耳炎是传导性耳聋中最主要的致聋疾病。近年来，分泌性中耳炎成为儿童听力减退的主要原因。

按病变部位及性质，耳聋可分为传导性耳聋、神经性耳聋、混合性耳聋和中枢性耳聋4类。①外耳和中耳的疾患，使经空气径路传导的声波受到病变的阻碍，到达内耳的声能减弱，致使不同程度听力减退者，称为传导性耳聋，但骨传导尚可部分地代偿，故不会产生完全性耳聋。②内耳听毛细胞、血管纹、螺旋神经节、蜗神经或听觉中枢的器质性病变，也可阻碍声音的感受与分析，或者影响到声音讯息的传递，由此引起的听力减退或听力丧失，称为神经性耳聋，此时空气传导和骨传导的途径虽属正常，但不能引起听觉，故为完全性耳聋。③传音和感音结构同时有病变存在，如长期慢性化脓性中耳炎、耳硬化症晚期等引起的耳聋，称为混合性耳聋。④中枢性耳聋的病变位于脑干与大脑。脑干性中枢性耳聋累及耳蜗神经核产生一侧性的耳聋，程度轻；如累及一侧耳蜗神经核与对侧的交叉纤维则产生双侧性耳聋，以部分性感音性耳聋多见，常见于脑桥、延髓病变。皮质性耳聋对于声音的辨距、性质难以辨别，有时虽然一般听觉不受损害，但对于语言的审美能力降低。由于一侧耳蜗神经核纤维投射到双侧的听觉皮质（即双侧支配），一侧听觉皮质受损或传导通路的一侧受损产生一侧或双侧听力减退。

早期积极治疗急、慢性化脓性中耳炎和分泌性中耳炎是防治传导性耳聋的重要措施。鼓室成形术对提高传导性耳聋的听力有一定效果，全人工听骨和部分人工听骨的应用，使传导性耳聋鼓室成形术的听力效果有了明显的改善。随着人工听觉植入技术的发展，近些年来植入式听觉装置骨锚式助听器和振动声桥的应用为传导性耳聋和混合性耳聋的治疗开辟了新的治疗选择。对于感音神经性耳聋，重点在于预防和早期发现和治疗。目前在我国开展的耳聋基因诊断和新生儿听力筛查工作，极大地改善了感音神经性耳聋的发病状况。助听器本质上是一个小型扩音器，把原本听不到的声音加以扩大，再利用听障者的残余听力，使声音能送到大脑听觉中枢而感觉到声音。助听器主要由传声器、放大器、耳机、电源和音量调控组成,按传导方式分为气导助听器和骨导助听器;按使用方式分类为盒式、眼镜式、发夹式、耳背式、耳内式、耳道式、深耳道式助听器等。耳聋的治疗,应查找原因,治根去本,必要时才选择佩戴助听器。

五、内耳的血管、淋巴和神经

1. 内耳的血管 ①内耳的动脉为迷路动脉(内听动脉),多发自基底动脉或小脑前下动脉。此外,由耳后动脉发出的茎乳动脉还分布到部分半规管。②内耳的静脉合成迷路静脉汇入岩上、下窦或横窦。

2. 内耳的淋巴 外淋巴的来源、产生率、循环和吸收尚不清楚。关于内淋巴液的生成,过去认为是蜗管外侧壁的血管纹分泌所产生,现在则认为是由外淋巴液的滤过液所生成。

3. 内耳的神经 前庭蜗神经(Ⅷ),由前庭神经和蜗神经组成,为特殊躯体感觉神经。前庭神经由前庭神经节细胞的中枢突组成,而前庭神经节细胞的周围突由椭圆囊壶腹神经、球囊神经和后壶腹神经3支组成。蜗神经由蜗螺旋神经节细胞的中枢突组成,蜗螺旋神经节位于蜗轴螺旋管内,节细胞的周围突穿经骨螺旋板和基底膜,分布于螺旋器。

六、内耳道

内耳道为自内耳门到内耳道底的管道,内有前庭蜗神经、面神经和迷路动脉穿行。内耳道底被横嵴分隔为上、下两部。上部的前份有面神经通过,后份为前庭上区,有椭圆囊壶腹神经通过;下部的前份有蜗神经通过,后份为前庭下区,有球囊神经和壶腹神经通过。

※ 思考训练

1. 人耳最常见的声波传导方式是( )
   A. 空气传导　　　B. 骨传导　　　C. 电传导　　　D. 热传导　　　E. 化学性传导
2. 损伤引起的传导性耳聋,受损伤的部位不可能是( )
   A. 外侧道　　　B. 鼓膜　　　C. 听小骨　　　D. 蜗窗　　　E. 膜螺旋板
3. 内耳的供血来源主要为( )
   A. 颞浅动脉　　　B. 面动脉　　　C. 耳后动脉　　　D. 迷路动脉　　　E. 上颌动脉
4. 产生内淋巴的结构最有可能是( )
   A. 球囊　　　B. 血管纹　　　C. 椭圆囊　　　D. 膜半规管壶腹　　　E. 内淋巴囊
5. 传导听觉神经冲动的神经为( )
   A. 椭圆囊壶腹神经　　B. 球囊神经　　　C. 后壶腹神经　　　D. 蜗神经　　　E. 前庭神经
6. 穿经内耳道底上部前份的神经为( )
   A. 椭圆囊壶腹神经　　B. 后壶腹神经　　　C. 球囊神经　　　D. 面神经　　　E. 蜗神经
7. 穿经内耳道底后部的神经组成( )
   A. 前庭神经　　　B. 蜗神经　　　C. 前庭蜗神经　　　D. 面神经　　　E. 鼓室神经
8. 内耳的功能不包括( )
   A. 感受声波刺激　　B. 感受头部位置变化　　C. 产生听觉　　　D. 传导声波　　　E. 收集声波

常用英汉名词

vestibulocochlear organ 前庭蜗器
external ear 外耳
auricle 耳郭
external acoustic pore 外耳门
external auditory meatus 外耳道
middle ear 中耳
tympanic cavity 鼓室
tympanic membrane 鼓膜
auditory ossicles 听小骨
malleus 锤骨
stapes 镫骨
incus 砧骨
ossicular chain 听骨链
auditory tube 咽鼓管
internal ear 内耳
bony labyrinth 骨迷路
vestibule 前庭
osseous semicircular canal 骨半规管
cochlea 耳蜗
membranous labyrinth 膜迷路
cochlear labyrinth 蜗迷路
vestibular labyrinth 前庭迷路
membranous semicircular canal 膜半规管
utricle 椭圆囊
saccule 球囊
membranous ampulla 膜壶腹
macula utriculi 椭圆囊斑
macula sacculi 球囊斑
ampullary crest 壶腹嵴
vestibular scale 前庭阶
tympanic scale 鼓阶
cochlear duct 蜗管
spiral organ 螺旋器
organ of Corti 科蒂器
air conduction 空气传导
bone conduction 骨传导
stria vascularis 血管纹
internal acoustic meatus 内耳道

第五篇　神经系统

✽ **学习目标**：掌握神经系统的活动方式(反射的概念和反射弧的组成)，神经系统的组成和区分，神经元的概念、结构特点、分类及其联系方式；熟悉神经系统的功能及地位，神经纤维的组成、分类和特点，神经系统的基本术语；了解神经胶质细胞的分类、分布和功能，神经干细胞的概念、分类和特性。

神经系统是人体最复杂的系统，由_____和_____及与其相连的_____组成，在体内起主导作用，具有十分重要的地位。

一、神经系统的区分

(一)神经系统的划分

可按位置和功能分为_____系统和_____系统。中枢神经系统，又称为中枢部，包括位于颅腔内的_____和位于椎管内的_____；周围神经系统，又称为周围部，包括与脑相连的_____(共_____对)和与脊髓相连的_____(共_____对)。神经末梢为神经纤维的末端部分，能接受刺激并转换成神经冲动。

填表练习

划分和组成		位置或分布	分部或分类	功能
中枢部	脑	颅腔内	4个部，包括端脑、间脑、小脑和脑干	反射、传导和高级活动(主要有意识维持、学习记忆、情感)
	脊髓	椎管内	31个节段，分颈髓、胸髓、腰髓、骶髓、尾髓	
周围部	脑神经	头颈部	12对，分为感觉性脑神经、运动性脑神经和混合性脑神经	接受刺激和传导兴奋
	脊神经	躯干和四肢	31对，分为颈神经、胸神经、腰神经、骶神经和尾神经	

(二)周围神经系统的划分

可有不同的划分方法。

1. **根据与中枢部的连接关系**　分为_____神经和_____神经。
2. **根据分布的对象不同**　分为_____神经和_____神经。躯体神经分布于皮肤和运动系统(骨、关节、骨骼肌、韧带等)；内脏神经分布于内脏、心血管和腺体(或心肌、平滑肌和腺体)。

3. 根据纤维性质(或传导方向)不同　分为_____(传入)神经和_____(传出)神经。结合神经的分布,可将全身的神经分为4类,即躯体感觉神经、躯体运动神经、内脏感觉神经和内脏运动神经,其中内脏运动神经又按其功能分为_____神经(sympathetic nerve)和_____神经(parasympathetic nerve)。脑神经和脊神经均含有4种神经成分。

§ 歌诀记忆

神经系统分两部,周围中枢脑脊组
周围又分脏和躯,感觉传入运动出

※ 思考训练

1. 躯体感觉神经主要分布于(　　)
　A. 皮肤　　　　B. 黏膜　　　　C. 心血管　　　　D. 内脏　　　　E. 腺体
2. 躯体运动神经不可能分布于(　　)
　A. 骨骼肌　　　B. 皮肌　　　　C. 心肌　　　　　D. 关节　　　　E. 韧带
3. 内脏神经支配的对象不包括(　　)
　A. 内脏的平滑肌　B. 心肌　　　C. 血管平滑肌　　D. 腺体　　　　E. 皮肌
4. 交感神经和副交感神经属于(　　)
　A. 躯体感觉神经　B. 躯体运动神经　C. 内脏感觉神经　D. 内脏运动神经　E. 中枢神经
5. 周围神经系统的功能是(　　)
　A. 接受刺激　　B. 传导兴奋　　C. 联络机体各部　D. 产生神经冲动　E. 以上均正确

二、神经系统的组成

构成神经系统的基本组织为神经组织,由_____(又称为神经元)和_____组成。神经元是神经系统的基本_____和_____单位;神经胶质细胞简称神经胶质,对神经元起支持、营养、保护、修复等作用。

(一)神经元

1. 神经元的概念　即神经细胞,是一类高分化的永久性细胞,是神经系统的基本结构和功能单位,具有接受刺激、产生和传导兴奋的功能。神经元一旦死亡,便不可再生。肌萎缩侧索硬化(俗称渐冻症)便是一种渐进性的运动神经元退行性病变。

2. 神经元的组成和结构特征　由胞体和突起两部分组成。胞体包括细胞膜、细胞质和细胞核,胞质内有一般的细胞器,以及特化结构_____(Nissl body)和_____。突起分树突和轴突,树突数量多,具有接受刺激并将冲动传入细胞体的功能;轴突通常为单根,可将兴奋从胞体传至其他的神经元或细胞。

3. 神经元的分类　①按照突起的数目不同,分为_____神经元、_____神经元和_____神经元。②按照功能(或兴奋传导的方向)不同,分为_____(传入)神经元、_____(传出)神经元和_____(中间)神经元(注意:周围神经仅分两类,无联络神经之分,但在中枢神经系统的白质内又有联络神经纤维的称法)。③按照分泌的神经递质不同,分为胆碱能神经元、胺能神经元、肽能神经元、氨基酸能神经元等。

4. 神经元的联系方式　即突触,是指神经元之间或神经元与效应器细胞之间相互接触,并借以传递信息的特化区域。通常按信息传递方式分为化学突触和电突触,以化学突触最为常见。

5. 神经纤维

(1)组成:由神经元的突起(轴突或长的树突)连同其外所包被的神经胶质细胞组成。这些神经胶质细胞主要为施万细胞或少突胶质细胞，在神经元的突起周围形成髓鞘或神经膜。

（2）分类：根据神经纤维有无髓鞘包裹，分为_____和_____两类。

（3）被膜：神经纤维的表面有一薄层结缔组织包绕，称为_____（endoneurium）；若干条神经纤维由疏松结缔组织集合成束，称为神经束，由较细密的一层结缔组织包绕，称为_____（perineurium）；粗细不等的神经束集中走行构成神经，其外被致密结缔组织包绕，称为_____（epineurium）。

§ 歌诀记忆

神经组织分两种，神经胶质神经元；神经元有体和突，树突短多轴长单
胞体特有尼氏体，还有纤维神经原；胶质支持和保护，营养修复可绝缘
神经细胞分类多，双极多极和假单；传入传出和中间，胺肽胆碱氨基酸
联系突触化学电，化学常见好控管；髓鞘神经膜抱突，有髓无髓传快慢

填表练习

类型	轴突	髓鞘	结间体	郎飞结	兴奋传导	主要分布
有髓神经纤维	较粗	厚	有	有	呈_____式传导，传导速度_____	大部分脑神经和脊神经
无髓神经纤维	较细	无	无	无	呈_____式传导，传导速度_____	自主神经节后纤维和部分感觉神经纤维

6. 神经干细胞 神经干细胞是一类具有分裂潜能和自我更新能力的母细胞，它可以通过不对等的分裂方式产生神经组织的各类细胞。神经干细胞具有自我更新、多向分化潜能、低免疫源性、组织融合性好等特点。按部位分类，包括神经嵴干细胞和中枢神经干细胞。神经干细胞在神经发育和修复受损神经组织中发挥重要作用，在基础研究和临床应用上受到越来越多的重视。

❋ 临床联系

目前人们主要用神经干细胞进行细胞移植和基因治疗。①干细胞移植：神经干细胞在神经发育和修复受损神经组织中发挥重要作用。神经干细胞移植是修复和代替受损脑组织的有效方法，能重建部分环路和功能。②基因治疗：神经干细胞可作为基因载体，用于颅内肿瘤和其他神经疾病的基因治疗。

神经干细胞用以治疗疾病的机制：①患病部位组织损伤后释放各种趋化因子，可以吸引神经干细胞聚集到损伤部位，并在局部微环境的作用下分化为不同种类的细胞，修复及补充损伤的神经细胞；②神经干细胞可以分泌多种神经营养因子，促进损伤细胞的修复；③神经干细胞可以增强神经突触之间的联系，建立新的神经环路。

（二）神经胶质细胞

神经胶质细胞又称为神经胶质，是神经系统的间质细胞，广泛分布于中枢部和周围部。中枢部主要有星形胶质细胞、大胶质细胞、少突胶质细胞、小胶质细胞、室管膜细胞等；周围部主要有神经膜细胞（又称为施万细胞）、卫星细胞。神经胶质的功能复杂，具有支持和连接、营养和代谢、屏障和保护、隔离和绝缘、修复和再生、免疫应答、迁移引导等作用。

❋ 临床联系

神经病是神经系统疾病的简称，是指构成神经系统的脑、脊髓、周围神经、神经肌肉等，因感染、血管病变、肿瘤、外伤、变性等原因而引起的疾病。例如，病毒和细菌的感染可引起各种类型的脑炎和脑膜炎；高血压、动脉硬化可引起俗称"中风"的急性脑血管病；头部外伤可引起脑震荡、脑挫裂伤等。那么，神经系统有了病变，临床上会有哪些表

现呢？如果出现了头痛、头晕、瘫痪、抽搐、感觉减退或消失、疼痛、震颤、肢体麻木、肌肉萎缩无力、失语、昏迷等症状，就要考虑可能是神经系统有了病变，患者应尽早到神经科去检查，以便得到及时的诊断和治疗。

精神病则是指人的精神活动（也称为心理活动）不正常，精神错乱和行为异常，也就是俗称的"疯子"。这是由于机体内、外各种有害因素的作用，引起大脑功能失调，致使感觉、知觉、思维、情感、注意力、记忆力、意志、行为等方面出现异常的一类疾病。临床上表现为兴奋躁动、情绪不稳、胡言乱语、幻觉妄想、愚鲁痴呆等，而且不承认自己有病，躲避和拒绝治疗。由于精神病患者的精神活动明显异常，往往给个人、家庭和社会带来不良的影响甚至危害。因此，开展精神病的防治工作是很重要的。

由于精神活动是大脑产生的，大脑是精神活动的物质基础，所以精神病与神经系统（疾病）密切相关。但两者在病因、病理、病机、临床表现、治疗等方面都有明显区别，是不同的两类疾病，切不可混为一谈。

※思考训练

1. 下列关于神经元的说法，错误的是（ ）
   A. 高度分化　　　B. 可产生兴奋　　C. 为结构功能单位　　D. 属永久性细胞　　E. 损伤后可再生
2. 神经元的特化结构为（ ）
   A. 高尔基复合体　B. 线粒体嵴　　　C. 尼氏（Nissl）体　　D. 神经纤维　　　　E. 形成长的轴突
3. 传入神经元属于（ ）
   A. 感觉神经元　　B. 运动神经元　　C. 联络神经元　　　　D. 中间神经元　　　E. 神经节细胞
4. 下列关于有髓神经纤维特点的说法，错误的是（ ）
   A. 包被有髓鞘　　B. 有结间体　　　C. 有郎飞结　　　　　D. 呈连续式传导　　E. 是人体最常见类型
5. 神经胶质细胞对神经元的作用包括（ ）
   A. 免疫应答　　　B. 保护和绝缘　　C. 修复和再生　　　　D. 支持和营养　　　E. 以上均正确
6. 神经胶质细胞的特点不包括（ ）
   A. 细胞数量多　　B. 有分泌作用　　C. 类同于结缔组织　　D. 再生能力强　　　E. 广泛分布于神经系统

三、神经系统的活动方式、功能和地位

（一）神经系统的活动方式

在活体完成膝跳反射，观察反射的完整过程。神经系统活动的基本活动方式为_____，完成反射活动的结构（或物质）基础是_____（reflex arc）。

1. **反射**　反射是指人体的神经系统对内、外环境的刺激做出适宜（或适应性）的规律性反应。
2. **反射弧**　反射弧包括_____→传入（感觉）神经→_____→传出（运动）神经→_____。

（二）神经系统的功能

1. **调控作用**　控制和调节其他系统的活动，使人体成为一个有机的整体。
2. **维稳作用**　维持机体与内、外界环境的统一，以保证生命活动的正常进行。
3. **高级功能**　人类神经系统最重要的特点是高级进化，产生了语言和思维，使人类不仅能被动地适应外界环境的变化（适应能力），而且能主动地认识和改造客观世界（创造能力），这也是人与动物之间最重要的区别。人类的高级活动不仅表现为语言文字艺术和逻辑思维，还表现为情感、学习记忆等活动。

（三）神经系统的地位

神经系统是人体生命活动的最高"司令部"，可调控全身所有的系统、器官、组织和细胞。神经系统中枢部由脑和脊髓组成。注意：很多资料认为脑为高级中枢，脊髓为低级中枢，这种认识非常片面。一般而言，低级中枢位于脊髓和脑干，高级中枢位于大脑皮质，皮质下的高级中枢主要位于间脑、小脑和基底节。

第五篇 神经系统

歌诀记忆

神经系统地位高,全身调控维稳到;通过反射来适应,感入中枢出调效

感入中枢出调效,即指完整的反射弧包括感受器(感)、传入神经(入)、神经中枢(中)、传出神经(传)和效应器(效)。

四、神经系统的常用术语

在神经系统中,由于神经元胞体和突起在不同部位有不同排列组合方式,故用不同术语表述。在脑和脊髓的断面标本上识别灰质、皮质、白质、髓质、神经核、网状结构;在脑、脊神经的标本上识别神经和神经节。

填表练习

组别	术语	解释	备注
第1组	灰质	在_____部,神经元的_____及其_____聚集的部位,在新鲜标本上色泽_____	在表面为皮质
	白质	在_____部,神经_____聚集的部位,因_____含类脂质,在新鲜标本上色泽_____	皮质深面为髓质
第2组	神经核	在_____部,除_____外,形态和功能相同或相似的神经元_____聚集成团或柱状	位于中枢深面
	神经节	在_____部,神经元_____集聚的地方,在神经干上较为膨大	连于神经干
第3组	纤维束	在_____部的白质内,起止、行程和功能相同或相似的神经纤维集聚成束	纤维比较分散
	神经	在_____部,神经纤维集合成粗细不等的集束,再由不同数目的神经集束集合而成	纤维非常集中
网状结构		在_____部某些部位,神经_____交织成网,其间散布有大小不一的神经元_____	脊髓和脑干明显

阅读下表,进一步理解下表中不同术语之间的联系和区别。

神经元	在中枢部		在周围部
胞体和树突	灰质	皮质(在大脑和小脑的表面)	神经节
		神经核(在中枢部的深面)	
	网状结构(主要位于脊髓和脑干,另外背侧丘脑和下丘脑也有分布)		
轴突(神经纤维)	白质	髓质(在大脑和小脑皮质的深面)	神经
		纤维束或传导束(在中枢的白质内)	

歌诀记忆

中枢术语结构多,灰白皮髓核与束;神经与节在周围,脊髓脑干网状布

中枢部的概念包括灰质、白质,其中大脑和小脑表面的灰质又称皮质,大脑和小脑深部的白质又称髓质。在脑和脊髓的髓质内,集中的神经元胞体形成神经核,集中的神经纤维则形成纤维束。周围部仅有神经和神经节两个基本概念。网状结构位于中枢内,以脑干和脊髓的网状结构最为明显。

※ 思考训练

1. 神经系统的活动方式为( )
   A. 突触　　　B. 反射　　　C. 反射弧　　　D. 神经冲动　　　E. 郎飞结
2. 神经元的联系方式为( )
   A. 突触　　　B. 反射　　　C. 反射弧　　　D. 神经冲动　　　E. 郎飞结
3. 反射弧的组成不包括( )
   A. 感受器　　　B. 传入神经　　　C. 神经中枢　　　D. 传出神经　　　E. 突触
4. 神经系统的功能不包括( )
   A. 调控全身系统　　　B. 维持细胞正常活动　　　C. 维持内、外环境平衡
   D. 形成语言思维　　　E. 以上均正确
5. 在周围神经系统内,神经元胞体聚集的结构称为( )
   A. 纤维束　　　B. 神经核　　　C. 神经节　　　D. 白质　　　E. 神经
6. 分布于大脑和小脑表面的皮质部分为( )
   A. 白质　　　B. 髓质　　　C. 灰质　　　D. 神经核　　　E. 神经胶质

常用英汉名词

nervous system 神经系统
central nervous system 中枢神经系统
peripheral nervous system 周围神经系统
afferent nerve 传入神经
efferent nerve 传出神经
sensory nerve 感觉神经
motor nerve 运动神经
somatic nerve 躯体神经
visceral nerve 内脏神经
autonomic nerve 自主神经
sympathetic nerve 交感神经
parasympathetic nerve 副交感神经
neuron 神经元
nerve cell 神经细胞
neuroglial cell 神经胶质细胞
neurofibril 神经原纤维
Nissl body 尼氏体
dendrite 树突
axon 轴突
nerve(neural) 神经(的)
synapse 突触
chemical synapse 化学突触
electrical synapse 电突触
neurotransmitter 神经递质
nerve fiber 神经纤维

myelinated nerve fiber 有髓神经纤维
unmyelinated nerve fiber 无髓神经纤维
endoneurium 神经内膜
perineurium 神经束膜
epineurium 神经外膜
neural stem cell 神经干细胞
receptor 感受器
effector 效应器
astrocyte 星形胶质细胞
macroglia 大胶质细胞
oligodendrocyte 少突胶质细胞
microglia 小胶质细胞
ependymocyte 室管膜细胞
Schwann cell 施万细胞
satellite cell 卫星细胞
reflex 反射
reflex arc 反射弧
gray matter 灰质
white matter 白质
cortex(pl. cortices) 皮质
medulla(pl. medullae) 髓质
nucleus 神经核
ganglion 神经节
reticular formation 网状结构

第十四章 中枢神经系统

第一节 脊髓

✱ **学习目标**：掌握脊髓的位置、外形特点和内部构造,脊髓终室的位置及其内容,脊髓灰质的组成和各部神经元的性质；熟悉脊髓节段的概念、划分,与椎骨的对应关系及其临床意义,脊髓中央管的连通关系,脊髓白质的组成及其主要上、下行纤维束(薄束、楔束、脊髓小脑束、脊髓丘脑束和皮质脊髓束)的行程、交叉位置和功能；了解脊髓固有束和锥体外系(红核脊髓束、前庭脊髓束、网状脊髓束、顶盖脊髓束、内侧纵束)的位置和功能,脊髓损伤(脊髓休克、脊髓半横断、脊髓灰质炎、中央灰质病变)的典型表现。

一、脊髓的位置和外形特点

1. 脊髓的位置　从背侧暴露脊髓的椎管标本上观察。脊髓全长位于椎管内,表面覆以硬脊膜,并有脊神经相连。翻开已切开的硬脊膜,从脊髓的侧面可观察到脊髓的全长。脊髓上端平枕骨大孔与_____相续；下端平第1腰(新生儿平第3腰)椎体下缘续为_____。

2. 脊髓的外形特点　脊髓呈前、后稍扁的圆柱形。

◆ **关键词**

一末二膨三血管,四对沟裂五节段

一末：脊髓末端变细,称为_____(conus medullaris),其表面的软脊膜向下延续为细长的无神经组织,称为_____(filum terminale),止于尾骨背面。因为脊髓比脊柱短,腰、骶、尾部的脊神经前、后根在硬膜囊内继续下行一段距离后才从相应的椎间孔出椎管,这些在脊髓末端下行的脊神经根聚合成马尾状,故称为_____(cauda equina)。临床常在 L_3、L_4 或 L_4、L_5 棘突之间行蛛网膜下腔穿刺或麻醉术。

二膨：脊髓全长粗细不等,有2个梭形膨大,上部膨大为_____(cervical enlargement), $C_4 \sim T_1$ 发出的脊神经参与组成臂丛神经,因支配上肢而比较复杂,故形成分布区域比较大的颈膨大；下部膨大为_____(lumbosacral enlargement), $L_2 \sim S_3$ 发出的脊神经主要参与形成腰骶丛。结合臂丛、腰骶丛的组成可记作"T_1、L_2、S_3、C_4,即1234"。

三血管：沿前正中裂表面下行有脊髓前动、静脉,沿后中间沟表面有1对下行的脊髓后动、静脉。

四对沟裂：脊髓表面可见8条纵行的沟。前面正中较深的沟,称为_____(anterior median fissure),后面正中较浅的沟,称为_____(posterior median sulcus),是脊髓两半的分界标志；脊髓两侧有2对外侧沟,即_____和_____,分别连有脊神经前、后根；在颈髓和胸髓上部,后正中沟和后外侧沟之间,还有1对较浅的后中间沟,是薄束和楔束在脊髓表面的分界标志。

五节段：脊髓在外形上无明显的节段性,通常将每一段脊神经前、后根的根丝附着于脊髓的范围,称为1个_____(spinal segment)。因有31对脊神经,故脊髓也可分31个节段、5个部分,即8个颈节($C_1 \sim C_8$)、12个胸节($T_1 \sim T_{12}$)、5个腰节($L_1 \sim L_5$)、5个骶节($S_1 \sim S_5$)和1个尾节(Co_1)。

3. **脊髓节段与椎骨的位置关系**　在脊柱正中矢状断面上观察脊髓节段后面对应的椎体。

填表练习

脊髓节段	对应椎骨序数	推算举例
上颈段（$C_1 \sim C_4$）	与相应椎骨（体）同高	C_3平对第3颈椎
下颈段（$C_5 \sim C_8$）和上胸段（$T_1 \sim T_4$）	较同序数椎骨高_____个椎骨（体）	C_5平对第4颈椎
中胸段（$T_5 \sim T_8$）	较同序数椎骨高_____个椎骨（体）	T_5平对第3胸椎
下胸段（$T_9 \sim T_{12}$）	较同序数椎骨高_____个椎骨（体）	T_{10}平对第7胸椎
腰段（$L_1 \sim L_5$）	平对第_____、_____胸椎和第_____胸椎体上半部	—
骶尾段（$S_1 \sim C_1$）	平对第_____胸椎体下半部和第_____腰椎	—

歌诀记忆

上部颈髓正相对，下颈上胸高一位；中胸高二下胸三，腰髓正对余胸椎
骶髓尾髓平对处，十二胸下腰一椎；腰穿三四或四五，避免损伤脊圆锥

思考训练

1. 成人脊髓的位置是（　　）
   A. 全长位于椎管内　B. 上连延髓　　C. 末端平第1腰椎　D. 以终丝连于尾骨　E. 以上均对
2. 颈膨大的位置是（　　）
   A. $C_1 \sim C_4$　　　B. $C_5 \sim C_8$　　　C. $C_5 \sim T_1$　　　D. $C_4 \sim T_1$　　　E. $C_5 \sim T_4$
3. 腰骶膨大的位置是（　　）
   A. $L_1 \sim S_1$　　　B. $L_1 \sim S_2$　　　C. $L_1 \sim S_3$　　　D. $L_2 \sim S_3$　　　E. $L_1 \sim S_4$
4. 薄束和楔束在脊髓表面的分界标志为（　　）
   A. 后正中沟　　B. 后外侧沟　　C. 后中间沟　　D. 前外侧沟　　E. 前正中裂
5. 儿童行腰椎穿刺术，进针的部位为（　　）
   A. L_1、L_2椎间隙　B. L_2、L_3椎间隙　C. L_3、L_4椎间隙　D. L_4、L_5椎间隙　E. L_1以下均可
6. 脊髓第5颈节对（　　）
   A. 第5颈椎　　B. 第4颈椎　　C. 第3颈椎　　D. 第2颈椎　　E. 第1颈椎
7. In adult, T_4 spinal segment is located at the level of vertebra（　　）
   A. C_7　　　　B. T_1　　　　C. T_2　　　　D. T_3　　　　E. T_4

二、脊髓的内部结构

在新鲜的脊髓横切面上观察。脊髓由中央的管道即_____和实质部分的_____和_____组成。

1. **脊髓中央管**　中央管纵贯脊髓全长，管内含_____，向上通第_____脑室，向下在脊髓圆锥内扩大成_____（terminal ventricle），又称为终池。40岁以上的人中央管常闭塞。

2. **脊髓灰质**　围绕中央管周围，呈"H"（蝴蝶）形，色泽较灰暗，分为四部分。在脊髓的横断面上，脊髓灰质的两侧自前向后分别为前角、中间带和后角，在胸髓和上腰髓及骶髓第1～3节段的横切面上，还可见中间带向外突出形成侧角；中间部为灰质连合。灰质前、后连合统称为中央灰质。

前角又称为前柱,内有大量的运动神经元(多极神经元);后角又称为后柱,内有感觉神经元(假单极神经元);侧角又称为侧柱,内有交感神经元。此外,后角基底部(又称后角颈)的外侧有灰、白质相间的部分,称为脊髓网状结构。

填表练习

灰质分部	位置	形态	板层	纤维练习	神经元性质
后角	每侧灰质的_____部	较细长	Ⅰ~Ⅵ	接受脊髓_____根纤维	_____神经元
中间带	前、后角之间的区域	较宽大	Ⅶ	接受脊髓前、后根部分纤维	联络和内脏运动神经元
前角	每侧灰质的_____部	较粗短	Ⅷ、Ⅳ	接受脊髓_____根纤维	_____神经元
中央灰质	中央管前、后	横条形	Ⅹ	某些脊髓后根纤维终于此	感觉神经元
外侧角	中间带外侧(T_1~L_3)	三角形	Ⅶ部分	接受脊髓_____根纤维	内脏运动神经元
网状结构	后角基部外侧(颈髓)	不规则	Ⅳ~Ⅵ	接受脊髓前、后根部分纤维	神经元性质复杂

对照教材,在图谱或模型上识别脊髓灰质核团和板层的对应关系(不必记忆,多用于科研)进行学习。

分部	板层	位置	核团(神经元性质)	功能及意义
灰质后角	Ⅰ	后角头最后部	边缘核(躯体感觉)	接受后根传入纤维
	Ⅱ	后角头大部分	胶状质(躯体感觉)	分析、加工感觉信息(尤其是痛觉)
	Ⅲ、Ⅳ	与板层Ⅱ、Ⅲ平行	后角固有核(躯体感觉)	接受大量后根传入纤维
	Ⅴ	后角颈及外侧角	网状核(躯体感觉)	接受后根本体感觉性初级传入纤维和大脑皮质感觉区、运动区、皮质下结构大量下行纤维,调节运动
	Ⅵ	后角基底部	外侧基底节(躯体感觉)	
中间带	Ⅶ	中间带大部分,并向前角中间延伸	胸核(背核)(内脏感觉)	发出纤维上行止于小脑
			中间内侧核(内脏感觉)	接受后根传入的内脏感觉纤维
			中间外侧核(内脏运动)	交感神经节前神经元胞体所在部位
			骶副交感核(内脏运动)	副交感神经节前神经元胞体所在部位
灰质前角	Ⅷ	前角底的内侧部	中间(联络)神经元	接受邻近板层的纤维终末和部分下行纤维束;发出纤维到第Ⅸ层,影响α运动神经元
	Ⅸ	前角最腹端	前角内侧核(躯体运动及联络)	支配躯干肌
			前角外侧核(躯体运动及联络)	支配四肢肌
中央灰质	Ⅹ	中央管周围	躯体感觉神经元	某些后根的纤维终于此处

歌诀记忆

脊髓灰质蝴蝶形,中间连合两侧三
前角后角中间带,前运后感中脏联

关键词

灰质的神经元性质可记为"前运动、后感觉,内中舒畅交联悦"

脊髓灰质的神经元性质:前角为运动神经元;后角为感觉神经元;中间带绝大部分为联络神经元。可联想到当前流行运动促健康的生活方式,即我们先进行较大量的剧烈运动(前运动),排出一身的臭汗,然后通过洗浴感觉大爽(后感觉),内脏运动通透舒畅(内中舒畅,内脏运动神经元和感觉神经元主要分布于中间带,主要调节内脏的活动),与人交往联络自然就十分愉悦(联络神经元)。

临床联系

脊髓灰质炎临床称为小儿麻痹症。脊髓灰质炎病毒专门破坏脊髓前角运动神经元胞体,多见于腰骶髓。主要表现为受破坏神经元支配区域的骨骼肌(如一侧下肢)瘫痪、肌张力低下、腱反射消失和肌萎缩,但感觉正常。

思考训练

1. 脊髓灰质前角内的神经元性质为(　　)
   A. 感觉性　　B. 运动性　　C. 联络性　　D. 内脏感觉性　　E. 内脏运动性
2. 脊髓灰质侧角内的神经元是(　　)
   A. 躯体运动神经元　B. 交感节前神经元　C. 感觉神经元　　D. 联络神经元　　E. 副交感节后神经元
3. 脊髓的交感低级中枢位于(　　)
   A. 脊髓灰质前角　B. 脊髓灰质后角　C. 脊髓中央灰质　D. 脊髓中间带　E. 脊髓外侧角
4. 中央灰质的神经纤维为(　　)
   A. 躯体感觉性　B. 躯体运动性　C. 联络性　　D. 内脏感觉性　　E. 内脏运动性
5. 脊髓的骶副交感核(副交感低级中枢)位于(　　)
   A. 脊髓灰质前角　B. 脊髓灰质后角　C. 脊髓中央灰质　D. 脊髓中间带　E. 脊髓外侧角
6. 脊髓灰质炎病毒通常入侵(　　)
   A. 脊髓灰质前角　B. 脊髓灰质后角　C. 脊髓中央灰质　D. 脊髓中间带　E. 脊髓外侧角
7. 脊髓灰质后角的核团不包括(　　)
   A. 后角边缘核　B. 胶状质　　C. 后角固有核　D. 外侧基底节　E. 背核
8. 脊髓灰质中间带的核团不包括(　　)
   A. 胸核　　B. 中间内侧核　C. 中间外侧核　D. 骶副交感核　E. 外侧基底节

3. 脊髓白质　围绕灰质分布,色泽鲜亮发白(注意在防腐标本上颜色深暗,而灰质反而发白)。白质借脊髓的纵沟分为3个索(注意区分索与束,1个索内含有数条纤维束)和1个连合。①前正中裂与前外侧沟之间为_____(anterior funiculus)。②前、后外侧沟之间为_____(lateral funiculus)。③后外侧沟与后正中沟之间为_____(posterior funiculus)。④在灰质前连合的前方有_____(anterior white commissure)。在白质各个索内形成不同的纤维束,可分为长的上行纤维束、下行纤维束和短的固有束。上行纤维束将感觉信息上传至脑;下行纤维束将运动信息自脑下传至脊髓;固有束连于上、下脊髓节段的最外面,完成脊髓节段内和节段间的反射活动。取传导通路模型配合图谱,对照教材描述,识别脊髓白质重要上、下行传导束的位置及其走行方向。注意:上行纤维束常用蓝色表示,下行纤维束常为红色。

4. 网状结构　在灰质后角基部外侧与白质之间,在后角颈部比较明显。

填表练习

分类	名称	位置	起始部位	终止部位	主要功能
上行纤维束	薄束	后索的_____侧	同侧第5胸节以下	延髓_____核	传导来自同侧下半身（薄束）和上半身（楔束）的意识性_____感觉和_____触觉信息
	楔束	后索的_____侧	同侧第4胸节以上	延髓_____核	
	脊髓小脑前束	外侧索周边_____部	腰骶膨大外侧部	_____皮质	传递下半身的非意识性_____感觉和外感觉信息至小脑（前束整体调节，后束个别调节）
	脊髓小脑后束	外侧索周边_____部	同侧背核	_____皮质	
	脊髓丘脑侧束	侧索的_____部	Ⅰ层和Ⅳ～Ⅶ层	_____丘脑	传导躯干和四肢_____感觉信息（侧束主要传递痛、温觉信息，前束主要传递粗触、压觉信息）
	脊髓丘脑前束	前索的_____侧			
下行纤维束	皮质脊髓侧束	侧索的_____部	中央前回中、上部和中央旁小叶前部	灰质前角	支配躯干和四肢骨骼肌的随意运动，侧束主要支配对侧_____肌，前束主要支配双侧_____肌
	皮质脊髓前束	前索最_____侧			
	红核脊髓束	脊髓外侧索	中脑红核	$C_{1\sim 3}$的Ⅴ～Ⅶ	与皮质脊髓束一起调节肢体远端屈肌运动
	前庭脊髓束	前索外侧部	前庭神经外侧核	板层Ⅷ、Ⅶ	主要调节躯干和肢体伸肌，以调节身体的平衡
	网状脊髓束	前索和侧索前内侧	脑干网状结构	板层Ⅶ、Ⅷ	主要参与对躯干和肢体近端肌肉运动的控制
	顶盖脊髓束	前索	中脑上丘	上颈髓Ⅵ、Ⅷ	兴奋对侧颈肌活动，抑制同侧颈肌活动
	内侧纵束	前索	双侧前庭神经核等	颈髓Ⅶ、Ⅷ	主要在姿势反射中协同眼球和头颈部的运动

歌诀记忆

脊髓三索前后外，上感下运固有接；后索内薄外为楔，传导意识深感觉
脊髓小脑外束外，非意识性深感觉；脊髓丘脑前角周，躯干四肢浅感觉
皮质脊髓侧和前，对肢双躯动关节；红核前庭网顶盖，内侧纵束锥外协

脊髓三索前后外，上感下运固有接：脊髓白质分为前索、后索和（外）侧索，内有上行纤维束和下行纤维束。此外，在脊髓外表面还有固有束，连接上、下脊髓节段，通过固有束的联系，参与完成脊髓节段内和节段间的反射活动。

后索内薄外为楔，传导意识深感觉：后索的内侧部为薄束，外侧部为楔束，可传导躯干和四肢的意识性本体感觉（深感觉）和精细触觉信息。但要注意：薄束在第5胸节以下占据后索的全部，在胸4以上只占据后索的内侧部。

脊髓小脑外束外，非意识性深感觉：脊髓小脑束止于小脑束，故仅传导躯干和四肢（主要为下半身）的非意识性深感觉（小脑在功能上不参与意识的调控）。

脊髓丘脑前角周，躯干四肢浅感觉：脊髓丘脑束止于背侧丘脑，与其几乎所有感觉的最后中继功能相联系，故传导

躯干和四肢的浅感觉。要注意该束不传导精细触觉。同时要注意,脊髓丘脑束先在同侧上行1~2个脊髓节段后,经白质前连合交叉到对侧再继续上行,故一侧损伤时,对侧损伤平面1~2节以下的区域才出现痛、温觉的减退或消失。

皮质脊髓侧和前,对肢双躯动关节:皮质脊髓束调节躯干和四肢的随意运动。注意侧束可占全束70%以上的纤维,故支配比较发达的四肢骨骼肌,因其在延髓的椎体交叉内交叉至对侧,故支配对侧肢体;而前束大多数纤维终止于对侧前角运动神经元,少数纤维始终不交叉而终止于同侧前角,故支配躯干骨骼肌,且为双侧支配。

红核前庭网顶盖,内侧纵束锥外协:调节随意运动的纤维可分为锥体束和锥体外束。锥体束包括止于脊髓的皮质脊髓束和止于脑干运动核的皮质核束,属于多肌的粗调节(如决定运动的发起终止、力量大小、运动方向等),故皮质脊髓束调节躯干和四肢的随意运动,而皮质核束则调节头颈部的随意运动;锥体束比较复杂,可包括红核脊髓束、前庭脊髓束、网状脊髓束、顶盖脊髓束、内侧纵束等,主要对少数骨骼肌进行精细的调节(如运动向鼻尖,轻点一下,或者中途就终止,不真正触及鼻尖),故锥体束主要在姿势反射和四肢运动中发挥协调作用。

三、脊髓的功能和损伤表现

从脊髓灰质的核团参与低级反射中枢(如排尿、排便反射),脊髓白质的纤维束参与传导感觉、运动信息可知,脊髓具有两大功能,即传导功能和反射功能。故脊髓的损伤非常复杂,但不同部位损伤的临床表现仍有一定的特点。

※ 临床联系

1. 脊髓全横断 脊髓突然完全横断后,横断平面以下脊神经分布区全部感觉和运动丧失,反射消失,处于无反射状态,称为脊髓休克。数周至数月后,各种反射可逐渐恢复,但由于传导束很难再生,脊髓又失去了脑的易化和抑制作用,因此恢复后的深反射和肌张力比正常时高,离断平面以下的感觉和运动不能恢复。

2. 脊髓半横断 可引起损伤平面以下出现布朗-塞卡综合征,即伤侧损伤平面以下同侧脊神经分布区的位置觉、振动觉和精细触觉丧失,同侧肢体硬瘫,损伤平面以下的对侧身体痛、温觉丧失。

3. 脊髓前角受损 主要伤及前角运动细胞,表现为这些细胞所支配的骨骼肌呈弛缓性瘫痪,肌张力低下,腱反射消失,肌萎缩,无病理反射,但感觉无异常。如脊髓灰质炎(小儿麻痹症)患者。

4. 中央灰质周围病变 若病变侵犯了白质前连合,则阻断了脊髓丘脑束在此的交叉纤维,引起相应部位的痛、温觉消失,而本体觉和精细触觉无障碍(因后索完好无损)。这种现象称为感觉分离,如脊髓空洞症或脊髓内肿瘤患者。

※ 临床联系

案例1:脊髓半横断后,哪些重要的传导束被损伤?出现哪些主要临床症状?其原因如何?

参考答案:①同侧皮质脊髓束损伤,横断面以下脊髓前角细胞失去了大脑皮质运动神经元对其控制,表现为脱抑制后的功能释放,即出现同侧损伤节段以下肌肉痉挛性瘫痪,随意运动丧失,肌张力增高,腱反射亢进,出现病理反射,如巴宾斯基征阳性,但肌不萎缩。②同侧后索内的薄束、楔束损伤,来自同侧肌肉、肌腱、关节的本体感觉及来自皮肤的精细触觉冲动传导通路被阻断,导致同侧损伤平面以下的意识性深感觉及精细触觉障碍。③同侧的脊髓丘脑侧、前束损伤,表现为对侧损伤平面以下1~2个节段以下温觉、痛觉、粗触觉丧失,但由于对侧精细触觉正常,粗触觉的障碍不易被察觉。④脊髓小脑前、后束损伤,表现为平衡、协调运动障碍。

案例2:第6胸椎骨折引起脊髓左侧半横断伤,试问可能损伤的脊髓节段是什么?患者会出现哪些症状?

参考答案:可能损伤第8胸髓节段,引起左侧半第8胸髓节平面以下出现布朗-塞卡综合征,即左侧肋弓平面以下位置觉、振动觉和精细触觉丧失(左侧薄束和楔束受损);左侧下肢硬瘫(左侧皮质脊髓束受损)和右侧脐平面以下的痛、温觉丧失(左侧脊髓丘脑束受损)。

案例3:患者,男性,46岁,半年前背部曾受外伤。检查发现:①右腿瘫痪,肌张力增高,无肌萎缩;②右膝腱反射亢进,病理性反射阳性;③右腿意识性本体感觉消失;④右半身自乳头以下精细触觉消失;⑤左半身自剑突以下痛、温觉消失。试分析病变的部位发生在哪一侧,损伤的结构,并解释产生上述症状的原因。

参考答案:该患者第3胸椎右侧半受损伤,压迫和损伤了胸髓第4节段右半,由于损伤了该侧脊髓内的皮质脊髓束、薄束和楔束,故出现上述症状①②③④;脊髓丘脑束的损伤,出现损伤平面(T_4脊髓节段)1~2节段以下对侧一般躯体感觉(温、痛觉)障碍,出现症状⑤。

案例4:脊髓颈膨大左侧半损伤,四肢运动和感觉有何障碍?

参考答案:左上肢软瘫,肱二头肌腱反射消失,左上肢深、浅感觉消失;右上肢运动正常,深感觉及精细触觉正常,大部分痛、温觉消失;左下肢硬瘫,膝跳反射亢进,深感觉和精细触觉丧失;右下肢皮肤痛、温觉消失。

思考训练

1. 脊髓的薄束位于( )
    A. 后索的外侧部　　　　　　　　B. 后索的内侧部　　　　　　　　C. 胸4以下后索内侧部
    D. 胸5以下后索全部　　　　　　　E. 前索

2. 脊髓小脑束传导躯干和四肢的( )
    A. 浅感觉　　B. 精细触觉　　C. 意识性深感觉　　D. 非意识性深感觉　　E. 随意运动

3. 脊髓丘脑束传导躯干和四肢的( )
    A. 意识性本体感觉　　　　　　　B. 精细触觉　　　　　　　　　　C. 精细触觉外的浅感觉
    D. 非意识性深感觉　　　　　　　E. 随意运动

4. 脊髓丘脑束的交叉部位在( )
    A. 前索　　B. 后索　　C. 侧索　　D. 白质前连合　　E. 中央灰质

5. 一侧脊髓丘脑束损伤时,痛、温觉的减退或消失出现在损伤平面( )
    A. 同侧1~2节以下　　　　　　　B. 同侧1~2节以上　　　　　　　C. 对侧1~2节以下
    D. 对侧1~2节以上　　　　　　　E. 以上均不对

6. 皮质脊髓束的起止部位不包括( )
    A. 中央前后中上部　　B. 中央旁小叶前部　　C. 脊髓灰质前角　　D. 第2躯体运动区　　E. 背侧丘脑

7. 皮质脊髓束的侧束在什么部位形成交叉?( )
    A. 灰质前连合　　B. 灰质后连合　　C. 白质前连合　　D. 延髓椎体交叉　　E. 内侧丘系

8. 脊髓空洞症出现感觉分离,其病变部位最有可能位于( )
    A. 白质前连合　　B. 中央灰质　　C. 前索　　D. 后索　　E. 侧索

9. 传导左上肢的深感觉和精细触觉是( )
    A. 左侧薄束　　B. 左侧楔束　　C. 右脊髓丘脑束　　D. 左脊髓丘脑束　　E. 左脊髓小脑束

10. Fasciculus gracilis comes from ( )
    A. trigeminal ganglion　　　　　B. spinal ganglion　　　　　　　C. paravertebral ganglion
    D. gracile nucleus　　　　　　　E. dorsal thalamus

11. The ascending tract in the spinal cord is ( )
    A. spinothalamic tract　　　　　B. vestibulospinal tract　　　　　C. lateral corticospinal tract
    D. anterior corticospinal tract　　E. rubrospinal tract

常用英汉名词

spinal cord 脊髓
anterior median fissure 前正中裂
posterior median sulcus 后正中沟
anterolateral sulcus 前外侧沟
posterolateral sulcus 后外侧沟
posterior intermediate sulcus 后中间沟
cervical enlargement 颈膨大
lumbosacral enlargement 腰骶膨大

medullary cone 脊髓圆锥
cauda equina 马尾
filum terminale 终丝
segments of spinal cord 脊髓节段
central canal 中央管
anterior horn of gray matter 灰质前角
posterior horn of gray matter 灰质后角
lateral horn of gray matter 灰质侧角

intermediate zone 中间带
reticular formation of spinal cord 脊髓网状结构
anterior gray commissure 灰质前连合
posterior gray commissure 灰质后连合
anterior funiculus 前索
lateral funiculus 外侧索
posterior funiculus 后索
fasciculus proprius 固有束

fasciculus gracilis 薄束
fasciculus cuneatus 楔束
spinocerebellar tract 脊髓小脑束
spinothalamic tract 脊髓丘脑束
corticospinal tract 皮质脊髓束
Babinski sign 巴宾斯基征
Brown-Sequard syndrome 布朗-塞卡综合征

第二节 脑

✱ **学习目标**：①掌握脑干的组成、位置、外形结构和内部构造；熟悉脑干中继核(薄束核、楔束核、脑桥核、上丘核、下丘核和顶盖前核)、主要纤维束(内侧丘系、外侧丘系、三叉丘系和皮质核束)和网状结构的位置及其功能组合，第四脑室的位置、内容和交通；了解脑干内脑神经核的名称、位置及其功能联系，脑干网状核的分布及其纤维联系，脑干损伤的典型表现。②掌握小脑的位置、外形、形态学分部和分叶，小脑内部核团的名称、位置和功能分区；熟悉小脑体的概念，小脑脚的纤维联系和脑的功能；了解小脑皮质的细胞构筑及小脑损伤的典型表现。③掌握间脑的位置和分部，背侧丘脑和下丘脑的位置、外形结构、主要核团及其功能；熟悉上丘脑、后脑的位置和功能，第三脑室的位置、内容和交通；了解背侧丘脑、下丘脑、后丘脑和上丘脑的纤维联系，底丘脑的功能，间脑各部的损伤表现。④掌握端脑的位置、外形结构(主要脑沟、脑回的分布)和分叶，大脑皮质的功能定位(主要包括第一躯体运动区、第一躯体感觉区、视觉区、听觉区、语言中枢)，基底节的位置、组成和功能，内囊的位置、形态特点、分部、纤维联系及其功能损伤；熟悉端脑的其他脑沟、脑回的分布和其他皮质功能定位(边缘叶、边缘系统、海马结构、平衡区、味区和嗅区)，侧脑室的位置、分部和交通，胼胝体的位置、分部和功能联系；了解大脑皮质的细胞构筑，其他大脑髓质纤维的位置和功能联系，脑部各部的损伤及其典型表现。

在整体脑标本上结合模型观察。脑的上方为两个半球形膨大，即大脑半球，主要经胼胝体连成端脑；两侧大脑半球的后下方有与脑干相连的小脑；在小脑的前下方和端脑的下方有连于枕骨斜坡上的脑干；脑干的上方有大部分被端脑包裹的间脑，其下方在枕骨大孔处与脊髓相连。

脑位于颅腔内，按形态可分为六部分，即_____、_____、_____、_____、_____和_____；也可结合功能联系分为四部，即_____、_____、_____和_____。

一、脑干

(一)脑干的位置和组成

1. **脑干的位置** 脑干位于_____前部，_____和_____之间，前下(腹侧面)靠枕骨斜坡，后上(背侧面)连有小脑。

2. **脑干的组成** 自下而上由_____、_____和_____组成。

(二)脑干的外形

在游离脑干标本上观察。脑干表面连有第Ⅲ~Ⅻ对脑神经根，各部形成腹侧面和背侧面的结构。延髓与脑桥在腹侧面以_____(bulbopontine sulcus)为界，在背侧面以_____(striae medullares)为界。

1. **延髓** 下部形似脊髓，上部略粗大，内有中央管，外有与脊髓表面类同的纵行沟、裂，在功能上也基本与脊髓类同。

(1) 腹侧面：前正中裂两侧的纵行隆起称为_____(pyramid)，主要由_____束的纤维组成；在延髓下端，锥体内的皮质脊髓束纤维大部分交叉至对侧，并阻断前正中裂，形成外形上可见的_____(decussation of pyramid)；在锥体的背外侧可见卵圆形隆起，称为_____(olive)，内含下橄榄核。橄榄前、后有延髓前、后外侧沟的上部，故又称为橄榄前沟和橄榄后沟。

(2) 背侧面：上部构成_____的下半部，下部的后正中沟两侧有薄束、楔束向上延伸的终止部位，并扩展形成两个膨隆，内下方者为_____(gracile tubercle)，外上方者为_____(cuneate tubercle)，其深面分别有薄束核和楔束核。在楔束结节的外上方有隆起的_____(inferior cerebellar pedencle)。

2. 脑桥 进一步膨大，腹侧面宽阔膨隆，称为_____(basilar part of pons)。其下缘借延髓脑桥沟与延髓分界，上缘与中脑的大脑脚相接。

(1) 腹侧面：正中有纵行变宽变浅的_____(basilar sulcus)，容纳_____；沟的两侧为基底部，该部向后外变窄为_____(middle cerebellar peduncle)，又称为臂部；基底部和臂部交界处有_____神经根，为两部之间的识别标志。在延髓脑桥沟的外侧部，延髓、脑桥和小脑的结合处，临床称为_____三角(pontocerebellar trigone)，正对后面的小脑扁桃体，故脑桥和小脑肿瘤可进入此区形成其内和邻近脑神经的压迫。

(2) 背侧面：形成_____的上半部。此窝的两外侧界为左、右_____(superior cerebellar peduncle)，又称为结合臂。小脑上脚和小脑下角之间的外侧为脑桥基底部向后延续的小脑中脚。脑桥与中脑的移行部缩窄，称为_____(isthmus of rhombencephalon)，此区有小脑上脚、上髓帆及丘系三角。丘系三角又称为赖尔氏三角(Reil's triangle)，是小脑上脚上段腹外侧的三角区，其上界为下丘臂，下界为小脑上脚外侧缘，腹侧界为中脑外侧沟，内有_____纤维通过。

3. 中脑 由两个大脑脚形成，腹面上界为间脑的_____，下界为_____上缘。

(1) 腹侧面：两侧为粗大的纵行隆起，称为_____(crus cerebri/basis pedunculi)，由大量大脑皮质发出的下行纤维构成；大脑脚底之间的凹陷为_____(interpeduncular fossa)，此窝底有许多小血管出入，称为后穿质。中脑内部的管道为_____(cerebral aqueduct)，上通背侧丘脑和下丘脑之间的第_____脑室，下通脑桥、延髓和小脑之间的第_____脑室。

(2) 背侧面：有两对圆形隆起，上方的一对称_____(superior colliculus)，下方的一对称_____(inferior colliculus)；上丘和下丘分别连于后丘脑的外侧膝状体及内侧膝状体，由此形成的条状隆起，分别称为上丘臂和下丘臂。

关键词

"两隆一交叉，两部一沟，两脚一窝"和"两结一脚，两脚一窝，两丘两臂"

脑干腹侧面的主要结构自延髓、脑桥和中脑依次可总结为"两隆一交叉，两部一沟，两脚一窝"；背侧面的主要结构可总结为"两结一脚，两脚一窝，两丘两臂"。

两隆一交叉，两部一沟，两脚一窝：指延髓腹侧面的纵行隆起为"锥体"，椭圆形隆起为"橄榄"，前正中裂下部的中断处为"锥体交叉"；脑桥腹侧面可形成"基底部"和"臂部"(从背侧面称为小脑中脚，注意与同样从背侧面观察所见的小脑下脚即"结合臂"进行区分)，以及两基底部之间的"基底沟"；中脑的腹侧面主要为两侧的柱状膨大(大脑脚底)及二者之间的深窝(脚间窝)。

两结一脚，两脚一窝，两丘两臂：指延髓背侧面沿"菱形窝"下外侧缘依次自内下向外上排列的"薄束结节""楔束结节"和"小脑下脚"；脑桥背侧面沿"菱形窝"两侧和上外侧缘排列的"小脑中脚"和"小脑上脚"；中脑背侧面的两对丘状隆起为"上丘"和"下丘"(因其深面的纤维为叠瓦状走行，故又称为"四叠体")，以及其与后丘脑内、外侧膝状体相连的"上丘臂"和"下丘臂"。

上、下丘与内、外侧膝状体究竟如何相连很容易混淆，可联想到"为人处事的原则"，即"上视下听，外视内听"，可理解为：在处事方面首先要懂得对上级领导(或上面的长辈)进行察言观色("上视")，以便获得工作支持，同时要听取下属(或下面的小辈)合理的建议("下听"),以便得到尊重和配合工作;在为人方面首先要懂得观察自己身处的环境变化("外视"),以便临机处置,同时要学会及时总结经验,明了得失,经常就此进行自我对话("内听"),以便自己不断提升学习工作的效率。

4. 与脑干连接的脑神经
共有10对脑神经与脑干相连,唯一连于脑干背侧面的脑神经为_____。

◆ **关键词**

脑干连接脑神经的部位,可记为"三三加一,前后前,内而外,上而下,一独连"

第1个"三",排列关系为"前后前",指与中脑和脑桥相连的脑神经,包括连于脚间窝的动眼神经(第Ⅲ对)、连于下丘下方的滑车神经(第Ⅳ对)、连于脑桥基底部和臂部之间的三叉神经(第Ⅴ对),位置关系记为"动滑叉,前后前"。

第2个"三",排列关系为"内而外",指连于脑桥延髓沟(简称桥延沟)的脑神经,自内向外依次为展神经(第Ⅵ对)、面神经(第Ⅶ对)和前庭蜗神经(第Ⅷ对),位置关系记为"展面听,内而外"。同时注意与面神经伴行的还有面副神经(最后合成为面神经),很多同学易误认为连有4对脑神经;前庭蜗神经刚好位于最外侧的脑桥小脑三角内。

第3个"三",排列关系为"上而下",指连于延髓后外侧沟的脑神经,自上而下依次排列有舌咽神经(第Ⅸ对)、迷走神经(第Ⅹ对)和副神经(第Ⅺ对),位置关系记为"舌迷副,上而下"。同时注意这些脑神经的根丝不集中发出,而是在延髓两侧汇合而成。

"加一",独连于橄榄前沟,指连于延髓前外侧沟上部(橄榄前沟)的舌下神经(第Ⅻ对)。

这些脑神经的排列非常有规律,为方便学习,可记为"三三加一,前后前,内而外,上而下,一独连"。另外,还要牢牢记住脑神经按顺序的名称口诀(后述)。

§ **歌诀记忆**

中脑连三四,桥脑五至八
九至十二对,请在延髓查

◎ **填表练习**

脑神经		脑干位置	临床意义
动眼神经(Ⅲ)	腹侧面	中脑_____	穿经大脑后动脉和小脑上动脉之间,邻近的血管瘤易压迫此神经
滑车神经(Ⅳ)	背侧面	中脑_____下方	眼的运动神经和三叉神经的第1分支(眼神经)和第2分支(上颌神经)均穿经海绵窦,颅内海绵窦感染时可累及这些神经或分支
三叉神经(Ⅴ)	腹侧面	脑桥_____部和_____部之间	
展神经(Ⅵ)	腹侧面	_____沟(桥延沟)	
面神经(Ⅶ)	腹侧面	桥延沟	脑干、小脑、垂体等处的肿瘤较大时,可压迫此神经
前庭蜗神经(Ⅷ)	腹侧面	桥延沟(_____三角)	脑干、小脑、垂体等处的肿瘤较大时,可首先压迫此神经
舌咽神经(Ⅸ)	腹侧面	延髓_____沟	脑底病变严重时也可损伤,但比较少见
迷走神经(Ⅹ)	腹侧面	延髓_____沟	
副神经(Ⅺ)	腹侧面	延髓_____沟	
舌下神经(Ⅻ)	腹侧面	延髓_____沟(橄榄前沟)	

注:经常考试的神经有动眼神经、滑车神经、三叉神经、前庭蜗神经的连脑位置及其临床意义。

5. 第四脑室 位于_____、_____和_____之间,内含脑脊液和脉络丛。在脑正中矢状切面上观察第四脑室的位置,在脑室系统铸型模型上观察第四脑室的形态和交通。

(1)第四脑室界限:外上界为_____,外下界自内下向外上依次为_____、_____和_____。外上界和外下界的会合处为菱形窝的_____,外侧角与其背侧的小脑之间为第四脑室的_____(lateral recess)。每侧外侧隐窝的尖端有外侧孔,又称为Luschka孔,通脑干周围的蛛网膜下腔。

(2)第四脑室底:即菱形窝,位于延髓上部和脑桥的背侧面,呈菱形,构成第四脑室的底部。由延髓上部和脑桥的中央管于后壁中线上向后敞开而形成。

1)菱形窝分为上下两部、左右两半和内外侧部:在菱形窝外侧角与正中线(沟)之间,有表浅的横行条纹状纤维束,称为_____(striae medullares),将菱形窝分为上、下两部分,也是_____和_____在背面的分界线;在室底的正中线上有纵贯菱形窝全长的_____(median sulcus),将菱形窝又分成左、右对称的两半;正中沟的外侧有与其平行的纵行沟称为_____(sulcus limitans),将每侧半的菱形窝又分为内、外侧两部。外侧部呈三角形,称为_____(vestibular area),深面为前庭神经核;内侧部呈长的纵行隆起,其深部有内侧纵束等结构,称为_____(medial eminence)。

2)髓纹以上结构:前庭区外侧角上有一小隆起,称为_____(acoustic tubercle),内含蜗背侧核;内侧隆起在靠近髓纹上方处有圆形隆突,称为_____(facial colliculus),内含面神经膝和展神经核。界沟上端有一在新鲜标本上呈蓝灰色的小斑点区,称为_____(locus ceruleus),其内部含有带色素的神经细胞团,称为蓝斑核,为去甲肾上腺素能神经元聚集处。

3)髓纹以下结构:前庭区髓纹以下的延髓部可见两个小三角区,即靠内上方者为_____三角(vagal triangle),内含舌下神经核;靠外下方者为_____三角(hypoglossal triangle),内含迷走神经背核,沿该三角下缘有一斜行的窄峭,称为分隔索;其与薄束结节之间的窄带,称为最后区。在菱形窝下角处,两外下界之间的圆弧形移行部称为_____(obex),连接有第四脑室的脉络组织。

> 填表练习

结构名称		内含核团	结构名称	内含核团或连接
菱形窝上部	前庭区	_____核	舌下神经三角	舌_____神经核
	听结节	蜗神经_____侧核	迷走神经三角	迷走神经_____核
	面神经丘	面神经_____和展神经_____	最后区	富含血管和神经胶质
	蓝斑	_____核	闩	连有第四脑室脉络丛
			菱形窝下部	

(3)第四脑室顶:朝向小脑,前部由_____及_____(superior medullary velum)构成;后部由_____(inferior medullary velum)和第四脑室_____(tela choroiba of fourth ventricle)构成。脉络组织由软脑膜及其上的血管与室管膜上皮共同构成。其部分血管在下髓帆和菱形窝下外侧边界之间的大部分,反复分支缠绕成丛,夹带着软膜和室管膜上皮突入室腔,形成第四脑室脉络丛,可产生脑脊液。

(4)第四脑室的交通:①向上经中脑水管通_____;②向下续为_____和_____的中央管,与脊髓末端的终室(池)相通;③借脉络组织上的3个孔与脑蛛网膜下腔相通:1对_____孔和1个_____孔(median aperture)。其中,正中孔位于菱形窝下角尖的正上方,通向_____池(又称枕大池,为最大的脑池)。

歌诀记忆

第四脑室桥延背,向后小脑扁桃对;菱形窝底结构多,两部两半外和内
上外前庭听结节,上内面丘蓝斑位;下内舌下迷隔索,下外最后区闩尾
上顶上脚上髓帆,下顶下帆脉络缀;上下管通脑终室,外中三孔通周围

思考训练

1. 脑按位置结合功能划分,不包括( )
   A. 端脑　　　　B. 小脑　　　　C. 间脑　　　　D. 脑干　　　　E. 中脑
2. 在形态和功能上最接近脊髓的是( )
   A. 延髓　　　　B. 脑桥　　　　C. 中脑　　　　D. 间脑　　　　E. 小脑
3. 脊髓与延髓的分界标志是( )
   A. 桥延沟　　　B. 髓纹　　　　C. 枕骨大孔　　D. 脚间窝　　　E. 下丘
4. 延髓与脑桥在外形上的分界标志是( )
   A. 髓纹　　　　B. 丘脑髓纹　　C. 终纹　　　　D. 血管纹　　　E. 后穿质
5. 下列关于脑干的描述,错误的是( )
   A. 位于颅后窝前部　　　　B. 与10对脑神经相连　　　　C. 背侧面连小脑
   D. 腹面斜靠斜坡　　　　　E. 外形近似脊髓
6. 延髓腹侧面的结构为( )
   A. 基底沟　　　B. 脚间窝　　　C. 前正中沟　　D. 薄束结节　　E. 楔束结节
7. 第四脑室的底部结构为( )
   A. 上、下髓帆　B. 菱形窝　　　C. 脚间窝　　　D. 小脑脚　　　E. 脑桥小脑三角
8. 连于脑桥小脑三角的脑神经为( )
   A. 动眼神经　　B. 三叉神经　　C. 面神经　　　D. 前庭蜗神经　E. 舌咽神经
9. 连于中脑脚间窝的脑神经是( )
   A. 动眼神经　　B. 三叉神经　　C. 面神经　　　D. 前庭蜗神经　E. 舌咽神经
10. 可作为脑桥基底部和臂部分界标志的是( )
    A. 三叉神经　　B. 延髓脑桥沟　C. 第四脑室髓纹　D. 脚间窝　　　E. 丘系三角
11. 唯一连于脑干背侧面的脑神经是( )
    A. 动眼神经　　B. 滑车神经　　C. 展神经　　　D. 面神经　　　E. 三叉神经
12. 外侧丘系纤维通过( )
    A. 延髓锥体　　B. 延髓锥体交叉　C. 中脑大脑脚底　D. 脚间窝　　　E. 丘系三角
13. 延髓锥体交叉内穿行的神经纤维为( )
    A. 脊髓小脑束　B. 脊髓丘脑束　C. 皮质脊髓束　D. 皮质核束　　E. 前庭脊髓束
14. 面神经根丝在面神经丘深面绕过展神经核的部位称为( )
    A. 面神经根丝　B. 面神经核　　C. 面神经膝　　D. 中间神经　　E. 面神经管
15. 延髓前正中裂两侧的隆起是( )
    A. 面神经丘　　B. 薄束结节　　C. 楔束结节　　D. 锥体　　　　E. 橄榄
16. 面神经丘深面的脑神经核是( )
    A. 面神经核　　B. 滑车神经核　C. 迷走神经背核　D. 展神经核　　E. 舌下神经核
17. 在界沟上端深面,有一核团为含黑色素的去甲肾上腺素能神经元聚集的部位,称为( )
    A. 前庭神经核　B. 红核　　　　C. 黑质　　　　D. 蓝斑核　　　E. 面神经膝
18. Which nerve is attached to the sulcus between the pyramid and olive? ( )
    A. Oculomotor nerves　　　　B. Facial nerves　　　　C. Hypoglossal nerves

D. Vagus nerves   E. Accessory nerves
19. Which structure lie on the dorsal surface of the brain stem? (　　)
   A. Superior colliculi   B. Basilar part of pons   C. Decussation of pyramid
   D. Cerebral peduncle   E. Pyramid
20. Which nerve pierces through the dorsal surface of the brain stem? (　　)
   A. Oculomotor nerve   B. Trochlear nerve   C. Trigeminal nerve
   D. Hypoglossal nerve   E. Facial nerve

（三）脑干的内部结构

脑干内部除有延髓中央管和中脑导水管外，主要由_____、_____和_____组成。

1. 脑干灰质 依据纤维联系形成两类核团。第一类为_____，与第Ⅲ至第Ⅻ对脑神经相连；第二类为_____，不与脑神经直接连接。结合功能，将非脑神经核又分为两类：第一类为_____，是经脑干的上、下行纤维束进行中继换元的部位；第二类为_____，位于脑干的网状结构中。

（1）脑神经核：在电动脑干模型上配合图谱观察内部核团的分部及其纤维联系，归纳总结相同性质的7类脑神经核及其形成的6个功能柱。

填表练习

脑神经核性质	脑神经核的名称	主要支配
一般躯体运动核	动眼神经核、滑车神经核、展神经核及舌下神经核	舌肌和眼球外肌
特殊内脏运动核	三叉神经运动核、面神经核、疑核、副神经核	咀嚼肌、面部表情肌、软腭、咽喉肌等
一般内脏运动核	动眼神经副核、上泌涎核、下泌涎核、迷走神经背核	头、颈、胸、腹部的平滑肌，心肌，腺体
一般内脏感觉核	孤束核（合称为内脏感觉柱）	接受内脏和心血管的初级感觉纤维
特殊内脏感觉核		接受初级味觉纤维
一般躯体感觉核	三叉神经中脑核、脑桥核和脊束核	接受头面部皮肤及口、鼻黏膜的初级感觉纤维
特殊躯体感觉核	蜗神经核、前庭神经核	接受内耳初级听和平衡觉纤维

歌诀记忆

一躯运舌动滑展，一内运涎迷和眼；特内运副疑叉面，一特内感孤束兼
一躯感叉中脑脊，特躯感蜗前庭全；孤束核团很重要，上味中下心呼参

在学习脑神经和纤维联系时，要注意一些脑神经核团的组成。

1. 动眼神经核与动眼神经副核共同构成动眼神经核复合体。动眼神经核由成对的外侧核和不成对的中央尾侧核构成。外侧核支配同侧的下直肌、内直肌和下斜肌，并支配对侧的上直肌，中央尾侧核支配双侧上睑提肌。动眼神经副核发出副交感纤维，经动眼神经下斜肌支进入睫状神经节换元后，进入眼球支配瞳孔括约肌和睫状肌，参与瞳孔对光反射和眼的调节反射。

2. 自面神经核发出的轴突，向背内侧走向第四脑室底时，靠近中线并稍上升，先后绕过展神经核的内侧、背侧和颅侧，形成面神经膝，位于面神经丘的深面。

3. 疑核位于网状结构内，发出的轴突自上而下依次加入舌咽神经（Ⅸ）、迷走神经（Ⅹ）和副神经脑根（Ⅺ）。疑核上端的运动神经元经舌咽神经，仅支配茎突咽肌；疑核的大部分运动纤维经迷走神经，支配软腭、咽、喉和食管上

部的骨骼肌;疑核下端的运动神经元轴突构成副神经脑根,以少量根丝在延髓背外侧面,迷走神经根丝的下方出脑。

4. 副神经核发出的纤维在上部颈髓侧面汇成单一的副神经脊髓根(XI),并经枕骨大孔入颅腔。在颅内,副神经脑根与脊髓根合并一段距离后出颈静脉孔,然后再次分开。副神经脑根并入迷走神经,随迷走神经咽支和喉返神经,分别支配部分腭肌和喉内肌;副神经脊髓根即成为副神经(XI),支配胸锁乳突肌和斜方肌上部。

5. 上泌涎核位于脑桥下部,发出的副交感节前纤维进入中间神经,加入面神经,分支支配泪腺、舌下腺和下颌下腺的分泌。而下泌涎核位于延髓橄榄上部,发出的副交感节前纤维加入舌咽神经,分支支配腮腺的分泌。

6. 迷走神经背核(注意:没有迷走神经核的称法)位于菱形窝迷走神经三角深面,发出的副交感节前纤维加入迷走神经,分支支配颈部和胸、腹腔大部分脏器及心的活动,如调节心率、呼吸和消化道平滑肌张力及腺体的分泌。

7. 孤束核分为上部的味觉核(Ⅶ、Ⅸ、Ⅹ)和下部的心-呼吸核(Ⅸ、Ⅹ),分布于孤束周围,分别接受初级味觉纤维和初级一般内脏感觉纤维。一方面经面神经(Ⅶ)、舌咽神经(Ⅸ)和迷走神经(Ⅹ),接受来自舌、软腭、会厌等处味蕾的初级味觉纤维;另一方面经舌咽神经(Ⅸ)和迷走神经(Ⅹ),接受来自动脉、肺、消化道等处的内脏感受器,传导血压、血二氧化碳量、呼吸频率、胃肠道平滑肌、腺体运动等信息的初级一般内脏感觉纤维。这些纤维在延髓背侧部聚集成纵行的纤维束,称为孤束。孤束核是脑内传递味觉冲动和其他内脏感觉信息的第1级中继站,参与介导味觉分辨及心血管、呼吸、消化等系统的功能调制。

8. 一般躯体感觉柱由3个与三叉神经有关的核组成,自上而下依次为三叉神经中脑核(Ⅴ)、三叉神经脑桥核(Ⅴ)和三叉神经脊束核(Ⅴ、Ⅶ、Ⅸ、Ⅹ)。三叉神经中脑核相当于感觉神经节,是外周的初级假单极感觉神经元胞体聚集于中枢神经系统之内的特殊现象。三叉神经脑桥核和脊束核是结构与功能上互相联系的复合体,主要接受来自面部皮肤、眼、牙和口、鼻腔黏膜的初级一般躯体感觉纤维的终止。在与外周初级传入的联系上,二者既有分工,又有广泛的核内联系。

9. 蜗神经核由蜗背侧核和蜗腹侧核组成,蜗腹侧核又包括蜗腹侧前核和蜗腹侧后核。蜗神经核接受蜗神经初级听觉纤维。蜗神经核既可发出交叉的二级听觉纤维,在对侧的外侧丘系上行;也可发出三、四级听觉纤维,在两侧的外侧丘系上行,从而将每一侧耳的听觉冲动传递至双侧下丘及听觉中枢。故外侧丘系传导双侧耳的听觉信息。

10. 前庭神经核主要由前庭下核、内侧核、外侧核和上核组成,接受前庭神经初级平衡觉纤维,是小脑传入和传出通路的重要中转站。前庭神经核经内侧纵束及构成该束降部的前庭脊髓内侧束,协调眼球运动和头部姿势;经前庭脊髓外侧束,协调抗重力肌张力。与脑干网状结构的双向联系,是前庭系功能紊乱,导致晕动病的解剖基础。前庭神经核上行投射至丘脑腹后核,继至大脑前皮质(位于第5区,顶叶中央后沟与顶内沟交界处),使平衡觉冲动上升为意识,如对头部运动、方向和平衡的感知,前庭刺激时恶心和眩晕的感觉。

※ 思考训练

1. 内脏感觉柱的核团为(　　)
   A. 孤束核　　　　B. 疑核　　　　C. 迷走神经背核　　D. 上泌涎核　　E. 下泌涎核
2. 支配眼和舌肌运动的脑神经核属(　　)
   A. 一般躯体运动核　B. 特殊内脏运动核　C. 一般内脏运动核　D. 一般内脏感觉核　E. 特殊内脏感觉核
3. 一般躯体运动柱的核团不包括(　　)
   A. 动眼神经核　　B. 滑车神经核　　C. 展神经核　　D. 舌下神经核　　E. 动眼神经副核
4. 特殊内脏运动柱的核团不包括(　　)
   A. 三叉神经运动核　B. 面神经核　　C. 舌下神经核　　D. 副神经核　　E. 疑核
5. 三叉神经连接的核团相当于感觉神经节的是(　　)
   A. 三叉神经运动核　B. 三叉神经中脑核　C. 三叉神经脊束核　D. 三叉神经脑桥核　E. 外形近似脊髓
6. 动眼神经副核属于(　　)
   A. 一般躯体运动核　B. 特殊内脏运动核　C. 一般内脏运动核　D. 一般内脏感觉核　E. 特殊内脏感觉核
7. 舌咽神经(Ⅸ)、迷走神经(Ⅹ)和副神经脑根(Ⅺ)的运动神经纤维共同起自于(　　)
   A. 迷走神经背核　　B. 孤束核　　C. 疑核　　D. 上、下泌涎核　　E. 副神经核
8. 动眼神经核支配(　　)
   A. 瞳孔括约肌　　B. 瞳孔开大肌　　C. 睫状肌　　D. A和C选项　　E. B和C选项

9. 下泌涎核支配(　　)
   A. 泪腺　　　　B. 下颌下腺　　　C. 舌下腺　　　D. 腮腺　　　E. 胰腺
10. 支配心血管运动和呼吸运动的心-呼吸核位于(　　)
    A. 疑核　　　　B. 孤束核　　　C. 网状核　　　D. 迷走神经背核　　E. 副神经核
11. 下泌涎核发出的纤维加入(　　)
    A. 面神经　　　B. 三叉神经　　C. 舌咽神经　　D. 舌下神经　　E. 迷走神经
12. 上泌涎核发出的纤维加入(　　)
    A. 面神经　　　B. 三叉神经　　C. 舌咽神经　　D. 舌下神经　　E. 迷走神经

(2) 中继核:非脑神经核有低级中枢,也是上、下行纤维束的中继站,与脊髓和脑各部有广泛联系。

填表练习

位置	名称	主要功能
中脑	上丘核	中继视觉纤维,并参与大脑对眼的运动调控,协调眼、头对声、光等刺激的定向运动,是_____反射中枢
	下丘核	听觉传导通路上的重要中继站,因其分层结构具有对音频定位的功能,也是_____反射中枢
	顶盖前核	使两眼同时完成直接和间接对光反射,为_____反射中枢(注意与上丘核的位置和功能联系)
	红核	红核参与对躯体运动的控制(其小细胞部是大脑与小脑之间多突触联系的重要环节)
	黑质	是参与基底节调节_____运动的关键结构;此外,黑质致密部还参与中脑对_____系统的多巴胺能投射
脑桥	脑桥核	传递大脑_____信息的主要中继站
	上橄榄核	此核与蜗腹侧前核一起,根据双耳传导声波的时间差和强度差,共同参与对音响的空间定位
	蓝斑核	参与人体的应激反应,使机体处于唤醒与警戒状态
延髓	薄束核	中继躯干和四肢的_____性本体感觉和_____触觉信息
	楔束核	
	下橄榄核	参与修饰小脑对运动的控制,并参与小脑对运动的学习记忆和对反射的修饰

歌诀记忆

延髓薄束楔束核,将束功能改中继;脑桥核是中继站,大脑运动信息递
上视下听联系密,中继反射功两栖;顶盖前核调对光,蓝斑核促人应激

思考训练

1. 属于非脑神经核的是(　　)
   A. 疑核　　　B. 孤束核　　　C. 上、下泌涎核　　D. 薄束核与楔束核　　E. 前庭神经核
2. 蓝斑核内含有大量可产生神经黑色素的(　　)
   A. 胆碱能神经元　　B. 多巴胺能神经元　　C. 组胺能神经元　　D. 脑啡肽能神经元　　E. 去甲肾上腺素能神经元
3. 大脑皮质的运动信息在脑干的中继部位为(　　)
   A. 薄束核和楔束核　　B. 脑桥核　　C. 蓝斑核　　D. 红核　　E. 顶盖前核
4. 视觉反射中枢位于(　　)
   A. 上丘核　　　B. 下丘核　　　C. 顶盖前核　　D. 内侧膝状体　　E. 外侧膝状体

5. 瞳孔对光反射中枢位于( )
   A. 上丘核　　　　B. 下丘核　　　　C. 顶盖前核　　　　D. 内侧膝状体　　　　E. 外侧膝状体
6. 蓝斑核参与( )
   A. 视觉反射　　　B. 听觉反射　　　C. 瞳孔对光反射　　D. 应激反应　　　　E. 心血管-呼吸运动
7. Which cranial nerve nucleus lies in the medulla oblongata? ( )
   A. Solitary nucleus　　B. Pontine nucleus　　C. Abducens nucleus　　D. Vestibular nuclei　　E. Gracile nucleus
8. Which nuclei belong to the general visceral afferent nuclei? ( )
   A. Nuclei of facial nerve　　　　B. Nuclei of oculomotor nerve　　　　C. Superior salivatory nuclei
   D. Nuclei of solitary tracts　　　E. Nuclei of ambiguus
9. Which nuclei of cranial nerves are concerned with taste sensation? ( )
   A. The vestibular nuclei　　　　　B. The nuclei ambiguous
   C. The dorsal nuclei of vagus nerve　　D. The nuclei of solitary tract
   E. The accessory nuclei of oculomotor nerve
10. The cranial nerves nuclei in the medulla oblongata don't include ( )
    A. nucleus of hypoglossal nerve　　　B. nucleus ambiguous　　　　C. abducens nucleus
    D. spinal nucleus of trigeminal nerve　E. nucleus of solitary tract
11. The nuclei in the midbrain are ( )
    A. accessory nucleus of oculomotor nerve　　　　B. nucleus of trochlear nerve
    C. pontine nucleus of trigeminal nerve　　　　　D. gracile nucleus
    E. mesencephalic nucleus of trigeminal nerve
12. The nuclei related to the vagus nerve ( )
    A. dorsal nucleus of vagus nerve　　　B. inferior salivatory nucleus　　　C. nucleus ambiguous
    D. nucleus of solitary tract　　　　　E. nucleus of hypoglossal nerve

2. 脑干白质　取传导通路模型观察脑干的上、下行的纤维束。白质由长的上、下行纤维束，出入小脑的纤维（为上、中、下 3 对小脑脚），脑干内各核团间及各核团与脑干外结构间的纤维联系构成。

填表练习

纤维束	主要来源	终止部位	交叉部位	功能
内侧丘系	薄束核、楔束核	丘脑腹后外侧核	_____	传递_____躯干和四肢意识性本体觉和精细触觉信息
脊髓丘系	为脊髓段的延续	丘脑腹后外侧核	_____	传递_____躯干和四肢痛、温觉和粗触、压觉信息
三叉丘系	三叉神经感觉核	丘脑腹后内侧核	_____	传递_____部的痛、温觉和触、压觉信息
外侧丘系	蜗核和上橄榄核	下丘和内侧膝状体	_____	传导双侧耳的_____信息
内侧纵束	前庭核和眼球运动核	兼有上、下行纤维组成的复合纤维束		调节_____的慢速运动和_____的姿势
锥体束	大脑躯体运动区	脊髓灰质前角	延髓_____	调控_____和_____的随意运动
		脑干躯体运动核	比较复杂	调控_____的随意运动

第五篇　神经系统

§ 歌诀记忆

内外脊丘三叉系,交叉对侧上传感;内侧深感外侧听,脊丘三叉躯面浅
内侧脊丘腹后外,三叉腹后内止点;皮质脊髓脑干束,随意运动分躯面

内外脊丘三叉系,交叉对侧上传感:内侧丘系、外侧丘系、脊髓丘脑系和三叉丘系均为感觉丘系,均有交叉部位,支配对侧感觉,但三叉丘系为双侧支配;交叉部位分别为内侧丘系交叉、斜方体、脊髓白质前连合和三叉丘系交叉。

内侧深感外侧听,脊丘三叉躯面浅:内侧丘系传导对侧躯干和四肢的意识性深感觉(本体觉)和精细触觉信息,而外侧丘系传导双侧耳的听觉信息(区别此两个丘系的功能,可联想到"内"为"深","外"为"耳");脊丘系(为脊髓丘系的简称,即脊髓丘脑束)支配对侧躯干和四肢的浅感觉,而三叉丘系传导对侧头面部的浅感觉。

内侧脊丘腹后外,三叉腹后内止点:内侧丘系、脊丘系分别传导躯干和四肢的深感觉和浅感觉信息,故共同终止于背侧丘脑的腹后外侧核;三叉丘系传导头面部的浅感觉信息,故终止于背侧丘脑的腹后内侧核;而外侧丘系传导双侧听觉信息,故大部分纤维终止于内侧膝状体,少部分纤维终止于下丘(记住"上视下听,外视内听")。

皮质脊髓脑干束,随意运动分躯面:脑干内的下行纤维束包括锥体束和锥体外束。锥体束包括主要源自大脑皮质运动区的皮质脊髓和皮质核束(又称为皮质脑干束,皮质延髓束),分别止于脊髓灰质前角和脑干内的头面部运动神经核(包括支配眼球、舌和颈部运动的动眼神经核、滑车神经核、展神经核、三叉神经运动核、疑核和副神经核),分别支配躯干和四肢的随意运动,以及头面、颈部的随意运动("分躯面")。

3. 脑干网状结构　位于脑神经核、界限明确的非脑神经核和长的上、下行纤维束之间,嘴侧端起自丘脑板内核,尾侧端移行于颈髓的网状结构。脑干网状结构内散在分布着40多个细胞核团,主要核团包括中缝核群(正中区)、内侧核群(效应区)、外侧核群(感受区)、向小脑投射的核群等,其纤维与大脑、小脑、脊髓等脑其他部位形成广泛的联系。脑干网状结构在功能上,主要参与构成_____系统,参与躯体、内脏运动、内分泌和边缘系统的调节等。

§ 填表练习

功能组合	主要部位	主要功能
上行网状激动系统	脑干和间脑网状结构	使大脑皮质保持适度的意识和清醒,对各种传入信息有良好的感知能力
躯体运动调节	内侧核群	参与躯干和四肢的随意运动调控
内脏运动调节	外侧核群	形成呼吸和心血管运动中枢(生命中枢),躯体和内脏防卫反应(呕吐中枢)
内分泌调节	臂旁核	参与下丘脑和杏仁核对自主神经系统和内分泌功能的调控
边缘系统调节	中缝核群	参与对端脑边缘系统功能的调控

§ 歌诀记忆

网状结构主功能,上行激活脑清醒
心呼中枢系生命,内脏防卫呕吐迎

脑干网状结构是指在脑干内除界限清楚、功能明确的神经细胞核团和神经纤维束外的神经细胞和神经纤维交织成网状的结构,分布在从脊髓到丘脑底部各个部位。起于脑干网状结构,经丘脑中央部的核群中继,广泛投射到大脑皮质。1949年,两位科学家莫鲁齐(G. Moruzzi)和马古恩(H. W. Magoun)发现脑干网状结构的上行激动系统。他们观测到,刺激脑干网状结构可引起大脑皮质去极化的脑电反应,使皮质处于觉醒状态;如麻醉或阻断之可引起皮质的高幅慢波的(睡眠)脑电。网状结构汇集所有的感觉传入,多次换元后上行,经丘脑的非特异性核团投射到广泛的大脑皮质,使皮质神经元处于易化和兴奋状态,保持大脑皮质的觉醒状态(双负反馈抑制作用,即脑干抑制大脑

皮质下结构,后者又抑制大脑皮质,负负得正,故脑干网状结构可兴奋大脑皮质)。大脑皮质的兴奋水平的高低,以不同的意识状态来表现。所以,上行性网状结构激动系统的活动增强的话,就形成清晰的意识;反之,其活动下降的话,就将处于睡眠或昏睡状态。此系统易受药物影响,临床上某些全身麻醉药可能是由于抑制此系统的活动而使大脑皮质的活动受抑制。故临床大脑皮质、脑干和间脑主要部位(如背侧丘脑、下丘脑等)的损伤,均可导致意识模糊或昏迷;此外,临床也不宜多次行全身麻醉术,以免降低脑对机体感觉和运动的调控作用。

※ 思考训练

1. 薄束、楔束在延髓换元后,继续上行形成( )
   A. 内侧丘系　　B. 外侧丘系　　C. 脊丘系　　D. 三叉丘系　　E. 内侧纵束
2. 传导头面部的浅感觉信息的纤维束是( )
   A. 内侧丘系　　B. 外侧丘系　　C. 脊丘系　　D. 三叉丘系　　E. 内侧纵束
3. 外侧丘系传导( )
   A. 同侧耳听觉信息　　　　B. 对侧耳听觉信息　　　　C. 双侧耳听觉信息
   D. 头面部浅感觉信息　　　E. 本体感觉信息
4. 外侧丘系的交叉部位为( )
   A. 内侧丘系交叉　B. 斜方体　　C. 三叉丘系交叉　　D. 脊髓白质前连合　　E. 小脑脚
5. 脊丘系的交叉部位在( )
   A. 内囊　　B. 背侧丘脑　　C. 脑干　　D. 脊髓　　E. 后丘脑
6. 参与调节全身随意运动的纤维束为( )
   A. 锥体束　　B. 锥体外束　　C. 小脑三对脚　　D. 上行网状激动系统　　E. 前外侧系统
7. 上行网状激动系统的功能包括( )
   A. 保持大脑皮质兴奋　　　B. 随意运动的调控　　　C. 躯体和内脏防卫
   D. 边缘系统的调控　　　　E. 以上均正确
8. 呼吸-心血管运动中枢位于( )
   A. 脊髓网状结构　B. 脑干网状结构　C. 丘脑网状核　D. 下丘脑室周带灰质　E. 大脑基底节
9. 全身麻醉药发挥直接抑制作用的部位主要为( )
   A. 大脑皮质　　B. 背侧丘脑　　C. 下丘脑　　D. 脑干网状结构　　E. 脊髓灰质
10. The fibers of medial lemniscus arise from the ( )
    A. pontine nucleus　　　　B. gracile and cuneate nuclei　　　　C. reticular nucleus
    D. red nucleus　　　　　　E. solitary nucleus

4. 脑干的功能及其损伤表现　　脑干在形态和功能上均与脊髓接近。其功能主要有以下几个方面。

(1)反射功能:脑神经核组成不同的功能柱,参与头颈部感觉和运动的调节,并形成低级中枢,如上丘核、下丘核分别参与视觉反射和听觉反射。脑干网状结构内还有呼吸、心血管运动和呕吐反射中枢。

(2)传导功能:脑干有界限明确的中继核和长的上、下行纤维束,可与脊髓、大脑、小脑形成纤维联系。

(3)意识调控:脑干网状结构组成上行网状激动系统,对于维持睡眠觉醒节律,即入睡、唤醒、警觉、注意等,起决定性作用。该系统使大脑皮质保持适度的意识和清醒,对各种传入信息有良好的感知能力。

(4)其他功能:脑干网状结构还参与对内分泌、边缘系统(情感和学习记忆)、中枢镇痛的调节等。

临床联系

脑干损伤的临床表现,常见有意识障碍、瞳孔和眼球运动变化、去大脑强直、生命体征变化、交叉性瘫痪、交叉性感觉障碍等。网状结构受损严重时,表现为意识障碍、呼吸和心血管功能紊乱等生命体征的变化,严重时可致呼吸、心跳停止、血压下降而死亡;瞳孔和眼球运动变化与动眼、滑车和展神经核及内侧纵束等部位的损伤有关;去脑强直是中脑损伤的表现,出现为头部后仰,两上肢过伸和内旋,两下肢过伸,躯体呈角弓反张状态;一侧的周围性面瘫并对侧的肢体瘫痪,称为交叉性瘫痪;一侧面部麻木并对侧肢体麻木,称为交叉性感觉障碍。

脑干不同部位损伤的临床表现不一样。中脑损伤主要表现为动眼神经交叉性偏瘫(又称为韦伯综合征)、交叉性瘫痪、贝内迪克特综合征意识障碍等;脑桥损伤主要表现为展神经交叉性偏瘫、锥体束征、霍纳综合征等;延髓损伤主要表现为舌下神经交叉性偏瘫、交叉性瘫痪、交叉性感觉障碍、锥体束征、霍纳综合征、瓦伦贝格综合征等。脑干网状结构损伤严重时可出现意识障碍、生命体征变化、内脏症状(如消化道出血和顽固性呃逆),还可出现内分泌障碍、情感异常、学习记忆力下降等。

思考训练

1. 脑干的功能不包括(　　)
 A. 反射功能　　　　　　　B. 传导功能　　　　　　　C. 意识和清醒状态维持
 D. 内分泌中枢　　　　　　E. 学习记忆和情感活动
2. 脑干网状结构损伤将导致(　　)
 A. 剧烈呕吐　　B. 极度兴奋　　C. 意识模糊或昏迷　　D. 感觉过敏　　E. 嗅觉障碍

二、小脑

(一)小脑的位置

在头部正中矢状切标本和脑的整体标本上观察小脑的位置。小脑位于_____后部。后上方隔_____与端脑枕叶底面相对;前下方与脑干之间借3对_____相连。

(二)小脑的外形和形态学分叶、分部

1. **外形特征** 取小脑标本或模型识别小脑蚓、小脑半球、小脑扁桃体。小脑中间比较狭窄的部位,称为_____(vermis);两侧膨大的部分,称为_____(cerebellar hemisphere)。小脑的上面平坦,小脑蚓与半球相互移行;下面中部凹陷,小脑蚓与两侧半球之间有纵沟分隔。

2. **外部结构** 小脑下面中部的纵沟,称为_____(cerebellar vallecula),又称小脑溪,内有小脑镰,其下方为脑桥和延髓,其间隔为第四脑室。小脑蚓的下方自上而下有蚓小结、蚓垂、蚓锥体和蚓结节。在蚓垂两旁,部分靠近延髓背面的小脑半球向下膨隆,称为_____(tonsil of cerebellum)。当颅脑外伤、颅内血肿等病变引起颅内压过高时,该部会嵌入枕骨大孔,形成小脑扁桃体疝,从而使延髓受压,导致呼吸、循环障碍,危及生命。

3. **小脑的形态学分叶** 小脑被表面的2条深沟分为3个叶:在小脑上面的前部有_____(primary fissure),将小脑分成前叶和后叶;在小脑下面,小脑中脚的后外侧有一绒球状结构即绒球,绒球与蚓小结之间的纤维束为绒球脚,绒球脚和蚓小结、绒球即构成绒球小结叶。小脑后叶与绒球小结叶之间,借后外侧裂分界。

在影像学上,小脑可分为绒球小结叶、前叶、中叶和固有叶。前叶包括小脑小舌、中央小叶、山顶和方形小叶前部;中叶从前向后包括山坡、蚓叶、蚓结节、方形小叶后部、上半月小叶和下半月小叶;固有叶包括蚓垂、蚓锥体、二腹小叶和小脑扁桃体。中叶和固有叶合称为后叶。

4. **小脑的形态学分部** 前叶和后叶合称为小脑体,构成小脑的主体,各自又分成若干小叶。根

据小脑皮质梨状细胞轴突的投射规律,将小脑体分为内侧区(蚓部)、中间区(小脑半球内侧部,又称为蚓旁部)和外侧区(小脑半球外侧部,占其大部分)。蚓部主要投射到顶核,部分投射到前庭外侧核;蚓旁部主要投射到中间核(包括球状核和栓状核);小脑半球外侧带主要投射到齿状核。

(三) 小脑的内部结构和功能分区

在小脑横切面标本上观察小脑体、小脑叶片和小脑核,并取特制标本结合模型观察小脑的3对脚。

1. 小脑构造 小脑由灰质、白质和小脑核组成。①小脑的浅表灰质,称为_____(cerebellar cortex);皮质向小脑内部深陷,称为小脑沟;小脑沟将小脑分成许多大致横行的薄片状结构,称为_____(cerebellar folia),是小脑的基本结构和功能单位。②小脑皮质深部的白质,称为小脑髓体,借3对小脑脚连于脑干。③深埋于髓体内的灰质核团,称为小脑核或小脑中央核,包括4对核,从内侧向外侧依次为_____(fastigial nucleus)、_____(globose nucleus)、_____(emboliform nucleus)和_____(dentate nucleus)。球状核和栓状核合称为_____(interposed nuclei)(又称间位核,注意不是中央核)。顶核位于蚓部的深面;中间核位于蚓旁部的深面;齿状核位于小脑半球外侧带的深面。

2. 小脑皮质的细胞构筑 小脑皮质的神经元构成3层结构,由内向外依次为颗粒层、梨状细胞层和分子层。颗粒层含大量密集的颗粒细胞;梨状细胞层由单层梨状细胞(浦肯野细胞)构成;分子层含有篮细胞和星形细胞。除颗粒细胞为兴奋性中间神经元外,其余均为抑制性神经元。颗粒层与梨状细胞层的浦肯野细胞形成突触联系,并接受分子层内两种细胞的支配。浦肯野细胞的轴突是小脑皮质唯一的传出通路,它们大部分止于小脑核,小部分止于前庭神经核,并对之起抑制作用。

3. 小脑白质的纤维联系 主要有3类纤维,包括小脑皮质与小脑核之间的往返纤维、小脑叶片间或小脑各叶之间的联络纤维和小脑的传入和传出纤维。小脑的传入和传出纤维形成3对小脑脚,分别为与中脑相连的小脑上脚(绳状体)、与脑桥相连的小脑中脚(脑桥臂)、与延髓相连的小脑下脚(结合臂)。根据小脑的纤维联系、进化程度和功能,分为前庭小脑(古小脑或原小脑)、脊髓小脑(旧小脑)和大脑小脑(新小脑)共3个功能区。

填表练习

功能分区	小脑皮质	小脑核	主要功能
前庭小脑	绒球小结叶	前庭神经核	维持身体平衡,协调眼球运动
脊髓小脑	小脑蚓部和小脑半球中间部	顶核与中间核	调控躯干和四肢的肌张力和运动协调
大脑小脑	小脑半球外侧部	齿状核	控制四肢精确运动的开始、计划和协调

(四) 小脑的功能和损伤

1. 小脑功能 小脑是重要的运动调节中枢,其功能主要包括:①调节躯体平衡,主要由绒球小结叶(古小脑,前庭小脑)支配;②调节肌紧张,主要由前叶蚓部和蚓旁部(旧小脑,脊髓小脑)来实现;③编程和协调随意运动,主要由小脑半球外侧部(新小脑,大脑小脑)来完成。

2. 小脑损伤的典型表现 ①一般无意识障碍(昏迷),无瘫痪,无感觉障碍;②同侧运动障碍;③具有典型体征,即共济失调、眼球震颤和意向性震颤。前庭小脑损伤引起原小脑综合征,表现为平衡失调和眼球震颤;小脑半球损伤引起新小脑综合征,表现为肌张力低下、共济失调和意向性震颤。

歌诀记忆

小脑蚓和两半球,三叶三区三大功;绒球小结前后叶,前庭脊髓大脑控
进化古旧新小脑,平衡紧张随意动;还有四三可选记,三部三脚三核层
三部蚓和内外侧,三脚连接上下中;三核齿状中间顶,颗梨分子皮质共

三叶:小脑外形有中间的小脑蚓和两侧的小脑半球组成,分为绒球小结叶、前叶和后叶。
三区:根据纤维联系(进化)分为3个功能区,即前庭小脑(古小脑)、脊髓小脑(旧小脑)和大脑小脑(新小脑)。
三大功能:调节躯体平衡(前庭小脑),调节肌紧张(脊髓小脑)和协调随意运动(大脑小脑)。
三部:小脑体可分为蚓部(内侧区)、小脑半球内侧部(中间区,又称为蚓旁部)和小脑半球外侧部(外侧区)。
三脚:小脑上脚(绳状体)、小脑中脚(脑桥臂)和小脑下脚(结合臂)。
三核:顶核(蚓部深面)、中间核(蚓旁部深面,又包括1对球状核和1个栓状核)和齿状核(小脑半球外侧部深面)。
三层:小脑皮质分为颗粒层、梨状细胞层和分子层。

临床联系

共济失调是指肌力正常的情况下运动的协调障碍,肢体随意运动的幅度及协调发生紊乱,以及不能维持躯体姿势和平衡。根据病变部位不同,共济失调可分为4种类型:①深感觉障碍性共济失调;②小脑性共济失调;③前庭迷路性共济失调;④大脑型共济失调。而一般称呼的"共济失调",多特指小脑性共济失调。

小脑性共济失调可通过患者的日常生活动作,如穿衣、系扣、端水、书写、进食、言语、步态等来观察。患者表现为行走不稳,步态蹒跚,动作不灵活,行走时两腿分得很宽,不能直线步行,而是忽左忽右呈曲线前进,表现为剪刀步伐,呈"Z"形前进偏斜,并努力用双上肢协助维持身体的平稳。肌张力的改变随病变可由降低而转变为痉挛状态,共济失调步态也可随之转变为痉挛性共济失调步态。

思考训练

1. 小脑蚓下方的结构不包括( )
   A. 蚓小结 B. 蚓垂 C. 蚓锥体 D. 蚓结节 E. 绒球脚
2. 小脑扁桃体位于( )
   A. 小脑蚓部 B. 小脑蚓旁部 C. 小脑半球 D. 小脑前叶 E. 小脑后叶
3. 在进化上,小脑最原始的部位是( )
   A. 小脑蚓部 B. 小脑蚓旁部 C. 绒球小结叶 D. 前叶 E. 脊髓小脑
4. 小脑的结构和功能单位为( )
   A. 小脑叶 B. 小脑体 C. 小脑皮质 D. 小脑髓体 E. 小脑脚
5. 小脑核(中央核)不包括( )
   A. 齿状核 B. 栓状核 C. 球状核 D. 尾状核 E. 顶核
6. 绒球小结叶直接发出传出纤维至( )
   A. 齿状核 B. 中间核 C. 顶核 D. 栓状核 E. 前庭神经核
7. 脊髓小脑主要参与( )
   A. 调节躯体平衡 B. 调节躯体肌张力 C. 调节随意运动 D. 维持大脑皮质兴奋 E. 调节内脏运动
8. 齿状核位于( )
   A. 小脑蚓部 B. 小脑半球外侧部 C. 小脑蚓旁部 D. 小脑中间区 E. 小脑内侧区
9. 小脑病变常引起下面哪个症状?( )
   A. 肢体瘫痪 B. 感觉障碍 C. 静止性震颤 D. 肌张力增高 E. 共济失调
10. The cerebellar nuclei don't include ( )
    A. dentate nuclei B. fastigial nuclei C. habenular nuclei D. emboliform nuclei E. globose nuclei

11. The tonsil of cerebellum （　　）
    A. lies above the tentorium of cerebellum
    B. lies in front of tentorial incisure
    C. is lymphatic tissue
    D. belongs to the anterior lobe of cerebellum
    E. lies inferior surface of cerebellar hemisphere
12. Which is wrong about cerebellum? （　　）
    A. It lies in posterior cranial fossa
    B. The anterior lobe is called cerebellar hemisphere
    C. The cerebellum has two cerebellar hemisphere
    D. There are three pairs cerebellar peduncles
    E. The dentate nucleus is the largest cerebellar nuclei

三、间脑

利用脑正中矢状切面、冠状切面的标本和脑干标本结合脑模型观察间脑的分部、位置及外形结构（注意：底丘脑在表面看不到）。间脑位于_____与_____之间，连接大脑半球和中脑，其两侧和背面被大脑半球掩盖，仅腹侧部露于脑底。间脑可分为五部分：背侧丘脑、下丘脑、后丘脑、上丘脑和底丘脑。

（一）背侧丘脑

1. **背侧丘脑的位置**　从脑干标本背侧观察背侧丘脑的位置。背侧丘脑简称丘脑，位于间脑背侧、第三脑室的两侧，为重要的感觉中继站。

2. **背侧丘脑的外形结构**　在脑正中矢状切面标本上结合脑干间脑模型观察。背侧丘脑是间脑中最大的一对卵圆形灰质核团，借_____（interthalamic adhesion）（又称为中间块相连）；前端突起称为丘脑_____（anterior thalamic tubercle），后端膨大称为丘脑_____（pulvinar）。丘脑背面的外侧缘与端脑尾状核之间隔有_____（stria terminalis）；丘脑的内侧面后缘（位于）有一自室间孔走向中脑水管的浅沟，称为_____（hypothalamic sulcus），在第三脑室侧壁上可作为背侧丘脑与下丘脑的分界线。

3. **背侧丘脑的内部结构**　由白质、灰质和网状核组成。

   （1）白质：包括内髓板、外髓板和中间块。背侧丘脑的外侧包有薄层的白质板，称为_____（external medullary lamina），借网状核与内囊相隔；在水平面上，背侧丘脑的灰质内有"Y"形的白纸板，称为_____（internal medullary lamina）。内、外髓板是划分背侧丘脑核群的天然边界。

   （2）灰质：即丘脑核团，包括灰质内核群和白质内核群。灰质内核群被内髓板分为三大核群：_____核群、_____核群和_____核群，即内髓板的前部分叉内为前核群；中后部以内髓板为界分外侧核群和内侧核群。①前核群：又分前背侧、前腹侧和前内侧3个核。②外侧核群：又分为背侧组和腹侧组，背侧组从前向后分为背外侧核、后外侧核和丘脑枕内的枕核；腹侧组由前向后分为_____核（ventral anterior nucleus）、_____核（ventral lateral nucleus，又称为腹中核）及_____核（ventral posterior nucleus）。腹后核又分为腹后_____核（ventral posterolateral nucleus）和腹后_____核（ventral posteromedial nucleus）。腹后外侧核接受传导躯干四肢的本体觉和精细触、压觉的内侧丘系，以及传导躯体温、痛、轻触、压觉的脊髓丘系的终止纤维，而头面部的本体觉和温、痛、触、压觉经三叉丘系传至腹后内侧核。③内侧核群：又分背内侧核和腹内侧核。注意，后丘脑的内、外侧膝状体均位于丘脑枕腹侧，实为丘脑腹侧核群向后下方的延伸和扩展，在功能上形成紧密的联系。在丘脑内侧面，第三脑室侧壁上的薄层灰质及丘脑间黏合内的核团（主要为中线核），合称为正中核。在内髓板中的灰质称为板内核，包括中央中核、束旁核、中央外侧核等。

填表练习

丘脑核群	功能联系
前核群	汇聚躯体和内脏的感觉信息和运动信息，参与高级神经活动（意识、情感和学习记忆活动）
内侧核群	从事整合内脏和躯体多方面的信息，并联系前额皮质，从而影响和产生不同的"心情"和"情感"
外侧核群背侧组	与背内侧核相似，都与大脑皮质的联络区有往返的联系
外侧核群腹侧组	充当脊髓或脑干等的特异性上行传导系统的转接核，能产生具有意识的感觉或调节躯体运动的作用

丘脑核群的功能：前核群以高级活动为主；内侧核群和外侧核群背侧组以内脏感觉和运动信息整合为主；外侧核群腹侧组及内、外侧膝状体为感觉核运动信息的最后中继站。其中，腹前核和腹外侧核主要接受小脑齿状核、苍白球、黑质的传入纤维，经转接后发纤维投射至躯体运动中枢，调节_____；腹后内侧核接受_____丘系和由孤束核发出的_____觉纤维（头面部感觉信息），腹后外侧核接受_____丘系和_____丘系的纤维（躯体和四肢感觉信息）（记住"头内脚外"）。

（3）丘脑网状核：为外侧核群与内囊之间的薄层灰质，其细胞类似脑干网状结构，接受大脑皮质和板内核来的纤维，并发出纤维到丘脑各核团，参与组成脑干的上行网状激动系统。故过去认为丘脑网状核是脑干网状结构上行通路的终点。

4. 背侧丘脑的纤维联系 按进化先后，可分为古丘脑、旧丘脑和新丘脑3类核团；按纤维联系及功能侧重，可分为非特异性投射核团（_____丘脑）、特异性中继核团（_____丘脑）和联络性核团（_____丘脑）。

填表练习

名称	主要核团	主要功能
非特异性投射核团	中线核、板内核和网状核	构成_____系统，维持机体的清醒状态
特异性中继核团	腹前核、腹外侧核、腹后核	充当脊髓或脑干等部位的特异性上行传导系统的转接核
联络性核团	前核群、内侧核群及外侧核群背侧组（背外侧核、后外侧核和枕核）	汇聚躯体、内脏的感觉和运动信息，参与高级神经活动

5. 背侧丘脑的功能 ①皮质下感觉中枢，即感觉传导通路的最后中继站。由特异性中继核团的腹后核及后丘脑的内、外侧膝状体共同参与。②参与构成上行网状激动系统，维持机体的清醒状态。有非特异性核团包括中线核、板内核和网状核在内的参与。③参与随意运动的调控。有特异性中继核团的腹前核、腹中核（腹外侧核）的参与。④参与意识相关性高级神经活动，如情感意识分析、学习记忆等。有前核群、背内侧核、外侧核群的背侧组（后外侧核、背外侧核）等的参与。

歌诀记忆

间脑最大背侧丘，中间块连两卵团；前结后枕中凸外，下丘脑沟隔中间
中间块内中线核，外髓板外网核见；内髓板分内外前，外群再分背腹半
背组背外后外枕，腹组腹前中后连；非特投射控意识，网状板内和中线
特异中继外腹组，前中止运后止感；前群内群外群背，联络核团高级班

间脑最大背侧丘,中间块连两卵团:背侧丘脑为间脑的最大部分,由中间块连接两侧的卵圆形核团。

前结后枕中凸外,下丘脑沟隔中间:背侧丘脑前端为丘脑结节,后端为丘脑枕,中间凸向外侧。以下丘脑沟(前方起于室间孔,后部连于中脑水管)与下丘脑形成分界。

中间块内中线核,外髓板外网核见:中间块(丘脑间黏合)内主要有中线核,外髓板外侧与内囊之间有网状核。

内髓板分内外前,外群再分背腹半:背侧丘脑两侧的核群被内髓板分为前群(丘脑结节内)、内侧群和外侧群,外侧群又分为上半和下半,分别为背侧组和腹侧组。

背组背外后外枕,腹组腹前中后连:外侧群背侧组自前向后分为背外侧核、后外侧核和枕核(丘脑枕内);外侧群腹侧组自前向后分为腹前核、腹中核(即腹外侧核)和腹后核。腹后核分为腹后内侧核和腹后外侧核。

非特投射控意识,网状板内和中线:丘脑非特异性投射核团(古丘脑)参与脑干上行网状激活系统,调控意识活动,主要包括网状核、板内核和中线核。

特异中继外腹组,前中止运后止感:丘脑特异性中继核团(旧丘脑)为感觉信息和运动信息的最后中继站,由外侧群腹侧组(腹前核、腹中核、腹内核)组成,其中腹前核和腹中核主要中继运动信息,而腹后核主要中继感觉信息。

前群内群外群背,联络核团高级班:丘脑联络核团包括前核群、内侧核群和外侧核群背侧组(新丘脑),参与高级神经活动的调节,与边缘系统形成纤维联系,包括情感、学习记忆和意识活动的调节。

※ 思考训练

1. 间脑各部最大的是( )
   A. 背侧丘脑　　B. 上丘脑　　　C. 下丘脑　　　D. 后丘脑　　　E. 底丘脑
2. 背侧丘脑和下丘脑的分界标志为( )
   A. 终纹　　　　B. 髓纹　　　　C. 室间孔　　　D. 中脑水管　　E. 下丘脑沟
3. 背侧丘脑中间块(丘脑间黏合)内的核团主要为( )
   A. 中缝核　　　B. 中线核　　　C. 正中核　　　D. 中间核　　　E. 中央核
4. 丘脑外侧核群腹侧组的核团不包括( )
   A. 腹前核　　　B. 腹外侧核　　C. 背外侧核　　D. 腹后外侧核　E. 腹后内侧核
5. 丘脑特异性中继核团不包括( )
   A. 腹前核　　　B. 腹外侧核　　C. 背外侧核　　D. 腹后外侧核　E. 腹后内侧核
6. 参与上行网状激活系统组成的背侧丘脑核团不包括( )
   A. 中线核　　　B. 正中核　　　C. 网状核　　　D. 板内核　　　E. 枕核
7. 背侧丘脑的非特异性投射核团不包括( )
   A. 中线核　　　B. 正中核　　　C. 网状核　　　D. 板内核　　　E. 枕核
8. 背侧丘脑的特异性中继核团为( )
   A. 前核群　　　B. 外侧核群　　C. 外侧核群腹侧组　D. 外侧核群背侧组　E. 内侧核群
9. 躯体和内脏感觉信息传递的最后中继站主要为( )
   A. 腹前核　　　B. 腹外侧核　　C. 背外侧核　　D. 腹后核　　　E. 枕核
10. 三叉丘系发出的纤维最后止于背侧丘脑的( )
    A. 腹前核　　　B. 腹中核　　　C. 腹后内侧核　D. 腹后外侧核　E. 内侧核
11. 内侧丘系和脊丘系发出的纤维最后止于背侧丘脑的( )
    A. 腹前核　　　B. 腹中核　　　C. 腹后内侧核　D. 腹后外侧核　E. 内侧核
12. 背侧丘脑的功能不包括( )
    A. 意识调控　　B. 随意运动调控　C. 感觉最后中转站　D. 高级神经活动　E. 生命活动中枢
13. The ventral posteromedial nucleus of thalamus receives fibers from ( )
    A. medial lemniscus　　　　B. trigeminal lemniscus　　　　C. lateral lemniscus
    D. spinal lemniscus　　　　E. trapezoid body
14. Which structure doesn't belong to diencephalon? ( )
    A. Dorsal thalamus　B. Medial geniculate body　C. Hypothalamus　D. Superior colliculus　E. Metathalamus

（二）下丘脑

1. **下丘脑的位置**　在脑矢状切面标本内侧面观察,下丘脑位于背侧丘脑的前下方,构成第三脑室的侧壁下半和底壁。

2. **下丘脑的外形结构**　在脑整体标本的底面观察,上界为_____,与丘脑分界;前界为_____(optic chiasma)及其前上方相接的_____(lamina terminalis);后界与_____被盖相续;下界自前向后为视交叉、灰结节和乳头体。视交叉前连双侧_____,向后延伸为一对_____。灰结节向下移行为_____(infundibulum);漏斗的中央称为_____(median eminence);漏斗的下端缩窄,形成_____(infundibular stalk);柄末端连有_____(hypophysis)。乳头体是下丘脑腹侧面、灰结节后方的一对灰白色圆形或卵圆形的隆起,其后缘是中脑和间脑的分界标志。乳头体内含乳头体核,由外侧、中间和内侧核组成,主要接受穹窿纤维,并发出乳头丘脑束和乳头被盖束,分别止于丘脑前核和中脑被盖。

3. **下丘脑的分区和分带**　从前向后可分为_____、_____、_____和_____。由内向外可分为_____、_____和_____3个带。内侧带和外侧带以穹窿柱和_____束为分界标志。

4. **下丘脑的核团、功能和损伤**　下丘脑细胞核团以肽能神经元为主。

填表练习

分区	位置	主要核团		主要功能	损伤表现
视前区	终板与前连合和视交叉连线之间	视__核	视前外侧核	调节体温(散热中枢)	中枢性发热
			视前内侧核	调节性行为(雄性)	性功能降低
视上区	视交叉上方	视_____上核		生物节律调节中枢	睡眠障碍
		视_____核		水代谢调节中枢;分娩时缩宫	尿崩症
		室_____核		糖代谢调节中枢;分娩时缩宫	
		下丘脑_____核		减热降温(热敏中枢)	中枢性发热
结节区	漏斗上方,故又称为漏斗区	_____核（又称为弓状核）		调节生殖与性行为	生殖和性功能障碍
		外侧区		摄食中枢	厌食、恶病质(极度消瘦)
		内侧区	腹内侧核	调节性行为(雌性),饥饿中枢	
			背外侧核	调节脂肪代谢,饱食中枢	下丘脑性肥胖
乳头体区	乳头体及其背侧灰质	_____核		调节边缘系统(情感、学习记忆)	情感、学习记忆障碍
		下丘脑_____核		产热保温(冷敏中枢)	中枢性低体温

5. **下丘脑的纤维联系**　①与大脑边缘系统的联系。②与脑干和脊髓的联系。③与背侧丘脑的联系。④与垂体的联系:由下丘脑神经元产生_____,主要经轴突和垂体门脉系统两个途径输送至脑垂体,然后经血液转运至全身的腺体,形成神经-内分泌调节系统即下丘脑-垂体-靶腺轴。其中,室旁核和视上核分泌的血管加压素(血管升压素,又称为抗利尿激素、血管紧张肽等)和催产素(又称为缩宫素)分别经_____束和_____束(由轴突形成的纤维束)输送至垂体后叶(神经垂体);漏斗核(动物称为弓状核)及邻近室周区分泌的激素(如促激素释放激素或抑制激素)经_____束送至正

中隆起的毛细血管,经垂体门脉系统运送至垂体前叶(腺垂体)。此外,下丘脑神经元也可将分泌的激素释放入第三脑室的脑脊液,经室管膜特化细胞(伸长细胞)吸收,释放入漏斗柄的毛细血管。

6.下丘脑的功能 ①神经内分泌中心(内分泌高级中枢)。②皮质下自主神经活动高级中枢,对机体体温、摄食、水盐平衡、生殖、其他内脏活动等进行广泛的调节。③下丘脑与边缘系统有密切联系,从而参与高级活动(情感)的调节,如发怒、防御(腹内侧区)、攻击(外侧区)或逃避(背侧区)反应等。④参与生物节律的调控,下丘脑的视交叉上核具有调节机体昼夜节律的功能。

§ 歌诀记忆

　　　　　　丘脑前下下丘脑,第三脑室中间栖;底部结构视交叉,灰结节后乳头体
　　　　　　灰结节下连漏斗,漏斗末端垂体系;视前视上结节乳,四区核团主分泌
　　　　　　体温摄食联饮水,生物节律联生殖;内脏活动联情感,八大中枢属次级

下丘脑位于背侧丘脑的前下方,二者之间有第三脑室。

下丘脑底部结构自前向后分别为视交叉、灰结节和乳头体。灰结节下方的漏斗借垂体柄连有脑垂体。

下丘脑分为视前区、视上区、结节区和乳头体区,4个区内的核团均可分泌激素,主要形成四大活动中枢,包括内分泌活动调节中枢、内脏活动调节中枢、生物节律调节中枢和情感活动调节中枢。其中,内脏活动中枢主要有体温、饮食、饮水和生殖四大调节中枢。此外,下丘脑前部(和内侧区、灰结节共同)负责副交感神经的调控,后部(和外侧区)负责交感神经的调控。因此,下丘脑前部(视前区和视上区)和后部(乳头体区)主控体温、生物节律、生殖和内脏活动,中部主控饮食和饮水(间接调控血压、电解质平衡、酸碱度等),后部还主控高级神经活动(情感、学习记忆)。

下丘脑分泌的激素主要有九大激素,包括抗利尿激素、催产素、促甲状腺激素释放激素(TRH)、促肾上腺皮质激素释放激素(CRH)、促卵泡生成素释放激素(FSH-RH)、促黄体生成素释放激素(LH-RH)、生长激素释放激素和抑制激素(GRH和GIH)、泌乳素释放激素和抑制激素(PRH和PRIH)、促黑素释放激素和抑制激素(MRH和MRIH)等。注意:视上核和室旁核均可分泌抗利尿激素和催产素,但视上核主要分泌抗利尿激素,室旁核主要分泌催产素。

❋ 临床联系

脑震荡后综合征又称为Homen综合征、Friedmann综合征、拳击手脑病综合征、外伤性脑病综合征、外伤广泛性大脑综合征、脑创伤后综合征、创伤后人格综合征,是反复慢性脑外伤所致的症候群或后遗症。最早由Homen于1890年报道。脑外伤患者急性期过后,有相当部分的患者可遗留各种症状,如头痛、头昏和神经系统功能障碍,症状持续至伤后3个月以上仍无好转,而神经系统检查阴性,即可诊断。病理改变为豆状核变性、透明隔破孔和裂损、乳头体萎缩、大脑皮质神经细胞退变或消失等。早期表现为头痛、失眠、眩晕等神经官能症。进一步发展出现慢性进行性智力衰退至痴呆,表情淡漠,个性改变,说话含糊,有些可出现运动障碍、步态蹒跚、四肢僵直、震颤麻痹等症状。

※ 思考训练

1.下丘脑底部结构不包括(　　)
　A.视交叉　　　B.灰结节　　　C.漏斗　　　D.乳头体　　　E.脑垂体
2.与下丘脑形成广泛联系的部位不包括(　　)
　A.大脑　　　B.脊髓和脑干　　　C.背侧丘脑　　　D.小脑　　　E.垂体
3.机体神经内分泌调节的中心(或高级中枢)为(　　)
　A.背侧丘脑　　　B.下丘脑　　　C.边缘系统　　　D.边缘叶　　　E.脑垂体
4.室旁核和视上核位于(　　)
　A.视前区　　　B.视上区　　　C.结节区　　　D.漏斗区　　　E.乳头体区
5.下丘脑的生物节律中枢位于(　　)
　A.视前核　　　B.视上核　　　C.视交叉上核　　　D.漏斗核　　　E.乳头体核

6. 下丘脑的情感活动调节中枢位于( )
   A. 视前核　　B. 视上核　　C. 视交叉上核　　D. 漏斗核　　E. 乳头体核
7. 下丘脑视上核和室旁核的损伤可导致( )
   A. 生殖功能下降　B. 生物节律紊乱　C. 中枢性发热　D. 下丘脑性肥胖　E. 尿崩症
8. 下丘脑的功能不包括( )
   A. 体温调节中枢　B. 内分泌调节中枢　C. 水盐平衡调节中枢　D. 躯体活动中枢　E. 生物节律中枢
9. 视上核主要分泌的激素为( )
   A. 生长激素　B. 生长抑素　C. 抗利尿激素　D. 催产素　E. 促黑素
10. 室旁核主要分泌的激素为( )
    A. 生长激素　B. 生长抑素　C. 抗利尿激素　D. 催产素　E. 促黑素

(三) 后丘脑

后丘脑位于丘脑的后下方、中脑顶盖的上方，包括_____ (medial geniculate body) 和_____ (lateral geniculate body)，属特异性中继核(记住"外视内听")。从脑干标本的背侧沿视束向后追踪，在其终端处略显膨大的部分即是外侧膝状体；在丘脑枕下方，上丘外侧的界限比较清晰的卵圆形小隆起即是内侧膝状体。结合视觉传导通路和听觉传导通路模型，观察视束到达的外侧膝状体核及外侧丘系到达的内侧膝状体核，经此两核发出的纤维分别形成内囊后部的视辐射和听辐射，最终投射到大脑皮质的视觉中枢和听觉中枢。因此，内侧膝状体接受来自_____的听觉传导通路的纤维，发出纤维至颞叶的_____中枢；外侧膝状体接受_____(注意不是上丘臂)的传入纤维，发出纤维至枕叶的_____中枢。

思考训练

1. 属于后丘脑的结构是( )
   A. 视交叉　B. 灰结节　C. 乳头体　D. 内、外侧膝状体　E. 丘脑枕
2. 内侧膝状体接受的传入纤维性质为( )
   A. 视觉纤维　B. 听觉纤维　C. 味觉纤维　D. 视辐射纤维　E. 听辐射纤维
3. 内侧膝状体发出的传出纤维形成( )
   A. 视束　B. 外侧丘系　C. 内侧丘系　D. 视辐射　E. 听辐射
4. 外侧膝状体接受的传入纤维性质为( )
   A. 视觉纤维　B. 听觉纤维　C. 味觉纤维　D. 视辐射纤维　E. 听辐射纤维
5. 外侧膝状体发出的传出纤维形成( )
   A. 视束　B. 外侧丘系　C. 内侧丘系　D. 视辐射　E. 听辐射
6. 视觉和听觉信息的最后中继站位于( )
   A. 上丘和下丘　B. 内侧和外侧丘系　C. 内、外侧膝状体　D. 视辐射和听辐射　E. 视觉和听觉中枢
7. 后丘脑的纤维与间脑的哪个部位形成联系？( )
   A. 丘脑前结节　B. 丘脑枕　C. 下丘脑灰结节　D. 下丘脑乳头体　E. 上丘脑松果体

(四) 上丘脑

从脑干标本的背侧观察。上丘脑位于第三脑室顶部周围，包括_____、缰三角、缰连合、丘脑髓纹和后连合。松果体为_____腺，前方有缰连合及其两侧的缰三角，后方有后连合，可分泌_____ (melatonin)，又称为松果体素(市面上的脑白金主要成分即为人工合成的松果体素，故适合老年人服用)，因其在血管内随血液到达皮下时可见光分解，故具有抑制_____、调节_____等作用。青春期后(约30岁)，松果体逐渐钙化，在X射线片上出现明显的钙化点，故常作为X射线诊断颅内占位病变的定位标志。

歌诀记忆

上丘脑在脑室顶,前后组成五部分;松果体下后连合,前接缰连三角纹
松果体泌褪黑素,抑制生殖调节律;青春期后渐钙化,颅内定位诊断需

思考训练

1. 上丘脑的组成不包括(　　)
   A. 松果体　　B. 前连合　　C. 后连合　　D. 缰三角和缰连合　　E. 丘脑髓纹
2. 下列关于松果体的描述,错误的是(　　)
   A. 分泌褪黑素　　B. 为上丘脑结构　　C. 可促进生殖活动　　D. 调节生物节律　　E. 成年后逐渐钙化

(五) 底丘脑

底丘脑在脑的表面看不到,可在经红核、黑质的冠状切标本或模型上观察。主要由底丘脑核和未定带组成。底丘脑核主要参与锥体外系的调节,可抑制苍白球,一侧病变引起半身抽搐。

(六) 第三脑室

从脑干标本的背侧观察,第三脑室是居于_____和_____之间的矢状位狭窄裂隙,向前借_____与左、右侧脑室相通,向后以_____与第四脑室相通。

在脑正中矢状切面标本上较易看清楚第三脑室的边界,分为顶、底、前、后和两侧壁。顶壁由张于丘脑间的脑室膜和覆盖其上的软脑膜连合而成,连有突入第三脑室内的脉络丛;底壁由下丘脑后部和中脑被盖组成;前壁上部由前连合构成,下部由终板构成,前壁与顶壁连接处有室间孔;后壁由松果体及其下方的后连合构成;侧壁上部由背侧丘脑内侧面构成,下部由下丘脑内侧面构成,两侧壁间有中间块相连。

思考训练

1. 底丘脑的功能主要为(　　)
   A. 内分泌活动中枢　　B. 参与椎体外系调节　　C. 有生命活动中枢
   D. 可调节生物节律　　E. 感觉信息中继站
2. 间脑内的脑室为(　　)
   A. 第三脑室　　B. 第四脑室　　C. 第五脑室　　D. 第六脑室　　E. 侧脑室

四、端脑

在完整脑标本和模型上观察。端脑俗称大脑,是位于脑最上部的最膨大部分,由中间的连结部(主要为_____和_____连合)和两侧的_____组成。大脑半球的构造:表面的灰质层,称为_____(cerebral cortex),其深部的白质称为_____(cerebral medulla),髓质内的灰质团块为_____(basal nuclei),半球内的腔室为_____(lateral ventricle)。端脑是脑的最高级部位,形成不同的高级中枢。

(一) 端脑的外形和分叶

取分色大脑标本和大脑模型,对照教材描述,进行观察。每侧大脑半球的外形特点总结为"两半三极和两裂,三面三沟连五叶"。注意:岛叶被额、顶、颞叶向外侧沟延伸形成的岛盖掩蔽,需要切除岛盖才便于观察。

1. 两半三极和两裂　大脑两侧半球形似握紧的拳头(表面的脑沟、脑回类似拳击手套)。前端的上部最突出处为额极,下部最突出处为颞极;后端最突出处为枕极。两侧半球之间的纵行裂隙为_____(cerebral longitudinal fissure),内有大脑镰;其底面有连接两半球的宽厚纤维束板,称为

_____(corpus callosum)。大脑和小脑之间为_____(cerebral transverse fissure)。

2. 三面三沟连五叶 ①三面:每个半球分为(上)_____面、_____面和_____面。上外侧面隆凸,内侧面平坦,下面凹凸不平。内、外侧面之间以大脑上缘为界;外侧面和下面之间以大脑下缘为界;下面和内侧面之间无明显分界。②三沟:每侧半球上有3条相对恒定的脑沟,包括外侧面的_____(lateral sulcus)和_____(central sulcus),以及内侧面的_____(parietooccipital sulcus)。外侧沟相当于"拇指"(颞叶)和"示指"(额叶和顶叶)之间的沟。中央沟起于上缘中点稍后方,斜向前下方,止于外侧沟中点的上方;下端与外侧沟隔一脑回而不相连接;上端延伸至内侧面的中央旁小叶内,也隔一脑回而不与扣带沟相连接。顶枕沟位于半球内侧面后部,自下向上转至外侧面,其上端在大脑上缘形成顶枕裂,下端延伸向下面。③五叶:上述3条脑沟可将每侧大脑半球分为5叶,分别为额、顶、枕、颞、岛叶(按所在颅骨内面的位置和脑叶的形态命名)。_____(frontal lobe)在外侧面位于外侧沟上方和中央沟以前;_____(temporal lobe)在外侧面位于外侧沟以下;_____(occipital lobe)位于大脑半球后部,其前界在内侧面为_____沟,在外侧面的界限是_____线(为顶枕裂至枕前切迹的连线);_____(parietal lobe)在外侧面为外侧沟上方、中央沟后方和顶枕线以前的部分;_____(insula)又称为脑岛,呈三角形岛状,位于外侧沟的深面。

关键词

在实体标本上辨识中央沟,可记为"三个二(两中点、两条沟、两不连)"

两中点:是指外侧沟的中点和脑上缘的中点,即中央沟在外侧面的上、下端约在两个中点附近。

两条沟:是指中央沟的前、后方分别有大致与其平行的中央前沟和中央后沟,但要注意,中央沟呈略弯曲的双"S"形,不会中断,而中央前、后沟的位置和形态不恒定,且经常中断。

两不连:是指中央沟在外侧面不与外侧沟相连接,在内侧面不与扣带沟相连接。但中央前、后沟则通常与外侧沟和扣带沟相连接,并在内侧面形成中央旁小叶的前后界。

3. 大脑半球的脑沟和脑回 取分色脑标本和脑模型,对照教材描述,进行观察。大脑半球在颅内发育时,其表面积增加较颅骨快,因而形成起伏不平的外表,其凹陷处形成纵横排列的_____(cerebral sulcus)。脑沟之间形成长短、大小不一的隆起称为_____(cerebral gyrus)。

填表练习

阅读教材,结合大脑分色标本辨识脑沟脑回,学习下列表格内容。

脑叶	外侧面		内侧面		下面	
	脑沟	脑回	脑沟	脑回	脑沟	脑回
额叶	中央前沟、额上沟、额下沟	中央前回、额上回、额中回、额下回	胼胝体沟、扣带沟和中央前、后沟的延续	额内侧回(包括胼胝体下回、终板旁回)	嗅沟、"H"形沟	直回、眶回(前、后、内侧、外侧眶回)
顶叶	中央后沟、顶内沟(顶枕线)	中央后回、顶上小叶、顶下小叶(包括缘上回、角回)	胼胝体沟、扣带沟和顶枕、后沟的延续	中央旁小叶、扣带回①	无	无
				楔前叶(回)		

脑叶	外侧面		内侧面		下面	
	脑沟	脑回	脑沟	脑回	脑沟	脑回
枕叶	无明确划分		距状沟	楔叶(回)、舌回	海马沟、侧副沟、枕颞沟	海马(旁)回、枕颞内侧回、枕颞外侧回、海马旁回钩(钩回)、齿状回
颞叶	颞上沟、颞下沟	颞上回、颞中回、颞下回、颞横回	无	无	海马沟、侧副沟、枕颞沟	海马(旁)回、枕颞内侧回、枕颞外侧回、海马旁回钩(钩回)、齿状回
岛叶	脑沟:环岛沟、岛中央沟					
	脑回:岛盖、岛阈、后叶岛长回(3个)、前叶岛短回(3~5个)					
隔区	位于胼胝体嘴的下方,主要包括旁嗅区、胼胝体下回和前海马原基(胼胝体下回前外部陷于沟内部分),深面有隔核(分外侧隔核和内侧隔核),隔核是各种冲动(如愤怒反应、进食、性行为、生殖行为)的整合中枢					
边缘叶	在大脑半球的内侧面,可见位于胼胝体周围和侧脑室下角底壁的一圈弧形结构,称为边缘叶。主要包括隔区(由胼胝体下回和终板旁回组成)、扣带回、海马旁回、海马、齿状回、岛叶前部、颞极等,为内脏运动中枢					
边缘系统	由边缘叶及与它联系密切的皮质下结构组成,为情感活动中枢					
海马结构	主要由海马和齿状回组成,为经典的学习记忆中枢					
嗅脑	指大脑半球中接受与整合嗅觉冲动的皮质部分。主要结构包括嗅球、嗅束、嗅结节、嗅前核、前穿质、内侧嗅纹、外侧嗅纹、梨状叶(由前梨区皮质、杏仁周区和内嗅区组成,即Brodmann 28区)、部分杏仁体、海马旁回前部等,为嗅觉中枢					

注:①中央旁小叶、扣带回是额叶和顶叶外侧面向内侧面延伸形成,目前没有明确这两个回究竟是属额叶还是顶叶,所以只能属二者的延续。

※ 思考训练

1. 连接大脑两侧半球的结构是(　　)
   A. 大脑脚　　B. 中间块　　C. 胼胝体　　D. 扣带　　E. 大脑镰
2. 大脑颞叶与额叶和顶叶之间的脑沟为(　　)
   A. 中央沟　　B. 外侧沟　　C. 顶枕沟　　D. 颞上沟　　E. 胼胝体沟
3. 端脑额叶和顶叶在外侧面的分界标志为(　　)
   A. 中央沟　　B. 外侧沟　　C. 中央前沟　　D. 中央后沟　　E. 顶内沟
4. 下列关于脑回位置的描述,说法错误的是(　　)
   A. 缘上回包绕外侧沟后端　　　　　　　　　B. 角回包绕颞上沟末端
   C. 楔前回位于距状沟与顶枕沟之间　　　　　D. 海马旁回位于海马沟和侧副沟之间
   E. 中央旁小叶位于中央前、后沟向内侧面的延伸部之间
5. 额叶外侧面的脑回不包括(　　)

A. 额上回　　B. 额中回　　C. 额下回　　D. 额内侧回　　E. 中央前回

6. 大脑内侧面的脑回不包括( )

A. 额内侧回　B. 中央旁小叶　C. 楔前叶　　D. 楔叶　　E. 顶上小叶

7. 围绕胼胝体周围和侧脑室下角底壁分布的大脑皮质区为( )

A. 扣带回　　B. 胼胝体下回　C. 海马结构　D. 边缘叶　E. 隔区

8. 海马结构主要由侧脑室下角内的海马及下列哪个脑回组成？( )

A. 海马旁回　B. 海马旁回钩　C. 齿状回　　D. 枕颞内侧回　E. 舌回

9. Each cerebral hemisphere is divided into _____ lobes, _____ of which have the same name as the bone over them ( )

A. four, three　B. three, two　C. five, two　D. five, four　E. five, three

10. The insular lobe lies deep to ( )

A. the frontal lobe　B. the parietal lobe　C. the temporal lobe　D. central sulcus　E. the lateral sulcus

(二)大脑皮质的功能定位

填表练习

大脑皮质功能定位概念是相对的。阅读教材，填写下列表格。

名称		位置	特点(学习记忆方法)	
第一躯体运动区			分布特征：①倒立人形，但头部正立；②对侧支配；③功能相关(与运动精细和感觉复杂程度相关)。学习记忆方法：前运动，后感觉(中央前、后回和中央旁小叶前、后部)	
第一躯体感觉区				
视觉中枢(视区)			内囊后部的视辐射向后投射，故其中枢位于枕叶	
听觉中枢(听区)			内囊后部的听辐射向外投射，故其中枢位于外侧沟深面	
听觉性语言中枢(听话中枢)			由耳的一般感觉中枢向下发展，故位于颞上回的后部	
运动性语言中枢(说话中枢)			由舌的运动中枢向前发展，故位于额下回的后部	
视运动性语言中枢(书写中枢)			由手的运动中枢向前发展，故位于额中回的后部	
视觉性语言中枢(阅读中枢)			由眼的一般感觉和特殊感觉中枢向中间发展，故位于角回	
其他中枢	第二躯体感觉和运动中枢	岛盖	平衡中枢	颞上回前部
	内脏活动中枢	边缘叶	其他中枢 嗅觉中枢	嗅脑
	情感活动中枢	边缘系统	味觉中枢	额叶岛盖皮质和岛叶皮质前部
	经典的学习记忆中枢	海马结构	冲动整合中枢	隔区

关键词

几个高级中枢部位，可记为"前运动，后感觉""外横内惧""三后一角"

前运动，后感觉：在神经系统中，共有四处均可用此法记忆，即脊髓灰质前、后角的神经元性质；内囊前、后肢大部分穿行纤维束的性质；大脑皮质第一躯体运动区和感觉区的分布；脊髓前、后根的纤维性质。

外横内惧：2个特殊感觉中枢的部位，听觉中枢位于外侧面的颞横回（即外横），视觉中枢位于内侧面枕叶距状沟上、下皮质（即内距，谐音为"内惧"）。

三后一角：4个语言中枢的位置最难记，但只要掌握它们的分布特征，就会发现语言中枢与相应执行结构的活动密切相关（如表中所述），故可总结为"三后一角"，即书写中枢在额中回后部，说话中枢在额下回后部，听话中枢在颞上回后部,而阅读中枢则位于角回(位于眼的运动和一般感觉中枢与特殊感觉中枢之间)。此外要注意,布罗卡区为运动性语言中枢,在额下回后部(Brodmann 第 44、45 区);韦尼克区为听觉性语言中枢和视觉性语言中枢(因二者之间没有明显界限)的合称,即感觉语言区,包括颞上回、颞中回后部、缘上回及角回。目前部分专家学者认为,创造性行为的中枢主要位于缘上回。

临床联系

1. 脑叶各部的主要功能　大脑皮质广泛的联络区中,脑叶各部的主要功能存在差异,总结如下表。

脑叶	主要功能	脑叶	主要功能
额叶	与躯体运动、发音、语言及高级思维活动有关	岛叶	与内脏感觉、内脏运动、心血管活动、语言、音乐、情感活动等有关
顶叶	与躯体感觉、味觉、语言等有关	边缘叶	与内脏活动有关
枕叶	与视觉信息的整合有关	左优势半球	与语言、文字、意识、逻辑等高级思维活动有关
颞叶	与听觉、语言和记忆功能有关	右优势半球	感知非语言信息、音乐、图形和时空概念

2. 语言中枢及其损伤　人类语言中枢主要分布于左侧大脑半球,故将主要从事语言文字等方面的大脑半球,称为优势半球,一般人为左侧半球,少数人为右侧半球(通常表现为左撇子)。不同语言中枢的损伤,临床表现也有一定的差别,总结如下表。

语言中枢	病症	主要临床表现
运动性语言中枢(说话中枢)	运动性失语症	患者能发音,但不能说出具有意义的句子
听觉性语言中枢(听话中枢)	感觉性失语症	患者能听到别人讲话,但不理解别人和自己讲话的意思
视运动性语言中枢(书写中枢)	失写症	患者的手运动功能正常,但写字、绘图等精细动作有障碍
视觉性语言中枢(阅读中枢)	失读症	患者的视觉没有障碍,但不理解文字、图像符号的意义

3. 案例分析　患者,女性,24 岁,18 岁时曾患过亚急性细菌性心内膜炎,用大量青霉素治疗 6 周痊愈。8 d 前,在工作中忽然晕倒,意识不清约 1 h,当意识恢复后,仍意识模糊,不能说话。检查发现:①右上肢痉挛性瘫痪,随意运动消失,无肌萎缩;②右眼裂以下面肌麻痹;③吐舌时舌尖偏向右侧,舌肌无萎缩;④右下肢和左上、下肢无改变,无视、听觉和躯体感觉障碍;⑤唇、舌能够运动,但吐字不清,不能说出完整的句子,问话时只能回答简单的几个字,如"行"或"不行"。试分析患者的病变部位,并解释出现上述症状的原因。

参考分析:左侧大脑中动脉的一分支栓形成,此分支恰好分布于中央前回中、下部,管理右上肢及右侧半头面部肌肉运动的中枢,导致该中枢缺血、营养和功能障碍;血栓形成还累及额下回后部即运动性语言中枢(出现供血障碍)。由于中央前回的中、下部是分别管理对侧上肢和头面部肌肉运动的中枢,该区域受累,以致对侧上肢和对侧眼裂以下表情肌、对侧半舌肌瘫痪;因舌下神经核和面神经核的下半部分只受对侧皮质核束的支配,故左侧中央前回中、下部的损伤,表现为右侧半舌肌瘫痪,伸舌时,舌尖偏向右侧;由于位于额下回后部的运动性语言中枢受损,唇、舌虽能活动,但丧失了说话的能力。

思考训练

1. 颞横回是(　　)
 A. 视觉中枢　　B. 听觉中枢　　C. 感觉性语言中枢　　D. 运动性语言中枢　　E. 平衡中枢
2. 下列关于第一躯体运动中枢分布特征的描述,错误的是(　　)
 A. 分布于中央前回　B. 倒立人形　　C. 头部正立　　D. 对侧自配　　E. 与复杂程度相关

258

3. 目前部分专家学者认为，创造性行为的中枢主要分布于( )
   A. 布罗卡区　　　B. 韦尼克区　　　C. 缘上回　　　D. 额叶　　　E. 顶下小叶
4. 中央旁小叶主要支配对象为( )
   A. 头面部　　　B. 头颈部　　　C. 上肢　　　D. 下肢　　　E. 下肢和会阴
5. 大脑皮质内脏活动中枢位于( )
   A. 扣带回　　　B. 海马旁回　　　C. 海马结构　　　D. 边缘叶　　　E. 边缘系统
6. 大脑皮质阅读中枢位于( )
   A. 额中回后部　　　B. 额下回后部　　　C. 颞上回后部　　　D. 角回　　　E. 颞横回
7. 大脑皮质书写中枢位于( )
   A. 额中回后部　　　B. 额下回后部　　　C. 颞上回后部　　　D. 角回　　　E. 颞横回
8. 韦尼克区的分布范围不包括( )
   A. 颞上回后部　　　B. 颞中回后部　　　C. 缘上回　　　D. 角回　　　E. 颞横回
9. 经典的学习记忆中枢位于( )
   A. 扣带回　　　B. 海马旁回　　　C. 海马结构　　　D. 边缘叶　　　E. 边缘系统
10. 人类各种冲动中枢(毒瘾戒断手术通常破坏的大脑皮质部位)主要位于( )
    A. 扣带回　　　B. 额内侧回　　　C. 中央旁小叶　　　D. 隔区　　　E. 海马旁回

(三)端脑的内部结构

1. **大脑皮质的细胞构筑**　从系统发生角度看，大脑皮质可分为_____(海马、齿状回)、_____(嗅脑)和_____。原皮质和旧皮质为3层结构(分子层、锥体细胞层和多形细胞层)，新皮质基本为6层结构(Ⅰ分子层;Ⅱ外颗粒层;Ⅲ外锥体细胞层;Ⅳ内颗粒层;Ⅴ节细胞层;Ⅵ多形细胞层)。广为采用 Brodmann 分区法将大脑皮质分成52区。

2. **大脑半球的髓质**　在特制的大脑髓质标本上结合模型观察。大脑半球的髓质主要由联系皮质各部和皮质下结构的神经纤维组成，可分为_____纤维、_____纤维和_____纤维3类。

填表练习

纤维类型	纤维联系	主要结构
连合纤维		_____、_____连合和前连合
联络纤维		_____、弓状纤维、钩束、上纵束、下纵束和额枕束
投射纤维		_____、外囊和最外囊

(1)连合纤维:是联系两侧半球皮质并将两侧半球结合在一起的纤维，包括胼胝体、穹窿连合和前连合。胼胝体位于_____，其下面构成_____，由前向后可分为_____、_____、_____和_____部。穹窿是连接_____和下丘脑_____之间的弓形纤维束，自前向后由海马伞(又称为穹窿伞)、穹窿脚、穹窿体和穹窿柱构成。穹窿起自海马后内侧的海马伞，依次绕胼胝体压部的后上方和背侧丘脑后端，形成一对穹窿脚，并汇合成穹窿体；在穹窿体内有大量纤维相互投射至对侧，形成一薄层的白质板，称为穹窿连合；穹窿体继续前行，在室间孔上方，左、右纤维再次分开形成穹窿柱；此柱在前连合的前、后方下降形成连合前、后穹窿，止于乳头体。

(2)联络纤维:联系同侧半球内各部分皮质的纤维，包括扣带、弓状纤维、钩束、上纵束和下纵束。扣带位于扣带回和海马旁回的深面，连接边缘叶各部。

(3)投射纤维:联系大脑皮质与皮质下各中枢间的上、下行纤维。包括内囊、外囊和最外囊。在大脑半球中部的水平切面上观察，内囊位于_____、_____和_____之间，在水平切面上呈对称的

"V"字形白质板,可分为内囊_____、内囊_____和内囊_____。前肢位于豆状核与尾状核之间;后肢位于豆状核与背侧丘脑之间;膝部为内囊前、后肢的折转处。

填表练习

阅读教材,结合内囊模式图识别通过各部的纤维束,理解内囊损伤后的"三偏征",填写下列表格。

分部	主要纤维束		损伤表现(三偏征)	损伤部位
内囊前肢 (额部)	感觉束	丘脑_____辐射	对侧偏身_____障碍	丘脑中央辐射
	运动束	_____束		
内囊膝	运动束	_____束	对侧偏_____	锥体束
内囊后肢 (枕部)	感觉束	丘脑_____辐射、丘脑_____辐射、_____辐射	对侧偏_____	视辐射

§ 歌诀记忆

背侧丘脑尾豆间,投射纤维从中穿;水平切面V三部,前肢后肢由膝连
前肢额桥丘脑前,膝部皮质核束单;后肢皮脊红核桥,丘脑中后视听感
基底节和内囊区,豆纹动脉供血管;脑内出血好发处,偏盲偏感又偏瘫

穿经内囊各部的纤维束记忆比较难,但只要掌握规律,就非常容易了。内囊穿行的纤维束可分为两大类:①上行的感觉束,包括从丘脑发出的丘脑前辐射、丘脑中央辐射和丘脑后辐射,以及从后丘脑发出的视辐射和听辐射;②下行的运动束,包括从大脑皮质躯体运动区发出的锥体束(皮质脊髓束和皮质核束)和锥体外束(主要为皮质红核束等),从不同脑叶发出并经脑桥中继的运动束(包括额桥束、顶桥束、枕桥束、颞桥束和岛桥束)。搞清穿经的纤维束有哪些之后,在结合纤维束起止部位,便可推知穿经的部位:①内囊前肢穿经的纤维束主要有丘脑前辐射(感觉束)和"额"桥束(运动束);②内囊膝部穿经的纤维束只有单一止于脑干的皮质核束(运动束);③内囊后肢穿经的纤维束主要有丘脑"中央"辐射、丘脑"后"辐射、视辐射和听辐射(感觉束),其中从后丘脑发出的视、听辐射自然位于内囊后肢的后部;及皮质脊髓束、皮质红核束、顶-枕-颞-岛桥束(运动束)。在头颈和躯干四肢的纤维束排列关系中,基本遵循"头前躯后、头内躯肢外、头下躯肢上"的分布规律,故皮质脊髓束穿经内囊后肢,而皮质核束则穿经内囊膝部。实际上,内囊的纤维束性质也是遵循"前运动、后感觉"的规律(前肢短,后肢长),这体现在穿经内囊前肢、膝部和后肢前部(内囊前半)的纤维束主要为运动束,而穿经内囊后肢的中后部(即内囊后半)主要为感觉束。

尽管内囊和基底节区的供血比较复杂,但还是有一定的规律可循。内囊和基底节较高部位的血供多来自于大脑中动脉(外侧豆纹动脉);基底节前部及内囊前肢的血供多来自于大脑前动脉(内侧豆纹动脉);较低部位内囊后肢的血供多由脉络膜前动脉供应,故内囊和基底节区的主要供血动脉为豆纹动脉。由于豆纹动脉的解剖特点(后述),颅内发生脑出血时,最常见发生豆纹动脉的破裂出血,因此,有必要重点掌握内囊的位置、分部、各部穿经的纤维束和内囊出血的临床表现及其解剖基础。

临床联系

内囊损伤主要为内囊出血和内囊后肢梗死。前者常见于因外伤或高血压等引起的脑出血,病灶主要发生在大脑基底节和内囊;后者常见于脑梗死,主要存在于内囊后肢。一侧内囊损伤可出现典型的"三偏征"。

1. 掌握内囊的位置、组成、分部、通过各部的纤维及损伤表现 ①内囊为位于背侧丘脑、尾状核和豆状核之间的白质区。②由上、下行的投射纤维密集而成。③可分为前肢、膝部和后肢。内囊前肢位于豆状核和尾状核之间,内囊后肢位于豆状核与背侧丘脑之间;前、后肢汇全处为内囊膝。④内囊前肢内含额桥束和丘脑前辐射,膝部内有皮质核束通过,后肢内有皮质脊髓束、皮质红核束、丘脑中央辐射、视辐射、听辐射等通过。⑤内囊损伤可出现"三偏

征":对侧半身瘫(上、下肢上神经元瘫,面神经核上瘫,舌下神经核上瘫),因为损伤了内囊膝的皮质核束和后肢的皮质脊髓束;对侧半身浅、深感觉障碍,因为损伤了内囊后肢的丘脑中央辐射;双眼对侧视野同向性偏盲,是因为损伤了内囊后肢的视辐射。

2. 内囊损伤案例

案例1:患者,男性,65岁,入院检查:①左侧上、下肢痉挛性瘫痪,肌张力增高,腱反射亢进;②左半身浅、深感觉消失;③双眼左侧半视野偏盲;④发笑时口角偏向右侧,伸舌时舌尖偏向左侧。

试分析患者病变部位、病变波及的范围,并解释出现上述症状的原因。

参考答案:右侧内囊损伤,范围较大,已伤及皮质脊髓束、皮质脑干束、丘脑中央辐射和视辐射。

原因分析:①通过右侧内囊的皮质脊髓束受损,使皮质脊髓束支配的对侧脊髓前角细胞失去了上运动神经元的控制,表现为病灶对侧半上、下肢肌肉痉挛性瘫痪,肌张力增高,腱反射亢进。②内侧丘系、脊髓丘系在丘脑腹后外侧核换第三级神经元后,参与形成丘脑中央辐射,并经内囊后肢投射到中央后回第一躯体感觉中枢。由于内侧丘系、脊髓丘系均为交叉后纤维,故右侧内囊损伤会导致左半身深、浅感觉障碍。③右眼颞侧半视网膜节细胞的轴突直接(不交叉)进入右侧视束;左眼鼻侧半视网膜节细胞的轴突于视交叉处交叉后亦进入右侧的视束,故右视束内含有来自两眼右侧半视网膜节细胞的轴突,与两眼左侧半视野均有关。右侧内囊受损,使右侧视辐射纤维受损;右侧视辐射发自于外侧膝状体,外侧膝状体又接受右侧视束的纤维,故进入外侧膝状体,换元后形成右侧视辐射,经右侧内囊后部投射到右侧视觉中枢;内囊损伤,该传导通路中断,故双眼左半视野偏盲。④右侧内囊膝部损伤导致通过内囊膝部的皮质核束损伤,左侧的面神经核下部、舌下神经核失去了对侧(右侧)皮质核束的控制,表现为左侧半眼裂以下表情肌、左侧半舌肌瘫痪,口角受健侧表情肌的牵拉而偏向右侧,舌由于受颏舌肌的牵拉,伸舌时舌尖偏向左侧。

案例2:某高血压患者突然晕倒,意识恢复后说话不清楚。经检查发现:①右侧上、下肢不能运动,肌肉僵硬,膝腱反射和肱二头肌反射亢进,巴宾斯基征阳性,两侧额纹对等,均能闭目,右侧鼻唇沟变浅,口角歪向左侧,伸舌时舌尖偏向右侧。②右半身痛觉丧失,闭目时不能说出右侧上、下肢被动运动的状态和姿势。③双眼右半视野偏盲。

请问:①病变位于何处?②为什么出现上述症状?

参考答案:①病变位于左侧内囊。②因为损伤了左侧锥体束,引起右侧上、下肢痉挛性瘫痪,右侧面神经核上瘫,右侧舌下神经核上瘫;损伤了左侧丘脑中央辐射,其传导的是右半身的深、浅感觉,引起右侧痛、温觉丧失,右侧本体感觉丧失;损伤了左侧视辐射,引起双眼右侧半视野同向性偏盲。上述各传导束均穿行于内囊,所以内囊损伤出现"三偏征"。

思考训练

1. 大脑最古老的皮质(原皮质)为( )
   A. 边缘叶   B. 边缘系统   C. 海马、齿状回   D. 岛叶   E. 嗅脑

2. 联系两侧大脑半球皮质的纤维束为( )
   A. 联络纤维   B. 投射纤维   C. 连合纤维   D. 弓状纤维   E. 攀缘纤维

3. 大脑髓质内短的联络纤维为( )
   A. 弓状纤维   B. 扣带   C. 钩束   D. 上、下纵束   E. 额枕束

4. 联系大脑同侧边缘叶各部的纤维束为( )
   A. 弓状纤维   B. 扣带   C. 钩束   D. 上、下纵束   E. 额枕束

5. 位于豆状核与背侧丘脑之间的纤维束为( )
   A. 内囊前肢   B. 内囊后肢   C. 内囊膝   D. 视辐射和听辐射   E. 丘脑髓纹

6. 内囊膝内穿行的纤维束为( )
   A. 皮质脊髓束   B. 皮质脑干束   C. 皮质红核束   D. 额桥束   E. 丘脑皮质束

7. 经过内囊前肢的感觉纤维束为( )
   A. 额桥束   B. 丘脑前辐射   C. 丘脑中央辐射   D. 丘脑后辐射   E. 视辐射和听辐射

8. 脑梗死早期仅出现双眼偏盲最有可能损伤的部位是( )
   A. 内囊前肢   B. 内囊后肢   C. 内囊膝   D. 内囊后肢后部   E. 枕叶

9. 内囊和基底节区的主要供血动脉为(　　)
   A. 脉络丛前动脉　　B. 脉络丛后动脉　　C. 丘纹动脉　　D. 豆纹动脉　　E. 胼胝体动脉
10. Which tract passes through the genu of internal capsule? (　　)
    A. Corticospinal tract　　　　　　B. Corticonuclear tract　　　　　　C. Optic radiation
    D. Frontopontine tract　　　　　　E. Corticorubral tract

3. 基底节　位于两侧大脑半球的白质内,在背侧丘脑的背外方,因靠近脑底而得名,包括_____(caudate nucleus)、_____(lentiform nucleus)、_____(claustrum)和_____(amygdaloid body)(可联想到现在的个人电脑配置大部分为"四核")。豆状核在水平切面上呈三角形,并被两个白质板层分隔成三部,外侧部最大,称为_____(putamen),内侧两部分合称为_____(globus pallidus)。在种系发生上,_____及_____是较新的结构,合称为新纹状体;_____为较旧的结构,称为旧纹状体。纹状体是锥体外系的重要组成部分,在调节躯体运动中起重要作用。

在大脑半球中部水平切面上借助大脑分离标本和脑干模型观察基底节各部的位置。尾状核位于丘脑背外侧,伸延于侧脑室前角(尾状核头)、中央部(尾状核体)和下角(尾状核尾);豆状核位于岛叶深部,借内囊与内侧的尾状核和丘脑分开;屏状核位于岛叶皮质与豆状核之间;杏仁体在侧脑室下角前端的上方,海马旁回钩的深面,与尾状核的末端相连。

填表练习

基底节组成		位置	作用	主要损伤表现
豆状核	苍白球		基底节是组成锥体外系的重要结构。其中,纹状体在调节躯体运动中起到重要作用,近年发现苍白球作为基底前脑的一部分参与机体的学习记忆功能;屏状核具有启动和关闭意识的功能;杏仁核在情绪特别是恐惧调控中具有重要作用	
	壳核			
尾状核	头			
	体			
	尾			
屏状核				意识丧失
杏仁核(体)				恐惧丧失

注:纹状体包括豆状核和尾状核,其中苍白球称为旧纹状体,壳核和尾状核称为新纹状体。

歌诀记忆

基底节、埋脑底,屏尾豆状杏仁体;尾豆合称纹状体,协调运动肌张力
老年病变黑质起,张力增高运动稀;少儿得病新纹体,运动过多肌无力

关键词

"三核一体"和"儿新肌弱运动多,老旧肌硬运动少"

基底节的组成可记为"三核一体",纹状体损伤的表现可总结为"儿新肌弱运动多,老旧肌硬运动少"。

新、旧纹状体的损伤表现比较容易混淆。新纹状体损伤多见于儿童,表现为舞蹈病,联想到儿童活泼好动,肌肉力量不足,故"儿新肌弱运动多";旧纹状体损伤常见于老年人,表现为震颤麻痹(注意震颤不是运动增多表现),联想到老年人行动迟缓,但肌肉仍有力而较硬,故"老旧肌硬运动少"。

临床联系

基底节的损伤可分为新、旧纹状体损伤。①震颤麻痹:即帕金森病,属旧纹状体损坏,多见于老年人。临床表现为全身肌张力增高,肌肉强直(被动屈曲齿轮状或铅管状肌张力紧张),随意运动减少,动作缓慢,幅度减小,面部表情呆板,肢体远端伴有静止性震颤。②舞蹈病:亨廷顿病,属新纹状体损害,多见于儿童。临床表现为全身肌张力明显降低,上肢和头部做无目的、迅速的和粗大的突发运动,面部有挤眉弄眼、扭嘴吐舌的鬼脸样动作。

帕金森病是一种常见于中老年的神经系统变性疾病,多在60岁以后发病。主要表现为患者动作缓慢,手脚或身体其他部位的震颤,身体失去了柔软性,变得僵硬。最早系统描述该病的是英国的内科医生詹姆斯·帕金森,当时还不知道该病应该归入哪一类疾病,称该病为"震颤麻痹"。后来,人们对该病进行了更为细致的观察,发现除了震颤外,尚有肌肉僵直、写字越来越小等其他症状,但是四肢肌肉的力量并没有受损,被认为称"麻痹"并不合适,所以建议将该病命名为帕金森病。帕金森病是老年人中位于第4位的最常见神经系统变性疾病。本病也可在儿童期或青春期发病(少年型帕金森综合征)。

舞蹈病又称为风湿性舞蹈病、小舞蹈病,常发生于链球菌感染后,为急性风湿热(链球菌感染后引起的一种人体自身免疫病)的神经系统症状。病变主要影响大脑皮质、基底节及小脑,由锥体外系功能失调所致。临床特征主要为不自主的舞蹈样动作。多见于儿童和青少年,尤以5~15岁女性多见。青年期后发病率迅速下降,偶有成年女性发病,主要为孕妇。脑炎、白喉、水痘、麻疹、百日咳等感染及系统性红斑狼疮和一氧化碳中毒等偶可引起本病。舞蹈病是多聚谷氨酰胺疾病的一类,主要病因为家族遗传或外部刺激造成基因突变。根据人类基因组计划数据,认为最早的起因是原始人受犬类伯尔诺病毒的感染,与造成的睾丸精原干细胞雄激素受体基因(CAG)过度重复有关。只要来自双亲任何一方的遗传基因发生缺陷,皆会表现出舞蹈病的病征,但母亲的年龄不会对病症有影响,而父亲的年龄越大则发病越早。

思考训练

1. 基底节的组成不包括( )
   A. 豆状核　　　B. 屏状核　　　C. 球状核　　　D. 尾状核　　　E. 杏仁体(核)
2. 旧纹状体是指( )
   A. 基底节　　　B. 豆状核　　　C. 壳核　　　　D. 苍白球　　　E. 尾状核
3. 儿童出现舞蹈病,最有可能损伤( )
   A. 杏仁体　　　B. 胼胝体　　　C. 新纹状体　　D. 旧纹状体　　E. 延髓锥体
4. 端脑白质内的脑室为( )
   A. 第三脑室　　B. 第四脑室　　C. 第五脑室　　D. 第六脑室　　E. 侧脑室
5. 侧脑室与第三脑室之间的交通为( )
   A. 室间孔　　　B. 中脑水管　　C. 外侧孔　　　D. 正中孔　　　E. 中央管
6. Which nucleus does not belong to basal nucleus? ( )
   A. Mamillary body　B. Ientiform nucleus　C. Caudate nucleus　D. Claustrum　E. Amygdaloid body
7. The paleostriatum is refer to the ( )
   A. claustrum　　B. caudate nucleus　C. globus pallidus　D. amygdaloid body　E. lentiform nucleus

4. 侧脑室 在大脑半球中部水平切面标本上观察,可见前有一呈倒"八"字形的间隙(前角),后有一呈"人"字形的间隙(后角),即侧脑室。侧脑室位于大脑半球的深部,左右各一,形状不规则,大致呈"C"形。然后在特制侧脑室标本的上面观察,侧脑室向大脑半球的各个脑叶内延伸,分前角、中央部、后角和下角4个部分,并借室间孔与第三脑室相通。

(1)前角:伸入额叶内,内侧为透明隔,外侧是尾状核头,顶壁为胼胝体干,前壁为胼胝体膝(额嵌)。

(2)中央部:位于顶叶内,顶壁为胼胝体干,内侧壁由前部的透明隔和后部的穹窿连合构成。底壁自外向内依次为尾状核体、终纹、背侧丘脑(背面的附着板和脉络丛)及穹窿。

(3) 后角：伸入枕叶内，顶壁和外侧壁均为胼胝体毯，底壁为枕叶髓质，内侧壁上有两个纵行隆起，背侧隆起称为后角球，由胼胝体压部（枕钳）至枕叶的纤维构成；腹侧隆起称为禽距，由距状沟的前部皮质向前内陷入而形成。

(4) 下角：在背侧丘脑的后下方向前下伸入颞叶内。顶壁和外侧壁大部分为胼胝体毯和尾状核尾，内侧壁和底壁主要由海马构成。底壁上有两个隆起，内侧部的弓状隆起称为海马，由海马沟底的皮质向上陷入而形成；外侧部的长条状隆起，称为侧副隆起，由侧副沟的皮质向上深陷而形成。海马的头部膨大，体、尾部渐向内上弯曲变细，内侧有齿状回，与海马共同形成经典的_____结构（hippocampal formation），此外还包括海马伞、束状回、下托和海马残体、海马旁回、钩等结构。

侧脑室的中央部与后角、下角会合处，呈三角形腔隙，称为侧脑室三角区。侧脑室的脉络丛位于中央部和下角，是产生脑脊液的部位。侧副隆起的后外侧比较开阔，为侧脑室三角区下方的三角形区域，称为侧副三角，可作为侧脑室穿刺治疗脑积水的入路部位。

填表练习

分部	位置	主要结构		形成原因
前角	伸入_____内	无		无
中央部	位于_____内	侧脑室_____区①	无其他结构	无
后角	伸入_____内		背侧隆起：_____	由胼胝体_____（枕钳）构成
			腹侧隆起：_____	由_____前部皮质向前内陷入而形成
下角	伸入_____内		内侧隆起：_____	由_____底的皮质向上陷入而形成
			外侧隆起：_____	由_____的皮质向上深陷而形成

注：①即中央部、后角、下角之间的三角形区域。

临床联系

侧脑室穿刺术是运用CT、MRI技术对正常人和患者的脑室进行观察，适用于急性脑积水行脑室系统减压、颅内高压、蛛网膜下腔大量出血、分流术后感染脑脊液、开颅术中松弛脑组织等。侧脑室前角（额角）穿刺方向应指向双侧外耳道连线中点，侧脑室后角（枕角）穿刺方向应指向同侧眉弓内端与中线之间。穿刺针一般进入侧脑室三角区或下角内的侧副三角。

侧脑室穿刺持续脑脊液引流术对改善重型脑干出血患者的预后是有价值的。脑干出血应早期诊断治疗，重型脑干出血应在急性期内(72 h内)，尽早行侧脑室穿刺持续脑脊液引流术，尽量在致命性并发症尤其是脑疝发生前进行手术。积极的内科综合治疗措施，包括脱水降颅压、降温、防治应激性消化性溃疡及出血、抗感染，必要时尽早气管切开及呼吸机辅助/控制呼吸等，是成功抢救治疗的基础。此穿刺术比较危险，不宜轻易施行。一旦施行，助手必须稳妥固定患者头部，针头进入颅内后，必须沿固定方向直线前进，切忌左右摇动。如要改变方向，必须将针退至皮下，重新穿刺，以防损伤脑组织。

思考训练

1. 侧脑室的分部不包括（　　）
   A. 前角　　B. 后角　　C. 下角　　D. 中央部　　E. 三角区
2. 侧脑室下角底壁上的结构为（　　）
   A. 尾状核尾　　B. 杏仁体　　C. 海马　　D. 穹窿　　E. 禽距

常用英汉名词

brain, encephalon 脑
brain stem 脑干
medulla oblongata 延髓
olive 橄榄
pyramid 锥体
decussation of pyramid 锥体交叉
bulbopontine sulcus 延髓脑桥沟
pontocerebellar trigone 脑桥小脑三角
pons 脑桥
basilar sulcus of pons 脑桥基底沟
fourth ventricle 第四脑室
rhomboid fossa 菱形窝
midbrain 中脑
locus ceruleus 蓝斑
medial eminence 内侧隆起
lateral recess 外侧隐窝
sulcus terminalis 界沟
vestibular area 前庭区
acoustic tubercle 听结节
facial colliculus 面神经丘
hypoglossal triangle 舌下神经三角
vagal triangle 迷走神经三角
superior colliculus 上丘
inferior colliculus 下丘
nuclei of cranial nerve 脑神经核
gracile nucleus 薄束核
cuneate nucleus 楔束核
pontine nucleus 脑桥核
pretectal nucleus 顶盖前核
red nucleus 红核
substantia nigra 黑质
Weber syndrome 韦伯综合征
Benedikt syndrome 贝内迪克特综合征
Horner syndrome 霍纳综合征
Wallenberg syndrome 瓦伦贝格综合征
cerebellum 小脑
cerebellar hemisphere 小脑半球
flocculonodular lobe 绒球小结叶
tonsil of cerebellum 小脑扁桃体
cerebellar peduncle 小脑脚
dentate nucleus 齿状核
fastigial nucleus 顶核
globus nucleus 球状核
emboliform nucleus 栓状核
Purkinje cell 浦肯野细胞
vestibulocerebellum 前庭小脑
spinocerebellum 脊髓小脑
cerebrocerebellum 大脑小脑
ataxia 共济失调
diencephalon 间脑
metathalamus 后丘脑
epithalamus 上丘脑
subthalamus 底丘脑
pineal body 松果体
habenular trigone 缰三角
dorsal thalamus 背侧丘脑
pulvinar 丘脑枕
tubercle of thalamus 丘脑结节
intermediate mass 中间块
hypothalamic sulcus 下丘脑沟
internal medullary lamina 内髓板
medial geniculate body 内侧膝状体
lateral geniculate body 外侧膝状体
hypothalamus 下丘脑
optic tract 视束
optic chiasma 视交叉
tuber cinereum 灰结节
infundibulum 漏斗
mammillary body 乳头体
supraoptic nucleus 视上核
paraventricular nucleus 室旁核
hypophysis 垂体
third ventricle 第三脑室
telencephalon 端脑
cerebrum 大脑
cerebral hemisphere 大脑半球
cerebral longitudinal fissure 大脑纵裂
cerebral transverse fissure 大脑横裂
cerebral cortex 大脑皮质
cerebral medullary substance 大脑髓质
sulcus 脑沟
gyrus 脑回

central sulcus 中央沟
lateral sulcus 外侧沟
parietooccipital sulcus 顶枕沟
intraparietal sulcus 顶内沟
precentral sulcus 中央前沟
precentral gyrus 中央前回
postcentral sulcus 中央后沟
postcentral gyrus 中央后回
paracentral lobule 中央旁小叶
supramarginal gyrus 缘上回
angular gyrus 角回
inferior parietal lobule 顶下小叶
transverse temporal gyrus 颞横回
olfactory sulcus 嗅沟
olfactory tract 嗅束
olfactory pit 嗅窝
olfactory bulb 嗅球
olfactory trigone 嗅三角
rhinencephalon 嗅脑
straight gyrus 直回
orbital gyrus 眶回
hippocampal sulcus 海马沟
collateral sulcus 侧副沟
occipitotemporal sulcus 枕颞沟
calcarine sulcus 距状沟
callosal sulcus 胼胝体沟
cingulate sulcus 扣带沟
cingulate gyrus 扣带回
subcallosal gyrus 胼胝体下回
paraterminal gyrus 终板旁回
septal area 隔区
medial frontal gyrus 额内侧回
precuneus 楔前叶
cuneus 楔叶
lingual gyrus 舌回
limbic lobe 边缘叶
limbic system 边缘系统
hippocampus 海马
fimbria of hippocampus 海马伞

parahippocampal gyrus 海马旁回
uncus 钩
dentate gyrus 齿状回
hippocampal formation 海马结构
somatosensory area 躯体感觉区
motor area 躯体运动区
Broca's area 布罗卡区
Wernicke's area 韦尼克区
basal ganglia 基底节
neostriatum 新纹状体
paleostriatum 旧纹状体
Parkinson disease 帕金森病
Huntington disease 亨廷顿病
lateral ventricle 侧脑室
bulb of posterior horn 后角球
calcar avis 禽距
collateral eminence 侧副隆起
collateral trigone 侧副三角
caudate nucleus 尾状核
lenticular nucleus 豆状核
putamen 壳核
globus pallidus 苍白球
claustrum 屏状核
amygdaloid body 杏仁体
corpus striatum 纹状体
commissural fiber 连合纤维
association fiber 联络纤维
projection fiber 投射纤维
corpus callosum 胼胝体
fornix 穹窿
crus of fornix 穹窿脚
column of fornix 穹窿柱
commissure of fornix 穹窿连合
anterior commissure 前连合
arcuate fiber 弓状纤维
internal capsule 内囊
genu of internal capsule 内囊膝
optic radiation 视辐射
auditory radiation 听辐射

第十五章 周围神经系统

第一节 脊神经

✱ **学习目标**：掌握脊神经的形成、划分、纤维性质、分支和分布规律，颈丛、臂丛、腰丛和骶丛的位置、组成和主要分支；熟悉颈丛皮支的名称和浅出部位，膈神经的组成、行程、分布及其损伤表现，臂丛主要分支（胸长神经、正中神经、桡神经、尺神经、腋神经、肌皮神经）的起始、行程、分支分布及其损伤典型表现，腰丛主要分支（股神经、闭孔神经）的起始、行程、分支分布及其损伤表现，骶丛分支坐骨神经的起始、行程、分支分布及其损伤表现，胸神经前支的行程、分部及皮质节段性分部的临床意义；了解颈袢的组成、位置、分布及损伤表现，臂丛、腰丛和骶丛其他分支的行程和分支分布，坐骨神经的体表投影和临床意义。

一、脊神经的构成和划分

（一）脊神经的构成和纤维成分

在附有脊神经的脊髓标本上观察。每对脊神经各连于一个脊髓节段，由脊髓_____（anterior root）和_____（posterior root）汇合而成，分别连于脊髓前、后外侧沟。一般前根纤维属_____性，后根纤维属_____性，二者在椎间孔处合成一条脊神经，则变成_____性。脊神经_____根在椎间孔附近有椭圆形的膨大，称为脊神经节，节内含感觉性质的_____神经元。因此，脊神经含有躯体_____纤维、内脏_____纤维、躯体_____纤维和内脏_____纤维4种纤维成分。

在椎间孔处，脊神经前方为椎体及椎间盘，后方为关节突关节和黄韧带，上、下有椎弓根。脊柱的病变如椎间盘脱出、椎骨骨折、骨质或韧带增生都会累及脊神经，造成躯体和四肢的感觉和运动障碍。

（二）脊神经的划分

脊神经共31对，与脊髓节段相对应分为5部分，即8对颈神经、12对胸神经、5对腰神经、5对骶神经和1对尾神经。腰、骶、尾神经根在出骶管之前构成马尾。

二、脊神经的分支和分布规律

在带有脊髓及其被膜和脊神经根的椎骨标本上观察。在椎间孔外可见脊神经的分支，经椎间孔返回椎管的是_____支；与脊柱两侧呈串珠样的交感干相连的是_____支（又分为灰、白交通支）；向脊柱后方走行较细的是_____支，呈节段性分布于躯干的后壁；向前走行较粗的是_____支，大部分吻合成神经丛，包括_____丛、_____丛、_____丛和_____丛，仅_____神经的前支呈节段性分布于胸腹部的前外侧壁。

脊神经后支又分为肌支和皮支，肌支分布于项、背、腰骶部深层肌，皮支分布于枕、项、背和臀部的皮肤,枕部自上而下有枕下神经(第1颈神经后支形成)、枕大神经(第2颈神经后支形成)、第3枕神经(第3颈神经后支形成);颈神经后支和胸神经后支分布于项部和胸后壁;腰神经后支及其分出的内侧支和外侧支在各自行程中,分别穿经骨纤维孔、骨纤维管或胸腰筋膜裂隙,一旦出现骨质增生或韧带硬化,则造成对腰神经后支的压迫,这是腰腿痛的重要原因,可通过压迫缓解术治疗。其中,第1~3腰神经后支的外侧皮支形成臀上皮神经,第1~3骶神经后支的皮支形成臀中皮神经,分别分布于臀上、中部皮肤。

§ 歌诀记忆

　　脊神经起前后根,前后外侧沟连接;前根运动后感觉,后根膨大神经节
　　颈八胸十二腰五,骶五尾一三一列。脊膜交通前后支,四种纤维要区别
　　胸一腰四含交感,骶二四副前根携;后支胸前节段行,颈臂腰骶四丛列

脊神经起前后根,前后外侧沟连接:脊神经由前、后根组成,与脊髓的前、后外侧沟连接。

前根运动后感觉,后根膨大神经节:前根为运动纤维,后根为感觉纤维,后根在椎间孔附近形成膨大的脊神经节。

颈八胸十二腰五,骶五尾一三一列:脊神经共31对,包括颈8对、胸12对、腰5对、骶5对、尾1对。

脊膜交通前后支,四种纤维要区别:脊神经为混合性,分支有脊膜支、交通支、前支和后支,其中前支和后支内均含有4种纤维,包括躯体感觉、躯体运动、内脏感觉和内脏运动纤维。

胸一腰四含交感,骶二四副前根携:胸1至腰4脊神经(T_1~L_4)的前根内含有支配内脏运动的交感神经纤维(起自脊髓外侧角的交感神经元,即脊髓交感中枢),骶2至骶4脊神经(S_2~S_4)的前根内含有支配内脏运动的副交感神经纤维(起自脊髓骶副交感核,即脊髓副交感中枢),共同支配内脏运动。

后支胸前节段行,颈臂腰骶四丛列:脊神经后支和胸神经前支均呈节段性走行分布,其余脊神经前支则形成四大神经丛,包括颈丛、臂丛、腰丛和骶丛。

※ 思考训练

1. 脊神经的组成和分支中,只含运动纤维成分的是(　　)
　　A. 脊神经前根　　B. 脊神经前支　　C. 脊神经后根　　D. 脊神经后支　　E. 脊神经干
2. 脊神经的组成和分支中,只含感觉纤维成分的是(　　)
　　A. 脊神经前根　　B. 脊神经前支　　C. 脊神经后根　　D. 脊神经后支　　E. 脊神经干
3. 脊神经的组成和分支中,属于混合性的是(　　)
　　A. 脊神经前支　　B. 脊神经后支　　C. 脊神经干　　D. 脊神经丛　　E. 以上均正确
4. 在脊神经的分支中,以神经丛的形式分布的是(　　)
　　A. 脊膜支　　B. 交通支　　C. 前支　　D. 后支　　E. 皮支
5. 在脊神经的分支中,前支呈节段性分布的是(　　)
　　A. 颈神经前支　　B. 胸神经前支　　C. 腰神经前支　　D. 骶神经前支　　E. 尾神经前支
6. 脊神经的划分及其数量错误的一项是(　　)
　　A. 颈神经有7对　　B. 胸神经有12对　　C. 腰神经有5对　　D. 骶神经有5对　　E. 尾神经有1对
7. 第3枕神经的形成为(　　)
　　A. 第1颈神经后支　　B. 第2颈神经前支　　C. 第2颈神经后支　　D. 第3颈神经前支　　E. 第3颈神经后支

三、脊神经前支形成的神经丛

(一)各神经丛的组成、位置和主要分支

取相应脊神经丛标本,对照教材描述,观察各神经丛的组成、位置及其主要分支。

第五篇　神经系统

填表练习

神经丛	组成	位置	主要分支	
颈丛	$C_1 \sim C_4$（全部）	位于_____上部深面，_____肌和_____肌起始前方	皮支	_____大神经、_____小神经、_____横神经、锁骨_____神经
			肌支	_____神经（混合性）
臂丛	$C_5 \sim C_8 + T_1$（大部分）	先经_____间隙穿出，再在_____动脉的后上方，继而经_____后方，最后进入_____	锁骨上混合支	胸_____神经、肩胛背神经、肩胛上神经
			锁骨下混合支	肩胛下神经、胸背神经、胸内侧神经、胸外侧神经
			锁骨下长混合支	_____神经、_____神经、_____神经、_____神经、_____神经
			锁骨下长皮支	臂_____皮神经、前臂_____皮神经
腰丛	T_{12}（少部分）+ $L_1 \sim L_3 + L_4$（大部分）	位于_____深面，腰椎_____前方	粗大的混合支	_____神经、_____神经
			细小的混合支	髂腹_____神经、髂_____神经、_____股神经
			皮支	股_____皮神经
骶丛	L_4（少部分）+骶、尾神经（全部）	位于_____和_____的前面，_____的后方	会阴分支	_____神经
			下肢分支	_____神经（下肢）、臀_____神经、臀_____神经（臀部）
			皮支	股_____皮神经

关键词

以四为组，颈分颈臂，颈全臂加；腰骶难分，腰有加减，骶为余下

四大神经丛的起源（组成）基本上以4条脊神经根为单位，即神经根参与组成颈丛和臂丛，上4对（$C_1 \sim C_4$）全部组成颈丛，下4对（$C_5 \sim C_8$）全部组成臂丛，此外因臂丛分支还支配胸上部，故还有T_1的大部分参与。因此，臂丛来源于5条神经根，即$C_5 \sim C_8 + T_1$的神经根。

腰骶神经丛的支配存在诸多交叉，临床通常合称为腰骶丛。腰丛的组成也以4条神经根（$L_1 \sim L_4$）为基本单位，但因其与肋下神经存在交叉支配，故有少部分来源于T_{12}神经根；同时，因腰丛和骶丛形成交叉支配，故L_4神经根的少部分纤维加入骶丛，大部分则参与腰丛的组成。因此，腰丛的组成也有5条神经根，即T_{12}少部分+（$L_1 \sim L_4$）-L_4少部分。

骶丛神经组成的神经根最多，包括L_4的少部分纤维，L_5、$S_1 \sim S_5$和Co_1的全部纤维，共有8条神经根。因此，骶丛是最粗大的神经丛，其主要分支坐骨神经的组成也最多，为人体最粗大的神经主干。

歌诀记忆

颈丛胸锁肌上深，臂丛隙内前血管
腰丛藏在腰肌下，骶丛骶骨梨肌前

脊神经四大丛的位置也有规律，大部分在骨骼肌之间、肌深面或浅面走行：颈丛—胸锁乳突肌上份深面；臂丛—前中斜角肌之间（斜角肌间隙）；腰丛—腰大肌深面；骶丛—骶骨和梨状肌前（浅）面。①颈丛和臂丛由颈神经根组成，因此分别位于颈上部和颈根部：颈丛位于胸锁乳突肌上部的深面；臂丛横行于颈根部后进入腋窝，在行程中反复

269

汇合分出,形成"五根、三干、六股、三束"(可记为数字"5363"),其中臂丛神经干穿行于斜角肌间隙内,位于锁骨下动脉的后方偏上。②腰丛和骶丛则位于小骨盆两侧上、下,即腰丛在腹内的腰大肌深面,骶丛在盆内的骶骨和梨状肌前面。骶丛的起始部主要由出骶前孔的神经根组成,故先位于骶骨前面;汇合组成神经干后再分支出骨盆,故骶丛的末部需要抵达梨状肌前面,才分支穿经梨状肌上、下孔。

§ 歌诀记忆

颈丛大小横上皮,膈神经中肌支藏;臂丛三束分支多,锁骨上短下主长
锁骨上三先胸长,还有肩胛背与上;锁骨下四肩胛下,胸背内外侧成网
正中桡尺腋肌皮,臂与前臂内皮长;腰丛皮支股外侧,股与闭孔大腿降
髂腹下并腹股沟,支配腹肌肋下帮;生殖股在腹环分,殖混股皮三角往
骶丛坐骨两最粗,梨肌上孔出臀上;下孔坐骨和臀下,股后会阴依次傍

颈丛大小横上皮,膈神经中肌支藏:颈丛的皮支包括耳大神经、枕小神经、颈横神经和锁骨上神经,肌支纤维主要走行在膈神经内。颈丛皮支可用故事的方法记为"大小横上",即两家发生纠纷时,其中一家的"大"人和"小"孩不由分说,蛮"横"地一齐"上"来摆出开打的架势。

臂丛三束分支多,锁骨上短下主长:臂丛的分支可分为锁骨上分支和锁骨下分支。锁骨上分支除胸长神经外以短支为主;锁骨下分支以长支为主,包括5支混合支(正中桡尺腋肌皮)、2支皮质(臂与前臂内皮长)。

锁骨上三先胸长,还有肩胛背与上:臂丛的锁骨上分支有3支,第1支为长的胸长神经,另外还有肩胛背神经和肩胛上神经。

锁骨下四肩胛下,胸背内外侧成网:臂丛的锁骨下短支有4支,第1支继肩胛上神经后为肩胛下神经,另外还有胸背神经、胸内侧神经和胸外侧神经,其中胸内、外侧神经在胸大、小肌之间形成神经网。因胸大肌较胸小肌更粗大,其边缘靠外,故胸外侧神经支配胸大肌,胸内侧神经支配胸小肌,二者在胸大、小肌之间形成的神经网,共同支配两肌,如仅损伤其中1条神经,则不会出现肌瘫痪。

正中桡尺腋肌皮,臂与前臂内皮长:臂丛的锁骨下分支重点有5支,按重要性和易损伤的概率依次为正中神经、桡神经、尺神经、腋神经和肌皮神经。另外还有2支长皮支,分别为臂内侧皮神经和前臂内侧皮神经。此外,在腋窝,臂内侧皮神经常有第2肋间神经(见胸神经前支的分支)纤维的加入,形成交通支即肋间臂神经。

腰丛皮支股外侧,股与闭孔大腿降:腰丛的分支中仅股外侧皮神经为纯感觉支,另外还有较粗的股神经和闭孔神经。股神经在腹股沟韧带中点附近下降进入大腿前面,而闭孔神经从闭孔的闭膜管出骨盆,降入大腿内侧,支配相应区域的肌运动和皮肤感觉。

髂腹下并腹股沟,支配腹肌肋下帮:腰丛的分支中,髂腹下神经和髂腹股沟神经通常先共干,再分出后并列走行,共同支配腹下部的腹前外侧群,而肋下神经也大致与二者平行走行,在髂腹下神经上方抵达腹下部的前外侧肌群。

生殖股在腹环分,殖混股皮三角往:腰丛的生殖股神经沿腰大肌前面下行至腹股沟深(腹)环,分出生殖支和股支。生殖支为混合支,穿经腹股沟管到达会阴,分布于阴囊周围;股支为皮质,穿股鞘和阔筋膜分布于股三角的皮肤。

骶丛坐骨两最粗,梨肌上孔出臀上:骶丛为最大的神经丛,其分支坐骨神经也是全身最粗大的神经。骶丛的短支均在骨盆内,长支则分别经梨状肌上、下孔出骨盆,其中从梨状肌上孔穿出的只有臀上神经。

下孔坐骨和臀下,股后会阴依次傍:骶丛的长支中,从梨状肌下孔穿出的有4支,自外向内依次为坐骨神经、臀下神经、股后皮神经和阴部神经。其中,只有1支为纯皮支,即股后皮神经。

※ 思考训练

1. 下列关于脊神经丛的位置的说法,错误的是(　　)
   A. 颈丛位于胸锁乳突肌上部深面　　B. 臂丛全程行于斜角肌间隙内　　C. 腰丛位于腰大肌深面
   D. 骶丛位于骶骨和梨状肌前面　　E. 骶丛位于髂血管的后方
2. 在脊神经的分支中,前支呈节段性分布的是(　　)

A. 颈神经前支　　B. 胸神经前支　　C. 腰神经前支　　D. 骶神经前支　　E. 尾神经前支
3. 颈丛的皮支不包括( )
　　A. 耳大神经　　B. 枕小神经　　C. 枕下神经　　D. 颈横神经　　E. 锁骨上神经
4. 臂丛内侧束的分支不包括( )
　　A. 正中神经内侧根　B. 前臂内侧皮神经　C. 臂内侧皮神经　　D. 尺神经　　E. 胸长神经
5. 正中神经的分支不包括( )
　　A. 骨间前神经　B. 骨间后神经　C. 正中神经返支　D. 指掌侧总神经　E. 指掌侧固有神经
6. 肋间臂神经由第2肋间神经的外侧皮支与哪条臂丛分支相连形成？( )
　　A. 胸长神经　　B. 胸背神经　　C. 前臂内侧皮神经　D. 臂内侧皮神经　　E. 尺神经
7. 腰丛的组成不包括( )
　　A. T_{12}的小部分纤维　B. L_1的全部纤维　C. L_2的全部纤维　D. L_3的全部纤维　E. L_4的全部纤维
8. 人体最粗最长的神经为( )
　　A. 正中神经　　B. 股神经　　C. 坐骨神经　　D. 臀上神经　　E. 臀下神经
9. 自梨状肌下孔穿出的分支为( )
　　A. 坐骨神经　　B. 臀下神经　　C. 股后皮神经　D. 会阴神经　　E. 以上均正确
10. 自腰丛分出的皮神经为( )
　　A. 股外侧皮神经　B. 股中间皮神经　C. 股内侧皮神经　D. 股后皮神经　E. 生殖股神经股支
11. 桡神经的皮支不包括( )
　　A. 臂后皮神经　B. 臂外侧下皮神经　C. 前臂后皮神经　D. 前臂外侧皮神经　E. 桡神经浅支
12. 骨间后神经来源于( )
　　A. 正中神经　　B. 桡神经　　C. 尺神经　　D. 肌皮神经　　E. 骨间前神经
13. 下列腰丛分支中，支配股三角区皮肤的是( )
　　A. 髂腹下神经　B. 髂腹股沟神经　C. 生殖股神经生殖支　D. 生殖股神经股支　E. 闭孔神经
14. 坐骨神经在腘窝上缘分出( )
　　A. 腓浅神经　　B. 腓深神经　　C. 胫神经　　D. 腓肠神经　　E. 隐神经
15. 股神经的分支不包括( )
　　A. 股外侧皮神经　B. 股中间皮神经　C. 股内侧皮神经　D. 股神经前皮支　E. 隐神经
16. 手背的皮肤感觉神经来源于( )
　　A. 正中神经　　B. 正中、尺神经　C. 正中、桡神经　D. 桡、尺神经　E. 正中、尺、桡神经
17. 臂部的感觉神经来源于( )
　　A. 臂内侧皮神经　B. 臂后皮神经　C. 臂外侧上皮神经　D. 臂外侧下皮神经　E. 以上均正确
18. 股神经的终末支为( )
　　A. 股外侧皮神经　B. 股中间皮神经　C. 股内侧皮神经　D. 股神经前皮支　E. 隐神经
19. The phrenic nerve arises from the ( )
　　A. cervical plexus　B. brachial plexus　C. lumbar plexus　D. sacral plexus　E. celiac plexus
20. The phrenic nerve descends ( )
　　A. in front of the root of lung　　　　B. behind the root of lung
　　C. in front of the subclavian vein　　　D. behind the subclavian artery
　　E. behind the scalenus anterior

(二)各神经丛主要分支的行程特点

脊神经各神经丛的主要分支在行程中具有一定的临床意义，如颈丛皮支和臂丛的局部浸润麻醉阻滞点；颈丛分支膈神经，臂丛分支胸长、正中、尺、腋神经，腰丛分支股神经和闭孔神经，骶丛分支坐骨神经，均在一些部位易造成损伤；坐骨神经痛的扳机点等。因此，要特别注意结合临床进行学习。

填表练习

神经丛	主要分支	行程中的关键位置	主要临床意义
颈丛	浅皮支	集中于_____后缘中点附近浅出	颈部浅层结构浸润麻醉阻滞点
	膈神经	前斜角肌前面；锁骨下动、静脉之间；_____前方；_____两侧	与迷走神经区分；发生压迫损伤
臂丛	臂丛神经干	在锁骨上大窝深面,穿经_____间隙	臂丛神经麻醉阻滞部位
	胸长神经	经臂丛后方进入腋窝；沿胸侧壁_____肌表面下行	乳腺癌根治术清除淋巴结时易损伤；肋骨骨折
	胸背神经	沿肩胛骨外侧缘伴_____血管下行	
	正中神经	内、外侧根夹持_____；入前臂穿_____肌；穿经_____入掌心	肱骨髁上骨折,高尔夫球肘
	尺神经	肱骨内上髁后方的_____沟；本干在_____骨桡侧	肱骨内上髁骨折,豌豆骨骨折
	桡神经	沿_____沟绕肱骨中段后；深支经_____外侧穿_____肌	肱骨中段骨折,桡骨颈骨折脱位
	腋神经	穿过腋窝后壁的_____孔,绕肱骨_____至三角肌深面	肱骨外科颈骨折,肩关节严重脱位
腰丛	股神经	在_____韧带中点稍外侧经韧带深面、_____外侧进入股三角	以骨盆骨折、髋关节严重脱位、刀刺、枪击、手术损伤为多见
	闭孔神经	穿_____管出骨盆后分前、后支,经_____肌前后面进入大腿内侧	
	髂腹下神经	经_____后面和_____前面向外下行	经腹后壁肾、肾上腺入路手术；腹股沟疝修补术或盲肠后位的阑尾手术
	髂腹股沟神经	斜行跨过_____肌和髂肌上部；穿经_____管下行并从浅环穿出	
	生殖股神经	斜过输尿管_____方前行；生殖支于腹股沟管_____处进入该管	
骶丛	坐骨神经	在_____肌深面；在_____与大转子之间；在_____肌长头深面；在_____上方分两支	坐骨神经痛扳机点；骨盆骨折、髋关节后脱位、臀部刀伤和肌内注射药物
	会阴神经	出_____下孔,绕_____棘经_____孔进入_____窝	盆底骨折、盆底功能障碍性疾病

歌诀记忆

膈神经走颈和胸,前斜角肌前面过；锁下血管间入胸,肺根前方心包侧
颈根组成三至五,运动纤维支配膈；感觉三膜胸心腹,右侧肝胆外浆膜

膈神经由 C_3~C_5 神经根组成,先位于前斜角肌上端外侧,继而沿该肌前面下降至肌内侧;在锁骨下动、静脉之间经胸廓上口进入胸腔,此后与心包膈血管伴行经肺根前方,在纵隔胸膜与心包之间下行达膈,于中心腱附近穿入膈肌。膈神经中的运动纤维支配膈肌,感觉纤维分布于胸膜和心包膜及膈下面的部分腹膜。一般认为右膈神经的感觉纤维尚分布到肝、胆囊和肝外胆道的浆膜。在行程中注意与迷走神经区分:①一般而言,迷走神经干较膈神经粗,且常与食管相伴行于气管和食管之间的两侧;②在颈部,迷走神经行于颈动脉鞘内,与颈大动脉伴行,而膈神经在颈动脉鞘外,沿前斜角肌前面下行;③由颈入胸的部位不同,即迷走神经和膈神经均在锁骨下动、静脉之间下行入胸,但膈神经靠外侧,迷走神经靠内侧;④在胸腔内的走行注意在肺根和心包两侧进行区别,即肺根前方下行的为膈神经,后方有迷走神经("前膈后迷",谐音"前哥后妹",在我国改革开放前,国内年轻人恋爱不能公开,便先偷偷约定老地方见,"情哥哥"远远走在前面,"情妹妹"则寸步不离跟在后面);在心包两侧,膈神经伴随心包膈血管下行入膈,而迷走神经在心包后方下行穿膈(食管裂孔)。

§ 歌诀记忆

肌皮斜穿喙肱肌,四边孔内腋旋肱;正中两头夹腋起,臂内前臂走正中
上穿前臂旋前肌,下经腕管入掌中;尺经内上髁后沟,豌豆骨外血管从
桡伴肱深肱骨后,中段骨折滋养孔;胸长伴有胸外侧,臂丛分支记在胸

在观察臂丛分支时,注意歌诀中的行程特点,可快速找到这些神经的主干,然后再进一步追寻行程。

肌皮斜穿喙肱肌,四边孔内腋旋肱:肌皮神经自臂丛外侧束发出后,从腋窝进入前臂需要穿经喙肱肌。腋神经自臂丛后束发出后,伴随旋肱后血管穿腋窝后壁的四边孔出腋窝。

正中两头夹腋起,臂内前臂走正中;上穿前臂旋前肌,下经腕管入掌中:正中神经以内、外侧根(头)起于臂丛内、外侧束,两头之间夹有腋动脉;主干行于臂内侧中间部位的肱二头肌内侧沟内,经肘窝中间下行穿旋前圆肌行于前臂前面中间,再穿腕管进入手部前面的掌心。

尺经内上髁后沟,豌豆骨外血管从:尺神经自臂丛内侧束发出后,与正中神经一起行于肱二头肌内侧沟内,再经肱骨内上髁后下方的尺神经沟进入前臂,并伴随尺血管下行,经腕关节前面尺侧绕豌豆骨外侧(桡侧)进入手掌小鱼际肌。

桡伴肱深肱骨后,中段骨折滋养孔:桡神经自臂丛后束发出后,在大圆肌下方伴随肱深血管进入肱骨后方的桡神经沟内,因肱骨中段附近常有肱骨滋养孔,肱深动脉发出滋养动脉进入孔内,故肱骨易从滋养孔处骨折,损伤神经和血管。

胸长伴有胸外侧,臂丛分支记在胸:胸长神经沿胸外侧壁中间位置的前锯肌表面伴随胸外侧动脉下行,易于寻找。

§ 歌诀记忆

腰丛分支股闭孔,髂腰肌间外内居;股经腹股韧下出,进入股前三角区
闭孔出盆大腿内,支配收肌和皮肤;髂腹下髂腹股沟,并行支配主下腹
腰大肌前生殖股,深环附近两支出;腹股管内生殖支,股支三角感觉布

腰丛分支股闭孔,髂腰肌间外内居:腰丛主要分支为股神经和闭孔神经,在髂腰肌间的外侧(股神经)和内侧(闭孔神经)可找到二者主干。

股经腹股韧下出,进入股前三角区:股神经向前经腹股沟韧带中点稍外侧深面进入股三角,主要支配股前肌和皮肤。

闭孔出盆大腿内,支配收肌和皮肤:闭孔神经伴随闭孔血管经闭孔上方的闭膜管出骨盆,支配大腿内侧收肌群及其表面的皮肤。

髂腹下髂腹股沟,并行支配主下腹:腰丛分支髂腹下和髂腹股沟神经平行走行,主要支配腹下壁的"三扁一直"肌。

腰大肌前生殖股,深环附近两支出:腰丛分支生殖股神经在腰大肌前面下行,在腹股沟深环附近分支。

腹股管内生殖支,股支三角感觉布:股支穿股鞘和阔筋膜分布于股三角部的皮肤;生殖支进入腹股沟管内,分布

于提睾肌和阴囊(或随子宫圆韧带分布于大阴唇)。

此外,股外侧皮神经自腰大肌外侧缘向前外侧走行,可在髂前上棘内侧,腹股沟韧带附着处(在髂前上棘下方 5~6 cm)的深面进入股外侧的皮下。

§ 歌诀记忆

阴部神经血管伴,出大入小经窝管
阴茎阴蒂会阴肛,三支前后要记全

阴部神经($S_2 \sim S_4$)发出后与阴部内血管(注意:神经的名称少"内"字,而血管带有"内"字)伴行,其形成可总结为"出大入小经窝管",即阴部神经从坐骨"大"孔的梨状肌下孔出骨盆,在臀大肌深面绕坐骨棘经坐骨"小"孔进入坐骨直肠"窝",在此窝外侧壁表面的阴部"管"内前行。出阴部管后迅速分出阴茎(阴蒂)背神经、会阴神经和肛神经。

§ 歌诀记忆

坐骨神经最粗长,梨肌下孔出骨盆;臀大股二肌下走,腘窝上角两支分
坐骨结节大转间,内外上髁中点连;神经痛时压痛点,靠上靠下更明显
直接分支胫神经,小腿后与足底管;向前分支腓总短,腓颈前分深和浅
腓深足背小腿前,还有感觉两趾间;腓浅肌支腓长短,小腿前外足背缘

坐骨神经最粗长,梨肌下孔出骨盆:骶丛及其分支坐骨神经为全身最粗的神经丛和神经,坐骨神经也是最长的神经。坐骨神经、臀下神经、股后皮神经、阴部神经均从梨状肌下孔出骨盆。

臀大股二肌下走,腘窝上角两支分:坐骨神经在臀部和股后行于臀大肌和股二头肌长头的深面,在腘窝上角分成胫神经和腓总神经两支。

坐骨结节大转间,内外上髁中点连;神经痛时压痛点,靠上靠下更明显:坐骨神经干在股后的体表投影为两中点的连线,即坐骨结节和股骨大转子间的连线中点稍内侧,股骨内上髁和外上髁的连线中点(腘窝上角处)。两个中点的连线即为坐骨神经干的投影线。坐骨神经痛患者可在投影线上压迫诱发疼痛,称为"扳机点",在连线的上端和下端压迫更易触发明显疼痛。

直接分支胫神经,小腿后与足底管:胫神经为坐骨神经的直接延续支,分布于小腿后和足底的肌和皮肤。

向前分支腓总短,腓颈前分深和浅:坐骨神经向前分出一腓总神经短干,后者再在腓骨颈前方分为腓深和腓浅神经。

腓深足背小腿前,还有感觉两趾间:腓"深"神经自然主要支配"深"部的肌,即小腿前和足背肌,仅支配第1和第2趾间相对缘的皮肤感觉。

腓浅肌支腓长短,小腿前外足背缘:腓"浅"神经自然主要支配"浅"部的皮肤感觉,即小腿前外侧、足背和足外侧缘。在小腿,内侧有隐神经支配,后方有胫神经支配,故腓浅神经支配小腿前外侧的皮肤感觉;在足部,足底皮肤有胫神经支配,足内侧缘有股神经的分支隐神经支配,故腓浅神经支配足背和足外侧缘的皮肤感觉。

思考训练

1. 颈部浅层结构浸润麻醉的阻滞点为( )
   A. 胸锁乳突肌前缘中点
   B. 胸锁乳突肌后缘中点
   C. 胸锁乳突肌前缘上、中 1/3 交界点
   D. 胸锁乳突肌前缘下、中 1/3 交界点
   E. 胸锁乳突肌后缘下、中 1/3 交界点

2. 下列关于膈神经行程的描述,错误的是( )
   A. 沿前斜角肌前面下降
   B. 在锁骨下动、静脉之间下行进入胸腔
   C. 在纵隔胸膜与心包之间下行
   D. 在肺根前方伴心包膈血管下行
   E. 两侧膈神经的感觉纤维尚分布于肝、胆囊和肝外胆道

3. 下列关于胸长神经的说法,错误的是(   )
   A. 起于臂丛神经干   B. 为臂丛锁骨上分支   C. 伴胸外侧血管下行
   D. 支配前锯肌   E. 损伤畸形为方肩
4. 正中神经的行程特点不包括(   )
   A. 两根夹持腋动脉   B. 穿经旋前圆肌   C. 绕肱骨内上髁后下
   D. 穿腕管进入掌心   E. 平肱骨下端较表浅
5. 肌皮神经的支配包括(   )
   A. 喙肱肌   B. 肱二头肌   C. 肱肌   D. 前壁外侧皮肤   E. 以上均正确
6. 下列关于腋神经的说法,正确的是(   )
   A. 起于外侧束   B. 向后穿经三边孔   C. 分臂外侧下皮神经   D. 主要支配三角肌   E. 损伤畸形为方肩
7. 桡神经在肱骨后伴行(   )
   A. 肱动、静脉   B. 肱深动、静脉   C. 滋养动、静脉   D. 穿动、静脉   E. 桡动、静脉
8. 在腰大肌和髂肌之间的外侧可见(   )
   A. 股神经   B. 闭孔神经   C. 生殖股神经   D. 股外侧皮神经   E. 髂腹股沟神经
9. 在髂前上棘下方 5~6 cm 处可找到的神经为(   )
   A. 股神经   B. 髂腹下神经   C. 生殖股神经   D. 股外侧皮神经   E. 髂腹股沟神经
10. 坐骨神经终末分支的部位为(   )
    A. 腘窝上角   B. 腘窝下角   C. 腘窝中央   D. 腓骨颈水平   E. 腓骨长肌深面

(三)各神经丛的主要分支分布和损伤表现

1. 颈丛的分支分布及损伤表现

(1)膈神经:颈丛中最重要的分支。运动支支配_____;感觉支分布于_____、_____及膈下面的部分_____。一般认为,右膈神经的感觉纤维尚分布到_____、_____和_____表面的浆膜(腹膜)。膈神经受刺激可产生_____;损伤时主要表现为同侧膈肌瘫痪,_____式呼吸减弱或消失,严重时有_____。

(2)颈袢:又称为舌下神经袢,位于颈动脉鞘表面,由第 1~3 颈神经前支的分支(颈袢上、下根,或者舌下神经降支和颈神经降支)构成。第 1 颈神经前支的部分纤维随舌下神经走行,在_____三角内离开此神经,称为舌下神经_____支,沿_____动脉及_____动脉浅面下行,又名颈袢上根;第 2、3 颈神经前支的纤维参与组成颈丛,发出降支,称为颈神经_____支,又称为颈袢下根,沿颈_____静脉浅面下行。颈袢上、下两根在环状软骨弓水平,在颈动脉鞘浅面合成为颈袢。颈袢发出肌支支配舌骨下肌群中的_____肌、_____肌和_____肌(除开甲状舌骨肌)。甲状腺手术时,多在_____水平切断舌骨下诸肌,可避免伤及颈袢。若损伤颈袢及其分支,可造成舌骨下肌群萎缩,出现气管前突畸形、吞咽和发音困难。

2. 臂丛的分支分布及损伤表现 臂丛分支可从四方面理解:胸长神经自臂丛神经干发出;臂丛的外侧束发出 2 支,即肌皮神经和正中神经外侧根;臂丛的内侧束发出 4 支,即正中神经内侧根、尺神经、臂内侧皮神经和前臂内侧皮神经;臂丛的后束发出上部的腋神经和下部的桡神经。注意:臂丛神经的分支分布比较复杂,应反复总结学习。

(1)胸长神经:起自神经根,经臂丛后方进入腋窝,沿胸外侧壁前锯肌表面伴随_____动脉下行,分布于_____肌和_____。损伤后可引起_____瘫痪,肩胛骨脊柱缘翘起,出现"翼状肩"体征。

(2)胸背神经:起自后束,沿肩胛骨外侧缘伴肩胛下血管下行,分布于_____肌。乳腺癌根治术清除淋巴结时,注意勿伤此神经。损伤后可引起胸背肌筋膜疼痛综合征。

(3)肌皮神经:起自臂丛外侧束,向外侧斜穿_____,经肱二头肌与肱肌间下行,发支分布于_____、_____和_____;终末部移行为前臂外侧皮神经,分布于前臂外侧皮肤。单纯肌皮神经损

伤少见，多伴随肩关节损伤、肱骨骨折时一并受累，此时_____无力及_____皮肤感觉减弱。

（4）正中神经：以内、外侧根发自臂丛内、外侧束。在臂部一般无分支，在前臂为肌支，在手部有肌支和皮支。在前臂骨间膜前面分出_____神经（anterior interosseous nerve），分布于除_____肌、尺侧_____肌和_____屈肌尺侧半以外的所有前臂屈肌、旋前肌及附近关节；在手区屈肌支持带下方发出返支进入大鱼际，分布于除_____肌以外的鱼际肌。在手掌区，正中神经发出数支_____总神经（common palmar digital nerve），每一指掌侧总神经下行至掌骨头附近又分成两支指掌侧_____神经（proper palmar digital nerve），沿手指的相对缘行至指尖。手区正中神经分布第1、2 _____肌及_____肌（拇收肌除外）；掌心、桡侧3个半手指掌面及其中、远节指背的皮肤。正中神经损伤易发生于前臂和腕部。在前臂损伤，可导致旋前肌综合征；在腕关节损伤，可形成腕管综合征。手部畸形表现为"猿掌"或"猿手"。

（5）尺神经：发自臂丛内侧束。在臂部也无分支，在前臂和手部分布于正中神经支配区域的另外一部分。在前臂发支支配_____肌和_____肌尺侧半。在手部，深支分布于小_____肌、拇_____肌、骨_____肌（包括掌侧和背侧）及第3、4 _____肌。在桡腕关节上方发出手背支，分布手背尺侧半和小指、环指及中指尺侧半背面皮肤；浅支分布于小鱼际、小指和环指尺侧半掌面皮肤。尺神经常易受损伤部位在肘部肱骨内上髁后方（肱骨内上髁骨折）、尺侧腕屈肌两起点之间或豌豆骨外侧（豌豆骨骨折）。前两部位尺神干受损时，可形成肘管综合征。手部畸形表现为"爪形手"。

（6）桡神经：发自臂丛后束。臂部分支包括皮支、肌支和关节支。臂部皮支包括_____皮神经（posterior brachial cutaneous nerve，在腋窝处发出）、_____皮神经（inferior lateral brachial cutaneous nerve，在三角肌止点远侧浅出）和_____皮神经（posterior antebrachial cutaneous nerve，自臂中份外侧浅出），分布于相应部位的皮肤；臂部肌支分布于臂后的_____肌、肘肌和前臂的_____肌和桡侧腕长伸肌；关节支分布于肘关节。桡神经在肱骨_____前方分为浅、深两终支支配前臂和手部：桡神经浅支为皮支，下行至手背区分成4~5支_____神经（dorsal digital nerves），分布于手背桡侧半和桡侧3个半手指近节背面的皮肤及关节；桡神经深支主要为肌支，又称为_____神经（posterior interosseous nerve），沿途分布于_____肌、尺桡远侧关节、腕关节和掌骨间关节。注意：正中神经在前臂发出骨间_____神经，桡神经在前臂发出骨间_____神经。桡神经最易损伤的部位在肱骨中下段或桡骨颈，前者骨折可损伤桡神经干，引起腕部畸形"垂腕"；后者骨折可损伤桡神经深支，表现为伸腕、伸指无力。

（7）腋神经：发自臂丛后束，与_____血管伴行穿腋窝后壁的_____孔，绕_____至三角肌深面，发出肌支分布_____肌和_____肌，末端移行为_____皮神经（superior lateral brachial cutaneous nerve）自三角肌后缘穿出，分布于肩部、臂外侧区上部（三角肌对应所在）的皮肤。腋神经最易损伤的部位在肱骨外科颈和肩关节。肱骨外科颈骨折、肩关节脱位或被腋杖压迫，均可造成腋神经损伤而导致三角肌瘫痪，使肩关节不能外展，肩部外侧、臂外上部感觉障碍。肩部畸形表现为"方肩"。

（8）其他分支分布：肩胛背神经支配菱形肌和肩胛提肌；肩胛上神经支配冈上肌、冈下肌和肩关节；肩胛下神经支配肩胛下肌及大圆肌；胸内侧神经支配胸小肌，胸外侧神经支配胸大肌，二者均发出一部分纤维在胸大肌、胸小肌之间形成胸肌神经丛，共同分布于胸大肌和胸小肌。

§ 歌诀记忆

臂丛窝内分支多，肌皮正外起外束；内束四支正内尺，臂和前臂内皮出

后束上腋下桡发，肋间臂连臂内处；乳癌清扫胸长损，肋间臂断感麻木

臂丛窝内分支多，肌皮正外起外束：臂丛在腋窝内的分支多，其中外侧束发出肌皮神经和正中神经的外侧头（根）。此外，臂丛外侧束还发出胸外侧神经，进入胸大肌。

内束四支正内尺,臂和前臂内皮出:臂丛的内侧束主要有四支,包括正中神经内侧头、尺神经、臂内侧皮神经和前臂内侧皮神经。注意:前臂内侧皮神经在前臂伴随贵要静脉走行;前臂外侧皮神经在前臂与头静脉伴行。此外,臂丛内侧束还发出胸内侧神经,进入胸小肌。

后束上腋下桡发,肋间臂连臂内处;乳癌清扫胸长损,肋间臂断感麻木:臂丛的后束发出腋神经和桡神经,以大圆肌为界,上缘有腋神经,下缘有桡神经。此外,肋间臂神经在腋窝前、外侧胸壁交界处穿出肋间肌和前锯肌,横过腋窝后,连于臂内侧皮神经。乳腺癌清扫术时易损伤此神经及胸长神经,可致上臂内侧感觉障碍,如麻木、疼痛、烧灼感或痛、温觉迟钝。

填表练习

臂丛分支	皮支		肌支	
胸长神经	支配_____肌的感觉		支配_____肌的运动	
胸背神经	支配_____肌的感觉		支配_____肌的运动	
腋神经	臂_____皮神经	三角肌相对应的皮肤	支配_____肌的运动	
肌皮神经	前臂_____皮神经	前臂外侧前、后面皮肤	支配_____肌、_____肌和_____肌的运动	
正中神经	指_____总神经	手部皮肤	骨间前神经	支配前臂桡侧屈肌(除肱桡肌)和旋前肌(旋前圆肌和旋前方肌)
			正中神经返支	除拇收肌以外的鱼际肌
			指掌侧总神经	第1、2蚓状肌
尺神经	手背支		主要支配前臂尺侧屈肌和手小鱼际肌、骨间肌和第3、4蚓状肌	
桡神经	桡神经_____支		臂部肌支	主要支配肱三头肌(臂后肌)、肘肌(肘后肌)、肱桡肌和桡侧腕长伸肌(前臂屈肌)
	臂_____皮神经	臂后区皮肤		
	_____皮神经	臂下外侧部皮肤		
	前臂_____皮神经	前臂后面皮肤	骨间后神经	前臂伸肌(除桡侧腕长伸肌外)

关键词

上肢肌肉和皮肤的神经支配

上肢部位	肌肉支配	皮肤支配
臂部	前群:肌皮神经 后群:桡神经	内侧:臂内侧皮神经 外侧:臂外侧上皮神经、臂外侧下皮神经 后面:臂后皮神经
前臂	前群:正中神经、尺神经和桡神经 后群:桡神经	内侧:前臂内侧皮神经 外侧:前臂外侧皮神经 后面:前臂后皮神经
手部	正中神经:鱼际肌(除拇收肌),第1、2蚓状肌 尺神经:拇收肌,小鱼际肌,第3、4蚓状肌,骨间肌	掌侧:正中神经、尺神经 背侧:正中神经、尺神经和桡神经

§ 歌诀记忆

臂肌神经桡肌皮,肌皮前三桡后一;前臂屈肌正中尺,伸肌全部桡管齐
尺管尺腕指浅屈,桡管肱桡正中余;手肌鱼际骨间蚓,正中和尺支配记
大鱼际肌正中管,拇收拇短深尺寄;尺管骨间小鱼际,四蚓各半管清晰

※ 思考训练

1. 颈袢支配的是( )
   A. 颈前外侧肌　　B. 舌骨上肌群　　C. 舌骨下肌群　　D. 颈前肌　　E. 项肌
2. 肌皮神经的支配包括( )
   A. 喙肱肌　　B. 肱二头肌　　C. 肱肌　　D. 前壁外侧皮肤　　E. 以上均正确
3. 正中神经最易损伤的部位为( )
   A. 肱骨颈骨折　　B. 肱骨中段骨折　　C. 肱骨内上髁骨折　　D. 肱骨髁上骨折　　E. 肱骨大转子骨折
4. 胸背神经支配( )
   A. 大圆肌　　B. 背阔肌　　C. 菱形肌　　D. 肩胛下肌　　E. 斜方肌
5. 胸外侧神经主要支配( )
   A. 前锯肌　　B. 胸大肌　　C. 胸小肌　　D. 背阔肌　　E. 肩胛下肌
6. 桡神经支配的骨骼肌不包括( )
   A. 肱三头肌　　B. 肘肌　　C. 肱桡肌　　D. 前臂伸肌　　E. 拇收肌
7. 支配手部骨间肌的神经为( )
   A. 正中神经　　B. 桡神经　　C. 尺神经　　D. 指掌侧总神经　　E. 指掌侧固有神经
8. 臂部皮神经不包括( )
   A. 臂外侧上皮神经　　B. 臂外侧下皮神经　　C. 臂内侧皮神经　　D. 臂后皮神经　　E. 臂前皮神经
9. 前臂外侧皮神经源自( )
   A. 肌皮神经　　B. 正中神经　　C. 桡神经　　D. 尺神经　　E. 腋神经
10. 支配手指桡侧3个半手指中远节背侧皮肤感觉的神经为( )
    A. 肌皮神经　　B. 正中神经　　C. 桡神经　　D. 尺神经　　E. 腋神经
11. 肱骨髁上骨折易损伤的神经和畸形为( )
    A. 肌皮神经,方肩　　B. 正中神经,剪刀手　　C. 桡神经,垂腕　　D. 尺神经,爪形手　　E. 正中神经,猿手
12. 胸长神经损伤的畸形为( )
    A. 方肩　　B. 翼状肩　　C. 塌肩　　D. 椭圆肩　　E. 高低肩
13. Loss of opposition of the thumb is a symptom associated with lesion of the ( )
    A. radial nerve　　B. palmar digital nerve　　C. ulnar nerve　　D. median nerve　　E. interosseous nerve

3. 腰丛的分支分布及损伤表现

（1）股神经:是腰丛最大的分支,分出肌支、皮支和关节支。肌支分布于髂肌、耻骨肌、_____肌和_____肌;皮支主要为股_____皮神经和股_____皮神经,合称为前皮支,分布于大腿及膝关节前面皮肤;另外还发出膝关节支。股神经末端移行为_____神经(saphenous nerve),是人体最长的皮支,先伴随股动脉入_____管内下行,出此管后至膝关节内侧下行,于缝匠肌下段后方浅出至皮下,伴随_____静脉沿小腿内侧面下行至足内侧缘,沿途分布于膝关节内侧、小腿内侧、踝关节内侧及足内侧缘皮肤。股神经损伤后出现_____无力,行走困难;坐位时不能_____膝,膝跳反射消失;大腿前和小腿内侧面皮肤感觉障碍。

（2）闭孔神经:闭孔神经伴闭孔血管穿闭膜管出骨盆后分前、后两支,分别经_____肌前、后面进入大腿区,分出肌支支配_____肌群和_____外肌;同时发出皮支分布于大腿_____皮肤。闭孔

神经也发出关节支,分布于髋关节和膝关节。闭孔神经损伤时,内收肌功能大部分丧失,大腿内收或外旋障碍,患腿不能主动架在健腿之上,感觉障碍不明显。因对功能影响不大,一般无须特殊治疗。

(3)髂腹下神经、髂腹股沟神经和生殖股神经:髂腹下神经和髂腹股沟神经平行走行,均分出肌支分布于_____肌下部;髂腹下神经的皮支分布于下腹部、臀外侧区和腹股沟区的皮肤;髂腹股沟神经的皮支布于腹股沟区、阴囊或大阴唇的皮肤。生殖股神经在腹股沟韧带上方的腹股沟腹环(深环)附近分成_____支和_____支,生殖支进入腹股沟管内下行,分布于提睾肌和阴囊(或随子宫圆韧带分布于大阴唇);股支穿过股鞘和阔筋膜分布股_____区的皮肤。注意:在行腹股沟疝修补术或盲肠后位的阑尾手术时,常易伤及髂腹下神经、髂腹股沟神经和生殖股神经。

※ 思考训练

1. 下列关于股神经的叙述,正确的是(　　)
　A. 发自骶丛　　B. 经腹股沟管至大腿　C. 主干进入收肌管　D. 支配大腿内收肌　E. 支配股三角皮肤
2. 受股神经和闭孔神经双重支配的肌是(　　)
　A. 耻骨肌　　B. 股薄肌　　C. 髂腰肌　　D. 大收肌　　E. 闭孔外肌
3. 下列关于隐神经的说法,错误的是(　　)
　A. 为股神经末支　B. 全身最长皮神经　C. 全程与隐静脉伴行　D. 经内踝前方达足　E. 分布区同隐静脉
4. 下列关于闭孔神经的描述,正确的是(　　)
　A. 支配大腿内收肌　B. 行经腰大肌前面　C. 经股管入大腿内侧　D. 为骶丛的分支　E. 在耻骨上缘分支
5. 支配大腿皮肤的神经不包括(　　)
　A. 股神经　　B. 闭孔神经　　C. 股外侧皮神经　　D. 生殖股神经　　E. 坐骨神经
6. Which nerve come from lumbar plexus? (　　)
　A. Superior gluteal nerve　　B. Inferior gluteal nerve　　C. Sciatic nerve
　D. Obturator nerve　　E. Pudendal nerve

4. 骶丛的分支分布及损伤表现

(1)坐骨神经:坐骨神经干在股后区发肌支分布于_____肌、_____肌和_____肌,因此三肌下部肌腱包裹腘窝两侧,故合称为腘绳肌,同时发出关节支分布于髋关节。坐骨神经的直接延续支为_____(tibial nerve),分布于小腿_____肌和足_____肌,小腿后面和足底的皮肤,也发出关节支分布于膝关节和踝关节,神经损伤后可出现"_____足"畸形;坐骨神经还发出一短干,即_____(common peroneal nerve),分布于小腿_____肌、_____肌和足_____肌,以及小腿前外侧、足背和足外侧缘的皮肤,损伤后可引起"_____足"畸形,小腿前外侧、足背和足外侧缘皮肤感觉缺失(腓浅、深神经支配区域功能异常)。坐骨神经干损伤,则引起股后部、小腿和足部肌肉瘫痪,导致不能屈膝关节且踝关节与足趾运动功能完全丧失;小腿后外侧和足部感觉丧失。由于股四头肌健全,膝关节呈伸直状态,行走时呈"_____步态"。

(2)腓浅神经、腓深神经和腓肠神经:腓浅神经肌支布于腓骨_____、_____肌,皮支布于小腿前外侧、足背和第2~5趾背面的皮肤,发生损伤可引起"_____足"畸形和足外侧缘皮肤感觉异常;腓深神经肌支布于小腿_____肌和足_____肌,皮支布于第1、2趾相对缘的皮肤,神经损伤后主要引起"_____足"畸形,出现"跨阈步态"。腓总神经的皮支腓肠外侧皮神经与胫神经的皮支腓肠内侧皮神经吻合形成腓肠神经,伴随_____静脉走行,分布于小腿后面皮肤。

(3)阴部神经:分支分布于会阴部、外生殖器和肛部的肌肉和皮肤。其中,肛神经分布于_____肌和肛门部的皮肤;会阴神经分布于会阴诸肌和_____(男)或_____(女)的皮肤;阴茎(阴蒂)背神经分布于阴茎(阴蒂)的_____体及皮肤。

§ 歌诀记忆

颈丛损伤膈颈袢,呼吸吞咽构音难;臂丛损伤五畸形,胸长损伤翼状肩
肱骨上段折损腋,三角肌瘫方肩现;内上髁折尺爪般,中段折损桡垂腕
髁上腕管正中猿,肌皮损伤最少见;腰丛伤股行走难,闭孔损伤内收残
骶丛伤胫仰趾钩,伤及腓浅足内翻;腓深伤成马蹄足,腓总马蹄内翻全

填表练习

神经丛	主要分支	典型运动障碍或畸形	神经丛	主要分支	典型运动障碍或畸形
颈丛	膈神经	腹式呼吸障碍;呃逆	腰丛	股神经	行走困难;膝跳反射消失
	颈袢	气管前突;吞咽、构音困难		闭孔神经	Howship-Romberg征阳性
臂丛	胸长神经	翼状肩		髂腹下、髂腹股沟、生殖股神经	下腹和盆会阴运动感觉异常
	正中神经	猿掌(或猿手)	骶丛	坐骨神经	下肢运动和感觉异常
	尺神经	爪形手		腓深神经	马蹄足;跨阈步态
	桡神经	垂腕		腓总神经	马蹄内翻足;跨阈步态
	腋神经	方肩;肩外展困难		胫神经	仰趾钩状足

※ 思考训练

1. 支配大腿后肌群的神经为( )
   A. 股神经　　　　B. 坐骨神经肌支　　C. 闭孔神经　　　　D. 臀下神经　　　　E. 股后皮神经
2. 从梨状肌下孔最外侧穿出的神经为( )
   A. 坐骨神经　　　B. 臀上神经　　　　C. 臀下神经　　　　D. 阴部神经　　　　E. 股后皮神经
3. 下列关于坐骨神经的叙述,正确的是( )
   A. 起自腰丛　　　B. 经坐骨小孔出盆　C. 在臀大肌浅面下行　D. 为最粗大神经　　E. 支配股四头肌
4. 下列最易合并坐骨神经损伤的是( )
   A. 股骨颈骨折　　B. 股骨转子间骨折　C. 髋关节前脱位　　D. 髋关节后脱位　　E. 胫腓骨骨折
5. 腓总神经的支配不包括( )
   A. 小腿肌和足肌　B. 小腿前和足背皮肤　C. 小腿后和足底皮肤　D. 膝关节和踝关节　E. 小腿和足内侧
6. 腓浅神经支配的骨骼肌为( )
   A. 小腿前肌群　　B. 小腿后肌群　　　C. 小腿外侧肌群　　D. 足背肌　　　　　E. 足底肌
7. 腓深神经支配的皮肤区域为( )
   A. 第1、2脚趾间　B. 第2、3脚趾间　　C. 第3、4脚趾间　　D. 小腿内侧缘　　　E. 足内侧缘
8. 胫神经损伤的典型畸形为( )
   A. 内翻足　　　　B. 外翻足　　　　　C. 马蹄内翻足　　　D. 马蹄外翻足　　　E. 仰趾钩状足
9. The following nerves which damaged may result in foot drop( )
   A. femoral nerve　B. deep peroneal nerve　C. tibial nerve　　D. obturator nerve　E. pudendal nerve
10. Which structure is easily damaged when fracture occurred at the neck of fibula? ( )
    A. Popliteal artery　　　　　　　B. Common peroneal nerve　　　　　C. Tibial nerve
    D. Fibular artery　　　　　　　　E. Sural nerve

(四)胸神经前支及其临床意义

1.胸神经前支的分支　在胸廓标本的肋沟内观察。胸神经前支共12对,其中,第1~11对各自位于相应肋间隙中,称为_____神经(intercostal nerves),第12对胸神经前支位于第12肋下方,称为_____神经(subcostal nerve)。肋间神经主要在肋间内、外肌之间,沿肋间血管的下方走行,其中第_____肋间神经分出一大支加入臂丛,第_____肋间神经与臂丛分支臂内侧皮神经之间形成交通支,即肋间臂神经,分布于臂上部内侧面的皮肤。

2.胸神经前支的行程和支配

(1)第1~6肋间神经的肌支分布于相对应的_____肌、上后锯肌和胸横肌。皮支分为_____皮支和_____皮支。外侧皮支在肋角前分出,斜穿前锯肌后进一步分成前、后两支,分别向前、后走行并分布于胸_____壁和肩胛区皮肤;前皮支在近胸骨侧缘处穿出,分布于胸_____壁皮肤,皮支还向内分布于胸膜_____层。其中,第4~6肋间神经的外侧皮支和第2~4肋间神经的前皮支还分布于_____。

(2)第7~11肋间神经及肋下神经沿相应肋间隙逐渐向前下行于_____肌与_____肌之间,继续向前下行,在腹直肌外缘进入_____,沿途发出肌支分布于相对应的_____肌和腹_____肌群。皮支除分布于胸腹部皮肤外,还分支分布于胸、腹膜的壁层。注意:没有肋间后神经的说法。

3.胸神经前支在胸、腹壁皮肤的节段性分布　T_2分布区相当于_____平面,T_4相当于_____平面,T_6相当于_____平面,T_8相当于_____平面,T_{10}相当于_____平面,T_{12}相当于_____平面。临床常以节段性分布区的感觉障碍来推断脊髓或椎骨损伤的平面位置。

※ 思考训练

1.胸神经前支主要形成(　　)
   A.肋间神经　　B.肋下神经　　C.胸长神经　　D.胸外侧神经　　E.胸内侧神经
2.乳房的神经支配不包括(　　)
   A.肋间神经　　B.肋下神经　　C.锁骨上神经　　D.胸长神经　　E.胸背神经
3.肋下神经的支配不包括(　　)
   A.肋间肌　　B.腹前壁下部皮肤　C.髂臀上部皮肤　D.腰方肌　　E.腹前外侧肌群
4.大部分纤维加入臂丛的胸神经前支为(　　)
   A.第1肋间神经　B.第2肋间神经　C.第3肋间神经　D.第4肋间神经　E.第5肋间神经
5.哪些肋间神经的外侧皮支分布于乳房外侧部?(　　)
   A.第1~3肋间神经　B.第2~4肋间神经　C.第3~5肋间神经　D.第4~6肋间神经　E.第5~7肋间神经
6.哪些肋间神经的前皮支分布于乳房内侧部?(　　)
   A.第1~3肋间神经　B.第2~4肋间神经　C.第3~5肋间神经　D.第4~6肋间神经　E.第5~7肋间神经
7.The innervation plane of umbilicus is (　　)
   A. 6th intercostal nerve　　B. 8th intercostal nerve　　C. 10th intercostal nerve
   D. 1st lumbar nerve　　E. 2nd lumbar nerve
8.The anterior branch of the fourth thoracic nerves presents about the level of (　　)
   A. sternal angle　　B. nipple　　C. xiphoid process　　D. costal arch　　E. umbilicus
9.Which segment of the spinal cord conducts the skin sensation at the level of umbilicus? (　　)
   A. 12th thoracic segment　　B. 10th thoracic segment　　C. 8th thoracic segment
   D. 6th thoracic segment　　E. 4th thoracic segment

第二节 脑神经

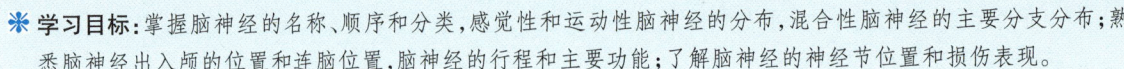

✳ **学习目标**：掌握脑神经的名称、顺序和分类，感觉性和运动性脑神经的分布，混合性脑神经的主要分支分布；熟悉脑神经出入颅的位置和连脑位置，脑神经的行程和主要功能；了解脑神经的神经节位置和损伤表现。

一、脑神经概述

（一）脑神经的名称和排列顺序

在完整脑标本和脑干标本上，结合脑神经模型，观察脑神经的位置，熟悉脑神经的名称。脑神经共12对，其排列顺序一般用罗马数字表示。

§ **歌诀记忆**

一嗅二视三动眼，四滑五叉六外展
七面八听九舌咽，迷副舌下十二全

脑神经的名称及其对应的罗马数字应牢牢记住！同时注意歌诀中几个误称：①"外展"不是指外展神经，切记是展神经。歌诀中为了凑足7个字，才加了"外"字，但它代表了展神经的行程、支配和功能3个知识点，即展神经沿眶"外"侧壁内面前行，支配眼外肌中的"外"直肌，展神经兴奋可引起眼球向"外"转动。②"听"不是仅仅指听（蜗）神经，而是前庭蜗神经（位听神经）。歌诀中为了减去多余的字，才用"听"来代表位听神经。③歌诀中采用"十二全"，代表脑神经有12对。网络上或部分教师有另外的用词，都未能将脑神经的数目纳入进行记忆。

（二）脑神经的纤维成分及其分布区域

结合脑神经模式图进行理解，通常用蓝色代表感觉性脑神经，用红色代表运动性脑神经，用黄色代表混合性脑神经。

⊙ **填表练习**

纤维类型	纤维性质	主要分布区域
感觉性神经纤维	_____躯体感觉纤维	分布于皮肤、肌、肌腱和大部分口、鼻腔黏膜
	_____躯体感觉纤维	分布于视器、前庭蜗器等特殊感觉器官
	_____内脏感觉纤维	分布于头、颈、胸、腹、盆内的脏器和心血管壁
	_____内脏感觉纤维	分布于味蕾和嗅觉器
运动性神经纤维	一般_____运动纤维	支配眼球外肌、舌肌等横纹肌
	一般_____运动纤维	支配全身内脏、血管和皮下的平滑肌、心肌和腺体
	特殊_____运动纤维	支配由鳃弓衍化而来的横纹肌，如咀嚼肌、面肌、咽喉肌、胸锁乳突肌、斜方肌等

歌诀记忆

脑神纤维分七类,感觉有四运动三;特殊躯感视和听,特殊脏感嗅味含
运动少了特殊躯,脏运交感副交感;特殊鳃弓咀嚼面,胸锁斜方与喉咽

(三)脑神经的分类

按纤维成分和功能,可分为感觉性、运动性和混合性脑神经3类。

1. 脑神经与脊神经的区别 ①脑神经有12对,脊神经有31对。②脑神经无前、后根之分,而脊神经由前、后根组成。③脑神经的纤维成分更加复杂,可分为感觉性、运动性和混合性3种,而每对脊神经均为混合性。④头部分化出特殊的感觉器,随之出现了相联系的Ⅰ、Ⅱ、Ⅷ特殊感觉性脑神经。⑤脑神经中的内脏运动纤维均属副交感成分,且仅存在于Ⅲ、Ⅶ、Ⅸ、Ⅹ4对脑神经中。而脊神经中的内脏运动纤维主要是交感成分,且每对脊神经中都有,仅在第2~4骶神经中含有副交感成分。

2. 脑神经的内脏运动纤维 又分为交感纤维和副交感纤维。脊神经(前根)中所含的内脏运动纤维多数属_____成分(自脊髓发出后行于第1胸神经至第3腰神经的前根内),而且存在于每对脊神经中(因为脊神经与交感干之间有交通支);仅第2~4骶神经中含_____成分。而脑神经中的内脏运动纤维均属_____成分,仅存在于第_____(动眼神经)、_____(面神经)、_____(舌咽神经)、_____(迷走神经)对脑神经中。

填表练习

阅读教材,牢记脑神经的分类及其主要功能,填写下列表格(填写对应的罗马数字)。

类型	名称	主要支配
感觉性脑神经	Ⅰ、Ⅱ、Ⅷ	参与特殊感觉嗅(_____)、视(_____)、听和位置觉(_____)的支配
运动性脑神经	Ⅲ、Ⅳ、Ⅵ、Ⅺ、Ⅻ	支配眼(_____、_____、_____)、头颈(_____)和舌(_____)的运动
混合性脑神经	_____、_____、_____、_____	参与头面部、心血管、内脏和腺体的感觉和运动(三叉、面、舌咽、迷走神经)

(四)脑神经连脑和出入颅的位置

除有10对脑神经连于_____外(2对连中脑,4对连脑桥,4对连延髓),嗅神经连于_____,视神经连于_____。

填表练习

名称	连脑位置	出入颅位置	名称	连脑位置	出入颅位置
Ⅰ嗅神经	端脑	_____	Ⅵ展神经	脑桥	_____
Ⅱ视神经	间脑	_____	Ⅶ面神经	脑桥	____→面神经管→____孔
Ⅲ动眼神经	中脑	_____	Ⅷ前庭蜗神经	脑桥	_____
Ⅳ滑车神经	中脑	_____	Ⅸ舌咽神经	延髓	_____
Ⅴ三叉神经	脑桥	V1眼神经穿_____	Ⅹ迷走神经	延髓	_____
		V2上颌神经穿_____	Ⅺ副神经	延髓	_____
		V3下颌神经穿_____	Ⅻ舌下神经	延髓	_____

歌诀记忆

一嗅筛孔通于鼻,二视经管眼球起;三四六眼眶上裂,上颌圆孔下卵觅
七八同穿内耳门,茎乳孔出只有七;九至十一静脉孔,舌下神经管穿一

一嗅筛孔通于鼻,二视经管眼球起:嗅神经(Ⅰ)起于固有鼻腔的嗅区,嗅丝经筛孔入颅后连于嗅球,再经嗅束、嗅三角连于端脑。视神经(Ⅱ)起于眼球后方,经视神经管入颅后形成视交叉,再经视束终止于间脑的后丘脑外侧膝状体。

三四六眼眶上裂,上颌圆孔下卵觅:支配眼肌运动的动眼神经(Ⅲ)、滑车神经(Ⅳ)和展神经(Ⅵ)及支配眼感觉的三叉神经第一支眼神经(V1)均经眶上裂出入颅;而三叉神经第二支上颌神经(V2)经圆孔向前出颅达上颌骨后面的翼腭窝内,分支分布于上颌区;三叉神经第三支下颌神经(V3)向外下经卵圆孔出颅达下颌支上方,分支分布于下颌区。

七八同穿内耳门,茎乳孔出只有七:面神经(Ⅶ)和前庭蜗神经(Ⅷ)均经内耳门出入颅,只有面神经继续行于颞骨的面神经管内,最后从茎乳孔出颅底。

九至十一静脉孔,舌下神经管穿一:经颈静脉孔出入颅的有舌咽神经(Ⅸ)、迷走神经(Ⅹ)和副神经(Ⅺ),三者均向下进入颈部,而舌下神经(Ⅻ)经舌下神经管出颅后,在颈内动、静脉之间下降到舌骨上方,再呈弓状向前内入舌。

(五)脑神经节的名称及位置

脑神经节绝大多数为_____神经元(按轴突数目)。

填表练习

脑神经节性质	脑神经	脑神经节名称	脑神经节位置
一般感觉性神经节	Ⅴ(____神经)	三叉神经节	三叉神经____处
	Ⅶ(____神经)	膝神经节	面神经____内
	Ⅸ(____神经)	舌咽上神经节和下神经节	颈静脉孔____
	Ⅹ(____神经)	迷走上神经节和下神经节	颈静脉孔____
特殊感觉性神经节	Ⅷ(____神经)	前庭神经节	内耳道____
		蜗神经节	内耳____内
副交感神经节	Ⅲ(____神经)、Ⅶ(____神经)、Ⅸ(____神经)	器官外神经节	多位于器官外
	Ⅹ(____神经)	器官内神经节	多位于器官的壁内

歌诀记忆

嗅端视间动滑中,三叉展面听连桥;舌咽迷副舌下延,连脑部位切记牢

利用颅骨标本复习颅底部分解剖结构:颅前窝的筛孔、颅中窝的视神经管、眶上裂、圆孔、卵圆孔、三叉神经压迹,颅后窝的内耳门、颈静脉孔、舌下神经管,以及茎乳孔、眶上切迹、眶下孔、颏孔、下颌孔等。然后取带脑神经根的脑标本,结合模型依次按上表中的内容观察脑神经根出入颅底的位置。注意:歌诀里的"中""桥""延"分别指中脑、脑桥、延髓。也可用数字法"2244"记忆,即2(Ⅰ-端脑、Ⅱ-间脑)、2(Ⅲ、Ⅳ-中脑)、4(Ⅴ~Ⅷ-脑桥)、4(Ⅸ~Ⅻ-延髓)。另外,脑神经出入颅底的位置也可采用数字法"242,231"记忆,即2(Ⅰ-筛孔、Ⅱ-视神经管)、4(Ⅲ、Ⅳ、Ⅵ、Ⅵ-眶上裂)、2(V2-圆孔、V3-卵圆孔)、2(Ⅶ、Ⅷ-内耳门)、3(Ⅸ、Ⅹ、Ⅺ-颈静脉孔)、1(Ⅻ-舌下神经管);脑神经出入脑干的部位也可采用数字法"3331"记忆,即3(Ⅲ-脚间窝,Ⅳ-下丘下方,V-脑桥基底部和臂部交界处)、3(Ⅵ、Ⅶ、Ⅷ-脑桥延髓沟)、3(Ⅸ、Ⅹ、Ⅺ-延髓后外侧沟上部即橄榄后沟)、1(Ⅻ-延髓前外侧沟上部即橄榄前沟)。

思考训练

1. 第6对脑神经(Ⅵ)的名称为( )
   A. 动眼神经　　　B. 滑车神经　　　C. 展神经　　　D. 面神经　　　E. 前庭蜗神经
2. 第9对脑神经(Ⅸ)的名称为( )
   A. 舌咽神经　　　B. 舌下神经　　　C. 舌神经　　　D. 副神经　　　E. 迷走神经
3. 下列脑神经及其分支中,属于运动性的是( )
   A. 前庭蜗神经　　B. 滑车神经　　　C. 上颌神经　　　D. 喉返神经　　　E. 舌神经
4. 下列脑神经中,不属于混合性的是( )
   A. 三叉神经　　　B. 迷走神经　　　C. 面神经　　　D. 舌咽神经　　　E. 前庭蜗神经
5. 与中脑连接的脑神经为( )
   A. 第4对脑神经　B. 第5对脑神经　C. 第6对脑神经　D. 第7对脑神经　E. 第8对脑神经
6. 脑神经的内脏运动纤维仅含于( )
   A. 动眼神经　　　B. 面神经　　　　C. 舌咽神经　　　D. 迷走神经　　　E. 以上均正确
7. 穿经颅底卵圆孔的脑神经为( )
   A. 眼神经　　　　B. 上颌神经　　　C. 下颌神经　　　D. 滑车神经　　　E. 舌咽神经
8. 经颈静脉孔出颅的脑神经为( )
   A. 前庭蜗神经　　B. 舌咽神经　　　C. 三叉神经　　　D. 面神经　　　　E. 舌下神经
9. 嗅神经在连于嗅脑之前,存在的形式包括( )
   A. 嗅丝　　　　　B. 嗅球　　　　　C. 嗅束　　　　　D. 嗅三角　　　　E. 以上均正确
10. 膝神经节位于( )
    A. 颈静脉孔内　　B. 颈静脉孔下方　C. 三叉神经压迹处　D. 面神经管内　　E. 内耳道底
11. 属于特殊躯体感觉性的脑神经节为( )
    A. 迷走上、下神经节　B. 舌咽上、下神经节　C. 前庭和蜗神经节　D. 膝神经节　E. 三叉神经节
12. The motor division of the trigeminal nerve leaves the skull through the ( )
    A. inferior orbital fissure　　　B. pterygoid canal　　　C. foramen rotundum
    D. foramen spinosum　　　　　　E. foramen ovale

二、感觉性脑神经

学习脑神经,必须在头脑中保持三方面(脑神经核、脑神经、外周分布区域)相一致。例如,动眼神经核和动眼神经副核→动眼神经→眼外肌肉、睫状肌和瞳孔括约肌;疑核、下泌涎核、孤束核、三叉神经脊束核→舌咽神经→咽肌、腮腺、舌后1/3味觉、耳后皮肤。注意脑神经的行程与临床损伤之间的联系。

1. 嗅神经　嗅神经由鼻腔嗅区黏膜内的嗅细胞中枢突聚集而成。在头颈正中矢状切标本上观察,经筛孔连于嗅球的15~20条_____即为嗅神经,注意区别嗅区、嗅丝、嗅神经、嗅球、嗅束、嗅三角等结构(嗅区的嗅细胞为第1级神经元,嗅球内有第2级神经元,嗅三角内有第3级神经元)。查看嗅丝来源于鼻黏膜的嗅区(回顾鼻黏膜的分区)。理解颅底骨折引起嗅觉障碍的原因。

临床联系

嗅神经穿经脑膜时,被3层脑膜包围形成管状鞘,鞘沿嗅神经向下延续于鼻腔,其硬脑膜层与鼻腔的骨膜相移行,蛛网膜及软脑膜则移行于神经膜,蛛网膜下腔也沿神经周围间隙延续至鼻腔。故鼻腔受感染时,可经此通道而引起颅内脑膜的感染。当颅前窝骨折伤及筛板时,嗅神经及脑膜可被撕裂,造成嗅觉丧失,脑脊液漏入鼻腔。

2. 视神经 视神经是由视网膜节细胞的轴突,在_____处聚集后穿过巩膜筛板而构成。在去除眶上壁、外侧壁及颅底并保留视交叉的标本上观察,可见眼球后极偏内侧有一粗大的神经出眼球,经视神经管入颅腔止于视交叉,此即视神经。

临床联系

临床常用检眼镜检查视盘,观察是否存在颅内高压引起的视盘水肿,应理解其原因。由于视神经是脑的直接延续,视神经外面包有3层由脑膜延续而来的被膜,脑的蛛网膜下腔也随之延伸至视神经周围。因此,3层脑膜及其间的腔隙与视神经鞘相连,并延及视盘内的视网膜中央动、静脉和视神经周围,故一旦中枢神经系统发生疾病就易于影响视神经。当颅内肿瘤、颅外伤引起颅内压增高时,可直接使视神经受压,影响视网膜中央静脉的血液回流,出现视盘水肿、原发性青光眼、视神经萎缩等病变,严重影响视觉。

3. 前庭蜗神经 前庭蜗神经由前庭神经和蜗神经两部分组成。在耳模型上观察,前庭神经起自内耳道底的前庭神经节,蜗神经起自内耳蜗轴内的螺旋神经节,二者汇集后与面神经伴行经内耳道入颅。

临床联系

前庭刺激可出现眩晕和眼球震颤,而且又因为前庭与网状结构和自主神经的联系,所以多同时伴有呕吐等症状。前庭蜗神经损伤后表现为伤侧耳聋和平衡功能障碍。

填表练习

感觉性脑神经	纤维性质	起始	终止	功能
嗅神经	_____感觉纤维	鼻腔嗅区黏膜内的嗅细胞	经嗅球、嗅束,终于嗅三角	传导_____觉
视神经	_____感觉纤维	视网膜节细胞	经视交叉、视束,终于外侧膝状体	传导_____觉
前庭蜗神经	_____感觉纤维	前庭神经节	终于前庭神经核群、小脑等部	传导_____觉
		蜗神经节(螺旋神经节)	终于蜗神经腹侧、背侧核	传导_____觉

思考训练

1. 嗅神经是指( )
   A. 嗅丝　　B. 嗅球　　C. 嗅束　　D. 嗅三角　　E. 嗅脑
2. 颅前窝中部骨折最可能损伤( )
   A. 嗅神经　　B. 视神经　　C. 眼神经　　D. 额神经　　E. 眶下神经
3. 视神经向后汇集形成( )
   A. 视束　　B. 视交叉　　C. 视辐射　　D. 外侧膝状体　　E. 上丘
4. 视神经鞘与3层脑膜间的腔隙相通,故颅内压升高可引起( )
   A. 视网膜剥离　　B. 视盘水肿　　C. 视神经萎缩　　D. 视网膜出血　　E. 以上均可出现
5. 前庭神经和蜗神经汇集为前庭蜗神经的部位在( )
   A. 内耳　　B. 内耳道底　　C. 内耳道内　　D. 内耳门　　E. 内耳道垂直嵴
6. 前庭蜗神经的性质是( )
   A. 特殊内脏感觉　　B. 特殊躯体感觉　　C. 一般躯体感觉　　D. 一般内脏感觉　　E. 特殊内脏运动
7. 哪个部位的骨折不会因鼻漏导致嗅觉异常?( )
   A. 颅前窝筛孔　　B. 颅前窝眶板　　C. 颅中窝蝶窦　　D. 颅中窝鼓室盖　　E. 颅后窝颞骨岩部后外侧

8.前庭蜗神经损伤引起的耳聋为( )
   A.单侧感音性耳聋 B.双侧感音性耳聋 C.单侧传导性耳聋 D.双侧传导性耳聋 E.单侧感音和传导性耳聋

三、运动性脑神经

(一)动眼神经

动眼神经含有_____运动和_____运动2种纤维,前者起于中脑的_____核,后者起于中脑的_____核(又称为埃丁格-韦斯特法尔核)。

1.动眼神经的分支分布 在去除眶上壁和外侧壁的标本上,首先辨认清楚眼外肌,根据进入眼外肌的神经逆行追踪寻找。辨认上直肌和上睑提肌,进入此两肌者为动眼神经上支,较细小;辨认下直肌、内直肌和下斜肌,进入此三肌者为动眼神经下支,较粗大;逆行追踪上、下支的分支处,查看动眼神经穿眶上裂的情况。注意辨认动眼神经下支在外直肌与视神经(近侧)之间所连的扁平椭圆形膨大结构,即_____神经节(ciliary ganglion),属副交感神经节,其发出的节后纤维达眼球内的瞳孔括约肌和睫状肌处。动眼神经损伤后,可致上睑提肌、上直肌、内直肌、下直肌、下斜肌瘫痪,出现上睑下垂、瞳孔斜向外下方、瞳孔扩大、对光反射消失等症状。

2.睫状神经节的位置及其神经根 位于视神经与外直肌之间,有感觉、交感、副交感3种神经根。

(1)感觉根:即睫状神经节的长根,又称为睫状长神经,含有来自眼球角膜、虹膜和睫状体的感觉纤维。由鼻睫状神经发出,穿睫状神经节后随睫状短神经入眼球,传导眼球的一般感觉。

(2)交感根:由颈内动脉交感丛发出,含有分布于眼球血管的收缩纤维和分布于瞳孔开大肌的运动纤维。交感根在睫状神经节内换元后,发出的节后纤维随睫状短神经,进入眼球后支配瞳孔开大肌和眼球血管。另有来自海绵窦丛的交感神经纤维和来自鼻睫神经的感觉纤维,也穿经睫状神经节后进入眼球,支配瞳孔开大肌的运动和传导眼球内的感觉。

(3)副交感根:即睫状神经节短根,又称为睫状短神经,含有动眼神经分布至瞳孔括约肌和睫状肌的副交感神经节前纤维。副交感根由动眼神经的下斜肌支单独发出,穿睫状神经节换元后,发出的节后纤维形成6~10条睫状短神经,经眼球后极、视神经周围进入眼球,参与调节反射和瞳孔对光反射。

> **歌诀记忆**
>
> 动眼调节七块肌,上上下下内括睫
> 损伤扩瞳上睑垂,对光消失外下斜

动眼神经支配5块眼外肌(上睑提肌、上直肌、下直肌、下斜肌和内直肌)和2块眼内肌(瞳孔括约肌和睫状肌)。动眼神经损伤后,上睑提肌瘫痪引起上睑下垂,内直肌和下斜肌瘫痪使瞳孔斜向外下方(给人"心不在焉"的感觉),上、下直肌瘫痪使眼球不能向上、下转动,瞳孔括约肌瘫痪使瞳孔扩大、对光反射消失等症状,睫状肌瘫痪导致视物模糊(复视)。

(二)滑车神经

在去除眶上壁和外侧壁的标本上,先找到上斜肌,沿上斜肌上缘找出与之相连的神经,此神经即滑车神经,向后追踪至眶上裂。滑车神经支配_____肌。

> **临床联系**

患者向前注视时,患侧眼轴位高于健侧眼,患者不能使眼球转向外下方,因而无法向下方侧视而出现复视,故自高处下行时感到特别困难(下楼或下坡)。因此,常伴有代偿性歪头、斜颈或者颈部硬索等。

（三）展神经

在去除眶上壁和外侧壁的标本上，先找到外直肌，再于外直肌内侧寻找与肌相连的神经，即展神经，支配_____肌。

临床联系

患眼不能向外转动，出现内斜视（给人"聚精会神"的感觉），俗称"斗鸡眼"。内眦赘皮可造成假性内斜，应注意鉴别。

填表练习

脑神经	纤维性质		起始	终止	功能
动眼神经	一般_____运动		动眼神经核	除外直肌、上斜肌和瞳孔开大肌以外的眼肌	运动眼睑眼球
	一般_____运动纤维		动眼神经副核		
滑车神经	一般躯体_____纤维		滑车神经核	_____肌	运动眼球
展神经	一般躯体_____纤维		展神经核	_____肌	运动眼球

注意运动眼外肌的神经损伤考点。①动眼神经考点：含来源于动眼神经核和动眼神经副核的两种纤维，动眼神经下支单独发出下斜肌支穿睫状神经节。②滑车神经考点：自脑干背侧发出；为最小的脑神经；支配上斜肌。损伤后向下斜视困难，出现代偿性斜颈。③展神经考点：在眶外侧壁内前行；支配眼外肌；使眼球向外转动。损伤时瞳孔不能向内汇聚，导致内斜视（俗称"斗鸡眼"）。

歌诀记忆

滑车支配眼上斜，损伤傲头怕走梯
外展支配外直肌，神经麻痹似斗鸡

滑车神经支配上斜肌，麻痹时向下视物困难，出现傲慢一样的代偿性斜颈；展神经支配外直肌，麻痹时可见内斜视（俗称"斗鸡眼"）。

思考训练

1. 支配眼球运动的神经来源不包括（　　）
   A. 动眼神经　　B. 眼神经　　C. 滑车神经　　D. 展神经　　E. 颈内动脉交感丛
2. 展神经支配（　　）
   A. 外直肌　　B. 内直肌　　C. 上斜肌　　D. 下斜肌　　E. 上直肌
3. 下列关于滑车神经的说法，错误的是（　　）
   A. 起自滑车神经核　B. 自上丘下方连脑　C. 为最小脑神经　D. 支配上斜肌　E. 穿经海绵窦
4. 展神经麻痹的典型表现为（　　）
   A. 上睑下垂　　B. 瞳孔扩大　　C. 瞳孔缩小　　D. 对光反射消失　　E. 斗鸡眼（内斜视）
5. The oculomotor nerve supplies motor innervation to all the following muscles, except（　　）
   A. sphincter pupillae　B. orbicularis oculi　C. superior rectus　D. medial rectus　E. inferior oblique

（四）副神经

在颈部骨骼肌标本上观察，可见胸锁乳突肌后缘与斜方肌前缘之间有一条斜向外下行的神经，即副神经。副神经由_____根和_____根两部分组成，脑根（颅根）起于延髓的_____核，为_____纤维；脊髓根起自颈髓的_____核，也由_____纤维组成。脑根加入_____神经内，随其分布于咽喉部肌;脊髓根经_____孔入颅内,再与脑根一起经_____孔出颅,此后又与脑根分开,绕颈内静脉行向外下方,分支支配_____肌和_____肌。

临床联系

1. 副神经脊髓根损伤　由于胸锁乳突肌瘫痪,使头不能向患侧侧屈,也不能使面部转向对侧;由于斜方肌瘫痪,患侧肩胛骨下垂,形成塌肩。故副神经损伤可形成斜颈、塌肩、天鹅颈和肩胛骨错位等畸形。

2. 颈静脉孔综合征(Vernet综合征)　因舌咽、迷走、副神经同时经颈静脉孔出颅,所以颈静脉孔处的病变常累及上述3对脑神经。颈静脉孔处的病变常同时累及舌咽神经引起舌后1/3味觉减退或消失;累及迷走神经引起声带及软腭麻痹;累及副神经可引起斜方肌和胸锁乳突肌肌力减弱。

3. 面-副神经吻合术　由于副神经自胸锁乳突肌后缘上、中1/3交点至斜方肌前缘中、下1/3交点处位置相对恒定,表面无肌肉、血管,临床常在此处采部分副神经纤维束与面神经吻合,治疗面肌瘫痪。

歌诀记忆

胸锁乳突斜方肌,第十一副脊根管
头偏健侧面向患,斜方损伤致塌肩

副神经损伤时,胸锁乳突肌瘫痪使头向健侧屈而面向患侧转,斜方肌瘫痪可导致塌肩畸形。双侧损伤,则不能抬头。

(五)舌下神经

在颈部深层标本上,于颈内、外动脉和舌骨舌肌浅面寻找斜向前下内、位置较低并抵达舌的舌下神经,向上查看其自舌下神经管穿出处,向下观察其穿颏舌肌入舌处。思考舌下神经损伤后伸舌时舌尖偏向患侧的原因。舌下神经发自延髓的_____核,主要由_____纤维组成,支配全部_____肌和大部分_____肌。一侧舌下神经损伤时,_____侧舌肌瘫痪,伸舌时舌尖偏向_____侧。

歌诀记忆

舌下神经第十二,舌内肌肉全来管
茎突舌骨颏舌肌,单侧损伤舌偏患

舌神经为第12对脑神经,管理全部舌内肌,同时支配舌外肌中的茎突舌肌、舌骨舌肌和颏舌肌(注意:茎突舌骨肌和颏舌骨肌均属舌骨上肌群,由面神经和三叉神经支配;茎突舌肌和颏舌肌均为舌外肌,由舌下神经支配)。一侧舌神经损伤时,舌尖偏向患侧。

思考训练

1. 起自颈髓上部副神经核的是(　　)
　 A. 副神经脑根　　B. 副神经脊髓根　　C. 颈上神经节　　D. 颈交感干　　E. 颈袢
2. 来自脊髓根的副神经支配(　　)
　 A. 胸锁乳突肌和喉肌　B. 胸锁乳突肌和斜方肌　C. 椎前肌和斜方肌　　D. 舌骨上肌群　E. 舌骨下肌群
3. 舌下神经属于(　　)
　 A. 一般躯体感觉神经　B. 一般内脏感觉神经　　C. 一般躯体运动神经　D. 混合性神经　E. 味觉神经
4. 舌下神经支配的骨骼肌不包括(　　)
　 A. 颏舌肌　　　B. 茎突舌肌　　　C. 舌骨舌肌　　　D. 茎突舌骨肌　　E. 全部舌内肌
5. 一侧舌下神经损伤可表现为(　　)
　 A. 伸舌时偏向患侧　B. 鼓腮障碍　　　C. 眼睑不能闭合　　D. 味觉缺失　　E. 下唇歪斜
6. 副神经损伤可导致的畸形为(　　)
　 A. 斜颈　　　　B. 塌肩　　　　　C. 天鹅颈　　　　D. 肩胛骨错位　　E. 以上均正确

四、混合性脑神经

(一)三叉神经

三叉神经为最_____的混合性脑神经。先于颅底颞骨岩部前面近尖端处(三叉神经压迹处)找到三叉神经节及由该节发出的3个大支,由前内至后外侧为_____神经、_____神经、_____神经。三叉神经含_____和_____两种纤维,由_____根和_____根组成。其运动根由起自三叉神经_____核的特殊内脏运动纤维(主要支配咀嚼肌)和起自三叉神经_____核的本体感觉纤维(主要传导咀嚼肌的本体感觉)组成;感觉根由三叉神经节的中枢突形成。

填表练习

组成	起始	纤维性质	功能	神经分支	出入颅位置
运动根	三叉神经_____核	特殊内脏运动纤维	主要支配_____肌	加入下颌神经	经_____出颅
	三叉神经_____核		主要传导_____肌的本体感觉		
感觉根	三叉神经_____核	一般躯体感觉纤维	传导头面部的痛、温觉	加入眼神经和上颌神经	眼神经经_____入颅
	三叉神经_____核		传导头面部的触觉		上颌神经经_____入颅

1. 三叉神经节 又称为半月节或加塞神经节(Gasserian 神经节),位于颅中窝颞骨岩部的_____处,为硬脑膜形成的梅克尔腔(Meckel腔)包裹,由假单极神经元组成,其中枢突构成粗大的三叉神经_____根,止于三叉神经诸感觉核。其中,传导痛、温觉的纤维主要终止于三叉神经脊束核;传导触觉的纤维主要终止于三叉神经脑桥核。三叉神经节的周围突组成三叉神经三大分支,第1支为_____神经,第2支为_____神经,第3支为_____神经,分支分布于头面部的皮肤、眼和牙,以及眶内、口腔、鼻腔、鼻旁窦的黏膜和脑膜等处,传导痛、温、触觉等多种感觉。

2. 眼神经 在去除眶上壁的标本上观察,于眼眶尖端查看眼神经的行程及其分支。主要分支有额神经、泪腺神经和鼻睫神经。首先,眼神经呈扁索状行于上睑提肌和上直肌的上方,向前延续为较粗大的_____(frontal nerve),行于眶顶骨膜与上睑提肌之间;探查额神经向前经_____(未闭合者称为眶上_____)穿出,移行为_____(supraorbital nerve),分支分布于额顶、上睑部皮肤;另有一支向内前方经滑车上方出眶称为_____(supratrochlear nerve),分布于鼻背及内眦附近皮肤。其次,自泪腺沿外直肌上缘逆行向后查看连于眼神经较细的_____(lacrimal nerve),分支分布于泪腺和外眦部皮肤。注意:泪腺神经为混合性神经,因其与上颌神经的分支_____形成交通,由此导入_____纤维,控制泪腺分泌。最后,在上直肌与视神经之间寻找向前内行达于眶内侧壁的_____(nasociliary nerve),并形成许多分支(如滑车下神经、筛前神经、筛后神经、睫状长神经),分布于眼球、蝶窦、筛窦、下睑、泪囊、鼻腔的黏膜和鼻背皮肤。

3. 上颌神经 自三叉神经节发出后穿经_____向前经_____出颅,探查上颌神经的行程,其向前经翼腭窝、眶下裂移行为终末支_____(infraorbital nerve),继续经眶下沟、眶下管出眶下孔分布于眼裂与口裂间的皮肤;在上颌神经经翼腭窝处,辨认自眶下裂入眶的_____(zygomatic nerve)、连于翼腭神经节的_____（pterygopalatine nerve）和参与形成上牙槽神经丛的上牙槽后神经（superior alveolar nerves）。上牙槽神经包括上牙槽_____、_____、_____3支，其中，上牙槽后神经发自_____神经本干，并在上颌骨体后方穿入骨质；而上牙槽中、前支发自_____神经；3支最后在上颌骨内相互吻合成_____，分支分布于上颌牙齿、牙龈及上颌窦黏膜。

4. 下颌神经 探查其自卵圆孔出入颞下窝处。切断翼外肌翻起观察，下颌神经分为前、后两干，前干发出_____神经（运动神经）和_____神经（感觉神经），后干主要发出_____神经、_____神经和_____神经（均为混合神经）。前干较细小，分出数支（咬肌神经、颞深神经、翼内肌神经、翼外肌神经）至咀嚼肌、鼓膜张肌和腭帆张肌，另发出_____（buccal nerve）沿颊肌外面向前下行，分布于颊部皮肤及黏膜处。后干粗大，首先，以2根夹持_____动脉合成一干，即_____（auriculotemporal nerve），观察其经颞下颌关节后方，向后上伴随颞浅动、静脉穿腮腺，经耳前向上分布于颞区皮肤；其次，向前下分出呈弓形越过_____腺上方后达舌和口腔黏膜的神经即_____（lingual nerve），分布于口腔底及_____黏膜，传导一般感觉；最后，向下分支进入下颌孔，经下颌管至下颌牙龈的神经即_____（inferior alveolar nerve），并在管内分支组成_____分布于下颌牙及牙龈，再继续经颏孔穿出移行为_____（mental nerve），分布于口裂以下的皮肤。此外，下牙槽神经的运动纤维支配下颌舌骨肌及二腹肌前腹。

特别要注意：舌神经、耳颞神经和颊神经中下颌神经来源的纤维均为感觉性，咀嚼肌神经和下牙槽神经的运动纤维均源自下颌神经，而耳颞神经和舌神经的副交感纤维及舌神经的味觉纤维分别来自舌咽神经和面神经。①舌咽神经的_____纤维加入耳颞神经，随其导入腮腺后，调控_____分泌（由舌咽神经支配）。②面神经的_____在舌神经行程中加入后，其副交感纤维在舌神经途经_____腺上方时，向下分出至下颌下神经节，经换元后发出节后纤维，控制_____腺和_____腺的分泌（由面神经支配）；另将味觉纤维导入舌神经，分布于舌前2/3黏膜的味蕾，接收相应区域的味觉。

一侧三叉神经损伤时出现同侧面部皮肤及眼、口和鼻黏膜一般感觉丧失；角膜反射因角膜感觉丧失而消失；一侧咀嚼肌瘫痪和萎缩，张口时下颌偏向患侧。

歌诀记忆

三叉最粗脑神经，分成三支出颅底；第一眼支眶上裂，第二上颌圆孔离
第三下颌出卵圆，混合支配咀嚼肌。眶上眶下颏孔出，三叉痛来诱扳机

三叉神经（V）为最粗的脑神经，分成3支后，第1支眼神经（V1）经眶上裂出颅，第2支上颌神经（V2）经圆孔离开颅，第3支下颌神经（V3）经卵圆孔出颅，并且含有咀嚼肌神经支配咀嚼肌运动，为混合性神经，而眼神经和上颌神经均为感觉性神经。三叉神经的三大分支最终移行为终末支为眶上、眶下和颏神经，分别经相应的孔浅出面部，可作为诱发三叉神经痛常用的"扳机点"（压痛点）。

临床联系

1. 三叉神经痛 这是常见的脑神经疾病，以一侧面部三叉神经分布区内反复发作的阵发性剧烈痛为主要表现，女性发病略多于男性，发病率随年龄而增长，多发生于中老年人，右侧较多于左侧。具体原因和发病机制不清。该病的特点：在头面部三叉神经分布区域内，发病骤发、骤停、闪电样、刀割样、烧灼样、顽固性、难以忍受的剧烈性疼痛。说话、洗脸、刷牙或微风拂面，甚至走路时都会导致阵发性的剧烈疼痛。疼痛历时数秒或数分钟，疼痛呈周期性发作，发作间歇期同正常人一样。通常采取三叉神经及半月神经节的药物封闭治疗，也可采用经皮射频热凝、微血管减压术进行治疗。

三叉神经痛病程可呈周期性发作，每次疼痛发作时间由开始的数秒到1~2 min即骤然停止，故患者就医检查时往往很少处于发作期。但在面部一些区域的皮肤对触觉及运动极为敏感，一触动即可激发剧烈的疼痛发作，且疼痛

由此点开始,立即扩散到其他部位,患者因惧怕诱发疼痛发作而做出一定的反应,故医生可设法在特定的区域("扳机点")进行轻触或刺激,以便激发疼痛发作。三叉神经眼支的"扳机点"包括眶上孔、上眼睑、眉、前额、颞部等部位;上颌支的"扳机点"包括眶下孔、下眼睑、鼻唇沟、鼻翼、上唇、鼻孔下方或口角区、上颌结节或腭大孔等部位;下颌支的扳机点包括颏孔、下唇、口角区、耳屏部、颊黏膜、颊脂垫尖、舌颌沟等处。临床通常选眶上孔、眶下孔和颏孔附近进行刺激,作为三支的"扳机点"。

2.三叉神经阻滞术 分为三叉神经节阻滞术和末梢支阻滞术,后者又包括第1支的眶上神经和滑车上神经阻滞术、第2支的眶下神经和上颌神经阻滞术、第3支的颏神经和下颌神经阻滞术。因此,三叉神经周围支的麻醉阻滞可根据注射部位分为眶上神经、眶下神经、颏神经、后上牙槽神经、下牙槽神经、上颌神经、下颌神经的阻滞术等。

三叉神经周围支封闭是临床治疗三叉神经痛的常用方法,注射部位主要是三叉神经分支通过的骨孔,如眶上孔、眶下孔、下齿槽孔、颏孔、翼腭孔等。所用药物包括无水乙醇、苯酚溶液、多柔比星、链霉素等。三叉神经周围支封闭治疗镇痛范围局限,其效果与操作者的技术水平和患者的病情程度也关系密切,因此,多数患者在半年至2年内复发。

填表练习

阅读教材,熟悉三叉神经的分支分布,学习下列表格内容。

分支		纤维性质	神经纤维来源	主要分布区域及作用
眼神经	额神经	感觉性	V	额顶、上睑部、鼻背及内眦附近皮肤
	泪腺神经	混合性	V1(感觉);V2(运动)	上睑、外眦部皮肤;支配泪腺的感觉和分泌
	鼻睫神经	感觉性	V	眼球、蝶窦、筛窦、泪囊、鼻腔、下睑和鼻背皮肤
上颌神经	眶下神经	感觉性	V	下睑、鼻翼、上唇的皮肤和黏膜
	上牙槽神经	感觉性	V	上颌牙齿、牙龈及上颌窦黏膜
	颧神经	混合性	V(感觉);Ⅶ(运动)	颧、颞部皮肤;支配泪腺分泌
	翼腭神经	感觉性	V	腭、鼻腔的黏膜;支配腭扁桃体的感觉
	脑膜支	感觉性	V	颅中窝的硬脑膜及小脑幕
下颌神经	耳颞神经	混合性	V(感觉);Ⅸ(运动)	颞区皮肤;支配腮腺的感觉和分泌
	咀嚼肌神经	运动性	V	咬肌、颞肌、翼内肌和翼外肌
	颊神经	感觉性	V	颊部皮肤及口腔侧壁黏膜
	舌神经	混合性	V(感觉);Ⅶ(运动、味觉)	支配舌前2/3黏膜一般感觉和味觉;下颌下腺和舌下腺分泌
	下牙槽神经	混合性	V	下颌牙、牙龈、颏部及下唇;下颌舌骨肌及二腹肌前腹

思考训练

1.三叉神经的分支中,属于混合性的是(   )
   A.眼神经   B.上颌神经   C.下颌神经   D.滑车神经   E.鼓索
2.三叉神经的终末支不包括(   )
   A.眶上神经   B.眶下神经   C.滑车上神经   D.滑车下神经   E.颏神经
3.三叉神经终末支浅出部位不包括(   )
   A.眶上孔(切迹) B.滑车上切迹   C.眶下孔   D.下颌孔   E.颏孔
4.泪腺神经的副交感纤维来源于(   )

A. 三叉神经　　　　B. 舌咽神经　　　　C. 面神经　　　　D. 动眼神经　　　　E. 展神经

5. 面神经的副交感纤维经哪条神经进入泪腺神经？（　　）
   A. 鼓索　　　　B. 耳颞神经　　　　C. 颧神经　　　　D. 颞深神经　　　　E. 额神经

6. 舌咽神经的副交感纤维经哪条神经进入腮腺？（　　）
   A. 鼓索　　　　B. 耳颞神经　　　　C. 颧神经　　　　D. 颞深神经　　　　E. 额神经

7. 面神经的副交感纤维经哪条神经进入舌前2/3黏膜、下颌下腺和舌下腺？（　　）
   A. 舌神经　　　　B. 耳颞神经　　　　C. 颧神经　　　　D. 颞深神经　　　　E. 额神经

8. 三叉神经的周围支阻滞不包括（　　）
   A. 眶上神经　　　　B. 后上牙槽神经　　　　C. 眶下神经　　　　D. 腭大神经　　　　E. 颊神经

（二）面神经

面神经为混合性脑神经，含有_____、_____、_____和_____4种纤维成分，由较大的_____根和较小的_____根（又称为中间神经）组成，两根进入_____合成一干后，穿内耳道底进入与中耳鼓室相邻的_____。面神经在颞骨岩部内的行程在标本上不易显示，主要在耳模型上观察。在模型上揭开岩部的上壁，可见面神经在内耳道穿入颞骨岩部，先水平走行，后垂直下行，自乳突前缘中点附近的_____出颅，向前穿过_____到达面部。在面神经管内有膨大的_____。在面神经干暴露标本上观察，可见面神经最后分为5组分支由腮腺穿出。

填表练习

纤维成分	起源	主要支配
特殊内脏运动纤维	_____核	支配_____运动
一般内脏运动纤维（副交感）	_____核	分布于_____腺、_____腺、_____腺及鼻、腭的黏膜腺，控制上述腺体的分泌
特殊内脏感觉纤维（味觉）	_____核上部	舌前2/3黏膜的味蕾
一般躯体感觉纤维	三叉神经脊束核	外耳皮肤的一般感觉和表情肌的本体感觉

1. **膝神经节**　是面神经的特殊内脏感觉神经元（味觉）胞体所在的神经节，位于在颞骨岩部内，面神经管起始部的弯曲处。

2. **翼腭神经节**　也称为蝶腭神经节，为副交感神经节，位于翼腭窝上部，上颌神经下方，蝶腭孔附近。为一不规则的扁平小结，不易分离清楚，只能大致观察，可对照简图加以理解。该神经节的副交感根来自面神经的_____神经，在节内换元，分布于泪腺、腭和鼻甲的黏膜，支配黏膜和腺体的分泌。另外有交感根来自颈内动脉丛形成的_____神经，感觉根来自上颌神经的翼腭神经。

3. **下颌下神经节**　为副交感神经节，也由副交感根、交感根和感觉根组成。在下颌下腺和舌神经之间可看到一个小神经节与舌神经相连。其副交感根起自上泌涎核，经面神经的鼓索加入下颌神经的舌神经，再抵达此节内换元，节后纤维分支至下颌下腺和舌下腺，支配腺体分泌。另有交感根来自面动脉的交感丛，感觉根来自舌神经。

4. **面神经管内分支**　包括_____神经（stapedial nerve），支配鼓室内的镫骨肌；岩大神经，与岩深神经合成_____神经，穿翼管前行至翼腭窝，进入_____神经节换元后，分支支配泪腺、腭及鼻黏膜的腺体分泌；鼓索含两种纤维，在面神经出茎乳孔上方约0.6 cm处发出，向前上行进入鼓室，继而穿岩鼓裂出鼓室，在_____窝内并入三叉神经的分支_____，其味觉纤维随舌神经分布于舌前2/3的味蕾，传导味觉冲动；副交感纤维进入舌神经下方的下颌下神经节内换元，发出的节后纤维分布于下颌下腺和舌下腺,支配腺体分泌。

5. 面神经管外分支 面神经出茎乳孔后随即发出3小支;进入腮腺内分为上、下两干,再分数支组成_____,支配腮腺的感觉;由该丛发出许多支至腮腺前缘,支配面肌的感觉和运动。在保留腮腺的头面部浅层标本上观察,自上而下依次为_____、_____、_____、_____和_____。

填表练习

管外分支	位置	主要支配
三小肌支	在茎乳孔附近自面神经干发出	支配枕肌、耳周围肌、二腹肌后腹和茎突舌骨肌
腮腺内丛	腮腺浅、深部之间	支配_____肌
颞支	在腮腺上缘穿出,行向前上方	支配_____肌和眼轮匝肌
颧支	腮腺上缘与前缘交汇处穿出,前行、横过颧骨	支配眼轮匝肌及_____肌
颊支(上、下)	由腮腺前缘下部穿出,在腮腺导管上、下方走行	支配_____肌、_____轮匝肌及其他口周围肌
下颌缘支	沿下颌体下缘行向前	支配下唇诸肌
颈支	在下颌角附近下行于颈阔肌深面	支配_____肌

歌诀记忆

面神经出内耳门,颞骨岩内行于管;茎乳孔出入腮腺,分出腺丛再五浅
腮腺丛管腺感觉,腮腺分泌舌咽管;颞颧颊颈下颌缘,管外损伤表情瘫
管内鼓索分入舌,味觉支配到舌前;管内岩大入泪腺,管内损伤泪始干

面神经出内耳门,颞骨岩内行于管;茎乳孔出入腮腺,分出腺丛再五浅:为面神经的行程,末端分出5支肌支。

腮腺丛管腺感觉,腮腺分泌舌咽管:腮腺的感觉由面神经来源的腮腺丛支配,其腺体分泌则由舌咽神经分支加入三叉神经的耳颞神经后进行支配。

颞颧颊颈下颌缘,管外损伤表情瘫:面神经的浅支包括颞、颧、颊、颈、下颌缘支,故管外损伤引起面肌瘫痪。

管内鼓索分入舌,味觉支配到舌前:面神经的管内分支鼓索(注意不是鼓室神经,也不是鼓索神经)分出部分纤维加入三叉神经来源的舌神经,支配舌前2/3的味觉。

管内岩大入泪腺,管内损伤泪始干:面神经的管内分支岩大神经,先与岩深神经合成翼管神经,穿翼管前行至翼腭窝,进入翼腭神经节换元后,随三叉神经分支眼神经分出的泪腺神经到达泪腺,支配腺体分泌。

临床联系

面神经瘫痪,简称面瘫,俗称"歪嘴巴""吊线风",以面神经炎引起的面部表情肌群运动功能障碍为主要特征。它是一种常见病、多发病,不受年龄限制。主要表现为口眼歪斜,患者往往连最基本的抬眉、闭眼、鼓腮等动作都无法完成。引起面神经炎的病因有多种,临床上根据损伤发生部位可分为中枢性面瘫和周围性面瘫两种。中枢性面瘫病变部位在面神经核以上至大脑皮质之间的皮质延髓束,通常由脑血管病、颅内肿瘤、脑外伤、炎症等引起;周围性面瘫病损通常发生于面神经核和面神经,常见病因为感染性病变、耳源性疾病、自身免疫反应、肿瘤等。

面神经的行程复杂,损伤可发生在脑桥小脑角区、鼓室附近的面神经管、腮腺区等处。在面神经管内和管外,面神经损伤的表现不同。面神经管外损伤主要表现为损伤侧表情瘫痪。面神经管内损伤主要表现为:①笑时口角偏向健侧,不能鼓腮,表情难看("一半儿脸笑,一半儿脸哭");②伤侧额纹和鱼尾纹消失,鼻唇沟变浅("越活越年轻");③眼轮匝肌瘫痪使闭眼困难,角膜反射也消失("死不瞑目");④说话时唾液从口角流出("好吃懒做")等。

面神经管内损伤除上述面肌瘫痪症状外,还出现听觉过敏、舌前2/3味觉障碍、泪腺和唾液腺的分泌障碍等症状,这是因为:①表情肌瘫,同面神经管外损伤;②镫骨肌支损伤,听觉过敏("耳鸣幻听");③鼓索损伤,舌前2/3味觉丧失,唾液减少,口干("口干舌燥");④岩大神经损伤,无泪、角膜干燥("欲哭无泪")。

面肌检查时,要先观察两侧额纹有无消失,眼裂有无增宽,鼻唇沟有无变浅,然后请患者做皱额、皱眉、闭眼、露齿、鼓腮、吹口哨等动作,观察两侧运动是否对称,口角是否下垂或歪向一侧。检查味觉时,嘱患者伸舌,用棉签蘸不同味觉的物质涂于一侧2/3舌面,两侧对比检查。

思考训练

1. 面神经主要成分为特殊内脏运动纤维,起源于( )
   A. 三叉神经脊束核　　B. 上泌涎核　　C. 下泌涎核　　D. 孤束核　　E. 面神经核
2. 面神经管弯曲处的副交感神经节为( )
   A. 睫状神经节　　B. 下颌下神经节　　C. 翼腭神经节　　D. 膝神经节　　E. 舌咽上神经节
3. 支配下颌下腺和舌下腺分泌的神经为( )
   A. 舌神经　　B. 下牙槽神经　　C. 舌咽神经舌支　　D. 鼓索　　E. 鼓室神经
4. 舌神经的味觉纤维来源于面神经的( )
   A. 腮腺内丛　　B. 鼓索　　C. 下颌下神经节　　D. 颊支　　E. 下颌缘支
5. 下列关于翼腭神经节的说法,错误的是( )
   A. 为副交感神经节　　B. 感觉根来自翼腭神经　　C. 交感根为岩深神经　　D. 在翼腭窝上部　　E. 为味觉神经节
6. 下列关于面神经分支支配的描述,错误的是( )
   A. 鼓索:舌前2/3味觉　　B. 岩大神经:泪腺分泌　　C. 腮腺内丛:腮腺　　D. 颊神经:颊肌　　E. 颈支:颈阔肌
7. 中间神经的纤维成分不包含( )
   A. 一般内脏运动　　B. 特殊内脏运动　　C. 一般躯体感觉　　D. 特殊内脏感觉　　E. 以上均含有
8. 管内面神经麻痹引起的症状为( )
   A. 额纹消失　　B. 鼻唇沟变浅　　C. 口角流涎　　D. 听觉过敏　　E. 闭眼困难
9. 三叉神经分支中,属于运动性神经的是( )
   A. 额神经　　B. 滑车上神经　　C. 颊神经　　D. 舌神经　　E. 下颌神经
10. 下颌神经的分支不包括( )
    A. 耳颞神经　　B. 颞深神经　　C. 颧神经　　D. 颊长神经　　E. 舌神经
11. 下颌舌骨肌神经源自( )
    A. 三叉神经　　B. 舌咽神经　　C. 舌下神经　　D. 面神经　　E. 下牙槽神经

(三)舌咽神经

舌咽神经为_____性神经,含5种纤维成分。舌咽神经经颈静脉孔出颅后,先在颈内动、静脉之间下降(注意与跨越颈内、外动脉浅面的舌下神经区分),继而弓形向前,经舌骨舌肌内侧达舌根,主要分支:支配舌后1/3黏膜一般感觉和特殊感觉(味觉)的_____(lingual branches);支配咽黏膜感觉和咽肌运动的_____(pharyngeal branches);进入鼓室内的_____(tympanic nerve);参与血压和呼吸调节的_____(carotid sinus branch)。此外,还发出扁桃体支、茎突咽肌支等。

首先,在头颈深层标本上,先辨认出舌神经和舌下神经,于两者之间的茎突舌骨肌和舌骨舌肌深方寻找较细小的舌咽神经_____,其为舌咽神经延续的终末支;也可先找出茎突和连于茎突的茎突咽肌,细小的舌咽神经于该肌下部后缘处经过,一般在标本上不易找到;观察其分布于舌后1/3黏膜和味蕾处。然后,逆行向上追踪舌咽神经及舌咽神经分出至咽壁的_____,探查由咽支、迷走神经和交感神经交织而成的咽丛;观察舌咽神经自颈静脉孔穿出及其与延髓相连处。接着,在颈总动脉末端和颈内动脉起始处,寻找细小的颈动脉_____支,向上查看其舌咽神经的分支处。最后,在头颈正中矢状切标本上,在正中切面的卵圆孔下方寻找膨大的神经节即_____,也可自面侧深区标本上翻起下颌神经,在其深面寻找耳神经节;观察与耳神经节相连的岩小神经(来源于鼓室神经丛)和耳颞神经,由耳神经节发出的节后纤维随耳颞神经分布于腮腺,控制腮腺的分泌。

填表练习

纤维成分	起源	主要支配
特殊内脏运动纤维	疑核	支配茎突咽肌
一般内脏运动纤维(副交感)	_____核	支配_____腺的分泌
一般内脏感觉纤维	_____核	咽鼓管、鼓室、舌后1/3黏膜等处黏膜,以及颈动脉窦和颈动脉小球
特殊内脏感觉纤维(味觉)	_____核上部	舌后1/3黏膜的
一般躯体感觉纤维	三叉神经脊束核	耳后皮肤

1. 耳神经节 耳神经节是与舌咽神经有关的副交感神经节,位于卵圆孔下方,贴附于下颌神经内侧,有4个根:副交感根来自_____神经(lesser petrosal nerve),在耳神经节内换元后,节后纤维随三叉神经的分支耳颞神经至腮腺,支配腺体分泌;交感根来自脑膜中动脉交感丛;运动根来自下颌神经,分布于鼓膜张肌和腭帆张肌;感觉根来自耳颞神经,分布于腮腺,传导腮腺一般感觉。

2. 舌咽神经上、下神经节 舌咽神经干在颈静脉孔内有膨大的舌咽神经上神经节,出颈静脉孔时又形成稍大的舌咽神经下神经节。躯体感觉纤维的胞体位于_____神经节内,发出节后纤维分布于耳后皮肤。一般内脏感觉纤维和特殊内脏感觉纤维的胞体均位于_____神经节内,分支分别分布于咽、舌后1/3、咽鼓管、鼓室等处的黏膜及颈动脉窦和颈动脉小球,以及舌后1/3的味蕾。

歌诀记忆

    舌咽四支记清楚,鼓室颈窦舌和咽;鼓室神经末岩小,加入耳颞调腮腺
    颈动脉窦支最险,伤致呼吸血压乱;舌支运动茎突咽,舌后感觉味一般
    咽支参与咽丛布,支配咽部运动感;舌咽损伤难吞咽,舌后味失腮腺干

  舌咽四支记清楚,鼓室颈窦舌和咽:舌咽神经主要分支包括鼓室神经、颈动脉窦支、舌支和咽支。

  鼓室神经末岩小,加入耳颞调腮腺:鼓室神经的终末支为岩小神经,其副交感纤维先经耳神经节换元后,随三叉神经的分支耳颞神经进入腮腺,支配腺体分泌。

  颈动脉窦支最险,伤致呼吸血压乱:颈动脉窦支调节呼吸和血压的变化,比较危险,但一般不致死(还有心丛调控)。

  舌支运动茎突咽,舌后感觉味一般:舌支的运动纤维支配茎突咽肌,感觉纤维支配舌后1/3的味觉和一般感觉。

  咽支参与咽丛布,支配咽部运动感:咽支与迷走神经和交感神经交织成咽丛,支配咽肌运动和咽部黏膜的感觉。

  舌咽损伤难吞咽,舌后味失腮腺干:舌咽损伤主要表现为吞咽困难、舌后无味和腮腺分泌障碍导致舌干口燥。

临床联系

  一侧舌咽神经损害的表现:①舌后1/3味觉缺失;②催吐反射和腭反射消失;③咽后部、扁桃体和舌根部感觉(痛觉)丧失;④同侧咽肌无力,轻度咽下困难;⑤腭和腭垂(悬雍垂)偏向健侧,咀嚼和吞咽时可诱发舌咽神经痛,以及腮腺分泌障碍等。舌咽神经痛是一种特殊病症,疼痛发作突然,为阵发性剧痛,持续时间较短,可有诱因,发作时患者常难于忍受。疼痛多起于舌根、扁桃体或软腭区,并放射至耳部。剧痛可因吞咽、咀嚼、咳嗽和说话而促发。如疼痛为持续性,应考虑咽峡部有恶性肿瘤增殖的可能性。

思考训练

1. 舌咽神经的主要成分为一般内脏运动纤维,起源于( )
   A. 三叉神经脊束核　　B. 上泌涎核　　　　C. 下泌涎核　　　　D. 孤束核　　　　E. 疑核
2. 支配腮腺分泌的神经纤维来源于( )
   A. 舌咽上神经节　　B. 舌咽下神经节　　C. 翼腭神经节　　D. 膝神经节　　E. 耳神经节
3. 直接分支支配腮腺分泌的神经为( )
   A. 舌神经　　　　B. 舌下神经　　　　C. 耳颞神经　　D. 枕小神经　　E. 鼓室神经
4. 舌咽神经的分支不包括( )
   A. 舌支　　　　B. 颈动脉窦支　　　C. 鼓室神经　　D. 咽支　　　E. 鼓索
5. 舌咽神经损伤后很少出现的表现为( )
   A. 舌后1/3味觉缺失　B. 血压、呼吸不平稳　C. 腮腺分泌障碍　D. 舌根痛觉消失　E. 吞咽困难
6. 下列关于舌咽神经分布说法有误的一项是( )
   A. 鼓室和咽鼓管　　B. 颈动脉窦和小球　　C. 腮腺和舌下腺　D. 咽和扁桃体　　E. 茎突咽肌
7. Which gland is innervated by glossopharyngeal nerve? ( )
   A. Lacrimal gland　　B. Submandibular gland　　C. Sublingual gland　　D. Parotid gland　　E. Thyroid gland

(四)迷走神经

迷走神经为混合性神经,是行程最长、分布最广的脑神经。含有一般内脏运动纤维(副交感纤维)、特殊内脏运动纤维、一般内脏感觉纤维和一般躯体感觉纤维。

填表练习

纤维成分	起源	主要支配
一般内脏运动纤维(副交感)	_____核	支配颈、胸、腹部多种器官的平滑肌,心肌和腺体的活动
特殊内脏运动纤维	_____核	支配咽喉部肌的运动
特殊内脏感觉纤维(味觉)	_____核上部	传导颈、胸、腹部多种器官的一般内脏感觉冲动
一般躯体感觉纤维	三叉神经_____核	传导硬脑膜、耳郭及外耳道皮肤的一般躯体感觉冲动

1. **迷走神经的行程**　在颈胸部标本或婴儿尸体标本上观察。迷走神经自颈静脉孔出颅后,在_____鞘内行于颈内、颈总动脉和颈内静脉之间的后方,直达颈根部。因左、右迷走神经在胸腹腔的行程去向稍有不同,故应分别观察。首先观察左迷走神经,经左_____动脉和左_____动脉之间进入胸腔,然后跨_____号的左前方,下行至左_____后方,在此可见左迷走神经分出若干细支分布于支气管前后,再向内下至食管的前方,参与组成食管前丛,此丛向下延为迷走神经_____干,穿膈肌_____孔进入腹腔,分布至胃前壁及胃小弯和肝(腹腔段分布不易看到,可不必细找)。然后观察右迷走神经,经右_____动、静脉之间进入胸腔。在胸部先沿气管右侧下行,以后经右_____后方,分支参与组成右肺丛后,继续行向内下,在食管的后面分支参与组成食管后丛。至食管下段,延续为迷走神经_____干,经食管裂孔入腹腔,分为两支,一支分布于胃后壁,另一支参与组成腹腔丛(腹腔段分布不易看到,亦不必细找)。

2. **迷走神经上、下神经节**　迷走神经以多条神经根丝自橄榄后沟的中部出延髓,在舌咽神经偏后方也经颈静脉孔出颅,在此处有膨大的迷走神经上、下神经节。

3. **迷走神经的主要分支**　主要包括颈部分支喉上神经、胸部分支喉返神经和腹部分支(肝支和胃支)。

填表练习

分支		纤维成分	分布
颈部分支	喉上神经	内支含一般内脏感觉纤维	分布于声门裂以上的喉黏膜
		外支含特殊内脏运动纤维	支配环甲肌运动
	颈心支	含一般内脏感觉纤维	一般有上、下两支，下降入胸腔，参与心丛的组成
	咽支	含特殊内脏运动纤维	常为两支，起自下神经节，参与咽丛的组成
	耳支	含一般躯体感觉纤维	分布于耳郭后面及外耳道的皮肤
	脑膜支		分布于颅后窝硬脑膜
胸部分支	喉返神经	含特殊内脏运动纤维和一般内脏感觉纤维	支配除环甲肌以外的全部喉肌，并分布于声门裂以下的喉黏膜
	支气管支	含一般内脏运动纤维和一般内脏感觉纤维	加入肺丛
	食管支		加入食管丛
	胸心支		加入心丛
腹部分支	肝支	含一般内脏运动纤维和一般内脏感觉纤维	分布于胆道和肝，与肝的分泌活动有关
	胃前支		分布于幽门部及十二指肠上部，主要与胃排空密切相关
	胃后支		胃底、胃后壁支参与胃蠕动、感觉和胃酸分泌；"鸦爪支"分布于幽门部
	腹腔支		分布于肝、脾、胰、小肠、结肠左曲以上的大肠和肾等

首先观察颈部分支。在头颈深层标本上，于颈总动脉与颈内静脉的后方寻找较粗的下行神经即迷走神经，向上查看其膨大的感觉神经节即下神经节，由此节向前下发出_____神经。喉上神经沿咽侧壁与颈内动脉之间向前下行至舌骨大角处，在舌骨大角处辨认由喉上神经分出的喉内支和喉外支，查看喉内支向前穿甲状舌骨膜入喉；喉外支向前下达环甲肌。也可在甲状舌骨膜和环甲肌处寻找喉内支和喉外支，并向上逆行追踪观察，理解喉上神经损伤后的临床表现。如果所拿的标本尚有血管，查看由颈外动脉发出的甲状腺上动脉与喉上神经喉外支的关系，理解甲状腺次全切手术结扎血管的原则（"上靠"）。在喉和气管两侧辨认向下行细小的颈心支，于下神经节处寻找参与形成咽丛的咽支。

其次观察胸部分支。在主动脉弓和右锁骨下动脉前方观察下行的迷走神经，注意查看迷走神经发出的勾绕主动脉弓和右锁骨下动脉的分支即喉返神经；在颈部的气管与食管沟内寻找上行细小的喉返神经，观察喉返神经的行程及自环甲关节后方入喉处（在咽下缩肌下缘或甲状腺下极处入喉，改称喉下神经，分布于声门裂以下黏膜和除环甲肌以外的所有喉肌），理解喉返神经损伤后的临床表现。如果所拿的标本尚有血管，查看由锁骨下动脉的甲状颈干发出的甲状腺下动脉与喉返神经的关系，理解甲状腺次全切手术结扎血管的原则（"下离"）。观察迷走神经攀附于食管周围下降及其发出的食管支和气管支，左迷走神经下行于气管前方形成迷走神经前干，右迷走神经下行于气管后方形成迷走神经后干。

最后观察腹部分支。于胃贲门处寻找迷走神经前、后干，前干分出沿胃小弯的胃前支和达肝门处的肝支，参与形成肝丛；后干分出沿胃小弯的胃后支和达腹腔干根部的腹腔支，参与形成腹腔丛。在胃小弯处的胃前、后支发分支至胃壁，于幽门部查看胃前、后支延续形成的"鸦爪支"，理解其作用。

§歌诀记忆

　　　　迷走神经为最长，颈部鞘内行得安；胸部前膈后迷走，食管裂孔入腹穿
　　　　一般特殊内脏感，主控内脏心血管；主要分支喉上返，胃前胃后腹腔肝
　　　　迷走主干损伤险，喉返损伤多医源；甲状手术要注意，上靠下离最安全

迷走神经为最长，颈部鞘内行得安；胸部前膈后迷走，食管裂孔入腹穿：迷走神经在颈、胸和入腹的行程（前述）。

一般特殊内脏感，主控内脏心血管：迷走神经含一般内脏运动、一般内脏感觉、特殊内脏运动和一般躯体感觉4种纤维，以一般内脏运动（副交感）纤维和一般内脏感觉纤维为主，支配内脏的运动和感觉。

主要分支喉上返，胃前胃后腹腔肝：迷走神经的主要分支包括颈部分支喉上神经，胸部分支喉返神经，腹部分支胃前支、胃后支（形成"鸦爪支"，分布于幽门部，胃手术时要注意保留）、腹腔支（腹腔神经）和肝支。

迷走主干损伤险，喉返损伤多医源；甲状手术要注意，上靠下离最安全：迷走神经干损伤风险大，可引起心血管和内脏的功能紊乱。但临床以喉返神经损伤比较多见，主要见于颈部甲状腺手术时的医源性损伤。"上靠下离"的原则见前述。

注意：喉返神经在胸部自迷走神经干发出，左喉返神经勾绕主动脉弓、右喉返神经勾绕右锁骨下动脉后进入颈部，在甲状腺下极深入甲状腺后，改称喉下神经。勾绕部位易混淆，只需记住主动脉弓在左胸内，自然是左喉返神经勾绕。

✱临床联系

迷走神经属混合神经，在迷走神经诸核中，疑核、孤束核和三叉神经脊束核与舌咽神经共存，所以单纯的迷走神经损伤少见，常与舌咽神经同时发生损害。损伤的主要原因：①颅底骨折，可同时出现舌咽神经、舌下神经和副神经损伤症状。②颈部火器伤，可以损伤迷走神经干或其分支。在乳突、下颌、下颌后间隙损伤时常伤及迷走神经干的上部分；下颌部侧面损伤只有喉返神经受伤；迷走神经干位于颈部大血管后面，且与血管束一起移动，在颈动脉受伤时可发生迷走神经干损伤。③医源性损伤，颈静脉孔区肿瘤的手术可损伤迷走神经，甲状腺手术可损伤喉上神经、喉返神经等。④颅底肿瘤，颈静脉孔区肿瘤如颈静脉球瘤、神经鞘瘤；延髓区肿瘤等可损害迷走神经。⑤其他原因，如延髓血管疾病，以及细菌或病毒导致的脑炎等，可损害舌咽神经、迷走神经或其神经核。

喉上神经由迷走神经分出后，在颈部行程较短，损伤较喉返神经少，且一般多为单侧，易伤及其外支。

喉返神经是支配大多数喉肌的运动神经，在入喉前与甲状腺下动脉及其分支相互交叉，国人统计资料显示喉返神经穿过动脉分支之间者占多数，经过动脉后方者次之，经过动脉前方者较少。在甲状腺手术中，夹钳或结扎甲状腺下动脉时，应避免损伤喉返神经，防止声音嘶哑。若两侧喉返神经同时受损，可引起失音、呼吸困难，甚至窒息。

迷走神经主干损伤后，内脏活动障碍表现为脉速、心悸、恶心、呕吐、呼吸深慢、窒息等症状。由于咽喉感觉障碍和肌肉瘫痪，可出现声音嘶哑、语言和吞咽困难、腭垂偏向一侧等症状。

✱思考训练

1. 下列关于迷走神经的说法，错误的是（　　）
　　A. 颈动脉鞘内走行　　B. 经颈静脉孔出颅　　C. 经过肺根前方　　D. 穿膈食管裂孔　　E. 连于延髓
2. 迷走神经的纤维成分主要为（　　）
　　A. 一般内脏运动　　B. 一般内脏感觉　　C. 特殊内脏运动　　D. 一般躯体感觉　　E. 特殊躯体感觉
3. 喉部的神经支配主要为（　　）
　　A. 舌咽神经　　B. 迷走神经　　C. 三叉神经　　D. 舌下神经　　E. 面神经

4. 迷走神经的胸部分支为( )
   A. 喉上神经　　　　B. 喉返神经　　　　C. 颈心支　　　　D. 颈动脉窦支　　　　E. 颈袢
5. 甲状腺次全切除术中患者突然呼吸困难、失音、发绀，应考虑( )
   A. 两侧喉返神经损伤　B. 两侧喉上神经损伤　C. 舌咽神经损伤　　D. 舌下神经损伤　　E. 喉头水肿
6. The right recurrent laryngeal nerve usually loops around ( )
   A. aortic arch　　　　B. arterial ligament　　　　C. axillary artery　　　　D. subclavian artery　　　　E. ansa cervicalis
7. The left recurrent laryngeal nerve usually loops around ( )
   A. aortic arch　　　　B. arterial ligament　　　　C. axillary artery　　　　D. subclavian artery　　　　E. ansa cervicalis

五、脑神经的管理

1. 舌的神经管理　①舌前2/3黏膜的感觉由三叉神经的分支舌神经支配，但舌神经有两个来源：三叉神经来源的一般躯体感觉纤维管理一般感觉；而面神经来源的特殊内脏感觉纤维管理味觉。②舌后1/3黏膜的感觉由舌咽神经的舌支支配，其中，一般内脏感觉纤维管理一般感觉，特殊内脏感觉纤维管理味觉。③舌肌的运动主要由舌下神经管理，支配全部舌内肌和大部分舌外肌（颏舌肌、茎突舌肌和舌骨舌肌）。

2. 眼（视器）的神经支配　①一般感觉由三叉神经的分支眼神经支配。②特殊感觉（视觉）由视神经支配。③眼外肌由动眼神经、滑车神经和展神经支配。④眼内肌：动眼神经的副交感纤维支配瞳孔括约肌和睫状肌，颈交感神经支配瞳孔开大肌。

3. 头面部腺体的神经支配

> 填表练习

腺体	神经支配	神经纤维来源
泪腺	泪腺神经	三叉神经的一般躯体感觉纤维（三叉神经-眼神经-泪腺神经）
		颈交感干的交感纤维（颈交感干-颈上节-细小分支随血管进入腺体）
		面神经的一般内脏运动（副交感）纤维（面神经-岩大神经-翼管神经-翼管神经节-泪腺神经）
腮腺	耳大神经	颈丛的一般躯体感觉纤维
	耳颞神经	三叉神经的一般躯体感觉纤维（三叉神经-下颌神经-耳颞神经）
		颈交感干的交感纤维（颈交感干-颈上节-脑膜中动脉神经丛-细小分支随血管入腺体）
		舌咽神经的副交感纤维（舌咽神经-下神经节-鼓室神经-岩小神经-耳神经节-耳颞神经）
下颌下腺、舌下腺	舌神经	三叉神经的一般躯体感觉纤维（三叉神经-下颌神经-舌神经）
		颈交感干的交感纤维（颈交感干-颈上节-颈外动脉神经丛-细小分支随血管进入腺体）
		面神经的副交感纤维（面神经-鼓索-舌神经-下颌下神经节-分支进入腺体）

第三节 内脏神经

✳ **学习目标**：掌握内脏神经的区分、分布和功能概况，内脏运动神经和躯体运动神经的主要区别，交感神经和副交感神经的区别，交感干的组成和位置；熟悉交感神经和副交感神经的低级中枢部位，交感神经节和副交感神经节的位置和节后神经纤维的分布概况；了解内脏感觉神经的基本概况，内脏感觉的特点，牵涉痛的概念、产生机制和典型案例。

内脏神经不是一个区别于脊神经和脑神经的神经，而是包含和被包含的关系（脊神经和脑神经内均含有内脏感觉和运动纤维，此处只是将内脏神经作为一个相对独立的部分进行讲述）。

一、内脏神经的区分、分布和功能概况

（一）按照分布部位的不同分类

内脏神经可分为_____部和_____部。

1. **中枢部** 包括脊髓和脑干内的低级中枢（如脊髓的骶副交感核、脑干的心-呼吸运动中枢），皮质下小脑和间脑的次级高级中枢（中级中枢，如下丘脑的体温调节中枢、内分泌调节中枢），以及端脑的高级中枢（如边缘叶）。具有接受和整合内脏、心血管和腺体的感觉信息并发布运动信息的作用。

2. **周围部** 主要分布于_____肌、_____肌和腺体，主要调控内脏活动，故又名内脏神经。

（二）按照纤维性质的不同分类

内脏神经可分为内脏_____和内脏_____两种纤维成分。

1. **内脏运动神经** 内脏运动神经调节_____、_____的运动和_____的分泌，通常不受人的意志控制，故又称为自主神经系统；又因它主要调控动、植物共有的物质代谢活动，并不支配动物所特有的骨骼肌运动，故又称为植物神经系统。

2. **内脏感觉神经** 内脏感觉神经的初级感觉神经元也位于_____节和_____节内。其节后纤维形成的周围支则分布于内脏、心血管和腺体的内感觉器，把感受到的刺激传递至脊髓和脑的各级中枢。内脏感觉信息经中枢整合后，通过内脏运动神经调节这些器官的活动，从而达到维持机体内、外环境动态平衡和正常功能的作用。

> **歌诀记忆**
>
> 内脏运动管内脏，还有心血管和腺；分为交感副交感，两者功能要分辨
> 交感中枢脊侧角，节分椎旁和椎前；节前纤维短后长，分布随缠动脉管
> 副交感核骶二四，动眼副迷背泌涎；节分器官内和外，节前纤维长后短
> 交感功能主兴奋，几乎全身都要管；副交感以抑制先，血管少布不管汗
> 交感升压扩冠脉，心快毛竖瞳孔散；大汗宫抑妊娠缩，松膀胃肠支气管
> 副交感使心跳慢，气管收缩咳喘痰；唾液胃肠胆胰泌，缩瞳缩膀促泪腺

填表练习

阅读教材,学习下列表格内容。

区分			位置
中枢部	脑和脊髓	脊髓(低级)	交感低级中枢(T_1~L_2或L_3中间带外侧核)、副交感低级中枢(S_2~S_4骶副交感核)
		脑干(低级)	内脏感觉中继核(孤束核)、一般内脏运动核(副交感低级中枢:动眼神经副核,上、下泌涎核,迷走神经背核)、心血管运动中枢(延髓)、呼吸运动中枢(延髓、脑桥)等
		小脑(低级)	躯体平衡低级中枢
		间脑(皮质下)	内分泌、体温、摄食、水平衡、生物节律、生殖行为、情绪等中枢(下丘脑)
		端脑(高级)	边缘叶、新皮质内脏功能调节中枢
周围部	内脏、心血管和腺体	内脏运动神经	交感神经 / 交感干(颈、胸、腰、盆部)
			副交感神经 / 颅部行于动眼、面、舌咽、迷走神经内;骶部形成盆内脏神经
		内脏感觉神经	脊神经节、脑神经节

思考训练

1. 脑干的副交感低级中枢所在核团不包括( )
   A. 动眼神经副核　　B. 迷走神经背核　　C. 上泌涎核　　D. 下泌涎核　　E. 孤束核
2. 脑干的味觉低级中枢核团为( )
   A. 孤束核　　B. 上、下泌涎核　　C. 迷走神经背核　　D. 面神经核　　E. 疑核
3. 内脏神经分布的部位不包括( )
   A. 内脏平滑肌　　B. 血管平滑肌　　C. 心肌　　D. 腺体　　E. 骨骼肌
4. 生物节律和生殖行为的共同调节中枢位于( )
   A. 脊髓和脑干　　B. 脑干和小脑　　C. 大脑和小脑　　D. 下丘脑和后丘脑　　E. 脑干和间脑
5. 内脏感觉神经的初级感觉神经元为( )
   A. 假单极神经元　　B. 双极神经元　　C. 多级神经元　　D. 中间神经元　　E. 联络神经元
6. 调节躯体平衡、肌张力和随意运动的低级中枢位于( )
   A. 大脑　　B. 小脑　　C. 脑干　　D. 间脑　　E. 脊髓

二、内脏运动神经

内脏运动神经有两种纤维成分,分别称为_____神经(又称为交感部)和_____神经(又称为副交感部)。

(一)内脏运动神经和躯体运动神经的区别

内脏运动神经与躯体运动神经在结构和功能上有较大差别,重点注意区分二者的低级中枢部位、支配的器官、纤维性质和意志控制。内脏运动神经中,从低级中枢发出的纤维称为_____(preganglionic fiber);从内脏神经节发出的纤维称为_____(postganglionic fiber)。

填表练习

分类	低级中枢部位	支配的器官	神经元的数目	纤维成分	纤维类型	分布形式	是否受意志支配
内脏运动神经							
躯体运动神经							

(二)交感神经

1. 组成 由中枢部和周围部组成。①中枢部中,低级中枢位于脊髓灰质侧角($T_1/C_8 \sim L_2/L_3$节段)的中间带外侧核。②周围部又由_____干、_____节及由节发出的分支、_____丛等组成。

2. 交感干 位于脊柱两侧,由椎旁节和节间支连接而成,呈串珠状,上至颅底,下至尾骨前方,于尾骨的前面两干汇合,止于尾骨前方的奇神经节。分为颈、胸、腰、骶、尾五部。颈交感干位于颈血管鞘后方,颈椎横突的前方;胸交感干位于肋骨小头的前方;腰交感干位于腰椎体前外侧与腰大肌内侧缘之间;盆交感干位于骶骨的前面,骶前孔的内侧。

3. 交感神经节 根据交感神经节所在位置不同,又可分为_____节和_____节。在切除胸腔和腹腔脏器、保留交感神经的标本和模型上,观察交感干的位置、组成(椎旁节和节间支)。

(1)椎旁节:即交感干神经节,位于脊柱两旁,借节间支连成左、右两条交感干。除颈部有3~4个节和尾部1个节外,其余各部与椎骨数目近似,每一侧椎旁节总数为19~24个。

(2)椎前节:为不规则的节状团块,位于脊柱前方、腹主动脉分支的根部,故称为椎前节。包括腹腔神经节、肠系膜上神经节、肠系膜下神经节、主动脉肾神经节等。

4. 交通支 为_____神经与_____神经之间的纤维联系,包括白交通支和灰交通支。在实物标本和模型上观察,交感神经节前纤维离开脊神经到达交感神经节换元,呈白色,属有髓神经纤维,称为_____交通支,仅存在于$T_1 \sim L_3$各脊神经前支与相应交感干神经节之间;该交通支经交感神经节换元之后,发出的节后纤维再返回到脊神经前支,并随脊神经走行,色泽灰暗,多为无髓神经纤维,称为_____交通支。

5. 交感神经节前、后纤维的行程和去向 均有3种去向。

填表练习

阅读教材,学习下列表格内容(主要注意纤维去向,不必记忆)。

纤维类型	行程	去向
节前纤维	脊髓中间带外侧核-脊神经前根-脊神经干-白交通支-交感干	终止于相应的椎旁节,并交换神经元
		在交感干内上行或下行后,终于上方或下方的椎旁节
		穿过椎旁节后,至椎前节换神经元
节后纤维	交感神经节-灰交通支-脊神经前支-脊神经-脊神经分支	经灰交通支返回脊神经,随脊神经分布于全身血管、汗腺、竖毛肌等
		攀附动脉走行并在动脉外膜形成相应神经丛,随动脉分布到所支配器官
		由交感神经节直接分布到所支配的脏器

6. 交感神经的分布　在实物标本或模型上,观察交感干各部所含交感干神经节的位置和主要分支。

填表练习

阅读教材,学习下列表格内容(熟悉神经节的名称,不必记忆)。

部位	名称或分支	位置	数量	纤维去向
颈交感干	颈上神经节	第1~3颈椎横突前方	1个	(1)随8对颈神经分布于头颈和上肢的血管、汗腺、竖毛肌等 (2)攀附动脉形成颈内动脉丛、颈外动脉丛、锁骨下动脉丛、椎动脉丛等 (3)分支参与组成咽丛和心丛
	颈中神经节	第6颈椎横突处	3个	
	颈下神经节	第7颈椎、椎动脉起始部后方	2个	
胸交感干	颈胸神经节	第7颈节与第1胸神经节合并成	10~12个	(1)灰交通支随12对胸神经分布于胸腹壁的血管、汗腺、竖毛肌等 (2)上5对胸节发支参与组成胸主动脉丛、食管丛、肺丛、心丛等 (3)内脏大、小神经止于腹腔节、主动脉肾神经节等,分布至肝、脾、肾等实质性脏器和结肠左曲以上的消化管
	灰交通支	随12对胸神经走行		
	内脏大神经	沿椎体前面下降,穿膈脚,分别止于腹腔节和主动脉肾神经节		
	内脏小神经			
腰交感干	灰交通支	随5对腰神经走行	4对	(1)灰交通支随5对腰神经分布 (2)分布至结肠左曲以下的消化道及盆腔脏器,并有纤维伴随血管分布至下肢
	腰内脏神经	腰椎体与腰大肌之间,终于腹主动脉丛和肠系膜下丛		
盆交感干	骶神经节	骶骨前面,骶前孔内侧	2~3对	(1)灰交通支随骶尾神经分布于下肢及会阴部的血管、汗腺和竖毛肌 (2)发出一些小支加入盆丛,分布于盆腔器官
	奇神经节	骶骨前面,骶神经节下方	1个	

综上所述,可见交感神经节前、节后纤维分布均有一定规律,如来自脊髓胸1~5节段中间带外侧核的节前纤维,更换神经元后,其节后纤维支配头、颈、胸腔脏器和上肢的血管、汗腺和竖毛肌;来自脊髓T_5~T_{12}节段中间带外侧核的节前纤维,更换神经元后,其节后纤维支配肝、脾、肾等实质性器官和结肠左曲以上的消化管;来自脊髓上腰段中间带外侧核的节前纤维,更换神经元后,其节后纤维支配结肠左曲以下的消化管,盆腔脏器和下肢的血管、汗腺和竖毛肌。

临床联系

霍纳综合征(Horner综合征)又称小儿颈交感神经麻痹综合征、Bernard-Horner综合征、Claude-Bernard-Horner综合征等,是因交感神经中枢至眼部的通路上任何一段受到压迫和破坏,引起瞳孔缩小但对光反射正常,病侧眼球内陷、上睑下垂及患侧面少或无汗等表现的综合征。据受损部位可分为中枢性障碍、节前障碍及节后障碍的损害。而由第1胸髓以上的中枢神经系统病变引起者极为少见。霍纳综合征的解剖学基础:面部无汗是因为支配头面部汗腺的交感纤维受损,此部分纤维随颈外动脉分支到达头面部皮肤汗腺。瞳孔缩小是因为支配瞳孔开大肌的交感纤维损害。上睑下垂则是因为支配上睑提肌的米勒肌交感纤维受累。眼球下陷是由眶肌麻痹所致,眶肌为平滑肌,在人类不发达,位于眶下裂处,防止眼球后移。到达瞳孔、眼睑和眶肌的纤维均是随颈内动脉、眼神经经眶上裂到达眶的。

思考训练

1. 下列关于内脏运动神经的说法,正确的是( )
   A. 低级中枢在脑干　　B. 分交感和副交感部　　C. 无节前、节后纤维　　D. 分布于骨骼肌　　E. 受意识支配
2. 交感神经的低级中枢位于( )
   A. 脊髓　　　　　　B. 脑干　　　　　　　C. 下丘脑　　　　　　D. 小脑　　　　　　E. 端脑
3. 交感神经的周围部组成不包括( )
   A. 交感干　　　　　B. 交感神经节　　　　C. 灰、白交通支　　　D. 交感神经丛　　　E. 以上均正确
4. 组成交感干的神经节为( )
   A. 椎前节　　　　　B. 椎旁节　　　　　　C. 星状神经节　　　　D. 器官内节　　　　E. 器官外节
5. 颈部最大的交感神经节为( )
   A. 颈上神经节　　　B. 颈中神经节　　　　C. 颈下神经节　　　　D. 颈胸神经节　　　E. 星状神经节
6. 不属于交感神经节的一项是( )
   A. 腹腔神经节　　　B. 肠系膜上、下节　　C. 下颌下神经节　　　D. 星状神经节　　　E. 主动脉肾神经节
7. 含交感神经节后纤维的是( )
   A. 心上、中、下神经　B. 内脏小神经　　　　C. 内脏大神经　　　　D. 腰内脏神经　　　E. 盆内脏神经
8. 交感干神经节内的神经元为( )
   A. 假单极神经元　　B. 双极神经元　　　　C. 多极神经元　　　　D. 二级神经元　　　E. 三级神经元
9. 下列关于白交通支内的神经纤维的描述,错误的是( )
   A. 与脊神经前支相连　　　　　B. 为有髓神经纤维　　　　　　C. 发自交感低级中枢
   D. 色泽灰暗　　　　　　　　　E. 为节前纤维
10. 灰交通支内的神经纤维( )
    A. 为节前纤维　　　B. 随脊神经分支走行　C. 色泽灰暗　　　　　D. 多无髓鞘　　　　E. 以上均正确
11. 交感神经节前纤维的去向不包括( )
    A. 止于相应的椎旁节　B. 在交感干内上行　　C. 在交感干内下行　　D. 穿过椎旁节　　　E. 攀附动脉走行
12. 交感神经节后纤维攀附动脉走行形成的神经丛不包括( )
    A. 颈内、外动脉丛　　B. 肠系膜上、下丛　　C. 腹主动脉丛　　　　D. 锁骨下动脉丛　　E. 盆丛
13. 攀附动脉壁走行的神经纤维为( )
    A. 内脏感觉神经　　B. 内脏运动神经　　　C. 副交感神经　　　　D. 交感神经　　　　E. 躯体运动神经
14. 交感神经兴奋时,可发生以下哪些反应?( )
    A. 心跳快,血压高　　　　　　B. 瞳孔散大,多汗　　　　　　C. 促肾上腺髓质分泌
    D. 口干,少尿　　　　　　　　E. 以上均正确
15. 人在紧张、受惊、寒冷的刺激下,主要兴奋( )
    A. 交感神经　　　　B. 副交感神经　　　　C. 内脏运动神经　　　D. 躯体运动神经　　E. 脑神经

(三)副交感神经

1. 组成　由中枢部和周围部组成。①中枢部中,副交感神经的低级中枢分为颅部和骶部,前者位于脑干内,包括_____副核、上_____核、下_____核和_____背核;后者位于脊髓第2~4骶段,称为_____核。副交感神经元属于胆碱能神经元。②周围部的副交感神经节包括_____节和_____节。

2. 副交感神经节　包括颅部和骶部。在内脏神经模型、插图上,对照教材描述,进行观察。

(1)颅部副交感神经节:较大,与Ⅲ、Ⅶ、Ⅸ、Ⅹ对脑神经相关,包括睫状神经节、翼腭神经节、耳神经节、下颌下神经节等,节内并有交感神经及感觉神经纤维通过(不换元),分别称为交感根及感觉根。

(2)骶部副交感神经节:节前纤维起自骶副交感核,随骶神经前根、前支出骶前孔至盆腔,然后离开骶神经前支,组成盆内脏神经参加盆丛。

填表练习

低级中枢	节前纤维的行程	副交感神经节	节后纤维的分布
动眼神经副核	动眼神经-下斜肌支	_____神经节	进入眼球壁,支配_____肌和_____肌
上泌涎核	面神经-岩大神经-翼管神经	_____神经节	分布于_____、鼻腔、口腔及腭黏膜的腺体
	面神经-鼓索-舌神经	_____神经节	分布于_____腺和_____腺
下泌涎核	舌咽神经-鼓室神经-鼓室丛-岩小神经	_____神经节	经耳颞神经分布于_____
迷走神经背核	迷走神经-心、肺、肝、胃、腹腔丛等	器官旁节或壁内节	胸、腹腔脏器(结肠左曲以下消化管除外)
骶副交感核	骶神经-盆内脏神经-盆丛	器官旁节或壁内节	结肠左曲以下的消化管和盆腔脏器

思考训练

1. 交感和副交感神经的节前纤维释放神经递质为(　　)
   A. 去甲肾上腺素　　B. 肾上腺素　　C. 多巴胺　　D. 乙酰胆碱　　E. 5-羟色胺
2. 不含副交感纤维的神经是(　　)
   A. 动眼神经　　B. 三叉神经　　C. 迷走神经　　D. 面神经　　E. 舌咽神经
3. 不属于副交感核的脑神经核是(　　)
   A. 动眼神经副核　　B. 迷走神经背核　　C. 上泌涎核　　D. 下泌涎核　　E. 孤束核
4. 支配腮腺分泌的副交感神经纤维起于(　　)
   A. 动眼神经副核　　B. 迷走神经背核　　C. 上泌涎核　　D. 下泌涎核　　E. 孤束核
5. 头颈部神经节中,不属于副交感神经节的是(　　)
   A. 睫状神经节　　B. 翼腭神经节　　C. 下颌下神经节　　D. 耳神经节　　E. 膝状神经节
6. 头颈部神经节中,唯一的味觉神经节是(　　)
   A. 睫状神经节　　B. 翼腭神经节　　C. 下颌下神经节　　D. 耳神经节　　E. 膝状神经节
7. 骶副交感神经的节前纤维组成(　　)
   A. 心大、中、小神经　　B. 内脏大神经　　C. 内脏小神经　　D. 腰内脏神经　　E. 盆内脏神经
8. 人体内最大的副交感神经为(　　)
   A. 副神经　　B. 舌咽神经　　C. 坐骨神经　　D. 三叉神经　　E. 迷走神经
9. 副交感神经缺乏独立主干,主要行于(　　)
   A. 迷走神经　　B. 脊神经　　C. 坐骨神经　　D. 面神经　　E. 舌咽神经
10. 缺乏副交感神经纤维分布的器官为(　　)
    A. 皮肤和汗腺　　B. 骨骼肌血管　　C. 肾上腺髓质　　D. 竖毛肌　　E. 以上均正确
11. 副交感神经的作用不包括(　　)
    A. 心跳减慢　　B. 夜尿增多　　C. 诱发咳痰喘　　D. 促进消化　　E. 促妊娠子宫收缩

(四)交感神经和副交感神经的比较

重点注意低级中枢部位、神经节名称和分布特点,以及副交感神经没有分布的部位。

填表练习

分类	低级中枢部位	神经节的名称	节前、节后纤维长短	节前、节后神经元比例	分布范围	主要作用
交感神经	脊髓胸腰部灰质的_____核	脊柱两旁的_____节和脊柱前方的_____节	节前纤维较_____,节后纤维较_____	较_____(一个交感节前神经元可与许多节后神经元组成突触)	较_____(除至头颈部、胸、腹腔脏器外,尚遍及全身血管、腺体、竖毛肌等)	当机体处于_____状态时,交感神经活动加强,有利于提高机体的适应能力,维持内环境的相对稳定(机体耗能)
副交感神经	脑干的_____核和脊髓的_____核	器官附近的_____节或器官壁内的_____节	节前纤维较_____,节后纤维较_____	较_____(一个副交感节前神经元的轴突则与较少的节后神经元形成突触)	较_____(大部分血管、汗腺、竖毛肌、肾上腺髓质均无副交感神经支配)	当机体处于_____状态(安静或睡眠)时,副交感神经兴奋占优势,有利于营养物质的消化吸收和能量补充,并保护机体(机体储能)

填表练习

阅读教材,比较交感神经与副交感神经对不同器官的作用,了解下列表格内容。

脏器名称	交感神经兴奋——运动状态	副交感神经兴奋——睡眠状态
眼球	瞳孔开大	瞳孔缩小,睫状肌收缩
心脏和血管	心跳加快,心肌收缩力增强,冠状动脉扩张,血管收缩	心跳减慢,心肌收缩力减弱,冠状动脉收缩
支气管和肺	支气管扩张,腺体分泌减少	支气管收缩,腺体分泌增强
胃肠	胃肠蠕动减慢,胃肠壁张力减弱,括约肌张力增加,分泌减少	胃肠蠕动增强,胃肠壁张力增加,括约肌张力降低,分泌增多
肝、胆、胰	抑制腺体分泌	促进腺体分泌
输尿管	蠕动减慢	蠕动增强
膀胱	三角肌收缩	逼尿肌收缩,内括约肌松弛
男性生殖器	射精	海绵体血管舒张,阴茎勃起
子宫	妊娠子宫收缩,非妊娠子宫舒张	血管舒张,对子宫肌无明显作用
汗腺	大量分泌汗液	不影响汗液分泌

歌诀记忆

交感兴奋瞳扩大,心速汗多血压高;支扩痰少消化差,射精宫缩尿减少
休息兴奋副交感,心缓冠舒瞳缩小;尿多勃起子宫张,哮喘痰多食欲好

交感作用和副交感作用大致相反,但要注意以下几点:①机体处于应激状态下,交感神经发挥主要作用,机体大量耗能;机体处于休息状态下,副交感神经发挥主要作用,机体大量储能。②交感神经分布广泛,几乎全身均有分布;而副交感神经不分布于四肢、汗腺、竖直肌、肾上腺髓质、肾等部位。③血管状态主要由交感神经调节,副交感神经则对其几乎无影响。④交感神经兴奋可引起妊娠子宫收缩(利于分娩),非妊娠子宫舒张(利于受孕);而副交感神经兴奋,子宫的血管舒张(利于子宫生长发育),对子宫肌并无明显作用。

交感兴奋可结合人处于惊吓状态下的表现进行记忆:瞳孔扩大(注意力集中),心跳加快,大汗淋漓,血压升高,呼吸加快(支气管扩张),口干舌燥(腺体分泌减少),食欲不振(胃肠蠕动减慢、消化液分泌减少),性欲增强(雄激素分泌增多、射精),尿量减少,此外,女性分娩时交感兴奋可加快产程。

副交感兴奋可结合人在睡眠状态下的表现进行记忆:瞳孔缩小(减少光刺激),心跳减慢,呼吸平稳,支气管易收缩(夜间易诱发哮喘和咳痰),食欲增强("马无夜草不肥",夜间进食易肥胖),夜间勃起(无论男性和女性,夜梦或青少年时期均可出现阴茎或阴蒂勃起或晨勃现象)、夜间习惯排尿等。

(五)内脏神经丛

交感神经、副交感神经和内脏感觉神经在到达所支配的脏器过程中,常互相交织共同构成内脏神经丛。这些神经丛主要攀附于头、颈部和胸、腹腔内的动脉周围,或分布于脏器附近和器官之内。

除_____丛、_____丛、_____丛、_____丛等没有副交感神经参加外,其余的内脏神经丛(如心丛、肺丛、腹腔丛、盆丛等)均由交感和副交感神经组成,这些丛内也有内脏感觉纤维通过。

> **思考训练**

1. 与副交感神经比较,下列关于交感神经的说法,错误的是( )
 A. 脑干内有交感中枢 B. 主干为交感干 C. 分椎前节和椎旁节 D. 节前纤维较短 E. 分布更广泛
2. 人体处于下列何种状态下,不会出现交感神经兴奋?( )
 A. 运动状态 B. 紧张思考状态 C. 打坐静息状态 D. 惊吓状态 E. 哭泣状态
3. 副交感神经支配的部位为( )
 A. 汗腺 B. 竖毛肌 C. 肾上腺髓质 D. 肾 E. 心
4. 不属于副交感神经支配功能的是( )
 A. 唾液分泌增多 B. 支气管收缩 C. 心率减慢 D. 血管收缩 E. 瞳孔缩小
5. 下列有副交感神经参加的脏器神经丛为( )
 A. 颈内动脉丛 B. 颈外动脉丛 C. 锁骨下动脉丛 D. 腹主动脉丛 E. 椎动脉丛

三、内脏感觉神经

1. **内脏感觉神经元的位置和性质** 胞体位于脑神经节(包括_____神经节、舌咽神经_____节和迷走神经_____节)和脊神经节内,也属于_____神经元。

2. **内脏感觉神经的行程和分布** ①脑神经节的周围突,随同_____神经、_____神经和_____神经分布于头颈部的内脏器官,中枢突止于脑干的_____核。②脊神经节的周围突,随同交感神经和骶部副交感神经分布于胸、腹、盆部的内脏器官,中枢突则随同交感神经和盆内脏神经进入脊髓,终于_____。

3. **内脏感觉的特点** ①刺激阈值高。正常内脏活动一般无感觉,强烈的内脏活动可引起感觉。②定位不准确。如内脏疾病引起的内脏痛不仅痛阈高,还比较模糊、弥散,不易准确定位,故内脏痛多意味着病变比较严重,且可能已形成多脏器损伤。③刺激敏感度不同。内脏对牵拉、膨胀和外部冷热刺激敏感,而对切割等刺激不敏感。

4. **牵涉痛** 当某些内脏器官发生病变时,常在体表一定区域产生感觉过敏或痛觉,这种现象称为牵涉性痛,可以协助疾病的诊断与鉴别诊断。

临床联系

临床将内脏患病时体表发生感觉过于敏感(如感到阳光特别刺眼,声音特别刺耳,轻微的触摸皮肤感到疼痛难忍等)、骨骼肌反射性僵硬和血管运动、汗腺分泌障碍等的部位称为海德带,该带有助于内脏疾病的定位诊断。例如,心绞痛时,常在胸前区及左臂内侧皮肤感到疼痛;肝胆疾病时,常在右肩部感到疼痛。

关于牵涉痛的发生机制,现在认为,发生牵涉痛的体表部位与病变器官往往受同一节段脊神经的支配,体表部位和病变器官的感觉神经进入同一脊髓节段,并在后角内密切联系。因此,从患病内脏传来的冲动可以扩散或影响邻近的躯体感觉神经元,从而产生牵涉痛。近年来神经解剖学研究表明,一个脊神经节神经元的周围突分叉到躯体部和内脏器官,并认为这是牵涉痛机制的形态学基础。

常用英汉名词

spinal nerve 脊神经
cervical nerve 颈神经
cervical plexus 颈丛
phrenic nerve 膈神经
ansa cervicalis 颈袢
brachial plexus 臂丛
musculocutaneous nerve 肌皮神经
median nerve 正中神经
ulnar nerve 尺神经
radial nerve 桡神经
axillary nerve 腋神经
thoracic nerve 胸神经
intercostal nerve 肋间神经
subcostal nerve 肋下神经
lumbar nerve 腰神经
lumbar plexus 腰丛
femoral nerve 股神经
saphenous nerve 隐神经
obturator nerve 闭孔神经
iliohypogastric nerve 髂腹下神经
ilioinguinal nerve 髂腹股沟神经
genitofemoral nerve 生殖股神经
lumbosacral trunk 腰骶干
sacral plexus 骶丛
superior gluteal nerve 臀上神经
inferior gluteal nerve 臀下神经
sciatic nerve 坐骨神经
common peroneal nerve 腓总神经
superficial peroneal nerve 腓浅神经
deep peroneal nerve 腓深神经
sural nerve 腓肠神经
tibial nerve 胫神经

pudendal nerve 阴部神经
cranial nerve 脑神经
olfactory nerve 嗅神经
optic nerve 视神经
oculomotor nerve 动眼神经
trochlear nerve 滑车神经
trigeminal nerve 三叉神经
ophthalmic nerve 眼神经
maxillary nerve 上颌神经
auriculotemporal nerve 耳颞神经
mandibular nerve 下颌神经
buccal nerve 颊神经
lingual nerve 舌神经
inferior alveolar nerve 下牙槽神经
supraorbital nerve 眶上神经
infraorbital nerve 眶下神经
supratrochlear nerve 滑车上神经
mental nerve 颏神经
abducent nerve 展神经
facial nerve 面神经
tympanic cord 鼓索
great petrosal nerve 岩大神经
lesser petrosal nerve 岩小神经
vestibulocochlear nerve 前庭蜗神经
glossopharyngeal nerve 舌咽神经
tympanic nerve 鼓室神经
vagus nerve 迷走神经
superior laryngeal nerve 喉上神经
recurrent laryngeal nerve 喉返神经
inferior laryngeal nerve 喉下神经
celiac nerve 腹腔神经
accessory nerve 副神经

hypoglossal nerve 舌下神经
visceral nerve 内脏神经
autonomic nervous system 自主神经系统
visceral motor nerve 内脏运动神经
sympathetic nerve 交感神经
parasympathetic nerve 副交感神经
sympathetic trunk 交感干
prevertebral ganglion 椎前节
paravertebral ganglion 椎旁节
greater splanchnic nerve 内脏大神经
lesser splanchnic nerve 内脏小神经
lumbar splanchnic nerve 腰内脏神经
pelvic splanchnic nerve 盆内脏神经
preganglionic neuron 节前神经元
postganglionic neuron 节后神经元
celiac ganglion 腹腔神经节
aorticorenal ganglion 主动脉肾神经节
superior cervical ganglion 颈上神经节
middle cervical ganglion 颈中神经节
inferior cervical ganglion 颈下神经节
cervicothoracic ganglion 颈胸神经节
stellate ganglion 星状神经节
thoracic ganglion 胸交感神经节
sacral ganglion 骶交感干神经节
impar ganglion 奇神经节
nodose ganglion 结状神经节
glossopharyngeal ganglion 舌咽神经节
geniculate ganglion 膝状神经节
auricular ganglion 耳神经节
ciliary ganglion 睫状神经节
submandibular ganglion 下颌下神经节
pterygopalatine ganglion 翼腭神经节
visceral sensory nerve 内脏感觉神经
referred pain 牵涉痛
Head's zones 海德带
referred pain 牵涉痛

第十六章 神经系统的传导通路

✱ **学习目标**：掌握意识性本体感觉、躯干和四肢的浅感觉、视觉、听觉和瞳孔对光反射传导通路的起止、神经元胞体和纤维束及其交叉的位置，锥体束的起止、通过内囊的位置和上、下运动神经元的管理；熟悉上、下行传导通路的组成、行程和功能，头面部浅感觉通路的起止、神经元胞体和纤维束及其交叉的位置，感觉传统通路各部位损伤的典型表现，核上瘫和核下瘫的不同表现及其解剖基础，纹状体系和内囊损伤的解剖基础及其临床特点；了解躯干和四肢的非意识性本体感觉通路概况，平衡觉、内脏感觉传导通路，椎体外系的组成和功能概况。

神经系统内传导某一特定信息的通路，称为传导通路，是由数级神经元及其传导纤维束组成的神经元链。按照信息传导方向，可将神经传导通路分为_____性和_____性两种。前者将感受器接受到的感觉信息上传至大脑皮质，又称为_____通路；后者将大脑皮质发出的运动信息下传至效应器，又称为_____通路。注意：只有不经过大脑皮质的传导通路才称为反射通路。

一、上行（感觉）传导通路

（一）感觉传导通路的划分及基本特点

1. 感觉传导通路的划分 上行传导通路可分为3种：一是长行的上传至大脑皮质的通路，为意识性感觉通路，包括浅感觉通路和意识性深感觉通路；二是上传到小脑的通路，是非意识性感觉通路，主要为运动调节提供感觉信息；三是经脑干网状结构多突触上行的非特异性通路，主要维持大脑皮质的醒觉。

2. 感觉传导通路的特点 可记为"三元两转一交叉，对侧管理经内囊"，或简记"3、2、1、对"。注意分辨不同感觉传导通路的区别点，要从纤维束的名称及功能、神经元的名称及位置、第1级神经元的周围联系和末级神经元的皮质联系4个方面来区分。

（二）感觉传导通路的行程及损伤

利用神经传导通路模型并结合教材和图谱重点观察，把握各通路的起止部位、神经元所在位置和纤维束的交叉部位。了解神经通路不同部位的损伤表现。

1. 躯干和四肢的意识性本体觉和精细触觉传导通路（意识性深感觉和精细触觉传导通路）

（1）先阅读教材完成填空：①第1级神经元为_____内假单极神经元，其周围突分布于肌、肌腱、关节等处本体觉感受器和皮肤的精细触觉感受器，中枢突经_____的内侧部进入脊髓后索，来自第5胸节以下的升支走在后索的内侧部，形成_____；来自第4胸节以上的升支行于后索的外侧部，形成_____。②第2级神经元的胞体在_____和_____内，由此二核内神经元发出的纤维向前绕过中央灰质的腹侧，在中线上与对侧的交叉，称为_____交叉，交叉后的纤维呈前后排列行于延髓中线两侧、锥体束的背方，再转折向上，称为_____。③内侧丘系在脑桥呈横位居于被盖的前缘，在中脑被盖则居于红核的外侧，最后止于背侧丘脑的_____（第3级神经元）。由第3级神经元发出纤维经内囊_____主要投射至中央后回的中、上部和中央旁小叶后部，部分纤维投射至中央前回。

(2)在感觉传导通路模型上,观察蓝色显示的神经核和纤维束。首先,辨认传导通路中3级神经元的胞体所在部位,即脊神经后根上的脊神经节、延髓背侧的薄束核和楔束核、丘脑后外侧核。然后,观察传导通路中的传导束,即脊髓后索内的薄束、楔束,脑干内的内侧丘系和内囊内穿行的丘脑中央辐射,注意纤维束交叉至对侧的部位,即内侧丘系交叉。第1级神经元的周围突分布于肌、肌腱、关节和皮肤处,中枢突经后外侧沟进入脊髓后索上升形成薄束或楔束(胸5以下形成薄束,胸4以上形成楔束),上行至延髓终止于薄束核和楔束核。查看由第2级神经元薄束核和楔束核发出的纤维,组成弓状纤维,向前绕过中央灰质的腹侧左右交叉形成内侧丘系交叉,交叉后的纤维上升形成内侧丘系,止于丘脑腹后外侧核。由第3级神经元腹后外侧核发出纤维,组成丘脑中央辐射,经内囊后肢投射到大脑皮质。③最后确认大脑皮质中枢所在部位,即中央后回的中上部、中央旁小叶后部和部分中央前回。

(3)思考传导通路不同部位损伤后的临床表现(交叉部位以上损伤引起对侧感觉障碍,交叉部位以下损伤引起同侧感觉障碍)。此通路若在内侧丘系交叉的下方或上方的不同部位损伤时,则患者在闭眼时不能确定损伤同侧(交叉下方损伤)和损伤对侧(交叉上方损伤)关节的位置和运动方向及两点间距离。

填表练习

各级神经元	纤维束	交叉部位	投射位置	大脑皮质中枢
第1级:_____节	脊髓内:_____束和_____束	脑干内:_____	内囊后肢	中央后回的中上部、中央旁小叶后部和部分中央前回
第2级:_____核和_____核	脑干内:_____丘系			
第3级:丘脑_____核	内囊内:丘脑_____辐射			

§ 歌诀记忆

躯肢意识深感觉,精细触觉一路携;三级两束内丘央,内囊后肢后感觉
一级在脊神经节,二级核团薄和楔;三级腹后外侧核,内丘交叉对侧接

躯干和四肢的意识性本体感觉和精细触觉传导通路可简单总结为"三级两束内丘央,内囊后肢后感觉",即"三级"中继的神经元分别为脊神经节、薄束核和楔束核、丘脑腹后外侧核的神经元;"两束"为行于脊髓内的薄束和楔束;"内丘"为行于脑干内的内侧丘系,并经内侧丘系交叉至对侧;"央"指从背侧丘脑发出的纤维组成丘脑中央辐射;经过"内囊后肢"上行投射至中央后回的躯体感觉区("后感觉")。

※ 思考训练

1.在躯干和四肢的意识性本体感觉和精细觉传导通路中,各级神经元所在的部位不包括(　　)
　A.脊神经节　　　B.薄束核　　　C.楔束核　　　D.丘脑腹后外侧核　E.小脑齿状核

2.在躯干和四肢的意识性本体感觉和精细觉传导通路中,形成的纤维束不包括(　　)
　A.薄束　　　　　B.楔束　　　　C.内侧丘系　　D.丘脑中央辐射　　E.脊髓小脑束

3.躯干和四肢的意识性本体感觉和精细觉传导通路的神经纤维交叉部位为(　　)
　A.内侧丘系　　　B.外侧丘系　　C.内侧纵束　　D.三叉丘系　　　　E.内囊后肢

4.躯干和四肢的意识性本体感觉和精细觉传导通路的第3级神经元胞体位于(　　)
　A.丘脑腹后外侧核 B.薄束核　　　C.楔束核　　　D.脊神经节　　　　E.小脑齿状核

5.丘脑中央辐射经过(　　)
　A.内囊前肢　　　B.内囊膝　　　C.内囊后肢　　D.外囊　　　　　　E.最外囊

2. 躯干和四肢的非意识性本体感觉传导通路（非意识性深感觉传导通路）

填表练习

阅读教材,总结传导通路的特点,学习下列表格内容。

各级神经元	纤维束	入小脑位置	大脑皮质中枢
第1级:脊神经节	脊髓小脑束	小脑上脚	小脑皮质
第2级:楔束副核、颈膨大、胸核、腰骶膨大		小脑下脚	

3. 躯干和四肢的痛、温觉和粗触觉、压觉传导通路（浅感觉通路）

（1）先阅读教材完成填空：①第1级神经元为_____内的假单极神经元，其周围突分布于躯干和四肢皮肤内的感受器，中枢突经后根进入脊髓。其中，传导痛、温觉的纤维（细纤维）在_____的外侧部进入脊髓背外侧束，传导粗触觉、压觉的纤维（粗纤维）经后根内侧部进入脊髓后索。②第2级神经元胞体主要位于后角_____核（第Ⅰ、Ⅳ~Ⅶ层），它们发出的纤维先在束内上升1~2脊髓节段后，再经_____交叉到脊髓对侧的_____（痛、温觉纤维）和_____（粗触、压觉纤维）上升，组成_____束和_____束（侧束传导痛、温觉，前束传导粗触觉、压觉）。脊髓丘脑束继续上行，经延髓下橄榄核的背外侧，脑桥和中脑内侧丘系的外侧，两束在脑干内合并改称_____系（简称脊髓丘系或脊丘系），最后终止于背侧丘脑的腹后外侧核。③第3级神经元的胞体在背侧丘脑的_____核，它们发出纤维，称为_____辐射，经内囊_____投射到中央后回中、上部和中央旁小叶后部。

（2）在感觉传导通路模型上，观察蓝色显示的神经核和纤维束。首先，辨认传导通路中3级神经元的胞体所在部位，即脊神经后根上的脊神经节、脊髓灰质后角内的后角固有核和丘脑腹后外侧核。然后，观察传导通路中的传导束，即脊髓内的脊髓丘脑束、脑干内的脊髓丘脑系（脊丘系）和经过内囊的丘脑中央辐射。第1级神经元的周围突分布于躯干四肢皮肤处，中枢突随后根经后外侧沟进入脊髓，上升1~2脊髓节段终止于脊髓灰质后角。查看由第2级神经元后角发出纤维经白质前连合交叉到对侧的外侧索和前索内上行，组成脊髓丘脑侧束和脊髓丘脑前束，至延髓两束合并改名脊丘系，经脑干上升，终止于丘脑腹后外侧核。观察第3级神经元腹后外侧核，其轴突组成粗大的丘脑中央辐射，经内囊后肢投射到中央后回的中、上部和中央旁小叶后部。思考传导通路不同部位损伤的临床表现。

（3）在脊髓内，脊髓丘脑束纤维的排列有一定的顺序：自外向内、由浅入深，依次排列着来自骶、腰、胸、颈部的纤维。因此，当脊髓内肿瘤压迫一侧脊髓丘脑束时，痛、温觉障碍首先出现在身体对侧上半部（压迫来自颈、胸部的纤维），逐渐波及下半部（压迫来自腰、骶部的纤维）。若受到脊髓外肿瘤压迫，则发生感觉障碍的顺序相反。

（4）脊髓丘系：简称脊丘系。脊髓丘脑束进入脑干后，与一些起自脊髓投向上丘的纤维并行，合称为脊髓丘系。该系行于延髓外侧区，相当于下橄榄核背外方，在脑桥和中脑行于内侧丘系的背外侧，最后终止于丘脑腹后外侧核。注意：脊髓丘脑束的交叉部位不在脑干，而是在脊髓。

填表练习

各级神经元	纤维束	交叉部位	投射位置	大脑皮质中枢
第1级:_____节	脊髓内:_____束	脊髓内:_____	内囊后肢	中央后回的中上部、中央旁小叶后部
第2级:脊髓后角_____核	脑干内:_____丘系			
第3级:丘脑_____核	内囊内:丘脑_____辐射			

歌诀记忆

躯肢通路传浅感,痛温侧束触压前;三级一束脊丘央,内囊后肢感区连
一级脊节假单极,二级后角固有转;上行一二白质交,三级腹后外核完

躯干和四肢的浅感觉通路可总结为"三级一束脊丘央,内囊后肢感区连",即"三级"中继的神经元分别为脊神经节、脊髓后角固有核、丘脑腹后外侧核的神经元;"一束"为行于脊髓内的脊髓丘脑束;"脊丘"为脊髓丘脑侧束和前束在脑干内合并形成的脊丘系;"央"指从背侧丘脑发出的纤维组成丘脑中央辐射;经过"内囊后肢"上行投射至中央后回的躯体感觉区("感区连")。注意:脊神经节发出的纤维束交叉部位在脊髓,且是先交叉,后形成脊髓丘脑束。"上行一二白质交",即脊髓后角的第2级神经元发出纤维先在脊髓内上行1~2个脊髓节段后,再经脊髓白质前连合交叉至对侧,并形成脊髓丘脑束侧束和前束,在脑干内两束合并为脊丘系,继续上行至背侧丘脑。

临床联系

示指采血引起的痛觉传导,其第1级神经元胞体在C_6~T_1的脊神经节,其周围突通过脊神经后根、脊神经前支、臂丛、左正中神经分布至左示指掌侧皮肤,其中枢突经脊神经后根入脊髓止于第2级神经元(板层Ⅰ、Ⅳ~Ⅶ,脊髓后角固有核内)。第2级神经元发出纤维在白质前连合交叉至右侧侧索,加入脊髓丘脑侧束上升至第3级神经元(丘脑腹后外侧核),由此发出纤维,称为丘脑中央辐射,经内囊后肢投射至中央后回中、上部。

思考训练

1. 躯干、四肢浅感觉传导通路的交叉部位在( )
   A. 脊髓白质前连合　B. 延髓中央灰质　C. 锥体交叉　　D. 脊髓外侧索　　E. 斜方体
2. 浅感觉传导通路的第2级神经元是( )
   A. 丘脑腹后外侧核　B. 脊髓后角固有核　C. 薄束核和楔束核　D. 丘脑中央辐射　E. 脊神经节
3. 脊髓丘脑侧束的纤维传导( )
   A. 痛觉和压觉　　B. 痛觉和温觉　　C. 触觉和压觉　　D. 粗触觉和压觉　E. 温觉和压觉
4. 躯干和四肢的浅感觉通路的纤维束上行部位不包括( )
   A. 脊髓固有束　　B. 脊髓丘脑束　　C. 脊髓白质前连合　D. 丘脑中央辐射　E. 脊丘系
5. 脊髓外肿瘤压迫脊髓引起的感觉和运动障碍描述错误的是( )
   A. 根性疼痛　　　B. 感觉障碍复杂　　C. 自上肢向下肢发展　D. 先出现运动障碍　E. 病程缓慢进展

4. 头面部的痛、温觉和触、压觉传导通路(头面部浅感觉通路)

(1)先阅读教材完成填空:①第1级神经元位于_____节内,其周围突经三叉神经分支分布于头面部皮肤及口鼻黏膜的相关感受器;中枢突经三叉神经根入脑桥,传导痛、温觉的纤维再下降为_____束,止于三叉神经_____核;传导触、压觉的纤维终止于三叉神经_____核。②第2级神经元的胞体在三叉神经脊束核和三叉神经脑桥核内,它们发出的纤维经_____交叉到对侧,组成_____,上行进入背侧丘脑。③第3级神经元的胞体在背侧丘脑的_____,发出纤维经内囊后肢,投射到中央后回下部。注意:三叉神经中脑核主要接受来自头面部的本体感觉(深感觉)信息,并与小脑和大脑之间均形成纤维联系。

(2)在感觉传导通路模型上,观察蓝色显示的神经核和纤维束。首先,辨认传导通路中3级神经元的胞体所在部位,即_____节、三叉神经_____核和三叉神经_____核、丘脑腹后内侧核。然后,观察第1级神经元的周围突随三叉神经分布于头面部皮肤处,中枢突组成三叉神经_____根入脑桥,止于三叉神经脑桥核和三叉神经脊束核。查看由第2级神经元三叉神经脑桥核和脊束核发出的纤维交叉至对侧上升组成三叉丘系,止于丘脑腹后内侧核。观察由第3级神经元腹后内侧核的轴突组成的丘脑_____辐射,经内囊_____肢投射到中央后回的下部。思考传导通路不同部位损伤后的临床表现。

(3)在此通路中,若三叉丘系以上受损,则导致对侧头面部痛、温觉和触、压觉障碍;若三叉丘系以下受损,则同侧头面部痛、温觉和触、压觉发生障碍。

填表练习

阅读教材,总结传导通路的特点,填写下列表格。

各级神经元	纤维束	交叉部位	投射位置	大脑皮质中枢
第1级:_____节	脑桥至颈髓内:_____束	脑干内:_____	内囊后肢	中央后回下部
第2级:三叉神经_____核和_____核	脑干内:_____丘系			
第3级:丘脑_____核	内囊内:丘脑_____辐射			

歌诀记忆

头面感觉为三叉,脊束痛温上触压
三级一束叉系央,内囊后肢后回下

头面部的浅感觉通路与"三叉"(支配头面的3个叉状分支:眼神经、上颌神经和下颌神经)密切相关,可总结为"三级一束叉系央,内囊后肢后回下",即"三级"中继神经元分别为三神经节、三叉神经脊束核(痛、温觉)和脑桥核(触、压觉)、丘脑腹后内侧核的神经元;"一束"为自脑桥向下降于1、2颈髓后角内的三叉神经脊束;"叉系"为三叉丘系,为第2级神经元发出的纤维经三叉丘系交叉,交叉至对侧形成;"央"指从背侧丘脑发出的纤维组成丘脑中央辐射;经过"内囊后肢"上行投射至中央后回下部的头面部感觉中枢("后回下")。

思考训练

1. 头面部浅感觉传导通路的第1级神经元胞体位于(　　)
   A. 薄束核和楔束核　B. 脊髓胶状质　C. 三叉神经脊束核　D. 三叉神经脑桥核　E. 三叉神经节
2. 头面部浅感觉通路的第3级神经元胞体在(　　)
   A. 上丘核　　　　B. 下丘核　　　　C. 丘脑腹后外侧核　D. 丘脑腹后内侧　E. 枕叶皮质
3. 传导头面部痛、温觉信息的纤维束为(　　)
   A. 脊髓丘脑束　　B. 薄束和楔束　　C. 三叉神经脊束　　D. 脊髓小脑束　　E. 内侧纵束
4. 头面部浅感觉传导通路的纤维最后投射至(　　)
   A. 中央后回中上部　　　　　B. 中央旁小叶后部　　　　C. 中央后回下部
   D. 中央前回中上部　　　　　E. 中央前回下部
5. 头面部痛、温觉和触、压觉传导通路的3级神经元不包括(　　)
   A. 三叉神经节细胞　　　　　B. 三叉神经脊束核　　　　C. 三叉神经脑桥核
   D. 丘脑腹后内侧核　　　　　E. 三叉神经中脑核

5. 视觉传导通路

(1)先阅读教材完成填空:①眼球视网膜神经部最外层的视锥细胞和视杆细胞为光感受器细胞,中层的_____细胞为第1级神经元,最内层的_____细胞为第2级神经元,其轴突在视盘处集合成视神经。视神经经视神经管入颅腔,形成_____,并向后延续为_____。②在视交叉中,来自两眼视网膜_____侧半的纤维交叉,交叉后加入对侧视束;来自视网膜_____侧半的纤维不交叉,进入同侧视束。因此,左侧视束内含有来自两眼视网膜左侧半的纤维,右侧视束内含有来自视网膜右侧半的纤维。③第3级神经元胞体在外侧膝状体内。视束绕大脑脚外侧向后止于_____。由外侧膝状体核发出纤维组成_____,经内囊后肢后部投射到端脑_____两侧的视区(纹区),产生视觉。

(2) 在视觉传导通路模型上，首先辨认眼球及其相连的视神经、视交叉、视束和外侧膝状体。然后理解第1、2级神经元位于眼球壁，即为双极细胞和节细胞，模型均未显示不能观察到（结合图谱加以理解）；查看第2级神经元的轴突汇集于视盘穿眼球壁处，组成视神经，经视神经管入颅腔，形成视交叉后延续为视束（注意：来自两眼视网膜鼻侧半的纤维交叉，来自视网膜颞侧半的纤维不交叉，简记为"鼻交颞不交"），多数纤维止于外侧膝状体（少数纤维经上丘臂到达上丘核，参与视觉反射活动）。查看第3级神经元外侧膝状体核，由此核发出纤维组成视辐射，经内囊后肢投射于端脑距状沟周围皮质。然后绘制视觉传导通路模式图，分析通路不同部位损伤表现。

(3) 当视觉传导通路的不同部位受损时，可引起不同的视野缺损：①一侧视神经损伤，可致该侧眼视野全盲；②视交叉中部的交叉纤维损伤，可致双眼视野颞侧半偏盲；③一侧视交叉外侧部的不交叉纤维损伤，则患侧视野的鼻侧半偏盲；④一侧视束及以后的部位（视辐射、视区皮质）受损，可致双眼病灶对侧视野同向性偏盲（如右侧受损则右眼视野鼻侧半和左眼视野颞侧半偏盲）。

填表练习

各级神经元	纤维束	交叉部位	投射部位	大脑皮质中枢
第1级：视网膜____细胞	眼球后：____神经			
第2级：视网膜____细胞	绕大脑脚：____	下丘脑前下：____	内囊后肢后部	距状沟两侧皮质
第3级：后丘脑的____	内囊后部内：____			

歌诀记忆

视觉通路视野反，鼻侧交叉颞侧无；三级一束叉辐射，后肢后部枕视区
损伤单眼会全盲，叉中颞双外鼻伤；视束以上损伤同，双眼对侧同向盲

视觉通路视野反，鼻侧交叉颞侧无：视觉通路的成像规律为成像与视野相反，即：鼻侧半视野的物像投射到颞侧半视网膜；颞侧半视野的物像投射到鼻侧半视网膜；上半视野的物像投射到下半视网膜；下半视野的物像投射到上半视网膜。在视交叉中，则表现为"鼻侧交叉颞侧无"，即：来自两眼视网膜鼻侧半的纤维在视交叉内交叉至对侧视束；来自视网膜颞侧半的纤维则行于视交叉外侧部，不交叉至对侧，直接向后进入同侧视束。注意：从视野到视觉形成的整个过程形成两次交叉，一次为成像交叉，另一次为视交叉。

三级一束叉辐射，后肢后部枕视区：为视觉传导通路的总结，即"三级"神经元的第1级和第2级均在视网膜内，分别为双极细胞和节细胞，第3节神经元则位于外侧膝状体内；在第2级和第3级神经元之间的纤维束依次形成视神经、视交叉和视束，最后经外侧膝状体换元后形成视辐射（"一束叉辐射"）。视辐射经内囊"后肢"的"后部"投射至枕叶内侧面的距状沟上下皮质（"枕视区"）。

损伤单眼会全盲，叉中颞双外鼻伤；视束以上损伤同，双眼对侧同向盲：为视觉传导通路损伤的视野缺损表现。单眼视神经损伤（不包括视网膜的局部损伤）时，出现患侧眼全盲。视交叉中部损伤可导致颞侧视觉信息不能上传，则引起双眼视野颞侧半偏盲（"叉中颞双"）。同理，一侧视交叉外侧部损伤时，仅导致伤侧的鼻侧视野信息（颞侧视网膜仍可成像）不能上传，故出现患侧视野的鼻侧半偏盲（"外鼻伤"）。视束及其以上部位的损伤相同（不包括局限性损伤），因视束有来自两侧眼的纤维（同侧颞侧信息和对侧鼻侧信息），故出现双眼视野均有缺损；因视网膜感受对侧视野的光线刺激，故损伤表现为对侧视野缺损；因一侧视束的纤维来自同方向的视网膜（如"右侧"视束收集右眼的颞侧即"右侧"视网膜信息和左侧眼的鼻侧即"右侧"视网膜信息，即双眼的"右侧"视网膜信息），故导致双眼的同向偏盲（要么左侧半，要么右侧半）。因此，视束及其以上部位的损伤（不包括局部小范围损伤）可导致"双眼""对侧""同向""偏盲"（"双眼对侧同向盲"）。

思考训练

1. 视觉传导通路的第1级神经元是(　　)
   A. 视锥细胞　　B. 视杆细胞　　C. 双极细胞　　D. 节细胞　　E. 外侧膝状体细胞
2. 视觉传导通路的最后中继站为(　　)
   A. 上丘核　　B. 下丘核　　C. 顶盖前核　　D. 外侧膝状体　　E. 内侧膝状体
3. 视交叉病变最典型的视野改变为(　　)
   A. 黄斑分裂　　B. 弓形暗点　　C. 双颞侧偏盲　　D. 同向性偏盲　　E. 黄斑回避
4. 视交叉的左外侧部受压,视野缺损表现为(　　)
   A. 双眼右侧偏盲　　B. 左眼鼻侧偏盲　　C. 双眼颞侧偏盲　　D. 右眼鼻侧偏盲　　E. 双眼全盲
5. 一侧视辐射损伤的表现为(　　)
   A. 双眼同向偏盲　　B. 双眼对侧同向偏盲　　C. 患侧眼鼻侧偏盲
   D. 对侧眼鼻侧偏盲　　E. 对侧眼颞侧偏盲
6. The second-order neurons of the visual pathway is the (　　)
   A. bipolar cell of retina　　B. inferior colliculus　　C. superior colliculus
   D. metathalamus　　E. ganglion cell of retina

6. 瞳孔对光反射通路

(1) 先阅读教材完成填空:光照一侧瞳孔,引起两眼瞳孔缩小的反应称为瞳孔对光反射;将光照一侧的瞳孔反应称_____对光反射,而未照射侧的瞳孔反应称_____对光反射。瞳孔对光反射的通路如下:光照视网膜→视锥细胞→双极细胞→节细胞→视神经→_____→双侧视束→上丘臂→中脑_____→双侧动眼神经_____→动眼神经→_____节→节后纤维→瞳孔括约肌收缩→双侧瞳孔缩小。注意:动眼神经副核、上丘核均不是瞳孔对光反射中枢,而是中继核;其反射中枢为顶盖前核(区)。

(2) 在视觉传导通路的基础上,辨认中脑顶盖前区(对光反射中枢)、动眼神经副核和睫状神经节;查看光线照射后自视网膜经视神经、视交叉达视束,观察视束的部分纤维经上丘臂至顶盖前区,与顶盖前区的细胞形成突触。查看顶盖前区发出的纤维与两侧动眼神经副核相联系,由动眼神经副核再发出纤维经动眼神经进入眶内的睫状神经节,睫状神经节发出的节后纤维支配瞳孔括约肌和睫状肌。用手电筒近距离照射其他同学的一只眼睛,观察光照侧瞳孔及未照侧瞳孔的变化,理解对光反射、直接对光反射和间接对光反射的概念、意义及视神经、动眼神经损伤后瞳孔对光反射的改变。

(3) 瞳孔对光反射在临床上有重要意义,反射的消失则预示可能存在病危。但视神经或动眼神经受损,也能引起瞳孔对光反射的变化。例如,一侧视神经受损时,信息传入中断,光照患侧瞳孔,两侧瞳孔均不反应;但光照健侧瞳孔,则两眼对光反射均存在(此即患侧直接对光反射消失,间接对光反射存在)。又如,一侧动眼神经受损时,由于信息传出中断,无论光照哪一侧瞳孔,患侧对光反射都消失(患侧直接及间接对光反射消失),但健侧直接和间接对光反射存在。

歌诀记忆

对光反射视觉走,顶盖前核转运动;视神经入动眼出,一侧照射缩两瞳
照侧缩瞳为直接,未照缩瞳间接控;视路损伤两便无,动眼患无记心中

对光反射视觉走,顶盖前核转运动;视神经入动眼出,一侧照射缩两瞳:瞳孔对光反射通路的前半为视觉通路,后半为运动通路("视觉转运动")。前半为视束以前的视觉传导通路,因视束的部分纤维自视束分出,经上丘臂终于反射中枢部位即顶盖前区;后半为运动通路,自反射中枢发出的运动纤维先经动眼神经副核换元,形成动眼神经的副交感部分,经睫状神经节换元后进入双侧眼球内支配瞳孔括约肌,引起双侧瞳孔缩小。

照侧缩瞳为直接,未照缩瞳间接控:即直接对光反射和间接对光反射。

视路损伤两侧无,动眼患无记心中:对光反射通路损伤要切记首先从患侧开始检查。如患侧照射,如因视觉通路的视神经损伤(不包括视交叉及其后面的损伤,否则很复杂),视觉信号不能上传,故两侧瞳孔均无任何反应(患侧无直接对光反射,健侧无间接对光反射);如因运动通路的动眼神经损伤(可包括反射中枢即顶盖前区以后的各个部位损伤),反射中枢发出的运动信息不能下传,故患侧眼均无任何反应(患侧直接和间接对光反射均消失)。此外,如出现顶盖前区损伤或双侧视神经和动眼神经同时损伤,则无论怎么照射,所有的对光反射均不可能出现。

关键词

"视损两侧无,动损患全无"或"视损直无间却有,动损直和间全无"

对光反射通路损伤可记为患侧照射致"视损两侧无,动损患全无"或"视损直无间却有,动损直和间全无"。

进行瞳孔对光反射功能检查时,如出现照射一侧时两侧都没有瞳孔反应,可判断照射侧出现视神经损伤,可进一步照射另一侧眼,则出现双侧瞳孔均有反应(患侧眼仍存在间接对光反射)。如照射时出现照侧眼无瞳孔反应,而另一侧有反应,则说明照侧眼视神经正常,动眼神经损伤,而有反应侧的动眼神经也正常。可进一步检测有反应侧瞳孔,如之前无反应一侧的瞳孔仍无反应,则可以确定此侧眼的动眼神经肯定发生损伤;如原先有反应侧的瞳孔仍有反应,则可确定此侧眼动眼神经和视神经均正常,一旦无反应,则说明此侧眼动眼神经正常,但视神经已经损伤(此时确定原无反应侧有动眼神经损伤,同时伴有原有反应侧的视神经损伤)。当然,如何判断损伤部位,关键还是要非常熟悉对光反射的具体通路行程。同理,如一侧照射有对光反射,可以肯定照射侧正常;如另一侧无反应,说明此侧存在动眼神经损伤。

思考训练

1. 瞳孔对光反射通路为( )
   A. 视网膜→视神经→视交叉→视束→顶盖前区→埃丁格-韦斯特法尔核→动眼神经副核→睫状神经节→瞳孔括约肌
   B. 视网膜→视神经→视交叉→视束→埃丁格-韦斯特法尔核→顶盖前区→动眼神经副核→睫状神经节→瞳孔括约肌
   C. 视网膜→视神经→视束→视交叉→顶盖前区→埃丁格-韦斯特法尔核→动眼神经副核→睫状神经节→瞳孔括约肌
   D. 视网膜→视神经→视交叉→视束→动眼神经副核→顶盖前区→埃丁格-韦斯特法尔核→睫状神经节→瞳孔括约肌
   E. 视网膜→视神经→视束→视交叉→埃丁格-韦斯特法尔核→顶盖前区→动眼神经副核→睫状神经节→瞳孔括约肌

2. 不参与瞳孔对光反射通路的结构是( )
   A. 视神经 B. 顶盖前核 C. 动眼神经核 D. 睫状神经节 E. 视束

3. 瞳孔对光反射的中枢位于( )
   A. 上丘核 B. 动眼神经副核 C. 外侧膝状体 D. 动眼神经核 E. 顶盖前核

4. 视交叉的左外侧部受压,视野缺损表现为( )
   A. 双眼右侧偏盲 B. 左眼鼻侧偏盲 C. 双眼颞侧偏盲 D. 右眼鼻侧偏盲 E. 双眼全盲

5. Which one is not related with the pupillary light reflex?( )
   A. Lateral geniculate nucleus B. Optic tract C. Retina D. Oculomotor nerve E. Ciliary ganglion

6. Light shone on left eye of a patient causes his pupil of left eye constricts and the right one does not constrict. The damaged structrue in this case should be ( )
   A. left oculomotor nerve B. right oculomotor nerve C. right optic nerve
   D. right optic tract E. left optic nerve

7. 其他传导通路

（1）听觉传导通路：注意其特征为"四级外侧双支配"，即有4级神经元，脑干内为外侧丘系，双侧支配。此外，听觉传导通路的交叉部位为斜方体，最后中继站为内侧膝状体，经过内囊后肢后部的听辐射，高级中枢为颞横回。听觉冲动双侧传导的解剖基础为：①少数蜗神经腹侧核和背侧核的纤维不交叉，进入同侧外侧丘系；②也有少数外侧丘系的纤维直接止于内侧膝状体；③还有一些蜗神经核发出的纤维在上橄榄核换元，然后加入同侧的外侧丘系。

因此，若一侧通路在外侧丘系以上受损，不会产生明显症状，但若损伤了外侧丘系以下部位的蜗神经、内耳或中耳，则将导致听觉障碍。

填表练习

各级神经元	纤维束	交叉部位	投射部位	高级中枢
第1级：蜗螺旋神经节内的____细胞	脑干内：_____丘系	脑干内：_____	内囊后肢后部	颞横回
第2级：蜗神经_____核和_____核	中脑：_____臂			
第3级：中脑的_____	内囊内：			
第4级：后丘脑的_____				

（2）平衡觉传导通路：由参与前庭反射和姿势反射两个反射的通路组成，前半通路组成为前庭神经节→前庭神经→前庭神经核，然后形成3个后续通路：①前庭反射通路，即前庭神经核→内侧纵束→眼球运动神经核（动眼神经核、滑车神经核和展神经核）和颈部运动的副神经核（上颈段脊髓灰质前角）→眼外肌、颈胸锁乳突肌和斜方肌；②姿势反射通路，即前庭神经核→前庭脊髓束→脊髓灰质前角→躯干、四肢的伸肌兴奋、屈肌抑制；③呕吐反射通路，即前庭神经核群→脑干网状结构、迷走神经背核及疑核→内脏运动。故当平衡觉传导通路或前庭器受刺激时，可引起眩晕、呕吐、恶心等症状。

（3）内脏感觉传导通路：略。注意：记住脊髓和脑内的各级中枢部位（前述）。

（4）特殊内脏感觉传导通路：略。注意：记住嗅觉通路及其中枢部位（前述）。

思考训练

1. 听觉传导通路的各级神经元不包括（　　）
   A. 蜗螺旋神经节双极细胞　B. 蜗神经腹、背侧核　C. 下丘核　D. 内侧膝状体　E. 顶盖前区
2. 嗅觉传导通路的结构不包括（　　）
   A. 嗅丝　B. 嗅束　C. 嗅球　D. 嗅三角　E. 岛叶
3. 味觉传导通路的神经元位于（　　）
   A. 舌咽神经下节　B. 丘脑腹后内侧核　C. 膝状神经节　D. 孤束核上部　E. 以上均正确
4. 与平衡觉传导通路相关的神经节为（　　）
   A. 蜗螺旋神经节　B. 前庭神经节　C. 膝状神经节　D. 三叉神经节　E. 耳神经节

二、下行（运动）传导通路

运动传导通路由_____神经元和_____神经元两级神经元组成。上运动神经元为自大脑皮质至脑神经运动核和脊髓灰质前角的传出神经元；下运动神经元为脑神经运动核和脊髓前角的运动细胞。而躯体运动传导通路主要为_____系和_____系。

(一)锥体系

在运动传导通路模型上,观察红色显示的神经核和纤维束。查看上、下运动神经元胞体所在的位置,锥体束的组成及其下行过程。

1. 锥体系的概念 锥体系是大脑皮质下行控制躯体运动的最直接路径,主要由大脑皮质运动区的上运动神经元即锥体细胞以及其下行的轴突所形成的锥体束包括抵达脊髓灰质前角的皮质脊髓束和抵达脑干脑神经核的皮质核束,以及锥体束抵达部位的运动细胞共同组成。主要功能是管理全身骨骼肌的随意运动。

2. 锥体系的组成 由上、下运动神经元及其二者间的锥体束组成。①上运动神经元由位于中央前回和中央旁小叶前部的巨型_____细胞(又称为贝兹细胞)和其他类型的锥体细胞,以及位于额、顶叶部分区域的锥体细胞组成。②下运动神经元是指脊髓_____和脑神经_____的运动细胞。③上运动神经元的轴突共同组成锥体束,由下行至脊髓灰质前角的纤维束(称为_____束),以及止于脑干脑神经运动核的纤维束(称为_____束,又称为皮质脑干束或皮质延髓束)两部分组成。注意:一般不将下运动神经元的轴突所形成的脑神经主干和脊神经前根纳入锥体系,而是将二者纳入周围神经。

3. 皮质脊髓束 注意该纤维束到达脊髓灰质前角的变化及其管理不同。

(1)组成:由大脑皮质运动区的上运动神经元的轴突集合而成。

(2)行程及交叉部位:皮质脊髓束自大脑皮质发出后,依次在内囊的_____、中脑的_____(中3/5的外侧部)、脑桥的_____至延髓腹侧面的_____内下行。其中大部分纤维在延髓锥体的下部交叉至对侧,形成延髓_____。交叉后的纤维继续在对侧的脊髓外侧索内下行,即为_____束,此束发出侧支逐节终止于脊髓灰质前角运动细胞,支配四肢肌;少部分未交叉而下行至同侧脊髓前索内的纤维即为_____束,该束的一部分纤维仅达上胸节,并经白质前连合逐节交叉至对侧脊髓前角细胞,支配躯干和四肢肌的运动;另一部分未交叉的纤维在同侧脊髓外侧索内下行,止于同侧脊髓前角细胞,主要支配躯干肌的运动。

(3)管理:负责管理躯干和四肢的随意运动,但四肢肌为对侧支配,而骨骼肌为双侧支配。实际上,皮质脊髓束只有10%~20%的纤维直接终止于前角细胞,大部分纤维需要经中间神经元与前角细胞联系。

(4)损伤表现:因躯干肌受两侧大脑皮质支配,一侧皮质脊髓束在锥体交叉前受损,主要引起对侧肢体瘫痪,而躯干肌运动不受明显影响;在锥体交叉后受损,则引起同侧躯干和四肢均有瘫痪。

4. 皮质核束 注意该纤维束到达脑干哪些脑神经运动核及其如何管理。

(1)组成:皮质核束主要由中央前回下部的锥体细胞的轴突集合而成。

(2)行程:皮质核束自大脑皮质发出后,依次在内囊_____、中脑的_____(中3/5的内侧部)下行,并陆续分出纤维,大部分终止于双侧脑神经运动核(包括运动眼外肌的_____核、_____核、_____核;主要运动咀嚼肌的_____核;运动面上部表情肌的_____核部分细胞群;运动咽喉肌的_____核;及支配颈部胸锁乳突肌和斜方肌的_____脊髓核)。同时,小部分纤维完全交叉到对侧,终止于运动面下部表情肌的_____核部分细胞群和_____核,支配对侧面下部表情肌和舌肌。

(3)管理:除面神经核和舌下神经核为对侧支配外,其他脑神经运动核均为双侧支配。

(4)损伤表现:根据损伤部位,分为核上瘫(上运动神经元损伤)和核下瘫(下运动神经元损伤)。需要注意的是,一侧核上瘫只对面神经和舌下神经有较明显的影响。

5. 核上瘫和核下瘫的区别 重点注意面神经和舌下神经两种瘫痪类型的不同表现。

(1)核上瘫:一侧上运动神经元受损,可产生_____侧眼裂以下的面肌和舌肌瘫痪,分别表现为病灶对侧鼻唇沟消失,口角低垂并向病灶侧偏斜,流涎,不能做鼓腮、露齿等动作(面神经核上瘫),伸舌时舌尖偏向病灶对侧(舌下神经核上瘫)。注意:核上瘫表现为口角向患(同)侧偏斜,而伸舌时舌尖偏向健(对)侧;对于躯体的核上瘫,应以锥体交叉为界(以上为对侧肢体瘫痪,以下为同侧躯干肢体全瘫),而非脊髓灰质前角。

(2)核下瘫:一侧面神经下运动神经元受损,可致患侧所有面肌瘫痪,表现为额纹消失、眼不能闭、口角下垂、鼻唇沟消失等(面神经核下瘫又分为面神经管内瘫和管外瘫);一侧舌下神经下运动神经元受损,可致病灶侧全部舌肌瘫痪,表现为伸舌时舌尖偏向病灶侧(舌下神经核下瘫)。注意:核下瘫表现为患侧面瘫和舌瘫,此时伸舌出现舌尖偏向患侧。

填表练习

区别项	上运动神经元损伤	下运动神经元损伤
瘫痪范围	脊髓前角细胞和脑神经运动核以上的锥体系损伤(大脑皮质运动区的_____细胞、_____束)	脑神经运动核和脊髓前角细胞以下的锥体系损伤(脑神经_____核、脊髓_____细胞、脑神经和脊神经)
瘫痪特点	对侧面下部、舌和四肢运动障碍	同侧所支配的全部骨骼肌随意运动障碍
瘫痪类型	_____性瘫痪(硬瘫,中枢性瘫痪)为主	_____性瘫痪(软瘫,周围性瘫痪)为主
肌张力	升高	降低或消失
浅反射	减退或部分消失	降低或消失
腱(深)反射	亢进	降低或消失
病理反射	阳性(即出现)	阴性(即不出现)
肌萎缩	不出现	明显

核上瘫和核下瘫的区别可以用高级管理和初级管理来理解。核上瘫即高级管理丧失,但初级管理仍能自主完成功能(如浅反射仅减退,不会导致肌萎缩),甚至出现功能紊乱(如肌张力增高和肌肉痉挛导致硬瘫,深反射亢进,出现病理性反射);反之,核下瘫为初级管理丧失,无论高级管理发出任何指令,所管理的骨骼肌均出现功能障碍,故所有功能检测均消失(即出现肌张力下降、肌肉松弛和萎缩,浅、深和病理反射均不能引出)。

关键词

两元两束一交叉,对侧支配经内囊;核上瘫对瘫患乱,核下瘫患瘫对健

两元两束一交叉:锥体系的组成包括上运动神经元和下运动神经元(两元)、皮质脊髓束和皮质核束(两束)。其中,皮质脊髓束的大部分纤维在延髓锥体下部形成交叉(一交叉),而皮质核束的终止脑神经运动核中,仅有终止于面神经核下部和舌下神经核发出的纤维交叉至对侧。

对侧支配经内囊:由上所述可知,锥体系主要为对侧支配,即除了面下部表情肌、舌肌和四肢肌的随意运动为对侧管理外,其余均为双侧支配。因皮质脊髓束穿内囊后肢,皮质核束穿内囊膝,故锥体系必经内囊穿行。

核上瘫对瘫患乱,核下瘫患瘫对健:核上瘫仅表现为对侧面下部表情肌、舌肌和四肢肌的随意运动障碍(软瘫),而患(同)侧骨骼肌表现为硬瘫(对瘫患乱);而核下瘫主要表现为患(同)侧管理的所有骨骼肌运动障碍,而对侧功能正常(患瘫对健)。

(二)锥体外系

1. 锥体外系的概念和组成　锥体外系是指锥体系以外的影响和控制躯体运动的一切传导通路

径,其结构十分复杂而古老,包括大脑皮质、纹状体(基底节内)、背侧丘脑、底丘脑、中脑顶盖、红核、黑质、脑桥核、前庭核、小脑、脑干网状结构等及它们的纤维联系。锥体外系的纤维最后终止于脑神经运动核,经小脑3个脚终止于小脑核,或经前庭脊髓束、顶盖脊髓束、红核脊髓束、网状脊髓束等下行终止于脊髓前角细胞。

2. 锥体外系的管理及其与锥体系的相互联系 锥体系和锥体外系在运动功能上是互相依赖不可分割的一个整体,只有在锥体外系保持肌张力稳定协调的前提下,锥体系才能完成一切精确的随意运动,如写字、刺绣等;而锥体外系对锥体系也有一定的依赖性,锥体系是运动的发起者,有些习惯性动作开始是由锥体系发起的,然后才处于锥体外系的管理之下,如骑车、游泳等。二者的关系如下。

(1)锥体外系进行局部骨骼肌的运动支配,主要由小脑管理(即运动中枢在小脑皮质,且为非意识性活动,主控非随意运动);而锥体系进行广泛的多骨骼肌运动支配,主要由大脑管理(即运动中枢在大脑皮质,且为意识性活动,主控随意运动)。

(2)锥体外系是运动前提,在保证肌张力、运动平衡的基础上,锥体系才能将多骨骼肌协调起来完成精细调节;而锥体系是运动基础,只有在多骨骼肌发起运动后,才能充分发挥局部骨骼肌的精细调节作用。

(3)锥体系主要完成运动的粗调节,而锥体外系主要完成运动的精细调节,只有二者协调运动(即在大脑和小脑共同管理下),才能形成完整的随意运动。

3. 锥体外系的主要通路 包括黑质纹状体系统(纹状体系)及前庭小脑系统(前庭小脑系)。

(1)纹状体系:主要环路有皮质-纹状体-背侧丘脑-皮质环路和纹状体-黑质-纹状体环路。

(2)前庭小脑系:主要环路为皮质-脑桥-小脑-背侧丘脑-皮质环路。

前两个回路与运动稳定性相关,后一回路与运动控制相关,两个系统的交汇点在丘脑腹中间核和腹前核。

❊ 思考训练

1. 下列关于锥体系的叙述,错误的是( )
   A. 含上、下运动神经元 B. 锥体束有两束 C. 多为多突触联系 D. 发动随意运动 E. 大多对侧支配

2. 锥体系最重要的功能是( )
   A. 维持姿势平衡 B. 发动随意运动 C. 调节肌紧张 D. 运动信息分析 E. 参与共济运动

3. 下列关于锥体系调控随意运动的描述,错误的是( )
   A. 调控对侧肢体运动 B. 调控双侧躯干运动 C. 调控对侧舌运动
   D. 调控双侧咽运动 E. 调控同侧面肌运动

4. 只接受对侧皮质核束纤维的是( )
   A. 动眼神经核 B. 面神经核 C. 三叉神经运动核 D. 舌下神经核 E. 副神经核

5. 下列哪项不属于锥体外系?( )
   A. 纹状体 B. 红核和黑质 C. 中脑顶盖 D. 丘脑底核 E. 松果体

6. 锥体外系中的前庭小脑系损伤主要表现为( )
   A. 本体感觉障碍 B. 随意运动障碍 C. 根性疼痛 D. 共济失调 E. 病理性反射

7. 下列哪项不是锥体外系的主要功能?( )
   A. 发动随意运动 B. 反馈作用于大脑 C. 调节躯体平衡 D. 协调肌群运动 E. 调节肌紧张

8. Which nucleus is only controlled by contralateral corticonuclear tract?( )
   A. One of hypoglossal nerve B. One of ambiguous C. One of abducent nerve
   D. Accessory nucleus E. One of oculomotor nerve

三、神经传导通路损伤的临床案例分析

(一)案例分析的方法

1. 伴有瘫痪症状的分析方法 有瘫痪症状时,应首先根据临床症状判断是上运动神经元损伤还是下运动神经元损伤。上运动神经元为大脑皮质运动区的胞体及其轴突组成的锥体束(包括皮质脊髓束和皮质核束);下运动神经元为脑干脑神经运动核(胞体)及其轴突(脑神经)、脊髓前角运动神经元(胞体)及其轴突(前根、脊神经)。出现硬瘫,说明损伤部位在大脑皮质运动区或皮质脊髓束、皮质核束;出现软瘫,说明损伤部位在脊髓前角、前根、脊神经或脑神经运动核、脑神经。其次,根据具体出现的运动障碍表现,判断出:①哪些肌瘫痪;②从大脑皮质运动区到肌的运动通路的上运动神经元和下运动神经元胞体位置、纤维束或神经的走行部位,特别注意传导通路的交叉部位和交叉方式。

如某患者伸舌时舌尖偏向右侧,舌肌无萎缩。从舌肌无萎缩说明是上运动神经元损伤;从伸舌时舌尖偏向右侧,说明是右侧舌肌瘫痪。舌肌的运动传导通路为:中央前回下部1/3(胞体)→皮质核束(轴突,经内囊膝、大脑脚底、脑桥基底部)→对侧舌下神经核(胞体,在延髓)→舌下神经(轴突)→舌肌。由于皮质核束管理对侧的舌下神经核,即交叉管理,因此,此患者的病损部位可能在左侧中央前回下部1/3或舌下神经核以上的左侧皮质核束。具体病变部位还需要根据伴有的其他症状来判断。

2. 伴有感觉障碍的分析方法 伴有感觉障碍时,根据感觉症状判断出是何种感觉障碍、感觉障碍的具体部位,再依据此感觉的传导通路,结合运动通路来分析可能出现病变的部位。

如某患者伸舌时舌尖偏向右侧,舌肌无萎缩;右侧面部眼裂以下表情肌瘫痪;右侧上、下肢瘫痪,肌张力升高,腱反射亢进,双眼视野右侧半偏盲,瞳孔对光反射存在;右侧半身感觉障碍。说明为左侧内囊病变。

(二)神经系统各部损伤的特征

1. 锥体系各部损伤 可出现上运动神经元损伤瘫痪症状,如单瘫、偏瘫、交叉性瘫痪和截瘫。

(1)大脑皮质:某皮质功能定位区病损,出现相应的运动或感觉症状。如局限性病灶损伤了大脑皮质运动区,可只引起对侧上肢、下肢或更小的某个局部的肌瘫痪,而无感觉障碍,称为单瘫。

(2)内囊:一侧内囊病损,出现"三偏征",即对侧半身瘫痪、对侧半身感觉障碍和双眼对侧视野同向偏盲。

(3)脑干:一侧脑干病损,出现交叉性瘫痪,即对侧半身瘫痪、同侧脑神经周围性瘫痪。中脑一侧大脑脚底病变,可引起动眼神经交叉性瘫痪;脑桥基底部一侧病变,可引起面神经或展神经交叉性瘫痪;延髓下橄榄核内侧部病变,可引起舌下神经交叉性瘫痪。

(4)脊髓:皮质脊髓束损伤,出现截瘫,即同侧损伤平面以下硬瘫。

2. 一般感觉传导通路损伤

(1)神经干型:脊神经为混合性,只要损伤便可出现感觉和运动障碍;脑神经分为感觉性、运动性和混合性3种,不同性质的脑神经损伤后可出现相应的症状。如肱骨中段骨折损伤了桡神经,可出现手背桡侧半及桡侧两个半手指背侧感觉障碍,同时出现伸腕、伸指运动障碍;如展神经损伤,出现外直肌瘫痪,眼球不能外转;如一侧三叉神经损伤,可出现同侧头面部浅感觉障碍、同侧咀嚼肌瘫痪和颞下颌关节运动障碍。

(2)后根型:脊神经后根损伤,产生相应的节段性感觉障碍。如一侧T_{3-5}后根损伤,则出现同侧胸壁乳头平面感觉障碍。

(3)后角型:一侧脊髓后角损伤,出现同侧节段性浅感觉障碍,因脊髓后索无损伤,深感觉正常,临床上称为分离性感觉障碍。

(4)白质前连合型:出现双侧对称性、节段性浅感觉障碍。

(5)传导束型:脊髓丘脑束损伤,可出现病灶对侧损伤平面以下1~2个节段以下浅感觉障碍;薄束、楔束损伤,出现同侧损伤平面以下深感觉及精细触觉障碍;脊髓半横断(布朗-塞卡综合征),出现同侧损伤平面以下肢体硬瘫,同侧损伤平面以下深感觉、精细触觉丧失,对侧损伤平面以下1~2个节段以下痛、温觉丧失,同侧所损伤的脊髓节段范围内痛、温觉丧失。

3. 视觉传导通路损伤

(1)一侧视神经损伤:出现同侧视野全盲,直接对光反射消失,间接对光反射存在。

(2)视交叉中央部损伤:出现双眼颞侧视野偏盲。

(3)视交叉外侧部损伤:出现同侧视野鼻侧偏盲。

(4)视束、外侧膝状体、视辐射和视区损伤:出现双眼对侧视野同向性偏盲。

(三)案例分析题

1. 案例1 女孩,5岁,突然发热(39.5℃),伴腰痛2 d;第3天早晨不能下床,左侧下肢不能活动。检查发现:头、颈、双侧上肢和右侧下肢无运动障碍,左下肢完全瘫痪,左腿肌张力降低,膝和跟腱反射消失。3周后左侧大腿能够屈收并能伸膝,但其他运动未见恢复。1个月后,左足肌、小腿肌和大腿后肌群松弛,明显萎缩。无其他任何感觉障碍。

定位诊断:脊髓左侧 $L_{4~5}$、$S_{1~3}$ 节段前角损伤。

解释:脊髓前角损伤→坐骨神经及其分支支配的肌群呈弛缓性瘫痪。

2. 案例2 男性,24岁,背部被刺伤,立即跌倒,两侧下肢不能运动。数日后右腿稍能活动。1周后右下肢几乎完全恢复了运动,但左下肢完全瘫痪。检查发现:左下肢无随意运动,腱反射亢进,巴宾斯基征阳性;右侧躯干胸骨剑突水平以下和右侧下肢痛、温觉丧失,但左侧痛、温觉正常;左侧躯干剑突以下和左侧下肢触觉减弱,右侧触觉未受影响;左下肢位置觉、运动觉丧失,右下肢正常。

定位诊断:脊髓左侧半 T_4 或 T_5 节段横断(布朗-塞卡综合征)损伤。

解释:①薄束→左侧下肢位置觉和运动觉丧失。②皮质脊髓侧束→左侧下肢痉挛性瘫痪。③脊髓丘脑束→损伤平面对侧 $T_{1~2}$ 节段的皮肤痛、温觉丧失,即右侧躯干剑突水平以下和右侧下肢痛、温觉丧失。粗触觉系通过双侧脊髓丘脑前束传导,故左侧躯干剑突以下和左侧下肢触觉减弱(精细触觉丧失而粗略触觉存在),右侧触觉未受影响。

3. 案例3 男性,65岁,突然昏迷数小时,意识恢复后,不能说话,右侧上、下肢不能运动。数日后,舌仍活动不灵活,但可以说话。数周后,检查发现:右侧上、下肢痉挛性瘫痪,肱二头肌腱、跟腱和膝跳反射亢进,腹壁反射消失,巴宾斯基征阳性,无肌萎缩;伸舌时舌尖偏向左侧,左侧舌肌明显萎缩;全身痛、温觉正常;身体右侧位置觉、运动觉、振动觉和两点辨别觉完全丧失,但面部正常。

定位诊断:延髓左侧半内侧部损伤。

解释:①皮质脊髓束→右侧上、下肢痉挛性瘫痪;②舌下神经及其核→左侧舌肌弛缓性瘫痪,以上两项是交叉性瘫痪;③内侧丘系→身体右侧深感觉及精细触觉障碍。

4. 案例4 男性,46岁,左侧半身瘫痪,看东西有两个像。检查发现:左侧上、下肢瘫痪,肌张力增高,腱反射亢进,无肌萎缩;左侧腹壁反射和提睾反射消失,巴宾斯基征阳性;右眼向内斜视,不能外展,左眼运动正常;伸舌时舌尖偏向左侧,舌肌无萎缩;全身感觉正常,未见其他异常。

定位诊断:右侧脑桥基底部下部(相当于展神经核及其神经穿出部位)损伤。

解释:①锥体束→左侧上、下肢及舌肌痉挛性瘫痪。②展神经→右侧外直肌弛缓性瘫痪。

5. **案例 5** 男性,69 岁,2 个月前发生脑卒中。检查发现:张口时下颌骨偏向左侧,发笑时口角歪向左侧,但双眼仍能闭合;伸舌时,舌尖偏向右侧;右侧上、下肢痉挛性瘫痪;左侧面部皮肤感觉障碍,但躯干四肢感觉正常。

定位诊断:脑桥上部左侧半外侧部(相当于三叉神经运动核部位)损伤。

解释:①三叉神经运动核→左侧咀嚼肌弛缓性瘫痪。②锥体束→右侧上、下肢及眼裂以下面肌、舌肌痉挛性瘫痪。以上两项是交叉性瘫痪。③三叉神经感觉束及其核→左侧面部皮肤感觉障碍。

6. **案例 6** 男性,50 岁,半月前突然眩晕、呕吐,随后出现一系列感觉、运动障碍。检查发现:右侧上、下肢瘫痪,肌张力增高,膝跳反射和肱二头肌反射均亢进,巴宾斯基征阳性;左侧额纹消失,睑裂变宽不能闭合,口角偏向右侧;伸舌时舌尖偏向右侧,舌肌无萎缩;左眼外展运动困难,出现内斜视;左侧面部和右侧面部均有痛、温觉障碍;右侧躯干四肢的痛觉、温觉、触觉、压觉、精细触觉和被动运动觉均消失;患者常感觉眩晕、恶心,并伴有眼球震颤。

定位诊断:脑桥中部左侧半损伤(相当于第四脑室前庭区部位)损伤。

解释:①锥体束→右侧上、下肢及舌肌痉挛性瘫痪。②面神经、展神经及其核→左侧面肌、外直肌弛缓性瘫痪。以上两项是交叉性瘫痪。③内侧丘系→右侧躯干四肢精细触觉和位置、运动觉障碍。④前庭神经核→眩晕、恶心和眼球震颤。⑤脊髓小脑前束→左侧上、下肢共济失调。

7. **案例 7** 女性,43 岁,数日前突然昏迷,意识不清,现意识已恢复,但不能说话。检查发现:右侧上肢瘫痪,肌张力增高,腱反射亢进,无肌萎缩,巴宾斯基征阳性;伸舌时舌尖偏向右侧,舌肌无萎缩;发笑时口角偏向左侧;患者可以听懂别人的话,也能识字,但不能说话和写字;患者平时善用右手,其他未发现异常。

定位诊断:左侧额叶中央前回下 2/3 及其前面附近的皮质损伤。

解释:①中央前回下 2/3 皮质→右侧上肢肌、舌肌及眼裂以下肌痉挛性瘫痪(单瘫)。②额中回后部(书写中枢)→不能写字。③额下回后部(运动性语言中枢)→不能说话。

8. **案例 8** 男性,58 岁,3 年前手和头部不自主地震颤,运动和说话均较困难,并有逐渐加重的趋势,经检查发现:静止时手和头部有小幅度震颤,四肢肌张力增高;面部无表情;运动和说话均弛缓而困难;其他未见明显异常。

定位诊断:中脑黑质病变。

解释:黑质变性,多巴胺合成减少,使新纹状体的多巴胺水平下降,丘脑向运动皮质的冲动减少,致四肢面肌僵直,运动受限,静止时手和头震颤。

9. **案例 9** 男性,62 岁,在观看足球比赛中突然晕倒,意识丧失 2 d。意识恢复后,右侧上、下肢瘫痪。6 周后检查发现:右侧上、下肢痉挛性瘫痪,腱反射亢进;发笑时,口角歪向左侧,伸舌时舌尖偏向右侧,舌肌无萎缩;整个右侧半身感觉障碍,痛觉尚存在;瞳孔对光反射正常,但患者两眼视野右侧半缺损。其他无明显异常。

定位诊断:左侧内囊("三偏征")。

解释:①皮质核束→右侧舌肌及眼裂以下面肌痉挛性瘫痪。②皮质脊髓束→右侧上、下肢痉挛性瘫痪。以上两项合为"偏瘫"。③丘脑中央辐射→右侧半身感觉障碍。④视辐射→双眼视野右侧半障碍(偏盲)。

常用英汉名词

conducting pathway 传导通路
reflex pathway 反射通路
afferent pathway 传入传导通路
efferent pathway 传出传导通路
sensory pathway 感觉传导通路
motor pathway 运动传导通路
deep sensory pathway 深感觉传导通路
proprioceptive sensory pathway 本体感觉通路
superficial sensory pathway 浅感觉传导通路
visual pathway 视觉传导通路
auditory pathway 听觉传导通路
acoustic radiation 听辐射
optic radiation 视辐射
balance perception pathway 平衡觉传导通路
visceral motor conduction pathway 内脏运动通路
pathway of papillary light reflex 瞳孔对光反射通路
pyramidal system 锥体系
pyramidal decussation 锥体交叉
upper motor neuron 上运动神经元
lower motor neuron 下运动神经元
supranuclear paralysis 核上瘫
infranuclear paralysis 核下瘫
pyramidal tract 锥体束
corticospinal tract 皮质脊髓束
corticonuclear tract 皮质核束
extrapyramidal system 锥体外系
nigrostriatal system 黑质纹状体系统
vestibulocerebellar system 前庭小脑系统

第十七章　脑和脊髓的被膜、血管及脑脊液循环

第一节　脑和脊髓的被膜

> ✱ **学习目标**：掌握脑和脊髓的被膜层次和被膜间隙，硬膜外隙和蛛网膜下腔（脑池和终室）的位置、内容物和临床应用，脑的被膜形成的主要结构（大脑镰、小脑镰、小脑幕、硬脑膜窦、蛛网膜粒和脉络组织）及其功能和临床意义，脊髓的被膜形成的主要结构（终丝和齿状韧带）及其功能和临床意义；熟悉硬脑膜窦的结构特点，海绵窦的位置、形态特点、内容物、穿行结构、交通关系及其临床意义；了解其他硬脑膜窦的位置和连通关系，硬脑膜窦的血液流向。

一、脑和脊髓的被膜层次、形成结构、被膜间隙和功能

1. **脑和脊髓被膜的层次和功能**　由外向内依次为厚而坚韧的_____（dura mater）、薄而半透明的_____（arachnoid mater）和薄而富含血管的_____（pia mater），有支持、保护、营养脑和脊髓的作用。在脊髓的表面，分别称为硬脊膜、脊髓蛛网膜和软脊膜；在脑的表面，分别称为硬脑膜、脑蛛网膜和软脑膜。

2. **脑和脊髓被膜之间的腔隙**　各层被膜之间形成腔隙，包括颅骨或椎骨的骨膜与硬膜之间的腔隙，称为_____（epidural space）；硬膜与蛛网膜之间的腔隙，称为_____（subdural space）；蛛网膜与软膜之间的腔隙，称为_____（subarachnoid space）。蛛网膜下腔内充满脑脊液，可在脑和脊髓的周围扩大形成蛛网膜下池（又称为脑池）和终池（又称为终室），腔内有脑神经根和脊神经根穿过。

3. **脑和脊髓被膜形成的结构**　软脊膜可形成终丝和齿状韧带，起固定脊髓的作用。硬脑膜可形成脑间结构（大脑镰、小脑镰、小脑幕和鞍膈）和硬脑膜窦，脑蛛网膜可在上矢状窦内形成蛛网膜粒，软脑膜可向脑室内突出形成脉络组织（丛）。

二、脊髓的被膜

（一）脊髓被膜的层次、间隙及其形成结构

1. **脊髓被膜的层次**　包括硬脊膜、脊髓蛛网膜和软脊膜3层。其中，_____（spinal dura mater）上端附着于枕骨大孔边缘，与硬脑膜相延续，下部在第2骶椎水平逐渐变细形成一盲部末端，并借终丝附于尾骨；_____（spinal arachnoid mater）与脑蛛网膜相延续；_____（spinal pia mater）紧贴脊髓表面，并延伸至脊髓的沟裂中。

2. **脊髓被膜之间的间隙**　包括硬膜外隙、硬膜下隙和蛛网膜下腔。硬脊膜与椎管骨膜之间的疏松间隙称为脊髓的_____（epidural space），略呈负压，在枕骨大孔处不与脑的硬膜外隙相通，主要含有脂肪组织和_____丛，隙内有_____通过。临床上进行硬膜外麻醉，就是将麻醉药注入_____

内而不进入脑的硬膜外隙,从而达到阻滞脊神经根的神经传导作用;硬脊膜与脊髓蛛网膜之间的潜在腔隙,称为脊髓_____(subdural space),也不与脑的硬膜下隙相通;脊髓蛛网膜与软脊膜之间有较宽阔的间隙,称为脊髓_____(subarachnoid space),隙内充满脑脊液,其下部自脊髓下端至第2骶椎水平扩大,称为_____(terminal cistern),内有马尾和终丝。脊髓浸泡于蛛网膜下腔的脑脊液中,加上硬膜外隙内的脂肪组织和椎内静脉丛的弹性垫作用,使脊髓不易受外界震荡的损伤。脊髓蛛网膜下隙向上与脑蛛网膜下腔_____,临床上利用这一特点,常在第3、4或第4、5腰椎间进行腰椎穿刺(前述),达到全麻、诊断和治疗颅内疾病的目的。

3. **脊髓被膜形成的结构** 软脊膜在脊髓下端移行为_____(filum terminate),附于尾骨背面;在脊髓两侧脊神经前、后根之间形成三角形的_____(denticulate ligament),其尖端附于硬脊膜上。终丝和齿状韧带均具有固定脊髓的作用,齿状韧带也可作为椎管内手术识别脊神经根的重要标志。

> **临床联系**
>
> 硬膜外隙麻醉时,将麻醉药物注射入硬膜与椎管内面的骨膜之间的疏松间隙,因其间有脊神经的神经根经过而阻滞其神经的传导;又因该间隙中无脑脊液而限制了麻醉药的自由扩散,可产生节段性阻滞。
>
> 腰椎穿刺麻醉时,将麻醉药物注入脊髓的蛛网膜下腔,即蛛网膜和软脊膜之间的充满脑脊液的腔隙,该间隙较为宽阔,麻醉药物可随着体位的变化而使麻醉平面发生改变。

(二)实验室标本观察

首先,在打开椎管显示脊髓被膜的标本上,观察硬脊膜向上与枕骨大孔愈合,向下形成硬脊膜囊并包裹终丝止于第2骶椎,其末端附于尾骨;探查硬脊膜与椎管之间形成的硬膜外隙,观察其内的疏松结缔组织、椎内静脉丛、脂肪及穿经的脊神经根,查看其向上、下及两侧是否有交通(或密闭)。

其次,在带被膜的离体脊髓标本上,观察外层坚韧致密、圆筒状的硬脊膜,查看硬脊膜向两侧包裹脊神经形成的神经外膜。在硬脊膜内面用镊子仔细分离与其相贴的半透明蛛网膜,注意向下及两侧探查蛛网膜的延续,下端也包绕脊髓和马尾达第2骶椎水平。蛛网膜与硬脊膜相贴,其间有潜在的腔隙即硬膜下隙。

然后,在脊髓表面用镊子挑认软脊膜,查看软脊膜向两侧包裹脊神经根丝并在脊神经前、后根之间形成齿状韧带。蛛网膜与软脊膜间存在较宽阔的腔隙即蛛网膜下腔,其在脊髓末端以下扩大形成终池,在池内寻找由软脊膜包裹脊髓向下延续形成的终丝,注意与脊神经根下行而形成的马尾相鉴别。

三、脑的被膜

(一)脑的被膜层次、间隙及其形成结构

1. **脑的被膜层次** 包括硬脑膜、脑蛛网膜和软脑膜3层。_____(cerebral dura mater)与硬脊膜不同,坚韧而有光泽,由两层构成,外层称为_____层,兼作颅骨的骨内膜;内层坚厚,称为_____层;两层之间有丰富的血管和神经。硬脑膜一方面可承受和分散来自颅骨所施加的压力,另一方面对脑又起支持和保护作用。_____(cerebral arachnoid mater)薄而透明,缺乏血管和神经。_____(cerebral pia mater)薄而透明,富含血管,覆于脑表面并深入脑的沟裂内。

> **临床联系**
>
> 硬脑膜与颅盖骨之间的连接比较疏松,外伤后易于分离,当硬脑膜血管损伤时,可在硬脑膜与颅骨之间形成硬膜外血肿;硬脑膜在颅底处则与颅骨结合紧密,故颅底骨折时,易将硬脑膜与脑蛛网膜同时撕裂,使脑脊液外漏。如颅前窝骨折时,脑脊液可流入鼻腔,形成鼻漏。此外,硬脑膜在脑神经出颅处移行为神经外膜,在枕骨大孔的周围与硬脊膜相延续,故颅内外和颅底上下的感染、肿瘤等均可沿脑的被膜及其被膜间隙进行传播。

2. 脑的被膜间隙 与脊髓被膜之间的间隙相同,包括硬膜外隙、硬膜下隙、蛛网膜下隙,且脊髓和脑之间的硬膜外隙和硬膜下隙均在枕骨大孔处不相通,而蛛网膜下腔在枕骨大孔处相通。通常大脑半球表面的蛛网膜下腔相对狭窄,而在脑底或较大的沟裂附近,此腔在某些部位扩大,称为脑的_____(subarachhoid ctherns),简称_____(cistern)。在小脑与延髓间有_____(cerebeomedullary cistern),又称枕大池,临床上可在此进行蛛网膜下腔穿刺。

3. 脑被膜形成的结构 注意被膜形成的特殊结构及其功能。

(1)脑间结构:_____(cerebral falx)伸入两侧大脑半球之间,后端连于_____,下缘游离于_____上方。小脑镰伸入两侧小脑半球之间。小脑幕形似幕帐,伸入大脑和小脑之间,其前内缘游离形成小脑幕切迹。鞍膈位于蝶鞍上方,张于鞍背上缘和鞍结节之间,封闭_____,中央有一小孔容_____通过。

> **临床联系**
>
> 小脑幕将颅腔不完全地分隔成上、下两部,其内的结构分别称为幕上结构和幕下结构。当上部颅脑病变引起颅内压增高时,位于小脑幕切迹上方的海马旁回和钩回可能被挤入小脑幕切迹,形成小脑幕切迹疝而压迫大脑脚和动眼神经。

(2)硬脑膜窦:为硬脑膜在某些部位两层分开而形成的类似静脉的管道。

首先,注意硬脑膜窦的定义、结构特点、功能及其临床意义。硬脑膜窦内面衬以单层_____细胞,有利于物质交换;此外,硬脑膜窦与颅骨结合紧密,窦壁无_____肌而不能收缩,窦内壁光滑,窦内无静脉瓣而含有_____血,这些特点均有利于脑的静脉血回流,但硬脑膜窦一旦损伤,易导致出血难止,容易形成颅内_____。硬脑膜窦除收纳静脉血外,还有引流脑脊液的功能,并且也是颅内、外静脉吻合的主要途径。

> **填表练习**

名称	位置	连通关系
上矢状窦	位于_____的上缘	向后流入_____
下矢状窦	位于_____的下缘	走向与上矢状窦一致,向后汇入_____
窦汇	位于枕内隆凸内面	由_____窦与_____窦汇合而成,向下连枕窦,向两侧连_____
直窦	位于_____与_____连接处	由_____静脉和_____窦汇合而成,向后通窦汇
横窦	成对,位于枕骨横窦沟内	连于_____与_____之间
乙状窦	成对,位于枕骨乙状窦沟内	续于_____,向前内于颈静脉孔处出颅续为_____
海绵窦	位于_____两侧	两侧海绵窦借_____相连;借_____窦和_____窦连横窦或颈内静脉
岩上窦	位于颞骨岩部的上缘	一般连于_____和横窦或乙状窦之间
岩下窦	位于颞骨岩部的后缘	一般连于_____和乙状窦或颈内静脉之间

> **临床联系**
>
> 上矢状窦接受大脑半球浅层的血液,在后端还接受经顶孔导入颅骨骨膜的静脉,静脉陷窝处导入板障静脉和硬脑膜静脉的血液。上矢状窦起始部与鼻静脉有吻合,在儿童较明显。上矢状窦的栓塞是最多见的,常可由小儿脱水、头部外伤、皮质血栓性静脉炎、横窦的血栓等引起。上矢状窦最前部栓塞可以不出现症状,顶部栓塞可以引起脑皮质被动充血,出现颅内压增高、视盘水肿等严重症状。上矢状窦可与头皮静脉、板障静脉和鼻腔的静脉交通,这些

部位的化脓性感染,有可能引起上矢状窦的传染性血栓形成。

在影像学方面,上矢状窦血栓形成的直接征象包括束带征、高密度三角征、空三角征等。空三角征为上矢状窦血栓形成时颅脑增强CT的常见征象,出现率约为35%,表现为强化的三角形环,即中心低信号周边为三角形高信号。

其次,注意海绵窦的位置、形态特点、穿行结构、连通关系及其临床意义。海绵窦位于颅中窝_____两侧,为硬脑膜两层间的不规则腔隙,由许多小梁样的结缔组织支架组成,形似海绵,因此而得名。窦内有_____动脉和_____神经(Ⅵ)通过,而在窦的外侧壁内面自上而下有_____神经(Ⅲ)、_____神经(Ⅳ)、_____神经(Ⅴ1)和_____神经(Ⅴ2)通过。在硬脑膜窦中,海绵窦与周围静脉有广泛联系和交通。

关键词

海绵内的穿行结构可记为"五一"(劳动节),即"五神经、一动脉"

五神经:穿经海绵窦的神经自脑干发出后,需经此窦向前抵达眶内、上颌骨深面,故这些神经自上而下依次为动眼神经、滑车神经、眼神经、上颌神经,以及窦腔内的展神经。因此,这些神经均与眼和上颌的感觉、眼外肌的运动有关。

一动脉:蝶鞍两侧有颈动脉管,故上行进入海绵窦的血管即颈内动脉。

临床联系

1. 连接关系 前方接受眼静脉;两侧接受大脑中静脉;内侧借横支(又称海绵间窦或称海绵窦前、后静脉)相连;向后外经岩上窦、岩下窦连通横窦、乙状窦或颈内静脉。

2. 交通关系 ①与面静脉的交通:海绵窦-眼静脉或破裂孔和卵圆孔导静脉-翼静脉丛-面静脉。②与腔静脉系的交通:海绵窦-基底静脉丛-椎静脉丛-上、下腔静脉。③与颈内静脉的交通:海绵窦-岩上窦和岩下窦-横窦或乙状窦-颈内静脉。④与颅外静脉的交通:海绵窦-颅顶导静脉-头皮静脉-颈外静脉。

3. 临床意义 ①面部感染可蔓延至海绵窦,引起海绵窦炎和血栓形成,因而累及经过海绵窦的神经;腹、盆部的感染(如直肠的血吸虫卵)可经此途径进入颅内;头皮感染也可能蔓延至颅内。②颅底中部骨折伤及颈内动脉时,动脉血直接流入窦内,影响眼静脉的血液回流,眼静脉扩张使眼球突向前方,眼球可随动脉的搏动而搏动,临床上称为搏动性突眼。由于眼静脉的回流受阻,还可出现眼睑和结膜水肿、视网膜中央静脉扩张或出血、视盘水肿甚至视力障碍。

最后,注意硬脑膜窦内的血液流向。

(3)蛛网膜粒:由脑蛛网膜突入硬脑膜窦内形成。在靠近硬脑膜特别是在上矢状窦附近形成的许多绒毛状突起,突入窦内,肉眼见为灰白色的"菜花状"小颗粒结节。脑脊液通过这些颗粒渗入硬脑膜窦(_____窦)内,回流入静脉。可因炎症或外伤导致梗阻,引起交通性脑积水。

(4)脉络组织:在脑室的一定部位,_____及其血管与该部位脑室壁的_____上皮共同构成_____。某些部位,脉络组织的血管反复分支成丛,连同其表面的软脑膜和室管膜上皮一起突入脑室,形成_____(choroid plexus),是产生_____的主要结构。

(二)实验室标本观察

在已取出脑的湿颅腔标本上,观察硬脑膜。在颞部撕开硬脑膜,对着光亮处观察,可见明显的脑膜中动脉及其分支。重点查看硬脑膜与颅顶骨和颅底骨结合的紧密程度。查看硬脑膜伸入大脑纵裂间形成大脑镰、大脑与小脑之间形成小脑幕、小脑半球之间形成小脑镰、覆盖于垂体窝上方形成鞍膈,注意观察鞍膈上的小孔,其间有漏斗通过。查看大脑镰上、下方形成的上矢状窦和下矢状窦,大脑镰与小脑幕间的直窦,小脑幕与颅骨间的窦汇及其向两侧延伸的横窦和乙状窦。查看小脑幕游离缘形成的幕切迹及幕切迹与鞍背间的环行孔,此孔内有中脑通过,思考颅内高压时形成小脑幕切迹疝的移位结构及压迫周围结构导致的临床表现。

重点观察颅底蝶鞍两侧的海绵窦。用镊子伸入窦内探查此腔隙,注意观察海绵窦的范围(位于颞骨岩部与眶上裂间),结合头颈冠状切模型观察海绵窦内通过的颈内动脉、展神经及固定于外侧壁上的动眼神经、滑车神经、眼神经和上颌神经;图谱观察海绵窦为颅内静脉的重要交通枢纽,向前经眶上裂有眼静脉汇入,向后外经岩上、下窦通入横窦和颈内静脉,两侧海绵窦间有前、后海绵间窦相连,向下借卵圆孔、破裂孔等处的导静脉与翼静脉丛相通。

在脑表面查看蛛网膜,于剖开的上矢状窦内查看蛛网膜突入其两侧形成的绒毛状突起即为蛛网膜粒。蛛网膜与硬脑膜间有硬膜下隙。

在剥离部分蛛网膜标本上,观察紧贴于脑表面的一层薄膜,不易与脑分开并深入沟、裂之中即为软脑膜,富含血管,与软脊膜相延续;观察软脑膜及其血管与室管膜上皮构成的脉络组织,部分脉络组织的血管反复分支与表面的软脑膜、室管膜突入脑室形成脉络丛。取脑室标本观察,可见在侧脑室、第三脑室和第四脑室内,呈长索条葡萄状的脉络丛。注意鉴别脉络组织与脉络丛。

思考训练

1. 下列关于软脊膜的描述,正确的是(　　)
   A. 表面富有血管　　B. 贴于蛛网膜外面　　C. 表面无血管　　D. 内含脑脊液　　E. 越过脊髓沟裂
2. 出现小脑幕切迹疝时被挤入小脑幕切迹的结构是(　　)
   A. 小脑扁桃体　　B. 大脑枕叶　　C. 脑桥和延髓　　D. 海马和齿状回　　E. 海马旁回和钩
3. 下列关于硬脑膜窦特点的说法,错误的是(　　)
   A. 内含静脉血　　B. 窦壁内无平滑肌　　C. 内衬内皮细胞　　D. 与颅外无交通　　E. 窦内无瓣膜
4. 下列关于硬膜外隙的描述,错误的是(　　)
   A. 有脊神经根通过　　B. 隙内不含脑脊液　　C. 与颅内相通　　D. 略呈负压　　E. 内含静脉丛
5. 硬膜外麻醉是将药物注入(　　)
   A. 硬膜下隙　　B. 硬膜外隙　　C. 蛛网膜下腔　　D. 硬脑膜窦　　E. 终池
6. 直接注入颈内静脉的硬脑膜窦为(　　)
   A. 上矢状窦　　B. 下矢状窦　　C. 海绵窦　　D. 直窦　　E. 乙状窦
7. 海绵窦外侧壁内穿行的神经不包括(　　)
   A. 动眼神经　　B. 滑车神经　　C. 眼神经　　D. 上颌神经　　E. 展神经
8. 下列关于小脑延髓池的描述,错误的是(　　)
   A. 位于小脑与延髓间　　B. 可在此抽检脑脊液　　C. 位于蛛网膜下腔内　　D. 位于硬膜下隙内　　E. 为最大脑池
9. 下列关于蛛网膜粒的描述,正确的是(　　)
   A. 脑室内绒毛状突起　　B. 硬脑膜窦内均可见　　C. 产生脑脊液的部位　　D. 突入上矢状窦内　　E. 以上均正确
10. 参与脑室脉络组织构成的一项是(　　)
    A. 硬脑膜　　B. 脑血管　　C. 室管膜上皮　　D. 脑蛛网膜　　E. 平滑肌细胞
11. 下列关于硬脑膜窦特点的说法,错误的是(　　)
    A. 内含静脉血　　B. 窦壁内无平滑肌　　C. 内衬内皮细胞　　D. 与颅外无交通　　E. 窦内无瓣膜
12. 硬脑膜形成的脑间结构不包括(　　)
    A. 大脑镰　　B. 小脑幕　　C. 小脑镰　　D. 鞍膈　　E. 硬脑膜窦
13. The subarachnoid space ends inferiorly in the adult at the level of the (　　)
    A. lower border of L_1　　B. promontory of sacrum　　C. 2nd sacral vertebra
    D. 5th sacral vertebra　　E. coccyx
14. The nerve going with internal carotid artery pass through the cavernous sinus is (　　)
    A. optic nerve　　B. oculomotor nerve　　C. abducent nerve　　D. ophthalmic nerve　　E. trochlear nerve

15. What cranial nerves pass through the lateral wall of cavernous sinus?（   ）
    A. Ⅲ, Ⅳ, V2, V3   B. Ⅲ, Ⅳ, V1, V2   C. Ⅲ, Ⅵ, V1, V2   D. Ⅲ, Ⅵ, V2, V3   E. Ⅳ, Ⅵ, V2, V3

第二节　脑和脊髓的血管

> **学习目标**：掌握脑和脊髓供血动脉的组成、行程、主要分支和分布，脑底动脉环的组成、位置及其功能意义，大脑大静脉的位置、组成、属支、汇入和收集范围，颅内、外静脉的交通及其临床意义；熟悉脑的血液循环特点，脑动脉和脑静脉的结构特点，脑各部的供血动脉概况；了解脑动脉各分支的行程和分布，脑内出血的常见部位及其解剖基础，脑浅静脉的配布和回流，脑底静脉环的位置、组成及其临床意义。

一、脊髓的血管

1. 脊髓的动脉　脊髓的动脉有两个来源，即_____动脉和_____动脉。

椎动脉的脊髓支包括_____动脉（anterior spinal artery）和_____动脉（posterior spinal artery），它们在下行过程中，不断得到_____动脉（segmental artery）分支的增补，以保障脊髓足够的血液供应。

左、右脊髓前动脉在_____腹侧合成一干，沿_____下行至脊髓末端；左、右脊髓后动脉绕_____两侧向后走行，沿脊神经后根内侧（后中间沟的浅面）下行至脊髓末端。脊髓前动脉主要分支分布于脊髓前角、侧角、灰质联合、后角基部、前索和侧索；脊髓后动脉主要分支分布于脊髓后角的其余部分和后索。

脊髓前、后动脉之间借环绕脊髓表面的吻合支互相交通，形成_____，由动脉冠再发分支进入脊髓内部。由于脊髓动脉的来源不同，有些节段因两个来源的动脉吻合薄弱，血液供应不够充分，容易使脊髓受到缺血损害，称为_____，如第1～4胸节（特别是第4胸节）和第1腰节的腹侧面。

节段性动脉主要为_____动脉、_____动脉、_____动脉的脊髓支。

2. 脊髓的静脉　脊髓静脉收集脊髓内的小静脉，最后汇合成脊髓_____、_____静脉，通过前、后_____静脉注入硬膜外隙的_____丛。

二、脑的血管

（一）脑的动脉

取脑的动脉灌注标本，结合脑血管模型观察。脑的动脉来源于_____和_____。颈内动脉系主要供应视器和脑两个脏器的血液，其中供应脑的_____前2/3和_____前部的血液；椎-基底动脉系主要供应脊髓、内耳和脑的血液，其中供应脑的_____后1/3及_____后部、_____和_____的血液。供应脑的两个动脉系在脑底形成交通吻合环即_____环[又称为威利斯环（Willis circle）或大脑动脉环]，具有代偿性重新分配血液的作用；在大脑的分支可分为_____支和_____支，前者营养大脑皮质及其深面的髓质，后者供应大脑深部的基底节、内囊、间脑等；皮质支在进入软脑膜处形成广泛的吻合网，可保证大脑皮质的供血。

1. 颈内动脉系

（1）颈内动脉的行程：在_____水平起自颈总动脉，经颈部于_____内向上至颅底，穿颞骨岩部的_____入海绵窦，紧贴海绵窦_____壁向上，至_____处转向前，行至_____处又向上后弯转，并穿出硬脑膜而分支。颈内动脉在颈部无分支,主要在颅内分支供应_____和_____的血液。

（2）颈内动脉的分段：按行程可分为3部（颈部、岩部和颅内部）、6段（颈段、岩骨段、海绵窦段、前膝段、床突上段、终段）。第1段在颈部（_____段），行于颈动脉鞘内；第2段为岩部（又称为_____段），行于颞骨岩部的颈动脉管内（又称颈动脉管段）；第3段为_____段，在后床突附近进入海绵窦，近水平位前行达前床突附近；第4段为_____段（又称为膝段），在前床突附近呈"C"形弯向后上穿海绵窦顶部的硬脑膜；第5段为_____段（又称为交叉池段），约平前、后床突连线的上方（海绵窦之上）向后行；第6段为_____段（又称为后膝段），在后床突前向上呈小的"C"形行至分叉处，是参与形成基底动脉环的一段。其中，将海绵窦段以上部位合称为颅内部；又将海绵窦段、前膝段和前床突上段形成的"U"形或"V"形弯曲，合称为_____。虹吸部是颈动脉硬化的好发部位。

（3）颈内动脉的分支：在穿出海绵窦处（前膝段）向前发出第1支，为_____动脉（ophthalmic artery）；在终末部形成直接延续支，为_____动脉（middle cerebral artery），向外行进入外侧沟内；向前分出_____动脉（anterior cerebral artery），在视神经上方向前内行，进入大脑纵裂；在视束下面向后分出颈内动脉系与椎基底动脉系的唯一交通支，为_____动脉（posterior communicating artery），与大脑后动脉吻合；沿视束下面向后外分出_____前动脉（anterior choroidea artery），经大脑脚与钩之间进入侧脑室下脚，止于脉络丛。另外，两侧大脑前动脉之间连有一短的交通动脉，称为_____动脉（anterior communicating artery）。

2. 椎基底动脉系

（1）椎动脉的行程：椎动脉起自锁骨下动脉起始部，穿第6至第1颈椎（$C_6 \sim C_1$）的_____，并经_____进入颅腔。左、右椎动脉在颅内沿延髓两侧行向前内，逐渐靠拢，最终在延髓脑桥沟的中间处汇合成一条动脉，称为_____动脉（basilar artery）。

（2）椎动脉的分段：按照行程，椎动脉也可分为3部（颈部、枕骨大孔部和颅内部）、5段（横突孔段、横段、寰椎段、枕骨大孔段、颅内段）。第1段（_____段）在第6~2颈椎的横突孔内上升；第2段（_____段）是指椎动脉穿出枢椎横突孔后横行向外的一段；第3段（_____段）是指从枢椎外端弯曲向上，再垂直上行至寰椎横突孔为止的一段；第4段（_____段）是指自第3段上端水平向内经椎动脉沟行走一小段后，再弯向上垂直上行入枕骨大孔的一段；第5段（_____段）是指其入枕骨大孔后，斜向中线上行，与对侧同名动脉汇合成基底动脉前的一段。其中，第1~3段合称为颈部（颈段或颅外段）。

（3）椎动脉的分支：沿途分支包括脊髓前、后动脉（前述）、延髓动脉、小脑下后动脉等。_____动脉（medullary artery）为很多的细小支。_____动脉（posterior inferior cerebellar artery）是椎动脉最大的分支，向后外行经延髓与小脑扁桃体之间弯曲走行，供应小脑下面后部和延髓后外侧部。该动脉行程弯曲，易发生栓塞而出现同侧面部浅感觉障碍，对侧躯体浅感觉障碍（交叉性麻痹）、小脑共济失调等。

（4）基底动脉的行程和分支：基底动脉沿脑桥_____沟上行，至脑桥上缘分为左、右大脑后动脉两大终支。沿途分支有小脑下前动脉、迷路动脉、脑桥动脉、大脑脚穿动脉、小脑上动脉、大脑后动脉等。_____动脉（anterior inferior cerebellar artery）自基底动脉起始部发出，供应小脑下面的前部；_____动脉（labyrinthine artery）又称为内听动脉，伴随面神经和前庭蜗神经进入内耳，供应内耳迷路；_____动脉（pontine artery）为一些细小分支，供应脑桥基底部；_____动脉（perforator arteries of cerebral peduncle）为细小分支，进入脚间窝后穿窝底的后穿质，供应两侧大脑脚；_____动脉（superior cerebellar artery）自基底动脉末部发出，绕大脑脚向后，供应小脑上部；_____动脉（posterior cerebral artery）是基底动脉的终末支，绕大脑脚向后，沿海马旁回钩转至颞叶和枕叶内侧面。大脑后动脉起始部与小脑上动脉根部之间夹有_____神经，当颅内高压时或有血管瘤时，可对其压迫和牵拉，导致动眼神经麻痹。

3. **基底动脉环** 取脑底动脉标本或模型观察。大脑动脉环位于脑底下方,蝶鞍上方,环绕_____、_____及_____(下丘脑底部结构),又称为威利斯环(Willis circle)或大脑动脉环。由两侧_____末端和大脑前、后动脉起始部借前、后交通动脉连接而成,使两侧颈内动脉系与椎基底动脉系相交通,以维持脑的血液得到充分供应。前交通动脉和大脑前动脉的连接处是动脉瘤的好发部位。

§ 歌诀记忆

脑底动脉吻合处,环绕下丘脑底周
两前两后一颈末,保障供血易发瘤

基底动脉环是供应大脑血液的两个动脉系统在脑底围绕视交叉、灰结节和乳头体(即下丘脑底部结构,环绕下丘脑底周)形成的动脉吻合,由大脑前动脉、前交通动脉、大脑后动脉、后交通动脉和颈内动脉末端组成(两前两后一颈末),可保障大脑的充分供血,但好发动脉瘤(保障供血易发瘤)。

4. **大脑前、中、后动脉的行程及其分支分布** 大脑前动脉在_____上方向前内行,进入大脑_____,沿大脑半球内侧面_____背侧向后行,沿途分出皮质支、中央支和许多细小的胼胝体旁支,终末支为楔前动脉和胼胝体后动脉(又称胼胝体背动脉)。大脑中动脉不参与基底动脉环的组成,其主干行于大脑_____沟内,沿途分出皮质支和中央支,终末支为角回动脉和顶后动脉(又称缘上回动脉)。大脑后动脉绕大脑脚向后,沿海马旁回钩转至大脑半球内侧面,沿途分出皮质支和中央支,终末支为顶枕动脉和距状沟动脉。

5. **小脑的动脉** 共有3支。小脑上动脉靠近基底动脉末端发出,绕大脑脚向后,供应小脑上部;小脑下前动脉自基底动脉起始段发出,供应小脑下面的前部;小脑下后动脉自两侧椎动脉汇合成基底动脉之前发出,供应小脑下面的后部和延髓的后外侧部。如何记忆小脑下前、下后动脉的起源,只需记住脑干呈斜位倚靠于枕骨斜坡,脑桥在前上部,延髓在后下部,故小脑下前动脉就近发自脑桥基底沟的基底动脉,而小脑下后动脉则就近发自延髓两侧的椎动脉,共同供应小脑下部的血液。

6. **脑干的动脉** 数量多而细小。延髓的动脉为椎动脉延髓支,脑桥的动脉为基底动脉脑桥支,中脑的动脉为大脑后动脉或小脑上动脉的大脑脚支。椎基底动脉及其分支因动脉硬化、栓塞、痉挛、炎症等,导致动脉狭窄、闭塞而引起脑干梗死,常见于脑桥,严重者常可危及生命。

填表练习

阅读教材,熟悉大脑主要供血动脉的分支分布,学习下列表格内容。

名称	类型	沿途主要分支	主要分布范围
大脑前动脉	皮质支	额底内侧动脉	额叶底面的一部分
		额前、额中、额后、胼周、中央旁、楔前、胼胝体后动脉,这些动脉越过大脑上缘,向外侧面分布	顶枕沟以前的内侧面;外侧面的额、顶叶上部
	中央支	内侧豆纹、胼胝体旁动脉(又称为胼胝体周动脉)	基底节前部和内囊前肢;胼胝体和透明隔
大脑中动脉	皮质支	向上有额底外侧、中央前沟、中央沟、中央后沟(顶前)、顶后;向下有颞极、颞前、颞中、颞后、角回;深面有岛叶动脉	外侧面的额、顶叶下部,颞叶上半部,以及外侧沟深面皮质(岛盖、岛阈)和岛叶
	中央支	外侧豆纹动脉	基底节、内囊膝和后肢的前上部
大脑后动脉	皮质支	颞下前、颞下中、颞下后、顶枕和距状沟动脉	颞叶的内侧面和底面,以及枕叶
	中央支	大脑脚穿、丘脑穿通(丘脑旁中央)、丘脑膝状体、脉络膜后和后胼周(胼胝体压部)动脉	间脑大部分、大脑脚、中脑被盖和脑室脉络丛后部

> **临床联系**

1. 脑出血　又称为脑溢血,是指非外伤性脑实质内血管破裂引起的出血,约占全部脑卒中1/4,病死者占全部脑卒中死亡者1/3。发病原因主要是脑血管病变,与高血脂、糖尿病、高血压、血管炎、吸烟等密切相关。脑出血的患者往往由于情绪激动、费劲用力时突然发病,早期死亡率很高,幸存者中多数留有不同程度的运动障碍、认知障碍、言语吞咽障碍等后遗症。脑出血常发生于中老年人,男性略多,冬春季易发。

临床表现因出血部位及出血量不同而异,基底节、背侧丘脑与内囊出血引起轻偏瘫是常见的早期症状;少数病例出现痫性发作,常为局灶性;重症者迅速转入意识模糊或昏迷。脑出血的症状与出血的部位、出血量、出血速度、血肿大小、患者的一般情况等有关,通常一般表现为不同程度的突发头痛、恶心、呕吐、言语不清、小便失禁、肢体活动障碍和意识障碍。位于非功能区的少量出血可以仅仅表现为头痛及轻度的神经功能障碍,而大量出血、大脑深部出血、丘脑出血或脑干出血等可以迅速出现昏迷,甚至在数小时及数日内死亡。典型的基底节出血可出现突发肢体的无力及麻木,语言不清或失语,意识障碍,双眼向出血一侧凝视,可有剧烈疼痛,同时伴有恶心、呕吐、小便失禁症状;丘脑出血常破入脑室,患者有偏侧颜面和肢体感觉障碍,意识淡漠,反应迟钝;而脑桥出血量少时可有出血一侧的面瘫和对侧肢体瘫,而量大时可迅速出现意识障碍、四肢瘫痪、眼球固定,危及生命;小脑出血多表现为头痛、眩晕、呕吐、构音障碍等小脑体征,一般不出现典型的肢体瘫痪症状,血肿大时可侵犯脑干,迅速出现昏迷、死亡。

2. 脑出血的解剖基础　基底节和内囊是脑出血的好发部位,这与其供血动脉即豆纹动脉(豆状核纹状体动脉的简称)的解剖特点密切相关。豆纹动脉破裂出血多见于高血压尤其是合并高血脂、高血糖和脑血管变异或炎症患者。豆纹动脉根据起源分内侧豆纹动脉和外侧豆纹动脉。内侧豆纹动脉起源于大脑前动脉起始部,数量少,多为1~2支,可多达3~4支,可分为返支(Heubner动脉)和基底支,前者供应壳核、尾状核前部和内囊下部的血液,后者供应视交叉的背面及下丘脑的血液。外侧豆纹动脉起源于大脑中动脉,在其途经前穿质时发出一些细小中央支,数量多,通常为15~18支,最多达40支,可分为内侧和外侧两组,从大脑中动脉开始,10 mm以内的中央支为内侧组,10 mm以外的中央支为外侧组。外侧豆纹动脉垂直向上进入基底节、内囊及其附近,主要供应尾状核、豆状核、内囊膝和后肢的前部。豆纹动脉行程呈"S"形弯曲,因血流动力学关系,在高血压动脉硬化时容易破裂而导致脑出血,故临床上又将其称为"出血动脉"。

因此,内囊和基底节较高部位的血供多来自于大脑中动脉;基底节前部及内囊前肢的血供多来自于大脑前动脉;较低部位内囊后肢的血供多由脉络膜前动脉供应,主要供血动脉多来源于大脑前动脉和大脑中动脉的许多细小中央支,即豆纹动脉。豆纹动脉易发出破裂出血的解剖基础包括:①数量多,管径小,管腔狭窄;②多呈直角发出,易发生涡流;③行程多呈"S"形弯曲,血管内的血液流速缓慢;④脑血管发生病变(如小动脉炎、血管硬化、血栓形成、血管畸形、血管退行性变等)时易早期累及。另外,因外侧豆纹动脉发自颈内动脉的直接延续支大脑中动脉起始部,故颅内血压突然升高时,外侧豆纹动脉较内侧豆纹动脉破裂出血的概率要高很多。脑卒中多见于绝经期后女性,这与雌激素撤退引起血管硬化有关。

7. 脑血管病变的总结

(1) 颈内动脉虹吸部:常呈"U"形或"V"形弯曲,是动脉硬化的好发部位。

(2) 大脑皮质"分水岭"区域:大脑前、中、后动脉的皮质支存在吻合,形成一带状"分水岭"区域,为脑梗死的好发部位。

(3) 颈内动脉的分支:①大脑中动脉,其营养区域包括躯体运动、躯体感觉和语言中枢,故该动脉若发生阻塞,将产生严重的功能障碍。②脉络丛前动脉,因该动脉细小,行程较长,易被血栓阻塞。③豆纹动脉,沿豆状核外侧上行至内囊的豆状核纹状体动脉较粗大,在动脉硬化和高血压时易破裂而导致脑出血。④后交通动脉,与颈内动脉交叉处是动脉瘤的好发部位,同时因其走行于蝶鞍和动眼神经的上面,当出现动脉瘤时可压迫神经出现眼肌麻痹。

(4) 椎基底动脉分支:①小脑下后动脉。该动脉行程弯曲,呈"S"形,易发生栓塞而出现同侧面部浅感觉障碍、对侧躯体浅感觉障碍(交叉性麻痹)、小脑共济失调等。②大脑后动脉。该动脉与小脑上动脉根部之间夹有动眼神经,当颅内压增高时,颞叶海马旁回钩移至小脑幕切迹下方,使大脑后动脉移位,压迫、牵拉动眼神经,可致动眼神经麻痹。③内听动脉。该动脉的粥样硬化、结节性多动脉炎、血管栓塞或痉挛等,导致缺血性改变,形成突发性耳聋,称为内听动脉综合征或迷路卒中。可因情绪激动诱发,是脑血管疾病的常见征兆。

临床联系

脑出血又称为脑溢血,脑梗死即缺血性脑卒中,中医又称中风。脑出血与脑梗死的区别如下。

(1)脑出血多在情绪激动或用力的情况下发病;脑梗死多在安静休息时发病。

(2)脑出血发病急、进展快,常在数小时内达高峰,发病前多无先兆;而脑梗死进展缓慢,常在1～2 d后逐渐加重,发病前常有短暂性脑缺血发作病史。

(3)脑出血患者多有高血压和脑动脉硬化病史;而脑梗死患者多有短暂性脑缺血发作或心脏病病史。

(4)脑出血患者腰椎穿刺脑脊液压力高,多为血性;而脑梗死患者脑脊液压力不高,清晰无血。

(5)脑出血患者发病后常有头痛、呕吐、颈项强直等颅内压增高的症状,血压亦高,意识障碍重;脑梗死患者发病时血压多较正常,亦无头痛、呕吐等症状,意识清醒。

(6)脑出血患者中枢性呼吸障碍多见,瞳孔常不对称,或双侧瞳孔缩小,眼球同向偏视、浮动;脑梗死患者中枢性呼吸障碍少见,两侧瞳孔对称,少见眼球偏视、浮动。

当然,个别轻度脑出血患者临床症状轻,与脑梗死相似,两者难以鉴别。而大面积脑梗死患者,出现颅内压增高,意识障碍时,也酷似脑出血,临床上不好区分。要力争尽早做CT扫描检查。脑出血的CT表现为高密度阴影,而脑梗死表现为低密度阴影,两者截然不同。

思考训练

1. 颈内动脉虹吸部是指( )
   A. 海绵窦部和前床突部 B. 颈部和岩部   C. 岩部和海绵窦部   D. 颈部   E. 岩部
2. 在大脑半球内侧面,分布于顶枕沟以前大脑皮质的动脉为( )
   A. 大脑前动脉   B. 大脑中动脉   C. 大脑后动脉   D. 前交通动脉   E. 胼周动脉
3. 前交通动脉连接两侧的( )
   A. 大脑前动脉   B. 大脑中动脉   C. 大脑后动脉   D. 颈内动脉   E. 豆纹动脉
4. 大脑中央前回下部的动脉血供主要来自( )
   A. 大脑前动脉   B. 大脑中动脉   C. 大脑后动脉   D. 前交通动脉   E. 胼周动脉
5. 脉络丛前动脉的供应部位不包括( )
   A. 内囊后肢的后下部   B. 外侧膝状体   C. 大脑脚底的中1/3   D. 苍白球   E. 尾状核头
6. 下列关于脑血管的后交通动脉的描述,错误的是( )
   A. 为脑两动脉系交通支   B. 为颈内动脉分支   C. 与大脑后动脉吻合
   D. 参与基底动脉环组成   E. 有两条
7. 颈内动脉按行程分段不包括( )
   A. 岩骨段   B. 海绵窦段   C. 床突上段   D. 枕骨大孔段   E. 前膝段
8. 颈内动脉的第一分支为( )
   A. 大脑前动脉   B. 大脑中动脉   C. 脉络膜前动脉   D. 前交通动脉   E. 眼动脉
9. 下列关于基底动脉的描述,正确的是( )
   A. 由左、右椎动脉合成   B. 行于脑桥基底沟   C. 终末为大脑后动脉
   D. 为脑干和小脑供血   E. 以上均正确
10. 小脑下后动脉源自( )
    A. 脊髓前动脉   B. 脊髓后动脉   C. 颈内动脉   D. 椎动脉   E. 基底动脉
11. 大脑后动脉和小脑上动脉起始部夹持的神经为( )
    A. 前庭蜗神经   B. 动眼神经   C. 滑车神经   D. 三叉神经   E. 视束

12. 枕叶的供血动脉主要为（　　）
    A. 大脑前动脉　　　　B. 大脑中动脉　　　　C. 大脑后动脉　　　　D. 前交通动脉　　　　E. 后交通动脉
13. 不参与组成基底动脉环的动脉是（　　）
    A. 前交通动脉　　　　B. 大脑前动脉　　　　C. 大脑中动脉　　　　D. 大脑后动脉　　　　E. 后交通动脉
14. 颈内动脉系和椎基底动脉系的交通动脉为（　　）
    A. 前交通动脉　　　　B. 大脑前动脉　　　　C. 大脑中动脉　　　　D. 大脑后动脉　　　　E. 后交通动脉
15. 供应基底节和内囊血液的动脉为（　　）
    A. 丘纹动脉　　　　　B. 豆纹动脉　　　　　C. 脉络丛前动脉　　　D. 脉络丛后动脉　　　E. 胼胝体动脉
16. 外侧豆纹动脉的特点不包括（　　）
    A. 数量多，管径细　　　　　　　B. 多呈直角发出　　　　　　　C. 行程多呈"S"形弯曲
    D. 病变易早期累及　　　　　　　E. 分布范围较广
17. 岛叶的供血动脉为（　　）
    A. 前交通动脉　　　　B. 大脑前动脉　　　　C. 大脑中动脉　　　　D. 大脑后动脉　　　　E. 后交通动脉
18. 沿胼胝体沟上缘走行的动脉为（　　）
    A. 大脑前动脉　　　　B. 大脑中动脉　　　　C. 大脑后动脉　　　　D. 前交通动脉　　　　E. 后交通动脉
19. 顶枕沟动脉来源于（　　）
    A. 大脑前动脉　　　　B. 大脑中动脉　　　　C. 大脑后动脉　　　　D. 前交通动脉　　　　E. 后交通动脉
20. Which artery does not contribute to the formation of the cerebral arterial circle? （　　）
    A. Anterior communicating artery　　　　B. Posterior communicating artery　　　　C. Anterior cerebral artery
    D. Middle cerebral artery　　　　　　　　E. Posterior cerebral artery

（二）脑的静脉

特点是不与动脉伴行；可分为浅、深两组。硬脑膜窦为特化的脑静脉，因此，脑静脉和硬膜窦共同组成脑的静脉系统。

1. 脑的静脉分类和分组　包括收集大脑血液的静脉和收集脑干、小脑血液的静脉两类。大脑的静脉分为脑内、外两组，两组之间相互吻合。脑的浅静脉直接注入邻近的_____窦，而深静脉经_____静脉（great cerebral vein）注入_____。大脑大静脉又称盖伦静脉（Galen vein），是连接和汇入直窦的最大脑静脉。

2. 大脑的静脉　包括浅静脉和深静脉两组。

（1）浅静脉组为大脑外静脉：以大脑外侧沟为界分为大脑上、中、下静脉3组。这3组静脉之间有广泛的吻合，有细小的支间吻合和静脉干间的吻合，其中主要的吻合静脉有上、中静脉间的上吻合静脉[又称特罗兰静脉（Trolard vein）]，中、下静脉间的下吻合静脉[又称拉贝静脉（Labbé vein）]。上吻合静脉自上矢状窦发出，取中央后静脉途径连接大脑中静脉，向前汇入海绵窦内；下吻合静脉从顶枕静脉中的一条开始，与枕外静脉连接至横窦。

填表练习

大脑浅静脉		收集范围	注入部位
大脑上静脉（外侧沟以上）		收集大脑半球_____面和_____面的静脉血	_____窦
大脑中静脉	大脑中浅静脉	收集大脑半球外侧面近外侧沟的静脉血	向前下注入_____窦
	大脑中深静脉	收集岛叶的静脉血	汇合为_____静脉
大脑下静脉（外侧沟以下）		大脑半球颞叶外侧面和颞叶、枕叶底面大部分的静脉血	_____窦和海绵窦

(2) 深静脉组为大脑内静脉：位于第三脑室顶中缝的两侧，由_____静脉(choroidal vein)和_____静脉(thalamostriate vein)在室间孔后上缘合成，主要属支有透明隔静脉、丘脑纹状体静脉(简称丘纹静脉)、脉络丛静脉、丘脑静脉和侧脑室静脉。两侧的大脑内静脉向后行至松果体后方，汇合成一支粗短的静脉干，即_____静脉(盖伦静脉)，其属支主要有大脑内静脉、基底静脉和枕静脉，收集大脑半球深部的髓质、基底节、内囊、间脑、脑室脉络丛等处的静脉血，在胼胝体压部的后下方向后注入_____。基底静脉又称为罗森塔尔基底静脉，由大脑前静脉与大脑中深静脉汇合形成，左右各一，管径比较粗大，行径长而迂曲，沿途有属支纹状体静脉汇入，向后注入大脑大静脉，主要收集半球内侧面、颞叶底面、侧脑室下角、丘脑腹侧、下丘脑、膝状体、大脑脚、四叠体等处静脉血。

3. 脑底静脉环 又称为罗森塔尔环，位于脑底，前方由交通静脉连接左、右大脑前静脉，中间由后交通静脉连接左、右大脑脚静脉，两侧有左、右基底静脉，并在中脑后方汇合成大脑大静脉，从而围成一前一后两个静脉环。脑底静脉环和基底动脉环都是动静脉血管瘤好发部位。

4. 脑静脉的观察 先在脑的浅静脉模型上，观察外侧沟上方的大脑上静脉、外侧沟下方的大脑下静脉及其在外侧沟内汇合而成的大脑中静脉。注意大脑中静脉与大脑中动脉伴行，是大脑唯一伴行的血管。然后，在脑的深静脉模型上，观察大脑内静脉的属支、走行部位，以及两侧大脑内静脉合成大脑大静脉处。并在大脑血管灌注标本上观察，在胼胝体压部下方的大脑大静脉池内可寻找大脑大静脉，观察其注入直窦处。

临床联系

1. 大脑浅静脉按行程进行分段 ①起始段：位于灰、白质内，管径细小。②软膜段：在脑沟内其细小属支从各个方向注入，在脑回表面则从两侧及下方注入静脉干，并形成静脉网。③蛛网膜下腔段：此段没有属支注入。④硬膜下腔段：活动度大，此段也没有属支注入。此段可以保障脑在颅内有一定的活动程度的，而不至于从硬膜处撕裂。当脑的位移超过其限度，可造成硬膜下出血。⑤硬膜段：分为被交织的硬膜纤维包绕的硬膜周围段和硬膜之内的硬膜内段。外科手术中易造成此段损伤，为危险带。

2. 大脑外侧面浅静脉的临床特点 ①大脑上静脉开口较集中于上矢状窦前段的前2/3和窦后段的前1/3。所以上矢状窦前段的后1/3和窦后段的后2/3内，大脑上静脉开口相对稀疏或缺少，为上矢状窦手术的入口。②大脑上静脉开口从窦前段到窦后段，有由高位变低位的趋势。③静脉血栓形成，具有症状波动性的特点，中央静脉血栓形成可表现为位置不一致的轻瘫与抽搐，位置移动的局灶性抽搐等。④由于大脑中静脉在蝶骨小翼附近注入窦内，故颅脑外伤时，水平位的蝶骨小翼骨片可切割此静脉致静脉破裂出血。⑤大脑上静脉的Trolard静脉为颅内手术识别中央沟的标志性结构。

3. 大脑深静脉的临床特点 ①盖伦静脉与松果体间有一定的位置关系，静脉位于松果体后方，此时松果体上方为左、右大脑内静脉，松果体两侧为左、右基底静脉和侧脑室静脉。②静脉角：丘纹静脉与大脑内静脉连接处形成的一个向后开放的锐角，称为静脉角(注意区别于胸骨的静脉角)，其位置较固定，前方为室间孔，是识别室间孔和脑血管造影时的标志性结构。③静脉点：在正位像上，大脑内静脉呈一椭圆点状致密阴影，称为静脉点。

思考训练

1. 下列关于大脑上静脉的叙述，错误的是( )
   A. 收集半球内、外侧面静脉血　　B. 行于外侧沟上　　C. 与大脑中动脉伴行
   D. 分内、外侧两群　　E. 注入下矢状窦

2. 大脑半球的血管中，唯一存在动、静脉伴行的是( )
   A. 大脑上静脉　　B. 大脑中静脉　　C. 大脑后动脉　　D. 前交通动脉　　E. 胼周动脉

3. 下列关于大脑下静脉的描述，正确的是( )
   A. 位于外侧沟以下　　B. 是比较小的一组　　C. 收集颞、枕叶血液
   D. 主要注入海绵窦　　E. 以上均正确

4. 中、下静脉间的下吻合静脉称为( )
   A. 特罗兰(Trolard)静脉　　　　　B. 拉贝(Labbé)静脉　　　　　C. 盖伦(Galen)静脉
   D. 罗森塔尔(Rosenthal)基底静脉　E. 罗森塔尔(Rosenthal)环

5. 下列关于大脑内静脉的描述,错误的是( )
   A. 由脉络膜静脉和丘纹静脉合成　　B. 沿第三脑室顶中缝的两侧向后行
   C. 在室间孔后上缘合成　　　　　　D. 与对侧同名静脉合成大脑大静脉
   E. 仅有一条

6. 下列关于大脑大静脉的描述,错误的是( )
   A. 两侧大脑中静脉合成　　　　　　B. 又称为盖伦静脉　　　　　　C. 收集脑深部静脉血
   D. 属支为基底静脉　　　　　　　　E. 向后注入直窦

临床联系

1. **脑血管的吻合与代偿**　①脑底动脉环:脑动脉的两个系统通过后交通动脉相连,而左、右两侧颈内动脉系又通过大脑前交通动脉相连,这便构成了颅底的基底动脉环,它是脑血供代偿的解剖基础,也是代偿综合征(盗血)的解剖基础。此两系动脉的分支有两类:中央支和皮质支。中央支主要发自脑底动脉和大脑前、中、后动脉近侧端,它们垂直地穿入脑实质,供应间脑、纹状体和内囊,称为深穿动脉。各中央支之间虽有结构上的吻合,但由于功能性的关闭而往往起不到侧支循环的作用,故认为是一种功能性终动脉。这些细小动脉的某支被阻塞后,其分布区即将发生梗死软化。皮质支在进入软脑膜处时先形成一个广泛的血管吻合网,再发出细小动脉分支,由软脑膜形成鞘,垂直入脑,分布于脑皮质和白质。由于皮质支之间吻合极其广泛,且其功能开发较快,故当一小支动脉被阻塞时,其邻支的血液可予某种程度的代偿,故局灶性神经损害范围比受损动脉供应区小。②脑底静脉环。该环位于脑底,前方由交通静脉连接左、右大脑前静脉,中间由后交通静脉连接左、右大脑脚静脉,两侧有左、右基底静脉,并在中脑后方汇合成大脑大静脉,从而围成前、后两个静脉环。脑底静脉环和基底动脉环都是动静脉血管瘤好发部位。

2. **脑血管的特点**　包括脑血管的形态、行程、分布、吻合等方面的特点。①脑动脉壁很薄,类似颅外同等大小的静脉。②进入颅腔的动脉行程极其弯曲,是脑动脉无搏动的主要原因。③脑的动脉与静脉一般不伴行,仅在大脑外侧裂内有大脑中动、静脉的伴行。④颈内动脉系和椎基底动脉系在脑底部形成基底动脉环。⑤脑血管的大小、行程变异非常多,尤其是脑底动脉环,是脑动脉瘤的好发部位。⑥脑的动脉分皮质支和中央支,二者互成体系,互不吻合,易造成皮质下的供血不足。⑦皮质动脉在软膜内形成丰富的吻合,在脑表面形成血液平衡池,但由此发出的动脉多为终动脉,且脑的动脉在外侧面的中上部皮质区缺乏吻合,故易造成此乏血管区的皮质缺血。⑧脑的静脉与硬脑膜窦均无瓣膜,有利于血液回流,但因硬脑膜窦与颅骨结合紧密,造成静脉窦破裂不易闭合而出现颅内大出血。⑨毛细血管在不同脑区疏密不一,与脑功能相关。⑩脑毛细血管与神经元间隔有血脑屏障。

3. **脑血管病前兆的解剖基础**　迷路动脉像眼动脉常可提供颈内动脉疾患的线索一样,迷路动脉有时可作为椎基底动脉疾病的早期信号。因此动脉侧支循环较差,半规管、椭圆囊和球囊对血液供应的变化反应特别敏感,血流量稍有减少,可出现平衡障碍、眩晕、恶心、呕吐。当耳蜗血流量减少时可产生蝉鸣样高调耳鸣。如果血流量继续减少,到完全阻断时,患者突然丧失听觉,成为神经性耳聋。由于早期症状像梅尼埃病,应鉴别。

4. **脑血管病**　泛指脑部血管的各种疾病,包括脑动脉粥样硬化、血栓形成、狭窄、闭塞、脑动脉炎、脑动脉损伤、脑动脉瘤、颅内血管畸形、脑动静脉瘘等,其共同点是引起脑组织的缺血或出血性意外,导致患者的残废或死亡,发病者占神经系统疾病总住院病例的1/4~1/2。

脑血管病的常见病因、病理特点包括:①动脉粥样硬化,因循环血液中长期胆固醇和低密度脂蛋白过高及高密度脂蛋白过低所致。②脂肪透明样变性与纤维蛋白坏死,为高血压引起,见于直径小于200 μm的穿动脉壁上,好发于基底节、内囊和丘脑。③纤维肌肉发育不良,特点是脑动脉的中层发生节段性纤维组织增生和退变,引起动脉的环形狭窄、区域性管壁中层薄弱和弹力层断裂,最终使动脉管腔扩大甚至动脉瘤形成,也可引起动静脉瘘、动脉瘤或缺血性脑梗死。④皮质下动脉硬化性脑病(宾斯旺格病),特点为脑皮质下有局灶性的胶质增生和白质的退行性变,镜下可见小动脉受累最多,常见基底节区多发性腔隙性梗死,患者常有长期的高血压病史伴进行性痴呆。⑤淀粉样血管病变,特点为脑的中、小型动脉的中、外膜内有嗜刚果红的淀粉样物质沉积,受累动脉以软脑膜下皮质支为多,是皮质下或脑叶出血的常见原因,好发于老年人的顶叶和枕叶。⑥血管炎,多与免疫机制有关,可引起管腔狭窄、闭塞,最终导致脑出血、脑梗死。⑦静脉及静脉窦血栓形成,多为肿瘤压迫、癌细胞栓塞、静脉窦旁炎症、白血病、妊娠等影响血液凝集、血管壁损伤或阻碍静脉回流时引起。⑧脑血管痉挛,常见于蛛网膜下腔出血后,常发生于起病后 48~72 h,至第 5~7 天达高峰,可持续 3~4 周。

第三节　脑脊液和脑屏障

✻ **学习目标**:掌握脑室系统的组成、位置和连通关系,脑脊液产生、分布和回流的位置;熟悉脑脊液的循环途径,脑屏障的概念和结构基础;了解脑屏障的构成,血-脑脊液屏障和脑脊液-脑屏障的结构基础。

一、脑脊液及其循环

(一)脑脊液的分布

脑脊液是充满_____系统、_____和脊髓_____管内的无色透明液体。复习脑室系统的组成和通连关系:在脑正中矢状切标本上,先观察脑室系统的组成及其连通结构,即位于端脑内的_____脑室,位于两侧背侧丘脑和下丘脑间的第_____脑室,位于脑干与小脑间的第_____脑室,以及侧脑室与第三脑室间的_____孔、第三脑室与第四脑室间的_____管、第四脑室的_____孔和_____孔。

(二)脑脊液的形状和功能

脑脊液无色透明,成人约 150 mL,内含各种浓度不等的无机离子、葡萄糖、微量蛋白和少量淋巴细胞。其功能相当于外周组织中的淋巴,对中枢神经系统具有缓冲、支持和保护,营养和运输代谢产物,及维持正常颅内压等作用。

(三)脑脊液的产生、回流和循环

脑脊液处于不断产生、循环和回流的平衡状态。在切开的上矢状窦内观察蛛网膜粒,并结合图谱从侧脑室开始追踪脑脊液循环途径。

1. **脑脊液的产生**　主要由脑室_____(由脉络组织形成)产生,少量由室管膜上皮和毛细血管产生。

2. **脑脊液的回流**　主要经_____渗透到硬脑膜窦(主要是上矢状窦)内,回流入血液中。此外,有少量脑脊液可经室管膜上皮、蛛网膜下腔的毛细血管、脑膜的淋巴管和脑、脊神经周围的淋巴管回流。

3. **脑脊液的循环**　由侧脑室脉络丛产生的脑脊液经室间孔流至第三脑室,与第三脑室脉络丛产生的脑脊液一起,经中脑水管流入第四脑室,再汇合第四脑室脉络丛产生的脑脊液一起经第四脑室正中孔和两个外侧孔流入蛛网膜下腔,然后脑脊液再沿蛛网膜下腔流向大脑背面,经蛛网膜粒渗透到硬脑膜窦内,在经硬脑膜窦的血液回流,最终经颈内静脉回流入心,汇入全身的血液循环。若脑脊液在循环途径中发生阻塞,可导致_____(儿童)和急性_____或慢性_____(成人),危及生命或形成严重后遗症。

脑脊液的主要循环途径:左、右侧脑室→室间孔→第三脑室→中脑水管→第四脑室→第四脑室正中孔和外侧孔→蛛网膜下腔→蛛网膜粒→上矢状窦→窦汇→横窦→乙状窦→颈内静脉。

临床联系

1. **脑脊液检验** 是指通过物理学、化学、细胞学等方法对脑脊液进行检验。脑脊液含有一定的细胞及化学成分,病理情况下,被血-脑屏障隔离的物质可进入脑脊液,导致其成分发生变化。在中枢神经系统存在着接触脑脊液的神经元系统,这些神经元的胞体位于脑室腔内、室管膜内或脑实质中,借胞体或突起直接与脑脊液接触,称为触液神经元。它们能接受脑脊液的化学和物理因素的刺激和释放神经活性物质(如肽类、胺类、氨基酸类等)至脑脊液中,执行感受、分泌和调节的功能。因此,在脑脊液与脑组织之间存在着交流信息的神经-体液回路。神经系统疾病时,脑脊液检验可了解其化学成分和所含细胞的变化,既可通过抽取脑脊液进行检查帮助诊断疾病,又可经脑室内给药治疗。脑脊液标本的获取需要进行腰椎穿刺,必要时可从小脑延髓池或侧脑室进行穿刺采集,因此应向患者或其授权委托人进行检验必要性的说明,同时向其详细阐明穿刺的部位、方法、可能的并发症等,取得其理解和同意后方可进行。脑脊液标本应尽快送检,不能及时送检的应妥善保存。

2. **案例分析** 一 2 岁男孩因高热、头痛、呕吐入院,医生疑为"化脓性脑膜炎",做腰椎穿刺取脑脊液检查以明确诊断。请分析:腰椎穿刺一般在何处进针?为什么?如何借体表标志确定穿刺点?进入蛛网膜下腔要经过哪些层次?

参考答案:①腰椎穿刺一般在腰3、4或腰4、5棘突之间进行。因为成人脊髓下端(脊髓圆锥)平对第1腰椎下缘,新生儿平第3腰椎,故此处已无脊髓,比较安全。同时腰椎棘突间隙较大,便于进针。②确定穿刺点的方法:首先触摸两侧髂嵴最高点,然后画一连线,在后正中线上此线一般平对第4腰椎棘突,可在其上、下进针。③进入蛛网膜下腔经过的层次:皮肤→皮下组织(浅筋膜)→棘上韧带→棘间韧带→黄韧带→硬膜外隙→硬脊膜→蛛网膜→蛛网膜下隙(终池)。

二、脑屏障

中枢神经系统神经元的正常功能活动,需要其周围的微环境保持一定的稳定性,而维持这种稳定性的结构称为脑屏障,它能选择性地允许某些物质通过,不允许另一些物质通过。

1. **脑屏障的组成** 由_____屏障、血-脑脊液屏障和脑脊液-脑屏障组成。
2. **血脑屏障** 位于血液与脑、脊髓的神经元之间,其结构基础是:①脑和脊髓内毛细血管内皮细胞无窗孔,内皮细胞之间为紧密连接,使大分子物质难以通过;②毛细血管基膜;③毛细血管基膜外有星形胶质细胞的终足围绕,形成胶质膜。

临床联系

在正常情况下,脑屏障能使脑和脊髓免受内、外环境各种物理、化学因素的影响,而维持相对稳定的状态。在脑屏障损伤(如炎症、外伤、血管病)时,脑屏障的通透性发生改变,使脑和脊髓神经元受到各种致病因素的影响,导致脑水肿、脑出血、免疫异常等严重后果。然而,所谓屏障并不是绝对的,无论从结构上还是功能上,脑屏障都只是相对的,这不仅因为脑的某些部位没有血脑屏障,而且由于在脑屏障的3个组成部分中,脑脊液-脑屏障结构最不完善,使脑脊液和脑内神经元的细胞外液能互相交通。第三脑室边缘有特化的室管膜细胞,这些细胞中有许多伸长(伸展)细胞,又称为室管膜胶质细胞或室管膜星形细胞,其表面的微绒毛伸向围绕毛细血管的血管周围间隙(血管有孔),物质可通过室管膜细胞的主动运输,从神经组织和血管到脑脊液中去,脑脊液中的物质也可经此途径进入神经组织和血管。

思考训练

1. 下列关于脑脊液的描述,正确的是(   )
   A. 由脑室脉络丛产生   B. 为无色透明液体   C. 经硬脑膜窦回流   D. 可维持颅内压   E. 以上均正确
2. 蛛网膜下腔出血的重要体征是(   )
   A. 脑脊液大多正常   B. 出现意识模糊   C. 脑膜刺激征明显   D. 出现"三偏征"   E. 严重失语

常用英汉名词

meninge 脑膜
cerebrovascular 脑血管
spinal dura mater 硬脊膜
spinal pia mater 软脊膜
spinal arachnoid mater 脊髓蛛网膜
terminal cisterna 终池
denticulate ligament 齿状韧带
cerebral dura mater 硬脑膜
cerebral pia mater 软脑膜
cerebral arachnoid mater 脑蛛网膜
epidural space 硬膜外隙
subdural space 硬膜下隙
subarachnoid space 蛛网膜下腔
falx of cerebrum 大脑镰
cerebellar falx 小脑镰
tentorium of cerebellum 小脑幕
diaphragma sellae 鞍膈
sinus of dura mater 硬脑膜窦
confluence of sinus 窦汇
superior sagittal sinus 上矢状窦
transverse sinus 横窦
sigmoid sinus 乙状窦
straight sinus 直窦
cavernous sinus 海绵窦
cerebellomedullary cistern 小脑延髓池
arachnoid granulation 蛛网膜粒

tela chorioidea 脉络组织
cerebrospinal fluid 脑脊液
cerebral artery 脑动脉
basilar artery 基底动脉
anterior cerebral artery 大脑前动脉
middle cerebral artery 大脑中动脉
anterior choroida artery 脉络丛前动脉
posterior cerebral artery 大脑后动脉
superior cerebellar artery 小脑上动脉
labyrinthine artery 迷路动脉
lenticulostriate artery 豆纹动脉
thalamostriate artery 丘纹动脉
anterior communicating artery 前交通动脉
posterior communicating artery 后交通动脉
cerebral arterial circle 基底动脉环
basal vein 基底静脉
cerebral vein 大脑静脉
superficial cerebral vein 大脑浅静脉
deep cerebral vein 大脑深静脉
anterior cerebral vein 大脑前静脉
internal cerebral vein 大脑内静脉
great cerebral vein 大脑大静脉
cerebral spinal fluid 脑脊液
brain barrier 脑屏障
blood-brain barrier 血脑屏障

第六篇　内分泌系统

学习目标：掌握甲状腺、甲状旁腺、胸腺、肾上腺、松果体和脑垂体的位置、形态和功能；熟悉内分泌系统的组成及其与神经系统的联系，内分泌腺的特点；了解弥散神经内分泌系统分泌的激素及其功能。

利用新生儿显示全身内分泌系统的标本，结合图谱自上而下对全身内分泌系统进行观察，在脑海中形成一个内分泌系统的全貌。

内分泌系统是神经系统以外的一个重要的调节系统，包括弥散神经内分泌系统和固有内分泌系统。①弥散神经内分泌系统可分为中枢部和周围部，中枢部包括下丘脑、垂体和松果体的细胞；周围部包括分散在胃肠道、肺、脑、肝、心肌、泌尿生殖道、血管、血液等处的内分泌细胞。②固有内分泌系统是由无导管腺组成的固有内分泌器官构成，包括垂体、甲状腺、甲状旁腺、肾上腺、胰岛、松果体、胸腺、性腺等。其分泌物为激素，透过毛细血管壁或血窦的壁经血液循环运送至全身特定的靶器官。

内分泌细胞以3种形式存在。①内分泌腺：是指结构上独立存在，肉眼可见的内分泌器官，如垂体、胸腺、甲状腺、甲状旁腺、肾上腺、松果体等。②内分泌组织：为分散存在于其他器官组织中的内分泌细胞团，如胰腺内的胰岛、睾丸内的间质细胞、卵巢内的卵泡细胞和黄体细胞等。③具有内分泌作用的其他细胞：如神经元、心肌细胞、血管内皮细胞等可分泌大量生物活性物质，它们也可进入血管并参与远程调节。

第十八章 内分泌系统的功能

内分泌系统能将体液性信息物质传递到全身各细胞,发挥其对远处和相近的靶细胞的生物作用,参与调节机体各器官的新陈代谢、生长发育、生殖等活动,保持机体内环境的平衡和稳定。内分泌系统在人体内与神经系统、免疫系统一起,形成神经-内分泌-免疫调节系统。三大系统均通过神经递质、激素和细胞因子及其受体的相互作用实现自身及其交叉方面的调节,形成多重双向交流的复杂的神经内分泌免疫网络系统,共同维持着机体的稳态。

内分泌系统的经典概念是指一群特殊化的细胞组成的内分泌腺。它们包括垂体、甲状腺、甲状旁腺、肾上腺、性腺、胰岛、胸腺、松果体等。这些腺体分泌高效能的有机化学物质(激素),经过血液循环而传递化学信息到其靶细胞、靶组织或靶器官,发挥兴奋或抑制作用。激素也称为内分泌第一信使。随着内分泌学研究的进展,人们对内分泌系统产生了新的认识。除了上述内分泌腺外,身体其他部位(如胃肠道黏膜、脑、肾、心、肺等处)都分布有散在的内分泌组织,或存在兼有内分泌功能的细胞,这些散在的内分泌组织也属于或包括在内分泌系统内。除此之外,人们对内分泌或激素的概念也有了新的认识。经典的激素是指内分泌细胞所分泌的要经过血液循环运输到远距离靶细胞(远距分泌)的激素。现在认为有一些内分泌细胞所分泌的化学物质可通过细胞间隙弥散作用于邻近细胞,这类化学物质称为局部激素,分泌方式称为近距离分泌。内分泌系统与中枢神经系统在生理功能上紧密联系,密切配合,相互作用,调节机体的各种功能,维持内环境的相对稳定,以适应机体内、外环境的各种变化及需要。此外,内分泌系统间接或直接地接受中枢神经系统的调节,也可以把内分泌系统看成是中枢神经调节系统的一个环节。内分泌系统也影响中枢神经系统的活动。因此,现在有专门研究中枢神经系统与内分泌系统功能联系的学科,即神经内分泌学。

✱ 临床联系

1. **激素的调节作用** 按其化学结构分类,可以分为三大类:第一类是含氮类激素(包括氨基酸衍生物、胺类、肽类和蛋白质类激素);第二类是类固醇激素;第三类是固醇类激素。激素的生理作用可以归纳为5个方面:①通过调节蛋白质、糖和脂肪三大营养物质和水、盐等代谢,为生命活动供给能量,维持代谢的动态平衡;②促进细胞的增殖与分化,影响细胞的衰老,确保各组织、各器官的正常生长、发育,以及细胞的更新与衰老;③促进生殖器官的发育成熟、生殖功能,以及性激素的分泌和调节;④影响中枢神经系统和自主神经系统的发育及其活动,以及学习、记忆和行为;⑤与神经系统密切配合,调节机体对环境的适应。上述5个方面的作用很难截然分开,而且不论哪一种作用,激素只是起着信使作用,传递某些生理过程的信息,对生理过程起着加速或减慢的作用,不能引起任何新的生理活动。

2. **内分泌疾病** 主要是指内分泌腺或内分泌组织本身的分泌功能和(或)结构异常而发生的症候群,还包含激素来源异常、激素受体异常和激素或物质代谢失常引起的生理紊乱所发生的症候群。内分泌疾病按内分泌功能不同分为3组。①功能亢进:腺体增生、腺瘤(癌)分泌激素过多而引起的临床症候群,如原发性醛固酮增多症、甲状旁腺功能亢进等。②功能减退:内分泌腺受多种原因的破坏,如先天发育异常,遗传或酶系缺陷,炎症,肿瘤浸润压迫,供血不足,组织坏死、变性、纤维化,自身免疫,药物影响,手术切除,放射治疗等引起的激素合成和分泌过少而发生的临床症候群,如垂体前叶功能减退、慢性肾上腺皮质功能减退等。③功能正常但腺体组织结构异常。如单纯性甲状腺肿、甲状腺癌等,其功能正常,但有组织结构的病理改变。

怎样确定内分泌疾病的部位？在肯定了患者有内分泌疾病后，对于有些疾病，主要是内分泌腺肿瘤，要做进一步检查，以确定肿瘤的确切位置、大小及其与周围组织器官的关系，是否影响身体其他重要器官，这就是定位诊断。定位诊断的目的就是确定如何治疗，能否手术切除，手术中该怎么处理，手术有何危险。目前定位诊断的方法很多，对不同内分泌腺疾病可选择不同的方法。如对垂体肿瘤，可做X射线平片或CT检查，必要时还可做磁共振成像检查；对甲状腺疾病，可做同位素扫描；对肾上腺疾病，可做B超或CT检查；对胰腺疾病，可做B超、CT检查或血管造影等。

思考训练

1. 内分泌腺的主要特点为（　　）
   A. 结构上独立存在　　　　B. 反馈调节神经系统　　　　C. 能分泌大量激素
   D. 无排泌导管　　　　　　E. 肉眼可见

2. 下列关于内分泌腺特点的描述，正确的是（　　）
   A. 与神经、免疫调节无关　B. 有专门的排泌管道　　　　C. 激素无须远程运送
   D. 作用无特异性　　　　　E. 受下丘脑调节

3. 属于中枢内分泌器官的是（　　）
   A. 下丘脑、垂体和松果体　B. 下丘脑、垂体和胸腺　　　C. 甲状腺和胸腺
   D. 下丘脑、垂体　　　　　E. 睾丸和卵巢

4. 1型糖尿病的发病主要与下列何种腺体病变有关？（　　）
   A. 睾丸　　　B. 卵巢　　　C. 肾上腺　　　D. 胰岛　　　E. 胸腺

5. 属内分泌腺，但未形成独立的内分泌器官的是（　　）
   A. 垂体　　　B. 甲状腺　　C. 肾上腺　　　D. 胰岛　　　E. 胸腺

6. 胰岛分泌的激素不包括（　　）
   A. 胰岛素　　B. 胰高血糖素　C. 生长抑素　　D. 生长素　　E. 胰多肽

第十九章　内分泌器官

一、垂体

垂体是机体内最重要的内分泌腺之一,它分泌多种激素,调控其他许多内分泌腺。它还借垂体柄、神经(结节漏斗束)和血管(垂体门脉系统)与_____相连。在新鲜颅底标本上,观察垂体窝上方的鞍膈,去除鞍膈并将(脑)垂体挖出,查看垂体似黄豆。

垂体位于颅底蝶鞍背侧的_____内,呈卵圆形,其前下为蝶窦,前上为鞍膈和视交叉,在视交叉与鞍膈之间有颈内动脉。垂体分腺垂体和神经垂体两部分,前者又分为远侧部、结节部和中间部;后者又分神经部和漏斗。远侧部和结节部合称为_____叶,约占垂体体积的75%,能分泌生长激素、促甲状腺激素、促肾上腺皮质激素、促性腺激素等;中间部和神经部合称为_____叶,中间部细胞能分泌黑色素细胞刺激素,神经部储存有下丘脑分泌的_____素和_____素。

※ 思考训练

1. 人体内最为重要且分泌激素非常多的内分泌腺为(　　)
   A. 脑垂体　　B. 甲状腺和甲状旁腺　C. 睾丸和卵巢　D. 肾上腺　　E. 胸腺
2. 下列关于垂体的描述,错误的是(　　)
   A. 垂体瘤可压迫视神经　　　　B. 分为腺垂体和神经垂体　　　C. 借漏斗连于下丘脑
   D. 位于垂体窝内　　　　　　　E. 无内分泌功能
3. 属于内分泌腺的器官是(　　)
   A. 前庭大腺　　B. 垂体　　　C. 前列腺　　　D. 胰腺　　　E. 腭扁桃体
4. 垂体内不具有内分泌功能的部位是(　　)
   A. 远侧部　　　B. 结节部　　C. 中间部　　　D. 神经部　　E. 漏斗部
5. 在儿童期哪种内分泌腺功能低下时会导致侏儒症?(　　)
   A. 松果体　　　B. 垂体　　　C. 甲状腺　　　D. 甲状旁腺　E. 肾上腺
6. 下列哪种激素是神经激素?(　　)
   A. 抗利尿激素　B. 肾上腺素　C. 促甲状腺激素　D. 催乳素　　E. 甲状腺激素

二、甲状腺

利用颈部喉和气管带甲状腺的标本进行观察。甲状腺呈"H"形,分为左、右两个侧叶,中间以峡部相连。侧叶贴附在喉下部和气管上部的侧面,上平_____中点,下至第_____气管软骨的前外侧,后方平对第5~7颈椎高度。甲状腺峡部多位于第_____至第_____气管软骨环的前方。少数人甲状腺峡缺如,半数人有一_____叶(pyramidal lobe),从峡部伸向上方,长者可达舌骨平面,多偏于左侧。有的人甲状腺叶向下延伸至胸骨柄的后方,称为_____甲状腺。甲状腺分泌甲状腺激素,调节机体基础代谢并影响生长发育等。

甲状腺的被膜有两层:内层为包裹甲状腺表面的_____(又称为甲状腺真被膜);外层为_____(又称为甲状腺假被膜),由气管前筋膜形成,是临床进行甲状腺手术的部位,故称为外科囊,又称甲状腺鞘。在侧叶的上端有连于甲状软骨的甲状腺悬韧带;两叶内侧有连于环状软骨及第1、2气管软骨环的甲状腺侧韧带;甲状腺峡深面有连于气管上端的峡部固定带。因上述韧带将甲状腺连于喉和气管软骨,吞咽时甲状腺可随喉上下移动。

思考训练

1. 甲状腺峡位于(　　)
   A. 第2～4气管软骨前方　B. 第2～4颈椎前方　C. 第5～7颈椎高度　D. 环状软骨前方　E. 甲状软骨前方
2. 在儿童期哪种内分泌腺功能低下时会导致呆小症?(　　)
   A. 松果体　　　B. 垂体　　　C. 甲状腺　　　D. 甲状旁腺　　　E. 肾上腺
3. 缺碘可引起哪种内分泌腺肿大?(　　)
   A. 胸腺　　　B. 垂体　　　C. 甲状腺　　　D. 甲状旁腺　　　E. 肾上腺
4. 甲状腺激素的作用不包括(　　)
   A. 促进生长发育　B. 提高机体产热　C. 促进骨骼生长　D. 促进脑的发育　E. 提高睡眠质量

三、甲状旁腺

甲状旁腺位于甲状腺后方。在颈部标本上翻起甲状腺,查看其背面有2对黄豆大小的腺体。上对可在甲状腺侧叶后面中、上1/3交界处寻找;下一对常位于甲状腺下动脉进入腺体的附近。注意:甲状旁腺的数目及位置变化较大,有时可埋入甲状腺实质内,寻找辨认困难。甲状旁腺的功能是调节钙、磷代谢,维持血钙平衡。如甲状腺手术不慎误切甲状旁腺,则引起血钙降低,导致手足搐搦等。

思考训练

1. 甲状腺旁腺的数量通常为(　　)
   A. 数量不恒定　　B. 1个　　　C. 2个　　　D. 3个　　　E. 4个
2. 血钙下降是由下列哪个内分泌腺分泌的激素不足引起?(　　)
   A. 甲状腺　　　B. 甲状旁腺　　　C. 垂体　　　D. 肾上腺　　　E. 松果体

四、肾上腺

在整尸标本上,于壁腹膜后方寻找肾筋膜,撕开肾筋膜,在筋膜鞘内于肾的上方寻找肾上腺,左侧呈半月形,右侧呈三角形。肾上腺实质分为皮质和髓质两部分,肾上腺皮质可分泌调节体内水盐代谢的_____激素、调节碳水化合物的_____激素、影响性行为和副性特征的_____激素;肾上腺髓质可分泌调节心血管和内脏平滑肌活动的_____素和_____素。

歌诀记忆

> 肾上腺在肾上找,左侧半月右三角
> 皮质分泌糖盐性,髓质激素内心调

临床联系

嗜铬细胞瘤为起源于神经外胚层嗜铬组织的肿瘤,主要分泌儿茶酚胺。交感神经末梢和中枢神经系统都能以来自血液的铬氨酸为原料合成多巴胺、去甲肾上腺素和肾上腺素,此三者统称为儿茶酚胺。肾上腺髓质内的多巴胺属于中间产物,须在多巴胺β-强化酶的作用下转变为去甲肾上腺素,进一步转为肾上腺素,此两者可直接释放并进入血液循环。嗜铬细胞发生肿瘤时,瘤体内因此储有大量的肾上腺素和去甲肾上腺素。在平时不易被患者自己和或别人察觉,可是一旦遇到某种刺激,瘤体释放出相当量的儿茶酚胺,患者就会突然血压升高、心律失常,受到遇到爆发性的打击,甚至是致命的打击。

嗜铬细胞瘤常被误诊、漏诊,以致不少患者出现突然死亡,根本来不及救治。某些嗜铬细胞瘤患者可因长期高血压致严重的心、脑、肾损害或因突发严重高血压而导致危象,危及生命,但如能及时、早期获得诊断和治疗,此类继发性高血压可被治愈。嗜铬细胞瘤患者因儿茶酚胺过量导致心血管系统、消化系统、代谢等发生一系列功能改变。本病的诊断主要依靠多种内分泌激素的测定及B超、CT的定位检查,确诊依赖病理检查。手术切除是本病有效的治疗方法。术前的降压、扩容和术后的补液、升压等围手术期的处理,是手术治疗成功的关键。

※ 思考训练

1. 肾上腺分泌的激素不包括（ ）
   A. 糖皮质激素   B. 盐皮质激素   C. 去甲肾上腺素   D. 褪黑素   E. 性激素
2. 下列关于肾上腺的描述,错误的是（ ）
   A. 位于两肾的上端 B. 右侧呈三角形 C. 皮质分泌肾上腺素 D. 被肾筋膜包裹 E. 肾上腺动脉多
3. 人在应激状态下,分泌的激素主要来源于（ ）
   A. 甲状腺   B. 胸腺   C. 垂体   D. 肾上腺   E. 松果体

五、松果体

松果体位于上丘脑的缰连合后上方,以柄附于第三脑室顶的后部,第三脑室凸向柄内形成松果体隐窝。松果体主要由松果体细胞组成,成年后可部分钙化形成钙斑。

松果体细胞能分泌_____（melatonin）,其含量有明显的昼夜节律改变,并参与调节生殖系统的发育及动情周期、月经周期的节律（生殖抑制作用）等。松果体病变引起功能不全时,可出现性早熟或生殖器官过度发育;其功能过盛,可导致青春期延迟。

※ 思考训练

1. 可以分泌褪黑素的内分泌腺为（ ）
   A. 甲状腺   B. 甲状旁腺   C. 垂体   D. 肾上腺   E. 松果体
2. 下列关于松果体的描述,错误的是（ ）
   A. 位于背侧丘脑后上方   B. 为椭圆形小体   C. 儿童期比较发达
   D. 成年后可钙化   E. 可刺激副性征发育
3. 某10岁男孩脑部CT检查发现松果体过度钙化,最有可能发生（ ）
   A. 呆小症   B. 侏儒症   C. 性早熟   D. 向心性肥胖   E. 骨质疏松
4. 人工合成的松果体素产品为（ ）
   A. 安琪坦   B. 奥利司他   C. 脑白金   D. 阿瑞斯   E. 己烯雌酚

六、胰岛

胰岛是胰腺的内分泌部分,为许多大小不等和形状不一的细胞团,散在于胰腺实质内,以胰尾为最多。胰岛分泌的激素称为胰岛素,它主要调节血糖浓度,如胰岛素分泌不足则患糖尿病。

❋ 临床联系

糖尿病是一组因胰岛素绝对或相对分泌不足及靶组织细胞对胰岛素敏感性降低引起蛋白质、脂肪、电解质等一系列代谢紊乱综合征,以高血糖为特征。长期存在的高血糖可导致人体全身各种组织,特别是眼、肾、心脏、血管、神经发生慢性损害和功能障碍。主要分为1型糖尿病、2型糖尿病和妊娠糖尿病3类。

1. 1型糖尿病　又称为胰岛素依赖型糖尿病,约占糖尿病的10%,常发生于儿童和青少年。病因是由于胰岛

B细胞受到细胞介导的自身免疫性破坏，自身不能合成和分泌胰岛素，血清中可存在多种自身抗体。发病时糖尿病症状较明显，易发生酮症，常依靠外源胰岛素存活，一旦中止胰岛素治疗则威胁生命。在接受胰岛素治疗后，胰岛B细胞功能改善，B细胞数量也有所增加，临床症状好转，可减少胰岛素用量，持续数月的蜜月期。但随后病情进展，仍要依靠外源胰岛素控制血糖水平。

2. 2型糖尿病　又称为非胰岛素依赖型糖尿病，约占糖尿病的90%，发病人群多为中老年人。2型糖尿病有明显的家族遗传性，与自身免疫反应无关联，血清中不存在胰岛细胞抗体及胰岛素自身抗体；胰岛素靶细胞上的胰岛素受体或受体后缺陷即胰岛素抵抗在发病中占重要地位。起病缓慢、隐匿，部分患者在健康检查或检查其他疾病时被发现。胰岛细胞分泌胰岛素或多或少或正常，但分泌高峰后移。2型糖尿病患者超过半数体重超重或肥胖，肥胖后导致胰岛素抵抗，血糖升高，无明显酮症倾向。多数患者在饮食控制及口服降血糖药治疗后可稳定控制血糖；但仍有一些患者，尤其是非常胖的患者需要外源胰岛素控制血糖。因此，外源胰岛素治疗不能作为1型糖尿病与2型糖尿病的鉴别指标。

3. 妊娠糖尿病　妊娠女性原来未发现糖尿病，在妊娠期，通常在妊娠中期或后期才发现的糖尿病，称为妊娠糖尿病。妊娠前已有糖尿病的，则称为糖尿病妊娠。在妊娠中期以后，尤其是在妊娠后期，胎盘分泌多种对抗胰岛素的激素，如胎盘泌乳素等，并且靶细胞膜上胰岛素受体数量减少，故糖尿病易出现在妊娠中期或后期。对于妊娠糖尿病，应积极控制血糖，以避免高血糖对胎儿造成不良影响。

常用英汉名词

endocrine system 内分泌系统
endocrine gland 内分泌腺
neuroendocrinology 神经内分泌学
thyroid gland 甲状腺
parathyroid gland 甲状旁腺

hypophysis, pituitary gland 垂体
pineal body 松果体
suprarenal gland 肾上腺
thymus 胸腺
pancreatic island 胰岛

附　录

附录一　人体解剖学常用名词读音

例字	正确读音	易错读音	名词举例	例字	正确读音	易错读音	名词举例
贲	bēn(奔)	pēn(喷)	贲门	臂	bì(壁)	bèi(被)	前臂
髌	bìn(鬓)	bīn(宾)	髌骨	镫	dèng(邓)	dēng(灯)	镫骨
蒂	dì(弟)	tì(替)	肾蒂	腭	è(饿)	é(额)	腭骨
腓	féi(肥)	fēi(飞)	腓骨	跗	fū(肤)	fù(驸)	跗骨
睾	gāo(高)	gǎo(搞)	睾丸	肱	gōng(弓)	hóng(红)	肱骨
冠	guān(关)	guàn(贯)	冠状面	胱	guāng(光)	huáng(皇)	膀胱
颌	hé(合)	gé(格)	上颌骨	骺	hóu(猴)	gòu(垢)	骨骺
喙	huì(会)	zhuó(啄)	喙突	踝	huái(怀)	luǒ(裸)或 kē(髁)	踝关节
奇	jī(机)	qí(齐)	奇静脉	畸	jī(机)	qí(齐)	畸形
颊	jiá(夹)	xiá(霞)	面颊	睑	jiǎn(检)	liǎn(脸)	眼睑
茎	jīng(经)	jìng(净)	茎突	颈	jǐng(井)	jìn(进)	颈部
臼	jiù(旧)	kē(窠)	髋臼	咀	jǔ(举)	zǔ(阻)	咀嚼
颏	kē(科)	hǎi(海)或 hé(河)	颏孔	棘	jí(及)	la(辣)	棘突
髋	kuān(宽)	kuà(胯)	髋骨	嵴	jí(级)	jǐ(脊)	髂嵴
髁	kē(科)	guǒ(果)	外侧髁	廓	kuò(阔)	guō(郭)	耳郭
肋	lèi(类)	lè(乐)	肋骨	蕾	lěi(磊)	léi(雷)	味蕾
胫	jìng(静)	jīng(精)	胫骨	脉	mài(麦)	mò(墨)	静脉
娩	miǎn(免)	wǎn(晚)	分娩	衄	nǜ(女)	niǔ(纽)	鼻衄
毗	pí(皮)	bǐ(比)	毗邻	髂	qià(恰)	kǎ(卡)	髂骨
憩	qì(器)	xī(息)	憩室	穹	qióng(穷)	gōng(工)	穹窿
鞘	qiào(俏)	xiāo(肖)	腱鞘	窿	lóng(龙)	lǒng(拢)	穹窿
龋	qǔ(取)	yǔ(禹)	龋齿	颧	quán(泉)	guàn(罐)	颧骨
桡	ráo(饶)	náo(挠)	桡骨	骰	tóu(投)	shǎi(色)	骰骨
唾	tuò(拓)	chuí(垂)	唾液	臀	tún(屯)	diàn(殿)	臀部

例字	正确读音	易错读音	名词举例	例字	正确读音	易错读音	名词举例
蔓	wàn(万)	màn(漫)	蔓状静脉丛	蜗	wō(窝)	guō(郭)	蜗窗
丸	wán(玩)	yuán(元)	睾丸	峡	xiá(霞)	jiá(夹)	咽峡
胝	zhī(只)	dī(低)	胼胝体	膝	xī(西)	qī(漆)	膝关节
纤	xiān(先)	qiān(千)	神经纤维	霰	xiàn(线)	sàn 或 sǎn(散)	霰粒肿
涎	xián(贤)	yán(延)	上涎核	斜	xié(邪)	xiá(侠)	斜方肌
楔	xiē(歇)	qì(汽)	楔骨	血	xuè(谑)	xiě(写)	血液
囟	xìn(信)	cōng(匆)	前、后囟	蕈	xùn(迅)	jùn(俊)	蕈状乳头
岩	yán(言)	ái(捱)	颞骨岩部	疑	yí(移)	ní(泥)	疑核
阈	yù(玉)	huò(或)	鼻阈	匝	zā(咂)	zá(杂)	轮匝肌
砧	zhēn(真)	zhān(沾)	砧骨	岬	jiǎ(假)	jiá(夹)	骶岬
脂	zhī(支)	zhǐ(纸)	脂肪	孖	mā(妈)	zǐ(子)	上孖肌
眦	zì(字)	cì(次)	内眦	胼	pián(便)	bìng(并)	胼胝体
蹠	zhí(直)	zhē(遮)	蹠骨	咯	kǎ(咔)	luò(洛)	咯血
跖	zhí(植)	zhé(哲)	跖骨	铬	gè(个)	luò(洛)	嗜铬细胞
黏	nián(年)	zhān(沾)	黏膜	襞	bì(必)	pì(屁)	皱襞
踇	mǔ(母)	mǔ(姆)	踇趾	索	suǒ(所)	shù(束)	外侧索
窦	dòu(斗)	mài(卖)	肾窦	垢	gòu(购)	hòu(后)	污垢
嗝	gé(格)	gè(个)	打嗝	龁	hé(合)	gē(哥)	龁学

附录二 运动四肢关节的主要肌群

1. 运动肩关节的肌

运动方式	主要运动肌群	运动方式	主要运动肌群
屈	三角肌前部肌束、胸大肌、肱二头肌、喙肱肌	伸	三角肌后部肌束、背阔肌、大圆肌
内收	胸大肌、背阔肌、大圆肌、肱三头肌长头	外展	三角肌、冈上肌
旋内	肩胛下肌、胸大肌、背阔肌、大圆肌	旋外	冈下肌、小圆肌

2. 运动肘关节的肌

运动方式	主要运动肌群	运动方式	主要运动肌群
屈	肱二头肌、肱肌、肱桡肌、旋前圆肌	伸	肱三头肌、肘肌

3. 运动桡尺近、远侧关节的肌

运动方式	主要运动肌群	运动方式	主要运动肌群
旋前	旋前圆肌、旋前方肌	旋后	旋后肌、肱二头肌

4. 运动桡腕关节的肌

运动方式	主要运动肌群	运动方式	主要运动肌群
屈	桡侧腕屈肌、尺侧腕屈肌、掌长肌、指浅屈肌、指深屈肌、拇长屈肌	伸	桡侧腕长伸肌、桡侧腕短伸肌、尺侧腕伸肌、指伸肌、小指伸肌、示指伸肌
内收	尺侧腕伸肌和尺侧腕屈肌同时收缩	外展	桡侧腕长、短伸肌和桡侧腕屈肌同时收缩

5. 运动髋关节的肌

运动方式	主要运动肌群	运动方式	主要运动肌群
屈	髂腰肌、股直肌、阔筋膜张肌、缝匠肌	伸	臀大肌、股二头肌、半腱肌、半膜肌
内收	耻骨肌、长收肌、股薄肌、短收肌、大收肌	外展	臀中肌、臀小肌
旋内	臀中肌和臀小肌的前部肌束	旋外	髂腰肌，臀大、中、小肌的后部肌束，梨状肌

6. 运动膝关节的肌

运动方式	主要运动肌群	运动方式	主要运动肌群
屈	股四头肌	伸	缝匠肌、股二头肌、半腱肌、半膜肌、股薄肌、腘肌、腓肠肌
旋内	半腱肌、半膜肌、缝匠肌、股薄肌	旋外	股二头肌

7. 运动距小腿关节的肌

运动方式	主要运动肌群	运动方式	主要运动肌群
足跖屈	小腿三头肌、胫骨后肌、趾长屈肌、踇长屈肌、腓骨长肌和腓骨短肌	足内翻	胫骨前肌、胫骨后肌、踇长屈肌和趾长屈肌
足背屈	胫骨前肌、趾长伸肌和踇长伸肌	足外翻	腓骨长肌和腓骨短肌

附录三　全身骨骼肌的分群、位置、起止、作用与神经支配

1. 头肌的分群、位置、起止、作用与神经支配

肌群	名称	位置	起点	止点	作用	神经支配
面肌（表情肌）	额枕肌	颅顶正中线的两侧	额腹：帽状腱膜	眉部皮肤	皱额、皱眉	面神经
			枕腹：上项线	帽状腱膜	使头皮后移	
	眼轮匝肌	眼裂周围			闭合眼裂	
	口轮匝肌	口裂周围			闭合口裂	
	提上唇肌		上唇上方的骨面	口角或唇的皮肤等	提口角与上唇	
	提口角肌					
	颧肌					
	降下唇肌		下唇下方		降口角与下唇	
	降口角肌		下颌骨前面			
	颊肌		面颊深面		外拉口角，使唇颊紧贴牙，帮助咀嚼和吸吮	
咀嚼肌	咬肌	下颌支浅面	颧弓	下颌骨的咬肌粗隆	上提下颌骨	三叉神经
	颞肌	颞窝	颞窝	下颌骨的冠突	上提下颌骨	
	翼内肌	下颌支深面	翼窝	下颌骨的翼肌粗隆	一侧收缩使下颌骨移向对侧；两侧同时收缩，上提下颌骨及前移下颌骨	
	翼外肌	颞下窝	蝶骨大翼下面翼突	下颌颈	一侧收缩使下颌骨移向对侧；双侧同时收缩，前移下颌骨，协助张口	

2. 颈肌的分群、位置、起止、作用与神经支配

肌群	名称	位置	起点	止点	作用	神经支配
颈浅肌群	颈阔肌	颈部浅筋膜	三角肌和胸大肌筋膜	口角	拉口角向下	面神经
颈浅肌群	胸锁乳突肌	颈部外侧	胸骨柄、锁骨内侧端	颞骨乳突	一侧收缩,使头向同侧侧屈,两侧收缩,使头后仰	副神经
颈前肌群 舌骨上肌群	二腹肌	下颌骨下方	后腹:乳突 前腹:下颌体	以中间腱附于舌骨	降下颌骨,上提舌骨	前腹:三叉神经 后腹:面神经
颈前肌群 舌骨上肌群	下颌舌骨肌	下颌骨深面	下颌体内面	舌骨体	上提舌骨	三叉神经
颈前肌群 舌骨上肌群	茎突舌骨肌	下颌支深面	茎突	舌骨	上提舌骨	面神经
颈前肌群 舌骨上肌群	颏舌骨肌	下颌骨深面	颏棘	舌骨	上提舌骨	第1颈神经前支
颈前肌群 舌骨下肌群	肩胛舌骨肌 胸骨舌骨肌 胸骨甲状肌 甲状舌骨肌	舌骨下方,颈正中线两侧,覆盖于喉、气管和甲状腺前方	与名称一致		下降舌骨	颈袢
颈深肌群	前斜角肌 中斜角肌 后斜角肌	颈外侧深部	颈椎横突	第1肋上面 第2肋上面	上提第1~2肋助吸气	颈神经前支

3. 背肌的分群、位置、起止、作用与神经支配

肌群	名称	位置	起点	止点	主要作用	神经支配
浅群	斜方肌	项部和背上部	上项线,枕外隆凸,项韧带,第7胸椎棘突,全部胸椎棘突	锁骨外1/3、肩峰、肩胛冈	拉肩胛骨向中线靠拢,上部纤维上提肩胛骨,下部纤维下降肩胛骨	副神经
浅群	背阔肌	背下部、腰部和胸后外侧部	下6个胸椎棘突,全部腰椎棘突,骶正中嵴及髂嵴后部	肱骨结节间沟底	使臂内收、内旋及后伸	胸背神经
浅群	肩胛提肌	项部两侧,斜方肌的深面	上4个颈椎横突	肩胛骨上角	上提肩胛骨	肩胛背神经
浅群	菱形肌	斜方肌深面	下位颈椎和上位胸椎棘突	肩胛骨内侧缘	上提和使肩胛骨向脊柱靠拢	肩胛背神经
深群	竖脊肌	脊柱两侧的沟内	骶骨后面及其附近,下位椎骨的棘突、横突,肋骨等	上位椎骨的棘突、横突、肋骨及枕骨	伸脊柱、仰头	脊神经后支

4. 胸肌的分群、位置、起止、作用与神经支配

肌群	名称	位置	起点	止点	主要作用	神经支配
胸上肢肌	胸大肌	胸前壁浅层	锁骨内侧半,胸骨,第1~6肋软骨	肱骨大结节嵴	使肩关节内收、旋内及前屈	胸内、外侧神经
	胸小肌	胸大肌的深面	第3~5肋骨	肩胛骨喙突	拉肩胛骨向下	
	前锯肌	胸廓侧壁	第1~8肋骨	肩胛骨内侧缘及下角	拉肩胛骨向前、助臂上举	胸长神经
胸固有肌	肋间外肌	肋间隙浅面	上肋下缘	下肋上缘	提肋助吸气	肋间神经
	肋间内肌	肋间隙深面	下肋上缘	上肋下缘	降肋助呼气	
	肋间最内肌	肋间隙深面	下肋上缘	上肋下缘	降肋助呼气	
	胸横肌	胸前壁内面	胸骨下部内面	第2~6肋内面	降肋助呼气	

5. 腹肌的分群、位置、起止、作用与神经支配

肌群	名称	位置	起点	止点	主要作用	神经支配
前外侧群	腹直肌	腹前正中线两侧	耻骨嵴、耻骨联合	胸骨剑突、第5~7肋软骨	脊柱前屈维持、增加腹压	第5~12对肋间神经、髂腹下神经、髂腹股沟神经
	腹外斜肌	腹前外侧壁浅层	下8肋外面	髂嵴、白线、腹股沟韧带	维持、增加腹压脊柱前屈、侧屈与旋转	
	腹内斜肌	腹外斜肌深面	胸腰筋膜,髂嵴,腹股沟韧带	白线		
	腹横肌	腹内斜肌深面	下6肋内面,胸腰筋膜,腹股沟韧带	白线		
后群	腰方肌	腹后壁、腰椎体的两侧	髂嵴后部	第12肋,第1~4腰椎横突	降第12肋,脊柱腰部侧屈	腰神经前支

6. 肩肌的分群、位置、起止、作用与神经支配

肌群	名称	位置	起点	止点	主要作用	神经支配
浅层	三角肌	肩部	锁骨外侧1/3、肩峰、肩胛冈	三角肌粗隆	使肩关节外展,屈和旋内,伸和旋外	腋神经
深层	冈上肌	冈上窝	冈上窝	大结节上部	使肩关节外展	肩胛上神经
	冈下肌	冈下窝	冈下窝	大结节中部	使肩关节内收、旋外和后伸	肩胛上神经
	小圆肌	冈下窝	肩胛骨外侧缘	大结节下部		腋神经
	大圆肌	冈下窝	肩胛骨下角背面	小结节嵴	使肩关节内收、旋内和后伸	肩胛下神经
	肩胛下肌	肩胛下窝	肩胛下窝	小结节	使肩关节内收、旋内	肩胛下神经

7. 臂肌的分群、位置、起止、作用与神经支配

肌群	名称	位置	起点	止点	主要作用	神经支配
前群	肱二头肌	臂前部浅层	长头:盂上结节 短头:喙突	桡骨粗隆	屈肘关节、前臂旋后	肌皮神经
	喙肱肌	臂部上2/3,肱二头肌短头后内侧	喙突	肱骨内侧中部	肩关节前屈、内收	
	肱肌	肱二头肌下半部的深面	肱骨体下半前面	尺骨粗隆	屈肘关节	
后群	肱三头肌	肱骨后方	长头:盂下结节 内侧头、外侧头:肱骨背面	尺骨鹰嘴	伸肘关节	桡神经

8. 前臂肌的分群、位置、起止、作用与神经支配

肌群		名称	位置	起点	止点	主要作用	神经支配
前群	第一层	肱桡肌	前臂前面和尺侧	肱骨外上髁上方	桡骨茎突	屈肘关节	桡神经
		旋前圆肌		肱骨内上髁,前臂深筋膜	桡骨中部外侧面	前臂旋前	正中神经
		桡侧腕屈肌			第2掌骨底	屈腕	
		掌长肌			掌腱膜		
		尺侧腕屈肌			豌豆骨		尺神经
	第二层	指浅屈肌		肱骨内上髁、尺桡骨前面	第2~5指中节指骨	屈腕、屈2~5指	正中神经
	第三层	指深屈肌		尺骨及骨间膜掌面	第2~5指远节指骨底	屈腕、屈2~5指	正中神经、尺神经
		拇长屈肌		桡骨及骨间膜掌面	拇指远节指骨底	屈拇指	正中神经
	第四层	旋前方肌	桡、尺骨远端的前面	尺骨远端掌面	桡骨远端掌面	前臂旋前	
后群	浅层	桡侧腕长伸肌	前臂背面和桡侧	肱骨外上髁	第2掌骨底背面	伸腕	桡神经
		桡侧腕短伸肌			第3掌骨底背面		
		指伸肌			第2~5指指背腱膜	伸腕、伸指	
		小指伸肌			小指指背腱膜		
		尺侧腕伸肌			第5掌骨底	伸腕	

肌群		名称	位置	起点	止点	主要作用	神经支配
后群	深层	旋后肌	前臂后面深层	肱骨外上髁、尺骨上端外侧	桡骨上端前面	前臂旋后	桡神经
		拇长展肌		桡、尺骨及骨间膜后面	第1掌骨底	拇指外展	
		拇短伸肌			拇指近节指骨底	伸拇指	
		拇长伸肌			拇指远节指骨底		
		示指伸肌			示指指背腱膜	伸示指	

9. 手肌的分群、位置、起止、作用与神经支配

肌群	名称	位置	起点	止点	主要作用	神经支配
外侧群	拇短展肌	手掌拇指侧	屈肌支持带、舟骨	拇指近节指骨底	外展拇指	正中神经
	拇短屈肌		屈肌支持带、大多角骨	第1掌骨	屈拇指	
	拇指对掌肌				拇指对掌	
	拇收肌		屈肌支持带,头状骨,第2、3掌骨	拇指近节指骨底	内收拇指、屈拇指	尺神经
内侧群	小指展肌	手掌小指侧	屈肌支持带及豌豆骨	小指近节指骨底	外展小指	尺神经
	小指短屈肌		屈肌支持带及钩骨		屈小指	
	小指对掌肌		屈肌支持带及钩骨	第5掌骨	小指对掌	
中间群	蚓状肌	掌心和掌骨之间	指深屈肌腱桡侧	第2~5指指背腱膜	屈掌指关节,伸指间关节	正中神经、尺神经
	骨间掌侧肌		第2和第4、5掌骨	第2、4、5指近节指骨底及指背腱膜	第2、4、5指内收	尺神经
	骨间背侧肌		第1~5掌骨相对缘	第2、3、4指近节指骨及指背腱膜	第2、4指外展	

10. 髋肌的分群、位置、起止、作用与神经支配

肌群	名称		位置	起点	止点	主要作用	神经支配
前群	髂腰肌	腰大肌	腰椎两侧	腰椎侧面及横突	股骨小转子	髋关节前屈和旋外	腰丛分支
		髂肌	髂窝	髂窝			
	阔筋膜张肌		大腿上部前外侧	髂前上棘	胫骨外侧髁	紧张阔筋膜并屈大腿	臀上神经
后群	臀大肌		臀部	髂骨翼外面、骶骨背面	髂胫束及股骨臀肌粗隆	髋关节后伸及旋外	臀下神经
	臀中肌		臀部外上方	髂骨翼外面	股骨大转子	髋关节外展、旋内（前部）、旋外（后部）	臀上神经
	臀小肌		臀中肌深面				
	梨状肌		臀中肌的内下方	骶骨前面	股骨大转子	髋关节外展、旋外	骶丛分支
	股方肌		臀大肌深面下部	坐骨结节	转子间嵴	髋关节旋外	骶丛分支
	闭孔内肌		臀大肌深面	闭孔膜内面及其周围骨面	转子窝	髋关节旋外	骶丛分支
	闭孔外肌		股方肌深面	闭孔膜外面及其周围骨面	转子窝	髋关节旋外	闭孔神经

11. 大腿肌的分群、位置、起止、作用与神经支配

肌群	名称	位置	起点	止点	主要作用	神经支配
前群	缝匠肌	大腿前内侧	髂前上棘	胫骨上端内侧面	屈髋关节和膝关节	股神经
	股四头肌	大腿前外侧面	股直肌:髂前下棘 股内、外侧肌:股粗线 股中间肌:股骨前面	胫骨粗隆	屈髋关节,伸膝关节	
内侧群	股薄肌	大腿内侧	耻骨支、坐骨支	胫骨上端内侧	使髋关节内收、旋外	闭孔神经
	耻骨肌			耻骨肌线		
	长收肌			股骨粗线		
	短收肌					
	大收肌		耻骨支、坐骨支、坐骨结节	股骨粗线、收肌结节		
后群	股二头肌	大腿后外侧	长头:坐骨结节 短头:股骨粗线	腓骨头	伸髋关节、屈膝关节	坐骨神经
	半腱肌	大腿后内侧	坐骨结节	胫骨上端内侧面		
	半膜肌			胫骨内侧髁后面		

12. 小腿肌的分群、位置、起止、作用与神经支配

肌群		名称	位置	起点	止点	主要作用	神经支配
前群		胫骨前肌	小腿前面	胫腓骨上端和小腿骨间膜前面	内侧楔骨,第1跖骨底	足背屈、内翻	腓深神经
		姆长伸肌			姆趾远节趾骨底	足背屈、伸姆指	
		趾长伸肌(第3腓骨肌)			第2~5趾背腱膜、第5跖骨底	足背屈、伸第2~5趾,足外翻	
外侧群		腓骨长肌	腓骨外侧	腓骨	内侧楔骨、第1跖骨底	足跖屈、外翻	腓浅神经
		腓骨短肌			第5跖骨粗隆		
后群	浅层	腓肠肌	小腿后部浅层	股骨内、外侧髁	跟骨结节	屈膝、足跖屈	胫神经
		比目鱼肌		腓骨后面上部和胫骨比目鱼肌线		足跖屈	
	深层	腘肌	腘窝底	股骨外侧髁的外侧份	胫骨比目鱼肌线以上的骨面	屈膝及内旋小腿	
		趾长屈肌	小腿后部深层	胫、腓骨后面及骨间膜	第2~5趾远节趾骨底	跖屈、屈第2~5趾	
		胫骨后肌			足舟骨、3块楔骨	足跖屈、内翻	
		姆长屈肌			姆趾远节趾骨底	跖屈、屈姆趾	

13. 足肌的分群、位置、起止、作用与神经支配

肌群		名称	位置	起点	止点	作用	神经支配
足背肌		趾短伸肌	足背	跟骨前端的上面和外侧面	第2~4趾近节趾骨底	伸第2~4趾	腓深神经
		姆短伸肌			姆趾近节趾骨底	伸姆趾	
足底肌	内侧群	姆展肌	足底内侧	跟骨、足舟骨	姆趾近节趾骨底	外展姆趾	足底内侧神经
		姆短屈肌		内侧楔骨		屈姆趾	
		姆收肌		第2、3、4跖骨底		内收和屈姆趾	
	外侧群	小趾展肌	足底外侧	跟骨	小趾近节趾骨底	屈和展小趾	足底外侧神经
		小趾短屈肌		第5跖骨底		屈小趾	
	中间群	趾短屈肌	足底中间	跟骨结节	第2~5趾中节趾骨底	屈第2~5趾	足底内侧神经
		足底方肌			趾长屈肌腱		足底外侧神经
		蚓状肌		趾长屈肌腱	趾背腱膜	屈跖趾关节、伸趾间关节	足底内、外侧神经
		骨间足底肌		第3~5跖骨内侧半	第3~5趾近节趾骨底和趾背腱膜	内收第3~5趾	足底外侧神经
		骨间背侧肌		跖骨相对面	第2~4近节趾骨底和趾背腱膜	外展第2~4趾	

附录四　全身动脉的压迫止血方法

出血部位		止血动脉	压迫止血方法
头面颈部	头颈部	颈总动脉	在胸锁乳突肌前缘，平环状软骨高度，向后内将颈总动脉压向第6颈椎颈动脉结节
	面部	面动脉	在咬肌前缘绕下颌骨下缘处，将面动脉压向下颌骨
	颞颧部	颞浅动脉	在外耳道前方，颧弓后端（根部），将颞浅动脉压向深面的颧弓
	耳后部	耳后动脉	在耳后乳突下凹陷处向深部压迫
	头后部	枕动脉	在耳后与枕骨粗隆间的凹陷处向深部压迫
上肢	肩和上肢	锁骨下动脉	于锁骨中点上方的锁骨上窝处向后下将锁骨下动脉压向第1肋
	前臂和手	肱动脉	在臂内侧中部肱二头肌内侧沟将肱动脉压向肱骨
	手部	桡、尺动脉	在腕横纹上方两侧，手指呈横行垂直压迫
	手指	指掌侧固有动脉	在手指根部两侧压向指骨
下肢	下肢	股动脉	在腹股沟中点稍下方将股动脉压向耻骨上支
	小腿和足	腘动脉	在腘窝中部加垫，屈膝包扎，可压迫腘动脉
	足背	足背动脉	在踝关节前方，内、外踝连线中点略偏外侧，向深部压迫足背动脉
	足底	胫后动脉	在内踝与跟结节之间，将胫后动脉压向深部

参考文献

[1] 柏树令,丁文龙. 系统解剖学[M]. 9版. 北京:人民卫生出版社,2018.

[2] 崔慧先,李瑞锡. 局部解剖学[M]. 9版. 北京:人民卫生出版社,2018.

[3] 何红云,方杰,邓仪昊. 人体解剖学与组织胚胎学[M]. 北京:中国医药科技出版社,2019.

[4] 基思·L. 莫尔,阿瑟·F. 达利. 临床应用解剖学[M]. 4版. 李云庆,译. 郑州:河南科学技术出版社,2006.

[5] 刘荣志. 人体解剖学与组织胚胎学[M]. 郑州:郑州大学出版社,2019.

[6] 刘文庆,吴国平. 系统解剖学与组织胚胎学[M]. 2版. 北京:人民卫生出版社,2010.

[7] 王海杰. 人体系统解剖学[M]. 5版. 上海:复旦大学出版社,2021.

[8] 杨新文,王勇,杨开明. 系统解剖学实训指南[M]. 西安:世界图书出版西安有限公司,2019.

[9] 姚前尹,赵美玉. 临床应用解剖学[M]. 北京:中国医药科技出版社,2020.

[10] 张本斯,杨新文,王勇,等. 人体解剖学[M]. 2版. 北京:高等教育出版社,2018.

[11] 张雁儒. 局部解剖学[M]. 郑州:郑州大学出版社,2020.

[12] DALLEY A F, MOORE K, MOORE K L, et al. Clinically oriented anatomy[M]. 7th ed. Philadelphia:Lippincott Williams and Wilkins,2013.

[13] MARTINI F H, TIMMONS M J, TALLITSCH R B. Human anatomy[M]. 7th ed. London:Pearson Education, Limited,2011.

[14] GU X S. Human anatomy[M]. Beijing:Science Press,2009.

[15] HANSEN. Netter's clinical anatomy[M]. 2nd ed. Philadelphia:Elsevier Science Health Science Division,2004.

[16] DRAKE R L, VOGL A W, MITCHELL A W M. 格氏解剖学教学版[M]. 3版. 北京:北京大学医学出版社,2016.

[17] SNELL R S. Clinical anatomy by regions[M]. 8th ed. Philadelphia:Lippincott Williams and Wilkins,2008.

[18] WINESKI L E. Snell's clinical anatomy by regions[M]. 10th ed. Philadelphia:Lippincott Williams and Wilkins,2019.